国家出版基金项目
NATIONAL PUBLICATION FOUNDATION

WORLD HISTORY OF POISON

世界毒物全史

21—30卷

毒性大案

Major Case of Toxicity

主编 史志诚

"十三五"国家重点图书出版规划项目

西北大学出版社

图书在版编目（CIP）数据

毒性大案/史志诚主编.—西安：西北大学出版社，2016.8

（世界毒物全史：第三册）

ISBN 978-7-5604-3852-8

Ⅰ.①毒… Ⅱ.①史… Ⅲ.①中毒—刑事犯罪—案例—世界 ②毒品—刑事犯罪—案例—世界 Ⅳ.①D914.05

中国版本图书馆CIP数据核字 (2016) 第074335号

世界毒物全史
毒性大案

主　　编：	史志诚
出版发行：	西北大学出版社
地　　址：	西安市太白北路229号
邮　　编：	710069
电　　话：	029-88303059
经　　销：	全国新华书店
印　　装：	陕西博文印务有限责任公司
开　　本：	787毫米×1092毫米　1/16
印　　张：	25.75
字　　数：	529千
版　　次：	2016年8月第1版
印　　次：	2016年8月第1次印刷
书　　号：	ISBN 978-7-5604-3852-8
定　　价：	178.00元

献
DEDICATED
给

为人类健康做出贡献的伟大的毒物学家和从事相关职业的人们！

To the great toxicologists and people in related occupations who have contributed to human health

世界毒物
全史

WORLD
HISTORY
OF POISON

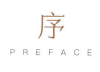

序
PREFACE

毒药的历史可追溯到公元前 4500 年之前。人类发现毒药是一种偶然，而利用毒物则是必然。原始部落与早期文明把毒物作为一种狩猎工具，来加速并确保猎物或敌人的死亡。之后许多毒物被科学利用到人类的生产生活之中。第一份下毒杀人的记录出现在罗马帝国。中世纪时期，15 世纪意大利的波吉亚家族是最出名的下毒家族，家族中几乎人人都掌握了这种杀人方法。到了近代，调查投毒谋杀案时科学家掌握了从尸体中提取有毒的植物生物碱的技术，在检查毒药的方法增加了以后，很多 15、16、17 世纪的毒药消失了，毒杀的方式也随之衰落了。20 世纪以后，工业大发展，化学药品增多了，人工毒药纷纷出现。毒杀用得最多的是外用药，如清洁剂、杀虫剂和生物碱，最少用的是煤气和浓烟。但是，施放毒气并利用生物毒素和新型化学毒物投毒谋杀事件近年来又愈演愈烈。

人类社会自从私有制产生后，追求私利的罪恶就随之出现了。人欲的恶性膨胀的结果，使一些人利令智昏，不惜伤害甚至消灭自己的同类。这种罪恶之举必定要受到相应的惩罚。为了维护社会秩序，法律需要被制定、认可并发挥其作用。国家法律规定了人们的行为规范，强制人们必须遵守。但更重要的是，要构建起为人们普遍认可和自觉遵循的强大的道德秩序。一个国家，如果没有国民素质的提高和道德的力量，绝不可能成为一个真正强大的国家、一个受人尊敬的国家。

《世界毒物全史》第三册共 10 卷，分别记述毒物恐怖案、施用毒物自杀案、毒杀大案、食物中毒案、药物与农药中毒案、毒酒中毒案、贩毒大案与毒枭、核走私及施毒杀人犯、名人意外中毒事件和历史中毒悬案，涉及 100 多个案例。

毒性大案，指那些与毒物有关的案例。既反映自然界存在的天然有毒物质对人类的意外伤害，又反映出许多社会问题、道德问题和违法犯罪问题。那些恶性的食品安全事故足以表明，诚信的缺失、道德的滑坡已经到了何等严重的地步！而现代恐怖主义利用毒物杀人更是罪恶滔天，罄竹难书！

　　毒性大案的侦破，从另一个角度反映了法学、法治和科学的胜利。各国政府职能部门、应急处置机构和警方在处置毒性大案的过程中，进一步完善了法律法规，形成了新型的组织机构和运行机制，为未来的社会安定与和谐发展，锻炼了专业队伍，培养了专业人才。毒性大案也促进了毒物检验、法医毒理学的诞生与发展，许多法学家、法化学家和法医毒理学家为此做出了历史性的贡献。我们相信未来的世界将会更加美好！

史志诚

2015年6月

目录 CONTENTS

序

第 21 卷　毒物恐怖案

卷首语

1　恐怖主义与投毒恐怖　003
　1.1　历史上的恐怖活动及其应对　003
　1.2　生化毒物恐怖的危害与处置　007
　1.3　记述和应对毒物恐怖的专著　009

2　美国"泰诺恐慌案"　012
　2.1　事件经过　012
　2.2　事件处置　013
　2.3　事件调查　014
　2.4　社会评述　015

3　日本毒糖果敲诈恐怖案　016
　3.1　固力果食品公司绑架投毒事件　016
　3.2　格里克森永公司被恐吓投毒事件　018
　3.3　森永公司毒糖果事件　019
　3.4　事件影响　020

4　中国台湾毒蛮牛恐怖案　021
　4.1　事件经过　021
　4.2　事件处置　021
　4.3　案情真相　022
　4.4　事件影响　023

5　日本东京地铁沙林毒气恐怖案　024
　5.1　事件经过　024
　5.2　事件真相　025
　5.3　事件处置　026

　5.4　法庭审判　027
　5.5　事件影响　028

6　美国毒物邮件恐怖案　029
　6.1　美国炭疽邮件恐怖案　029
　6.2　美国蓖麻毒素邮件恐怖案　034

7　特别恐怖谋杀案　036
　7.1　美国谋杀橡树案　036
　7.2　智利葡萄含氰化物恐怖事件　037

第 22 卷　施用毒物自杀案

卷首语

1　施用毒物自杀的历史　041
　1.1　古代的赐死及其类型　041
　1.2　中国古代君主专制社会的赐死制度　041
　1.3　神意裁判：毒审与赐毒自杀　042
　1.4　近现代自杀与服毒自杀案件分析　045

2　历史上赐毒自杀案例　049
　2.1　古希腊哲学家苏格拉底之死　049
　2.2　秦始皇时期著名将领蒙恬吞药自杀　051
　2.3　中国南宋将领岳飞被赐鸩遇害始末　053
　2.4　朝鲜王朝政治家赵光祖被赐毒未死　054
　2.5　德国元帅隆美尔反希特勒被赐毒身亡　055

3　古代施用毒物自杀事件　058
　3.1　中国古代秦国相国吕不韦饮鸩之死　058
　3.2　以毒蛇噬胸自尽的埃及艳后之死　060

4　服毒自杀的典型案例　063
　4.1　德国化学家维克托·梅耶之死　063

4.2 第二次世界大战头号战犯希特勒服毒身亡 064
4.3 纳粹刽子手逃亡中希姆莱服毒自杀 067
4.4 朝鲜女特工金贤姬服毒自杀内幕 069
4.5 英国电视女主持人保拉·耶茨服毒自杀 072

5 集体服毒自杀案 073
5.1 美国邪教"人民圣殿教"集体服毒自杀案 073
5.2 320名纳粹女军官服毒自尽始末 076
5.3 日本网上相约集体自杀案 077

第23卷 毒杀大案

卷首语

1 毒物谋杀的历史 081
1.1 用于毒杀的毒物 081
1.2 投毒与下毒的法律释义 084
1.3 古代的毒物谋杀 085
1.4 中世纪欧洲的毒杀案 085
1.5 近代的毒杀案 088
1.6 20世纪以来的现代毒杀案 090

2 中国古代宫廷毒杀案 092
2.1 战国后期的用毒 092
2.2 两汉时期宫廷用毒案例 093
2.3 魏晋南北朝时期的政治斗争和下毒 094

3 古罗马帝国宫廷毒杀案 097
3.1 莉维娅毒死奥古斯都案 097
3.2 阿克利碧娜谋杀案 098
3.3 罗马国君尼禄毒杀胞弟案 099

4 投毒谋杀典型案例 100
4.1 马德琳·史密斯谋杀案 100
4.2 美国罗伯特·布坎南投毒案 102
4.3 英国塞登谋杀案 104
4.4 美国伊娃·拉柏林毒杀案 106
4.5 英国约翰·阿姆斯特朗案 107
4.6 日本驻南京总领馆毒酒事件 109
4.7 中国平陆砷中毒案 111
4.8 伦敦毒伞案：马尔科夫之死 114
4.9 英国哈罗德·希普曼谋杀案 116
4.10 被"铊"暗杀：利特维年科之死 118

5 下毒谋杀典型案例 119
5.1 托法娜与史帕拉下毒案 119
5.2 威廉·帕尔默下毒谋杀案 120
5.3 格雷厄姆·杨下毒案 122
5.4 英国玛莉·布兰迪杀父案 123
5.5 哈维·克里平杀妻案 124
5.6 英国阿姆斯特朗杀妻案 125
5.7 英国苏珊·巴伯毒杀丈夫案 127
5.8 旅美华裔女李天乐下毒杀夫案 128

6 毒杀骗保案 131
6.1 美国尼克尔杀夫骗保案 131
6.2 日本和歌山投毒骗保案 134
6.3 美国砒霜毒死丈夫骗保案 138
6.4 中国煤气毒杀妻子骗保案 139
6.5 美国"黑寡妇"为保险金毒杀丈夫、情郎案 140

第24卷 食物中毒案

卷首语

1 食物中毒的历史 145
1.1 古今食物中毒的演进 145
1.2 食物中毒的案发特点 146
1.3 世纪之交的食品安全事件 149

2 细菌性食品中毒事件 154
2.1 日本大肠杆菌O157:H7中毒事件 154
2.2 法国牛肉李斯特菌中毒事件 155
2.3 日本雪印牛奶金葡菌中毒案 155
2.4 巴基斯坦"毒奶"中毒事件 158
2.5 西班牙烤鸡污染中毒事件 159
2.6 泰国发生肉毒素中毒事件 159
2.7 美国"毒菠菜"事件 160
2.8 智利嗜盐菌食物中毒 161
2.9 约旦食物被污染中毒事件 162
2.10 日本"问题大米"事件 162
2.11 新加坡集体食物中毒事件 163
2.12 美国"花生酱"事件 164

2.13	美国沙门菌鸡蛋事件	165
2.14	日本广岛发生千人中毒事件	166

3 食品添加剂引发中毒事件　167
- 3.1　日本森永奶粉含砷中毒案　167
- 3.2　中国广东河源"瘦肉精"中毒案　170
- 3.3　中国三鹿奶粉含三聚氰胺中毒案　172
- 3.4　中国台湾地区"塑化剂"案　175

4 含毒食品中毒事件　180
- 4.1　西班牙假橄榄油含苯胺中毒案　180
- 4.2　日本"毒饺子"中毒案　182
- 4.3　泰国食河豚中毒事件　185
- 4.4　新西兰有毒蜂蜜中毒事件　186
- 4.5　也门含毒卡特中毒事件　186
- 4.6　安哥拉含溴化物的食盐中毒事件　187

5 食品被化学品污染中毒案　188
- 5.1　中国桂花糕点中毒案　188
- 5.2　中国猪油有机锡污染中毒案　190

6 21世纪校园食品中毒案例　192
- 6.1　2005年菲律宾小学食物中毒事件　192
- 6.2　2005年中国海南学生"油豆角"中毒事件　193
- 6.3　2008年俄罗斯布拉茨克儿童中毒事件　194
- 6.4　2010年新加坡体育学校学生食物中毒事件　194

7 饮料及饮用水不安全事件　196
- 7.1　1886—1903年可口可乐含可卡因　196
- 7.2　比利时可口可乐被杀真菌剂污染事件　197
- 7.3　印度可口可乐检出农药事件　198

第25卷　药物与农药中毒案

卷首语

1 药物中毒与药品不良反应　201
- 1.1　药物中毒的诸多因素　201
- 1.2　药品不良反应与药品不良事件　202
- 1.3　药害事件与药物灾害　203

2 重大药物与化学药品中毒案　204
- 2.1　英国对乙酰氨基酚中毒事件　204
- 2.2　中国四咪唑引发迟发性脑病事件　205
- 2.3　中国株洲"梅花K"中毒案　205
- 2.4　中国山西小学生碘丸中毒事件　208
- 2.5　日本达菲中毒事件　208
- 2.6　巴基斯坦止咳糖浆中毒事件　210
- 2.7　印度儿童叶酸片中毒　211
- 2.8　中国深圳正己烷中毒事件　211

3 药物溶剂二甘醇中毒案　213
- 3.1　历史上的二甘醇中毒案　213
- 3.2　阿根廷蜂胶中毒事件　214
- 3.3　中国齐齐哈尔亮菌甲素假药中毒案　215

4 药品不良反应案例　220
- 4.1　中国哈尔滨"欣弗"不良反应事件　220
- 4.2　巴基斯坦免费药物不良反应事件　221

5 药物被污染中毒案　223
- 5.1　尼日利亚止痛退热药中毒案　223
- 5.2　印度儿童注射被污染的维生素A中毒　223
- 5.3　美国类固醇注射剂污染案　223

6 农药与农药污染中毒案　225
- 6.1　中国河北省藁城的农药中毒　225
- 6.2　哥伦比亚农药中毒事件　225
- 6.3　柬埔寨进口蔬菜农药残留中毒事件　225
- 6.4　印度农药污染中毒事故　226

7 重大中药毒性案例及其争议　227
- 7.1　比利时减肥中药中毒事件　227
- 7.2　日本的小柴胡汤中毒事件　227
- 7.3　新加坡发布黄连毒性法令　228
- 7.4　美国麻黄听证会提出建议　228

第26卷　毒酒中毒案

卷首语

1 毒酒中毒案及其危害　231
- 1.1　食用酒、假酒与毒酒案　231
- 1.2　毒酒中毒案造成的危害　233

2 酒中掺入甲醇的中毒案　238
- 2.1　1950年美国亚特兰大假酒中毒案　238
- 2.2　1972年印度新德里毒酒中毒案　238

2.3　1986 年中国贵阳含甲醇酒中毒案　238
　2.4　1993 年四川什邡县含甲醇假酒中毒
　　　事件　239
　2.5　1996 年肯尼亚假酒中毒案　239
　2.6　1996 年中国云南省会泽县假酒中毒
　　　案　240
　2.7　1998 年中国山西朔州假酒中毒案　241
　2.8　2000 年孟加拉国毒酒中毒案　242
　2.9　2000 年萨尔瓦多甲醇中毒案　243
　2.10　2000 年巴西毒酒中毒案　243
　2.11　2000 年肯尼亚假酒中毒案　243
　2.12　2001 年爱沙尼亚毒酒中毒事件　244
　2.13　2001 年印度尼西亚饮自酿酒中毒案　245
　2.14　2003 年中国云南元江"12·7"假
　　　酒中毒案　245
　2.15　2004 年哥伦比亚假酒中毒案　246
　2.16　2004 年中国广州假白酒中毒案　246
　2.17　2005 年斯里兰卡私酿酒中毒案　247
　2.18　2005 年肯尼亚私酿酒添加甲醇中
　　　毒案　248
　2.19　2006 年尼加拉瓜假酒中毒案　248
　2.20　2007 年蒙古国含甲醇假伏特加酒中
　　　毒案　249
　2.21　2009 年印度尼西亚假酒中毒案　249
　2.22　2009 年乌干达甲醇假酒中毒案　250
　2.23　2010 年印度尼西亚村庄假酒中毒
　　　案　250
　2.24　2010 年肯尼亚含甲醇酒中毒案　250
　2.25　2011 年土耳其酒中毒案　251
　2.26　2011 年乌干达假酒中毒案　251
　2.27　2011 年印度西孟加拉邦假酒中毒
　　　事件　251
　2.28　2012 年捷克甲醇中毒案　252
　2.29　2013 年利比亚毒酒中毒案　253
3　酒中掺入工业酒精的中毒案　254
　3.1　1998 年肯尼亚"凯茅耀"假酒中毒
　　　案　254

　3.2　2002 年马达加斯加毒酒中毒案　254
　3.3　2006 年俄罗斯假酒中毒案　255
　3.4　2007 年孟加拉国酒精中毒案　256
　3.5　2008 年萨尔瓦多集体酒精中毒案　256
　3.6　2009 年印度假酒中毒案　257
　3.7　2010 年孟加拉国酒精中毒案　257
　3.8　2011 年海地酒精中毒案　258
　3.9　2012 年柬埔寨酒精中毒案　258
　3.10　2012 年印度奥迪萨邦假酒中毒案　258
　3.11　2013 年印度劣质酒中毒案　259
4　有毒啤酒与葡萄酒中毒案　260
　4.1　英国曼彻斯特含砷啤酒中毒案　260
　4.2　印度掺有木醇的啤酒中毒案　260
　4.3　阿根廷葡萄酒含甲醇中毒案　260
　4.4　土耳其茴香酒含甲醇中毒案　261

第 27 卷　贩毒大案与毒枭

卷首语

1　金三角贩毒集团及其大毒枭　265
　1.1　"金三角"鸦片大王坤沙　265
　1.2　缅甸"鸦片将军"：罗兴汉　268
2　哥伦比亚贩毒集团及其大毒枭　271
　2.1　麦德林卡特尔贩毒集团首脑：巴勃
　　　罗·埃斯科瓦尔　271
　2.2　卡利贩毒集团头目希尔韦托·罗德里
　　　格斯　274
　2.3　北方卡特尔贩毒集团头目迭戈·蒙
　　　托亚　276
3　墨西哥贩毒集团及其大毒枭　278
　3.1　锡那罗亚贩毒集团头目乔奎恩·古
　　　兹曼　278
　3.2　华莱士贩毒集团头目：阿马多·卡里
　　　略·富恩特斯　280
4　美国破获的贩毒大案　281
　4.1　美国破获边境贩毒大案　281
　4.2　美国破获特大贩毒集团　282
　4.3　美国破获校园贩毒案　282
　4.4　美国海岸警卫队查获 7 吨可卡因　284

4.5 美国破获跨国贩毒案 284
4.6 美国破获一国际贩毒网络 285

5 **中国破获贩毒、走私与制造毒品案** 286
5.1 2006—2008 中国十大毒品案 286
5.2 中国缉捕制造毒品犯林棋桐 288
5.3 中国内地与香港警方破获制售冰毒案 290
5.4 中国与俄罗斯侦破跨国贩毒案 290
5.5 中国破获"3·30"国际贩毒案 292
5.6 中国台湾破获货机走私毒品案 293

6 **其他国家贩毒大案及其毒枭** 294
6.1 意大利毒王：路西亚诺 294
6.2 意大利与美国缉捕跨国贩毒集团案 295
6.3 玻利维亚可卡因大王苏亚雷斯 296
6.4 阿富汗鸦片王努尔扎伊 297
6.5 阿富汗破获特大贩毒案 298
6.6 英国拘捕贩毒集团头目莫汉·费尔罗克 299
6.7 英国破获跨国贩毒案 299
6.8 英国曼城机场查获贩毒案 300
6.9 俄罗斯破获大型毒品案 300
6.10 俄罗斯边防军破获特大贩毒案 300
6.11 六国警方破获国际贩毒集团案 301

第28卷 核走私及施毒杀人犯

卷首语

1 **核材料和放射性物质的走私** 305
1.1 核材料走私屡禁不止 305
1.2 核材料走私后果严重 307

2 **核材料走私案** 308
2.1 哥伦比亚核材料走私案 308
2.2 法国核材料走私案 309
2.3 格鲁吉亚跨境核材料走私案 309
2.4 格鲁吉亚核材料黑市走私案 310
2.5 中国贫化铀"走私"案 311

3 **投毒杀人犯** 313
3.1 法国女巫凯瑟琳·佛伊辛 313
3.2 美国毒杀恶魔护士奥维尔·林恩·马约尔斯 315
3.3 美国调制毒药杀人犯查尔斯·卡伦 315
3.4 玛丽安娜·裘尔克专门毒杀病残儿童 316
3.5 日本地铁毒气事件首犯麻原彰晃 317

4 **战争施毒杀人犯** 320
4.1 纳粹女战犯凯特·哈克巴特 320
4.2 纳粹德国罪犯：约翰·德扬尤克 322
4.3 日军细菌战犯山田乙三 324
4.4 日军细菌战犯石井四郎 326

第29卷 名人意外中毒事件

卷首语

1 **意外中毒离世的名人** 333
1.1 古罗马百科全书作家普林尼之死 333
1.2 法国作家埃米尔·左拉之死 334
1.3 制片人史蒂夫·艾尔文之死 336
1.4 格鲁吉亚总理日瓦尼亚之死 338
1.5 美国著名流行歌星杰克逊之死 338

2 **在工作岗位殉职的科学家** 341
2.1 化学家舍勒 341
2.2 美国毒理学家卡伦·维特汗 342
2.3 法国毒物学家卢辛 343

3 **酗酒吸烟成瘾早逝的名人** 344
3.1 中国古代著名诗人李白之死 344
3.2 法国作家巴尔扎克死于咖啡中毒 344
3.3 死于吸烟的英国国王爱德华七世 346
3.4 美国文学家爱伦坡和福克纳之死 347
3.5 美国小说家菲茨杰拉德酗酒早逝 348
3.6 前苏联瓦西里将军酗酒之死 349
3.7 英国女歌手艾米·怀恩豪斯之死 349

第30卷 历史中毒悬案

卷首语

1 **帝王之死** 353
1.1 古马其顿亚历山大大帝之死 353
1.2 中国唐太宗李世民之死 355
1.3 中国元太祖成吉思汗之死 356
1.4 中国清代皇帝雍正之死 358
1.5 中国清代光绪帝之死 361

1.6 英王乔治三世之死　　362
　　1.7 法国皇帝拿破仑之死　　363
　　1.8 朝鲜李熙皇帝之死　　366
　　1.9 土耳其总统厄扎尔之死　　367
2 思想家与政治家之死　　370
　　2.1 中国古代法家韩非之死　　370
　　2.2 中国民族英雄郑成功之死　　372
　　2.3 智利外交官聂鲁达之死　　374
3 科学家与探险家之死　　377
　　3.1 中国发明家蔡伦之死　　377
　　3.2 英国科学家牛顿之死　　379
　　3.3 英国探险家约翰·富兰克林之死　　380

　　3.4 美国探险队队长查尔斯·弗朗西斯·霍尔之死　　384
4 文学艺术家之死　　387
　　4.1 中国书法家王羲之之死　　387
　　4.2 德国作曲家贝多芬之死　　389
　　4.3 英国小说家简·奥斯汀之死　　391
　　4.4 荷兰画家凡·高之死　　393
5 历史人物之死　　395
　　5.1 中国西汉轪侯夫人辛追之死　　395
　　5.2 意大利大公弗朗切斯科·德·美第奇之死　　396

第21卷

毒物恐怖案

本卷主编
史志诚
刘建利

卷首语

　　尽管世界上各种法律体制和政府机构在他们的国家法规当中对恐怖主义采用不同的定义，但全世界对那些利用毒物进行恐怖活动的事件则是同声谴责的。

　　毒物恐怖活动危害极大，不仅会影响一些国家和地区的政府形象，严重破坏民族和睦，引发政局动荡和社会不安，阻碍地区经济发展和社会进步，而且会影响周边国家的安全，破坏世界的和平与发展，进而威胁到全人类的安全。因此，毒物恐怖活动将是 21 世纪可能发生的威胁人类生存的重大事件，反对恐怖主义和应对毒物恐怖活动，保障人类的生命财产安全，已经成为世界各国政府的一项既定方针政策。

　　本卷在介绍恐怖主义与投毒恐怖简要历史和生化毒物恐怖及其危害的基础上，重点记述了美国"泰诺恐慌案"、日本毒糖果敲诈恐怖案、中国台湾毒蛮牛恐怖案、日本东京地铁沙林毒气恐怖案、美国炭疽和蓖麻毒素邮件恐怖案等的事件经过、案情真相、事件处置、法庭审判以及事件所产生的重大影响。其中有恐怖组织操纵的投毒事件，也有犯罪分子的恐怖行为。此外，本卷还介绍了美国谋杀橡树案、智利葡萄含氰化物恐怖事件等特别恐怖的谋杀案，希望在回顾历史事件的过程中有所启示，并能引以为鉴。

1

恐怖主义与投毒恐怖

1.1 历史上的恐怖活动及其应对

恐怖活动是实施者对非武装人员有组织地使用暴力或以暴力相威胁，通过将一定的对象置于恐怖之中，来达到某种政治目的的行为。国际社会中某些组织或个人采取绑架、暗杀、投毒、爆炸、空中劫持、扣押人质等恐怖手段，企图实现其政治目标或某项具体要求的主张或行动。

古代的恐怖活动

作为人类冲突的一种表现形式，恐怖活动有着悠久的历史。历史上最早发生的恐怖活动可以追溯到古希腊和古罗马时期。古希腊历史学家色诺芬[1]就曾专门记述过恐怖活动对敌方居民造成的心理影响。

中国古代的荆轲刺秦王、古罗马的凯撒大帝遇刺都是著名的历史恐怖事件。公元1世纪，为反抗罗马帝国入侵，犹太狂热党人就曾在罗马帝国饮用的水中下过毒，暗杀与古罗马人合作的犹太贵族。同现在的某些恐怖主义有相似之处。

"恐怖主义"一词最早出现在18世纪法国大革命时期。为保卫新生政权，执政的雅格宾派决定用红色恐怖主义对付反革命分子。国民公会通过决议，"对一切阴谋分子采取恐怖行动"。由此不难看出恐怖主义不是反映一般的、孤立的、偶然的恐怖行动，而是指一种有组织、有制度和有政治目的的恐怖活动。

18世纪以前，恐怖活动基本上以暗杀、投毒为主要表现形式。从18世纪末到第二次世界大战结束，1881年沙皇亚历山大二世遇刺和1914年奥匈帝国斐迪南大公遇刺，是这一时期两起最严重的恐怖事件。都是恐怖分子在没有群众支持的情况下，通过谋杀某一政府要员向社会宣传自己的政治目的，吸纳民众参与。

国际恐怖活动的形成[2]

从第二次世界大战结束到20世纪60年代末这一时期，国际恐怖活动出现在殖民地、附属国或刚独立的民族国家，这一时期的恐怖事件明显增多，手段日趋多样，劫机、爆炸、绑架与劫持人质都有，袭击目标和活动范围已经超出国界，越来越具有国际性，逐渐形成了国际恐怖活动。

20世纪70年代以后，恐怖组织已经形成一个较为松散的国际网络。据美国著名的智囊机构兰德公司的有关资料，20世纪80年代全世界共发生了近4000起恐怖

---

[1] 色诺芬（Xenophon，约前430—前354），古希腊历史学家、作家。雅典人。苏格拉底的弟子。著有《远征记》《希腊史》以及《回忆苏格拉底》等。

[2] 兆丰. 恐怖主义世纪档案. 北京青年周刊，1999-09-23.

活动，比 20 世纪 70 年代增加了 30%，死亡人数则翻了一番。

据有关专门研究国际恐怖活动的机构统计，在 1970 年到 1979 年的 9 年间，因恐怖活动丧命的人数多达 4000 人，年均 400 余人；1988 年国际恐怖活动发生了 856 起，死亡人数多达 660 人，其中中东地区因民族矛盾比较复杂，共发生 313 起，占全世界恐怖事件的 36%，是恐怖活动的多发地区。

进入 20 世纪 90 年代以后，恐怖活动有了明显的变化，老的恐怖组织开始逐步退出历史舞台，新的组织开始出现。从联合国发表的一份关于"全球恐怖活动状况"的报告中获悉，1997 年全球恐怖活动再次增多，高达 560 起，死亡 420 人。报告称："国际恐怖主义活动中死亡的人数增加了。因为恐怖活动日趋残酷地袭击无辜平民并使用爆炸力更大的炸药或炸弹。"与此同时，报告强调："恐怖行为更具隐蔽性和杀伤性。"事件发生后，再也没有人像过去那样站出来声称对事件负责。这是 20 世纪 90 年代国际恐怖主义的一个最为显著的特点，因为他们发现保持神秘也是一种武器，其恐怖威胁甚至更大。

关于恐怖主义的定义一直有争议，各种法律体制和政府机构在他们的国家法规中对恐怖主义采用了不同的定义，因此国际社会对恐怖主义罪行的定义没有达成共识。1970 至 1980 年代，联合国曾经试图对此做出定义，但成员国在对民族解放和民族自决所引起的冲突而使用暴力的情况上有分歧，最终不了了之。

然而，尽管世界上各国各种法律体制和政府机构在他们的国家法规当中对恐怖主义采用不同的定义，但可以肯定的是世界上对那些利用毒物进行恐怖活动的事件则是同声谴责的。

恐怖主义的类别

国际上按恐怖活动的行为性质将恐怖活动划分为两大类：一类是政府恐怖活动，另一类是非政府恐怖活动。

一个国家的政府用恐怖主义的手段来对付另一个国家的人民的行为属于国际恐怖主义。非政府行为的恐怖主义的表现形式较为复杂。自冷战结束以来，比较活跃、影响比较大的有以下几种：

第一，奉行民族分裂主义的恐怖主义。这种恐怖主义主要有极端民族主义者、自治主义者和分裂主义者，即独立倾向较强的民族派别，其运动的主要目标是实现国家分裂，争取民族自治。

第二，新法西斯主义的恐怖主义。这种恐怖分子奉行反动的种族主义，突出的表现是仇外、排外，其袭击对象主要是外籍工作人员。

第三，国际犯罪组织的恐怖主义活动。它们的活动一类属于相互争权夺利的仇杀，一类是针对有关政府部门的报复性暗杀活动，还有一些是曾经活跃一时的派别。像日本的"赤军"、秘鲁的"光辉道路"、意大利的"红色旅"和斯里兰卡的"泰米尔猛虎解放组织"等。这些组织都打着"革命"旗号，到处搞恐怖活动。但是到了 20 世纪 90 年代以后，它们有的已经消失，有的尽管还存在，但是难成气候。

第四，邪教性质的恐怖主义。1995 年在日本东京发生的地铁毒气事件是一个典型的案例。它是由日本邪教奥姆真理教一手策划的，它们当时在东京地铁施放了沙林毒气，造成 5500 人中毒，70 人昏迷不醒。此次事件被国际反恐专家形容为当代国际恐怖主义的预演。

1975年年初，美国国家司法研究所就刑事司法准则与目标成立了国家咨询委员会，该委员会动乱与恐怖主义特别工作组在其编写的《动乱与恐怖主义》一书中，将恐怖主义分为如下6类：

第一，内乱。干扰和平、安全及社会正常运作的集体暴力行为。

第二，政治恐怖主义。为了追求政治目的而计划在社会制造恐慌的暴力犯罪行为。

第三，非政治恐怖主义。不以政治目的为前提的恐怖主义，显示其有意地制造高度恐慌，最终是为了争取个人或集体的利益，但没有政治上的意图。

第四，类恐怖主义。暴力犯罪行为的附属品，其形式及表达方式类似于真正的恐怖主义，但缺乏其要素。它的主要目的并非要引起恐慌，但类恐怖主义是利用恐怖分子的形式及技巧以达成相似的结果。例如在逃的重罪犯胁持人质就是类恐怖主义，模式与恐怖主义类同，但目的不同。

第五，有限政治恐怖主义。即以意识形态或政治为动机的恐怖活动，但其活动并非是要夺取国家的控制权。

第六，国家恐怖主义。指以恐怖或压迫手段进行统治的国家，其程度与恐怖主义相似，又可指由政府为了追求其政治目的或其外交政策而进行的恐怖活动。

恐怖主义的危害

近100年来，武器的推陈出新，使恐怖分子更有可能掌握最先进的炸弹、导弹、核弹，甚至是杀人于无形的基因武器，因此有人惊呼，恐怖主义将是21世纪威胁人类生存的主要敌对力量。与黑社会相比，恐怖主义对国家、社会的危害要大得多，它不仅有组织、有制度，更因其带有政治目的而表现得极端与疯狂。再加上恐怖主义的存在与民族、宗教矛盾以及复杂的国际形势密不可分，这也注定了反恐怖斗争的复杂性、艰巨性与长期性。

毒物恐怖活动危害极大，不仅会影响一些国家和地区政府的形象，严重破坏民族和睦，引发政局动荡和社会不安，阻碍地区经济发展和社会进步，而且会影响周边国家的安全，破坏世界的和平与发展，给人们的生理和心理造成持久而严重的伤害。

世界各国反恐怖武装

建立一支专业化的具有极强战斗力的反恐怖特种部队是各国政府对付恐怖活动的主要手段，也是各国政府所面对的一项主要挑战。

美国的反恐怖部队成立于1978年2月，由4支部队组成。其中最著名的和最精锐的是陆军的"三角洲"部队。总部设在北卡罗来纳州的布雷格堡监狱，全部队员的军衔都在中士以上，被各界誉为"美国武装部队的精英"。在不少动荡地区工作的美国外交官一般都由这支部队暗中保护。

德国边防警察第九大队（英文缩写为GSG-9），是在1972年恐怖分子特别猖獗的时期建立的。第九大队主要由6个中队和1个直升机联队组成，其中3个特种作战部队是整个反恐怖武装的主力。德国政府给这支反恐怖特种部队配备了最精良的武器装备并保证足够的财政资源，其通信设备和机动车辆都是德国最先进的，队员都接受过严格的淘汰训练挑选的。

法国的反恐怖部队是"国家宪兵干涉组"（简称GIGN）。这支部队只有50名成员，十分精干，效率极高，机动性能高,快速反应能力强。全组被编为4个小组,每个小组约12人。遇到突发情况时,可以视情况分别或同时投入战斗。自创建以来,法国宪兵干涉组共执行各种反恐怖任务320多次,营救人质500余名。

英国的反恐怖部队是"特别空勤团"(简称SAS)。1972年,英国政府决定将在第二次世界大战中屡立战功的"陆军特别空勤团"正式改为英国的反恐怖特种作战部队,以对付日益猖獗的恐怖组织。这支部队大约有900人,总部设在伦敦西部的赫里福德。队员都是从空降兵的伞兵中精心挑选的,都要接受长达3年的严格训练。

荷兰有两支特种部队,一支是海军陆战队中的"反恐怖支队",另一支是皇家陆军的"骑警队"。1977年荷兰的恐怖分子曾劫持一列火车上的人质,特种部队奉命发动突然袭击,一举击毙列车上的所有恐怖分子,成功地救出了人质。

意大利于1978年成立了反恐怖特种部队"宪兵突击队",由于这支部队在战斗中常戴着头套,人们习惯上称之为"皮头套突击队",形象地描绘了这个组织的行动特点。该组织人员精干,保密性强,其指挥官、部队番号及驻扎地址都严格保密。

以色列的反恐怖部队叫"边防警察特种作战大队",成立于1974年,与情报机构"摩萨德"相互配合,屡立战功。

世界各国应对恐怖分子的主要方法

总结各国采取的应对实施,主要有以下几种方式:

第一,谈判。与恐怖分子的谈判是一门艺术,也是一项非常危险的活动,有时可能要做出牺牲,但与恐怖分子的谈判决不能向恐怖分子妥协。1970年,英国驻乌拉圭大使杰克逊获悉他有可能成为国际恐怖分子绑架的对象,立即向本国外交部通报了情况,并协商达成一致,由英国政府正式公开宣布:在任何情况下英国政府都不会与恐怖分子做黑市交易,决不会支付赎金,并迫使乌拉圭政府采取同样措施。后来杰克逊真的被绑架了,但因为两国政府态度非常强硬,恐怖分子一无所获,不久就将他释放了。

政府真正的反恐怖武器是不向恐怖分子妥协,或者说不向恐怖分子做大的让步,决不能给恐怖分子提供食品或武器,不能让恐怖分子占据的地盘合法化。

第二,军事或准军事措施。采取军事或准军事措施打击恐怖分子是常见的行为。巴基斯坦海港城市卡拉奇社会局势一度动荡不安,恐怖分子经常滋事,制造爆炸事件或绑架杀人。为恢复卡拉奇的正常社会秩序,巴基斯坦政府曾在卡拉奇街头部署军事和准军事部队数千人,在飞机场外和主要的交通要道都设有沙袋垒起的掩体,士兵每天24小时持枪巡逻,对恐怖分子产生了震慑作用。

第三,保护重点目标。保护重点目标措施要有力,如保护国家元首或政府首脑的安全要分秒必争,马虎不得。美国自其驻东非使馆被炸后在一些国家的大使馆都加强了警卫,围墙里三层外三层,当然这也是迫不得已的事。

第四,国际合作。由于恐怖活动的国际化,打击恐怖活动必须加强国际协调,一致行动。

第五,情报工作。情报工作是打击恐怖活动的关键。可以说反恐怖活动能否成功取决于准确可靠的情报。

1.2 生化毒物恐怖的危害与处置

生化毒物恐怖

"9·11"事件后,美国炭疽、蓖麻毒素引发的生化毒物恐怖迅速从美国蔓延到全球,西方国家的公众纷纷采购防毒器具,各国政府重新审视其政策,加大防范恐怖事件的发生。

生化恐怖受到广泛重视,是从20世纪90年代日本奥姆真理教所制造的沙林毒气事件开始的。1994年6月日本长野县松本市发生了一起造成580人中毒、7人死亡的沙林中毒事件,此事件虽迅速得到处理,但并没有真正引起政府和公众的关注。1995年3月20日早上8时20分,正是上班的高峰时间,东京筑地地铁车站的工作人员向警方报告:地铁站内出现了异常气味,已经有人倒下!紧接着,霞关、神谷町、惠比寿等14个地铁车站相继发出同样警报。混乱的人群向地铁口涌去,倒下的乘客相继从地铁站被抬出,出来的人都是大口喘气,有人口吐白沫,有人神志不清。整个城市被救护车的汽笛声所淹没,整个城市陷入了混乱中。日本的卫生部门在事件发生后4小时确定此事件为有机磷酸酯类毒气——沙林所致。这次事件共造成5500人中毒,其中12人死亡。事件发生后,日比谷线全部关闭。另有两条地铁线也被部分关闭。

日本东京沙林毒气事件震惊了日本朝野,也使得全世界感到震惊,从此,利用有毒有害物质进行恐怖活动引起高度关注。

生化毒物恐怖的危害

造成不安和焦虑情绪

在过去的20年中,公众对生化事故和中毒事件的认识理解发生了巨大的变化,社团、媒体对化学事故和中毒事件的关注度越来越强,对潜在可能发生的生化恐怖事件也极为关注。在事件处理中,公众的焦虑情绪对政策制定者和政府官员造成压力,同时公众也迫切要求卫生工作者提供对人体健康短期、中期和长期的影响的信息。否则,最终会导致公众对政府的公信力产生怀疑,特别是,对公共健康服务能否保护他们表示担心。结果是加重了公众的不安和焦虑情绪,使事件的结果更为严重。

中毒和死亡

生化事故中,往往伴随着人员的中毒和伤亡,这成为各方关注的焦点。救治患者、减少伤亡是卫生工作者的主要任务之一。在过去的28年中,全球报道的中毒死亡人数为1.3万人,中毒人数为10万人,300万人因化学事故疏散。

对经济的打击

使地方乃至整个国家的经济受到影响。

处理事件的代价

被污染器具的报废、对污染状况进行的监测、对污染物的清理。

诉讼和赔偿

对公众健康影响的赔偿。

恢复的代价

将生化事件影响范围的环境净化,恢

复到事件发生前的状态。

生化毒物恐怖事件发生前的准备

生化毒物恐怖事件的突发性，要求政府在事件发生前就有所准备。主要是：第一，建立一个健全的监测系统和预案；第二，建立事件处理规程，落实事件处理单位，根据对事态的判断采取措施及派出专家队伍；第三，中毒控制信息资料及基本毒物测定方法的准备；第四，个体防护装置及现场毒物测定设备；第五，特效解毒剂贮备：氯解磷定、阿托品、解磷注射液（用于有机磷酸酯类中毒），乙酰胺（用于有机氟类灭鼠剂中毒），亚硝酸异戊酯、亚硝酸钠、硫代硫酸钠（用于氰化物中毒），二巯基丙磺钠（用于砷及砷化物中毒）等。

生化毒物恐怖现场医学救援

生化毒物恐怖现场医学救援的任务主要是：提出对公众健康最有利的处理方案；确定造成危害的物质；对危险性进行评价；向现场救援者提供救援建议；对临床工作者提出处理建议；对公众、媒体和决策者提供建议；对健康危害进行评测；对事件发生区域恢复的建议。

生化毒物恐怖的现场救援必须严格按职责分工进行。生化事故发生后首先要对时间、对健康可能带来的危害进行评价，这些评价包括毒物（化学物本身和其新生成物）、毒性和物理（爆炸、倒塌）伤害。在毒物或物理伤害较重时，要使用个人防护装备。

现场救援要根据危险程度，围绕事故现场划分危险区域：

第一，热区（Hot Zone，红区）是近邻事故污染现场的地域，一般用红线将其与其外的区域分隔开来，在此区域救援人员必须装备防护装置以避免被污染或受到物理损害；

第二，温区（Warm Zone，黄区）围绕热区以外的区域，在此区域的人员要穿戴适当的防护装置避免二次污染的危害，一般以黄色线将其与其外的区域分隔开来，此线也称为洗消线，所有出离此区域的人必须在此线上进行洗消处理；

第三，冷区（Cold Zone，绿区）洗消线外，患者的抢救治疗、支持指挥机构设在此区。

事故处理中，公众、新闻记者、观光者和当地居民可能会试图进入现场，这对他们本人和其他人会带来危险。所以，首先要建立的分离线是冷线（绿线），控制进入人员。

位于热区的伤亡人员一般要由消防人员抢救出并通过特定的通道将其转移出热区（红线），交给位于温区的救护人员，救护人员要避免被污染；被污染的伤亡人员要在被洗消后转移出温区，最好能够建立洗消区，洗消区分成两种，一种处理伤亡人员，另一种处理穿戴防护服的救援人员。在伤员运转到医疗机构前，要将伤员分拣分类，以便使伤员尽快得到最有效的救治。

1.3 记述和应对毒物恐怖的专著

2000 年，美国科罗拉多州大学教授杜祖健[1]著《化学恐怖主义：东京地铁和松本市恐怖事件》（Chemical Terrorism: Horrors in Tokyo Subway and Matsumoto City）（奥尔金公司，2000）一书，共 7 章，插图 70 多幅。详细介绍了震惊整个世界的发生在日本松本市和东京地铁的化学恐怖袭击事件。由于作者帮助日本警方进行了事件的调查，因此，用真实的事实和可靠的数据，描述了奥姆真理教及其教主，以及他们如何在麻原策划下进行袭击事件。作者指出，剧毒气体沙林作为化学武器储存在许多国家，但直到 1994 年松本市和 1995 年东京地铁事件之后，人们才普遍认识到沙林不仅被用于战场上，还被恐怖分子用来伤害手无寸铁的平民。化学恐怖主义虽然发生在日本，但化学和生物恐怖主义没有国界，人们必须有所警惕！

2002 年，为了从科学技术的角度支持国家的反恐斗争，中国工程院开设了"反爆炸、生物、化学、核与辐射恐怖活动的科学技术问题和对策研究"的咨询课题，以提高国家和公众利用科学技术防范和处置恐怖活动的能力。在此课题研究的基础上，为了普及反恐的科学技术知识，介绍各种恐怖事件的应对措施，由中国工程院副院长杜祥琬[2]任总主编，完成了一套四部科普读物丛书，于 2006 年由科学出版社出版。旨在提高公众对化学恐怖与化学毒性灾害、生物恐怖事件、生物恐怖和爆炸恐怖事件的应对能力。

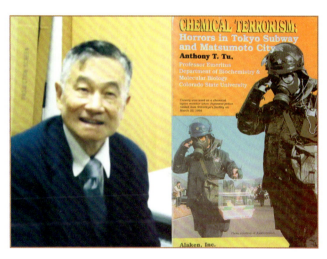

图 1 杜祖健和他著的《化学恐怖主义：东京地铁和松木市恐怖事件》（封面）

---

[1] 杜祖健（Anthony T. Tu），美籍华人，美国科罗拉多州立大学生物化学与分子生物学系教授，美国斯坦福大学化学博士，专长蛇毒研究，曾经研究恐怖分子利用化学武器制造毒气中毒事件和战场上毒气的检测方法。亲自参加 1994—1995 年间发生在日本东京地铁毒气事件的调查，证明是由奥姆真理教施放的。他是一位在国际上备受尊重的毒理学家。

[2] 杜祥琬（1938—　），应用物理学专家。1938 年 4 月 29 日生于河南省南阳市，原籍开封。1964 年毕业于前苏联莫斯科工程物理学院。中国工程院院士，中国工程院副院长，国家能源咨询专家委员会副主任，中国工程物理研究院研究员。主编《核试验诊断理论》《核军备控制的科学技术基础》等。

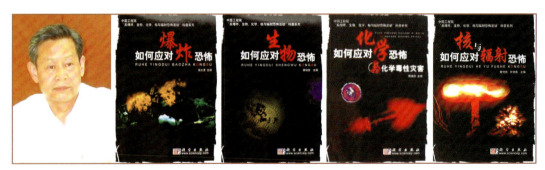

图2 杜祥琬和他主编的"反爆炸、生物、化学、核与辐射恐怖活动"的科普丛书（科学出版社，2006）

其中陈冀胜[①]主编《如何应对化学恐怖与化学毒性灾害》，介绍化学恐怖事件、突发性化学毒性事件的基本知识、应对措施。陈竹舟、叶常青主编《如何应对核与辐射恐怖》，介绍放射性的基本知识、电离辐射对人体健康的影响、核与辐射突发事件的特征与可能后果、公众防护措施。黄培堂主编《如何应对生物恐怖》介绍了有关生物恐怖、生物战剂的基本知识，以及可能用作生物战剂的病毒、细菌、真菌、支原体、立克次氏体和毒素的类型，及其所致疾病的概况、诊断、治疗和预防。钱七虎主编《如何应对爆炸恐怖》，介绍了有关爆炸恐怖活动的基本概念、爆炸物的破坏效应、起爆技术和起爆装置、防爆安全检查、爆炸物的处置、爆炸物的

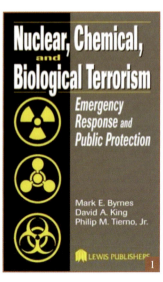
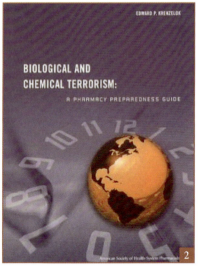
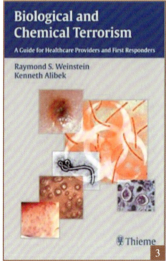

图3 记述毒物恐怖的专著（1.伯恩斯等著的《核、化学与生物恐怖主义：应急响应与保护公众》；2.瑞泽罗克著的《生物与化学恐怖主义：备用药物指南》；3.韦斯特和阿尔贝克著的《生物与化学恐怖主义：第一责任者与急救指南》）

---

① 陈冀胜（1932— ），中国军事医学与药物化学专家。1952年毕业于清华大学化学系，任防化研究院四所所长、总工程师。从事药物化学与药物设计、生物毒素、化学生物学研究。1999年当选为中国工程院院士。著有《中国有毒植物》《英汉生命科学词典》《化学、生物武器与防化装备》《反化学恐怖对策与技术》。

监管、反爆炸恐怖的软措施等知识。

2003年6月,伯恩斯(Mark E. Byrnes)等著的《核、化学与生物恐怖主义:应急响应与保护公众》(*Nuclear, Chemical, and Biological Terrorism: Emergency Response and Public Protection*)(CRC,2003)。

2003年9月,瑞泽罗克(Edward P. Krenzelok)著《生物与化学恐怖主义:备用药物指南》(*Biological and Chemical Terrorism: A Pharmacy Preparedness Guide*)(American Society of Health-System Pharmacists,2003)。

此外,还有韦斯特(Raymond Weinstein)和阿尔贝克(Kenneth Alibek)著的《生物与化学恐怖主义:第一责任者与急救指南》(*Biological and Chemical Terrorism: A Guide for Healthcare Providers and First Responders*)(Thieme Medical Publishers)。

2 美国"泰诺恐慌案"

2.1 事件经过

1982年9月29日和30日,一条爆炸性的消息震惊了美国。美国强生公司①的拳头产品止痛药"泰莱诺尔"(简称泰诺,Tylenol)②出现不安全信号,不知名的凶徒在泰诺胶囊中注入氰化物,导致7人因服用该药而中毒死亡。当时,该药占据美国成人止痛药市场近四成的份额,年销售额高达4.5亿美元,占有强生公司总利润的15%。"泰莱诺尔事件"成为美国遭受到的首次化学恐怖袭击。顿时,"泰诺恐慌"(Tylenol Scare)成为全国传播的特别事件。

事件发生在1982年9月29日凌晨,伊利诺伊州鹿林镇。那天天还没有亮,12岁的玛丽·克莱曼就醒了,她跑到父母的房间,告诉妈妈自己有些不舒服,嗓子疼痛,鼻子也有点塞。睡意未消的妈妈给她吃了一粒速效泰诺胶囊,叮嘱她回房好好休息。然而早上7点,玛丽的父母却发现孩子倒在卫生间的地板上,10分钟内,她就被送到了医院,但一切都迟了,玛丽已经停止了呼吸。医生对悲伤的父母说,玛丽可能是倒下时头部受到撞击,导致猝死。

就在同一天,附近阿林顿镇22岁的邮递员亚当·詹诺斯也向急救中心打来了求助电话,说自己感觉有些不舒服,十分痛苦。当急救人员赶到时,发现他倒在地板上,呼吸困难,血压下降,瞳孔已经开始散大。医护人员迅速将他送到附近的医院,但抢救的医生宣布,亚当死于心脏病。当天晚上,亚当悲痛的家人聚在一起,商量如何为他办理后事。亚当25岁的大哥斯坦利和19岁的新婚妻子特丽莎因为难过,加上忙了一天,感到有些头痛,斯坦利在亚当的橱柜上看见一瓶速效泰诺胶囊,就拿出一粒自己吃了,又给妻子吃了一粒。没过几分钟,斯坦利和妻子都面色发青,倒在了地上。家人吓坏了,立即叫了救护车。几分钟后,急救人员再次冲进亚当家里,竭尽全力抢救这对年轻的夫妇,但悲剧再次重演,斯坦利当天即告不治,而他的妻子两天后也随他而去。亚当家三个人的神秘猝死令当地医院的托马斯·吉姆起了疑心,他认为可能是某种有毒气体惹的祸。但毒物中心检验员约翰·苏利万却认为元凶是某种氰化物。于是他们抽取了死者的血液样本,送去检查。两个小镇一天死了4个人,这件事情一下子成了当地的社区新闻,人们议论纷

---

① 强生公司(Johnson & Johnson)曾翻译为"两约翰公司"。
② 泰莱诺尔,即乙酰氨基酚(Acetaminophen),1894年首次用于医学治疗。

纷，各自揣测事情的真相。

消防员菲利普和朋友理查德·肯沃斯闲谈时，偶然提到小玛丽死前吃过速效泰诺胶囊，于是理查德开玩笑地说："也许她是吃泰诺吃死的吧？"一语惊醒梦中人，菲利普认为不是没有这个可能，他立即打电话给仍在亚当家的急救人员，询问亚当死前有没有吃过泰诺。结果令他大吃一惊：四名死者死前全都吃过这种当时颇为普遍的镇痛药——泰诺胶囊。菲利普报了警，警方马上赶到亚当家，取走了那个可疑的药瓶。第二天，菲利普和理查德的揣测被证实了：毒物专家迈克尔·夏弗尔检查了瓶中的胶囊，发现内含大约65毫克的氰化物，足以致1万个成人于死地，而受害者血样检验结果也证实了这一结果。

泰诺的制造商——强生子公司迈克耐尔消费品生产公司很快得知了这个不幸的消息，并马上采取措施，自1982年10月起大规模回收这种泰诺胶囊。但是这些努力没有来得及挽回另外三名受害者的生命：27岁的玛丽·瑞娜刚刚生完小孩，在家休产假，结果服了有毒胶囊，旋即丧生；美国航空公司空姐、35岁的波拉·普林斯当日死在芝加哥郊区的家中，身边是泰诺的药瓶；惨遭厄运的还有与她同龄的玛丽·迈克菲兰。短短两天，这小小的胶囊就夺去了七条生命。

美国芝加哥地区发生服用含氰化物的"泰莱诺尔"胶囊而中毒死亡的严重事故的消息不胫而走，随着消息的扩散，一度被误传为死亡250人，影响迅速扩散到全国。

2.2 事件处置

事件发生后，在公司董事长、首席执行官伯克（James E. Burke）的领导下，强生公司采取了一系列快速而有效的措施。强生高层经过紧急磋商，认为这件事情非常严重，不仅影响着强生公司在公众和消费者中的信誉问题，更为严重的是消费者的生命安全受到了威胁。强生公司立即抽调大批人马对所有胶囊进行检验。经过公司各部门的联合调查，在全部800万粒胶囊的检验中，发现所有受污染的胶囊只源于一批药，总计不超过75粒。最终的死亡人数也确定为7人，并且全部在芝加哥地区。因此不会对全美其他地区造成影响。

强生高层认为不应对公众隐瞒这件事情的真相，应向全美公众公开这件不幸的事情。于是迅速启动公司的最高危机方案"做最坏打算的危机管理方案"，把预警消息通过媒介发向全国。这个方案的原则在于"在遇到危机时，公司应首先考虑公众和消费者的利益"，随后的调查表明，全国94%的消费者知道了有关情况。

与此同时，强生为了维护公司信誉，在很短的时间内除了将该相关产品全面下架外，在五个月内，全部召回价值1.25亿美元的3500万瓶速效泰诺胶囊。此外，强生花了50万美元，架设几十组免费电话，方便市民随时查询事件进展情况；向那些有可能与此有关的内科医生、医院和经销商发出警报；圆满答复各界打来的2000多个询问电话；设计了新的抗污染的包装，重新向市场投放了该种产品；在媒体取得发布消息的主动权，表明自己的立场，表示将尽全力调查此次事件，充分显示了对社会的责任心。

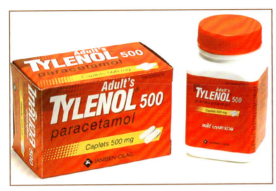

图4 "泰莱诺尔"药品

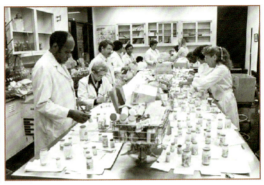

图5 核查"泰莱诺尔"药瓶

2.3 事件调查

经过仔细的调查，强生公司最后确认这些胶囊不是在生产过程中被投毒的，这样一来便只有一种可能性：有人在产品运输及销售过程中拿走了部分"泰诺"，将氰化物注入瓶中，然后再将之放回原处销售。但由于"泰诺"销售网络极其广泛，一时之间，调查部门无处下手。10月2日，检验局从一批撤下来的速效泰诺胶囊中又发现了一瓶"毒药"，胆战心惊的强生公司当即悬赏1000美元，寻找破案线索。

调查发现，含毒泰诺主要出现在芝加哥地区六个商店，除了奥斯科药店发现两瓶含毒泰诺，其余五家商店各有一瓶"毒药"，瓶中有三到十粒被污染的胶囊。警方认为投毒者有可能与这几个商店有矛盾，所以故意选择在这几个地方放置毒药；但考虑到事情造成的后果，最后认定更有可能是与泰诺制造商有仇，他可能就住在附近，所以随意选择了几个商店。进一步的化验证实了有毒泰诺里面含有的成分是氰化钾，但这对破案帮助不大，因为许多行业都可以接触到这种剧毒物质，比如金银开采加工业、化肥厂、电镀厂、底片处理和化学制造业等。

一个月之后，警方锁定了第一个疑犯。这人是个48岁的码头工人，化学爱好者。他所工作的仓库常为售出有毒泰诺的一家商店供货。警方在调查中发现他曾经参加过"如何使用氰化物"之类的培训，搜查中则发现他家里有各式各样的武器，还有一本可疑的书籍：《如何往胶囊里注毒杀人》。尽管警方没有确切证据可以控告这位码头工是泰诺投毒案元凶，他们还是以非法拥有违禁武器等罪名将其逮捕，并将他投进了监狱。但之后的调查却一直没有进展，警方找不到有力证据可以将此人与泰诺案联系在一起，最后他以6000美元的代价获得保释。

1983年5月，美国国会通过了新的"泰诺"法案，规定恶意污染公共消费品被视为危害国家安全。美国食物及药品管理局也加大了对此类行为的处罚力度。时至今日，"泰诺恐慌"案仍未告破，强生公司的1000美元奖金仍悬在那里。

2.4 社会评述

强生公司成功处理这一危机的做法，得到了社会好评。当时的《华尔街日报》报道说："公司选择了自己承担巨大损失而使他人免受伤害的做法。如果它当时昧着良心干，将会遇到很大的麻烦。"

美国第二舆论调查公司的负责人伦纳德博士当时曾针对"泰诺恐慌"案指出："对药品的全部回收是一个深谋远虑的营销决策。当今盛行的市场营销做法，是把利润与消费者的利益联系在一起，而不是过去的仅把利润看成是销售的结果。不幸的是，大多数美国的国内公司和跨国公司现仍视其销售和获取利润的活动为营销战略。"

社会舆论普遍认为，"泰诺恐慌"案成功处置的关键是强生公司有一个"做最坏打算的危机管理方案"。这一危机管理方案的原则正是该公司的信条，即"公司首先考虑公众和消费者的利益"。这一信条在危机管理中发挥了很好的作用。如果强生公司当时竭力掩盖事故真相，将会犯很大的错误，不仅影响自身在公众心目中的地位，而且会带来不可挽回的损失。因此，在三个月后，泰诺胶囊就重返市场。

1982年11月11日，强生公司又在纽约召开大型电视记者招待会，让传媒进入药品制造和包装现场进行采访，详细介绍了公司改进包装杜绝事故再发的成功努力。这一招待会产生了巨大反响，受到社会各界赞赏，树立了公司诚信、透明、负责任、维护公众利益的良好形象。与此同时，强生公司重新向市场投放了该种产品，并设计了抗污染的包装。一年后公司的产品就恢复了危机前市场份额的95%。由于强生公司成功处理了这一危机，它获得了美国公关协会当年颁发的银钻奖。

在这一事件发生前后，当时的美国政府和芝加哥地方政府及其他地方政府正在制定新的药品安全法，而身处逆境的强生公司看中了这个营销好机会，立即果断采取行动，结果在价值12亿美元的止痛片市场上挤走了它的竞争对手。它也是美国医药行业对政府要求采取"防污染包装"以及美国食品药品监督管理局制定的新规定做出积极反应的第一家企业。

3

日本毒糖果敲诈恐怖案

1984年3至9月间，日本三个糖果食品公司连续发生毒糖果敲诈恐怖事件，而且案情常常突然发生戏剧性的变化，犯罪嫌疑人和"怪人"集团采取绑架、投毒手段，勒索巨额现金和黄金。

1984年3月，犯罪嫌疑人在固力果公司产品中放置氰化物；5月，犯罪嫌疑人给格里克森永公司发出威胁信，并在其产品中投放剧毒氰化物，贴上"有毒危险"的标签；9月，犯罪嫌疑人散发恐吓信和邮件，称森永公司糖果中含剧毒氰酸钠，致使森永公司陷入"空前危机"。这场震惊日本的被称为"毒糖游戏"的毒糖果恐怖事件致使日本公众人心惶惶，警方虽下大力气进行了追查，但该事件至今未能破案，犯罪嫌疑人和"怪人"集团仍然逍遥法外。

3.1 固力果食品公司绑架投毒事件

绑架江崎胜久

1984年3月18日深夜，三名持有消音器手枪的蒙面大汉，悄悄地潜入了坐落在大阪市附近西宫地区的一所豪华的别墅内，巧妙从容地避开屋子里暗设的防盗报警装置，迅速闯入房主人的卧室，用枪控制住正在洗澡的房主人——日本糖业巨子江崎胜久，强行将其押到别墅外一辆等待接应的汽车里，旋即消失在茫茫的夜色中。至此，拉开了被日本新闻界称为"向全体国民挑战"的犯罪奇案的序幕。

江崎胜久当年42岁，是日本首屈一指的糖果企业——江崎固力果食品公司的老板。固力果公司的产品不但驰名本国，而且还被销往海外。1983年营业额高达100亿日元，这样的富豪失踪，顷刻轰动了整个日本。

正当举国众说纷纭之际，一名男子打电话给固力果公司的人事部长滕江新弘，让他到住所以南3千米外的电话亭里取通知书，滕江新弘立刻通知警方。当警方赶到时，果然在电话亭中发现了一张用打字机打成的一封勒令信，索款10亿日元和黄金100千克。日本警视厅立即成立了兵

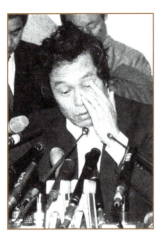

图6 日本糖果制造商固力果食品公司老板江崎胜久

库、大阪联合搜查本部，并要求新闻界停止采访报道。由兵库县出动警察2500名、大阪府出动警察3700名，四处蹲坑设点，张网搜捕。

3月21日，被绑架的江崎胜久突然打电话给大阪府警察通信指令室，说道："我已逃出，请快派人来！"警方立即倾巢出动，赶到现场接走江崎胜久。并根据江崎胜久的指点，迅速包围了监禁江崎胜久的地点，但一无所获。江崎胜久的无恙归来使江崎家人和警方都松了一口气。但谁知就在江崎胜久逃离魔窟不久，固力果公司位于大阪府的一间货仓突然起火，整个货仓付之一炬。稍后又有另一间货仓被人烧毁，损失达数千万日元。

正当警方毫无头绪之际，警视厅收到了署名"怪人二十一面相"（千面人）①的一封打印信件，声称之前发生的一切均是他们所为，并详细描述了绑架江崎胜久的全部过程。

"怪人"放置氰化物

5月1日，犯罪集团以"怪人"名义向日本各大报社驻大阪分社致公开信，声称江崎公司如不交出3亿日元，他们将在固力果公司生产的糖果、饼干中放置氰化物。在宣称下毒的同一天，化验人员果然在几家超级市场的货架上发现了18包经氰化物处理过的朱古力糖和两块带毒的雪糕。

此事一出，日本全国上下人心惶惶。超级市场、百货商店及糖果店纷纷撤下固力果公司的产品，固力果的销售量一落千丈，400多名工人被解雇。

6月2日是"怪人"集团规定的向固力果公司收钱的日子。当晚8时15分，一对在寝屋川市淀川堤边散步的情侣被三名武装歹徒劫持，其中一人被当作人质，另一人被胁迫去替"怪人"集团在位于摄津市的一家烧肉店提取勒索款项。约定9点在堤边交钱换人。警方在摄津市跟踪拦截了此人，以为人赃俱获，大功告成。但等警方查明此人身份和事情的经过后赶到堤边时，三名罪犯早已离去。

"怪人"集团收回含毒糖果

6月26日，案情突然发生了戏剧性的变化。"怪人"集团发表了结束犯罪的宣言，新闻界收到打字信，声明他们已对勒索下毒厌倦了，决定宽恕固力果公司，并称已取回5月9日在一家超级市场放置的含毒糖果。信中最令人侧目的内容是："鉴于日本的气候一天比一天炎热起来，所以我们打算前往欧洲避暑游玩，明年1月再返回日本。"并向日本警视厅厅长钧木真利致意："非常抱歉给您添了这么多麻烦。"

对于"怪人"集团突然中止犯罪活动。日本国民议论纷纷，警方的公开说法是，由于警方全面戒严，全力保护江崎及固力果公司，严密监视零售商店，使犯罪集团自知无机可乘，才就此罢休。也有一些人认为"怪人"集团已经得手，固力果公司暗地妥协，并且已经付款，因为僵持下去只会使固力果公司的损失更加惨重。

---

① 日语为"怪盗二十一面相"，也翻译为"千面人"，意思是经过乔装打扮，出入不同的商店、食品店放毒，再用匿名信恐吓勒索企业的罪犯。因此，人们也将日本毒糖果事件称为"日本千面人事件"。在全世界发生的案件中，除了饮料以外，糖果、婴儿食品、泡面、眼药水等产品，都有被下毒的先例。

策划另一目标

日本毒糖案虽告一段落，但余波甚广。在英国、瑞士及中国台湾地区也出现了类似的事件，但怎奈犯罪分子技逊一筹，均被一一抓获。只平静了一个多月的时间，"怪人"集团便提前结束休假，卷土重来。这一次他们改变了目标，将锋芒对准了日本另一家著名的糖果公司——格里克森永糖果公司，向其勒索1亿日元。更大的恐怖再次笼罩日本，这神奇的罪案又一次进入高潮。

3.2 格里克森永公司被恐吓投毒事件

威胁信与有毒标签

1984年5月10日，大阪市内四家报社分别收到格里克森永公司的产品被投放剧毒氰化物的威胁信，大荣、伊藤洋货堂等超市、百货店随即决定撤下格里克森永公司的产品。

10月7日，在大阪、兵库、京都等地的五个超市发现了部分格里克森永公司的产品上贴有"有毒危险"的标签。

10月8日，大阪市内五家报社又分别收到"已将20个贴有有毒标签的含有剧毒氰化物的产品投放到东京至博多的多个地方。10天后将在全国各地投放30个不贴有有毒标签的含有剧毒氰化物的产品"的威胁信。

10月9日，NHK大阪放送局也收到了同样的威胁信。同时，警方于10月7至13日在大阪、兵库、京都、爱知等地的14个店铺找到了13个贴有有毒标签的含有剧毒氰化物的格里克森永公司产品。

1985年2月12日至13日，日本警方又在东京和名古屋地区发现了八个含有剧毒氰化物的格里克森永公司生产的巧克力和五个贴有"无毒安全"标签的巧克力，其中包括未受到威胁的明治糖果公司和罗特公司的巧克力。这一连串的糖果投毒事件，犯人并无杀人的故意，实际上也无人因误食糖果而中毒。日本警方认为这是一起通过利用投毒威胁有关企业的个案。但是，这一连串的针对格里克森永公司产品的投毒使得日本国内的食品安全受到很大的威胁。日本警方虽然开展了大量调查，但收获甚微。

投毒人宣布停止投毒

1985年8月12日，投毒犯人宣布停止继续投毒，舆论普遍认为犯罪团伙可能与格里克森永公司达成了某种协议。

2000年2月13日，全部案件诉讼中止，投毒犯人至此仍逍遥法外，逃脱了法律的惩罚。

3.3 森永公司毒糖果事件

恐吓信和邮件

1984年9月18日，日本出现恐吓信和邮件，称森永公司生产的糖果中含剧毒氰酸钠，致使森永公司陷入"空前危机"。

10月8日，"怪人"集团致信日本所有母亲：森永公司是日本一流的公司，但产品味带苦涩，这是因为加了特别调味品——毒药。

10月10日，"怪人"集团致信日本警视厅，除非森永让步，否则10天内将放置30包不标明警告字样的毒糖。并嘲弄说："那将是一场有趣的寻宝游戏。"

10月18日，大阪各大报社均收到"怪人"集团的打字信件，声明在从博多到东京一带的超级市场中，已放置了20包毒糖。

果然在大阪、京都、兵库等地的超级市场，警方发现了11包混毒糖果。所有毒糖果均标上"有毒""忌服"的警告字样。森永公司在这场巨大威胁的冲击下，不断地解雇工人，糖果产量下降了50%，销售量下降了30%。于是在一家销路很大的周刊上向犯罪集团提出愿付出1.2亿日元作为交换，要求"怪人"集团取消他们的敲诈勾当。但"怪人"集团的答复是："你说你会给我们金钱，但我们并不想要这些钱，我们并不是乞丐，我们可以从那些巨富和大公司获得我们所需要的……"

"怪人"犯罪集团

"怪人"犯罪集团中，至少有一人精通药品和犯罪学，有高超的犯罪手段和各种专门技术。他们了解足以致人死地的氰化物的剂量。据一位大学化学系教授分析，一般化学系毕业的本科生对此也不甚了解。最令人惊奇的是他们能够准确地将0.2克氰化物注入糖果内。

由"怪人"集团发出的信件中可看出，其撰写人具有较高的写作水平，所用语句极有宣传效果，他们对公众的恐吓及对警方的嘲弄，表现出他们具有相当明显的反社会、反权力的倾向，而且有着强烈的表现欲。他们充分地利用了日本社会的高度信息化来提高犯罪效率，"怪人"集团的恐吓信、勒索信通过邮电系统迅速传到报纸及电台等新闻机构，由新闻机构广泛报道，收到全面的恐吓效果，使全国消费者"闻糖色变"。

犯罪集团对警方的活动了如指掌，几次在警方的眼皮下投放毒糖。几名嫌疑分子也从警方的包围网中逃遁。他们声称："在警方内部有他们若干'同谋'。""怪人"集团多次显示他们的犯罪本领，标榜他们"明人不做暗事"，在被注入毒品的糖果的糖袋上，均注有"有毒""忌服"的标识，所以至今日本无一人中毒。

事件的处置

日本警方压力重重，"怪人"集团的犯罪手段又不断升级，日本警视厅动员了全国5万名警察参与侦破活动。警视厅一科科长亲临大阪坐镇指挥，从10月份起连续以大阪地区为中心实行周末戒严，在全国范围内广泛调查，在3100多个地方设置检查站，实行全面盘查，并抽出1.5万名警察，对大阪、神户之间区域大约400万户家庭逐门逐户地进行调查，同时有1万名警察继续在超级市场等地保护戒严状态。疲于奔命的日本警方动用了如此巨大规模的警力，但仍未侦破相关案件。

时任日本首相的中曾根康弘曾亲自过问此事，并下令让财政部长研究支持森永公司的办法。农林部也要求政府机关和私人企业直接向森永公司购买糖果，以拯救森永公司从而使其摆脱困境。

12月5日，日本警视厅召开署长会议，决定实行年末特别戒严，不让犯罪分子有可乘之机。日本警方还引入电子计算机协助侦破，把各类情报进行等类处理并全部储存起来。对罪犯的电话录音做了声纹鉴定，以此判断罪犯的体貌、特征、身份及生活地域。另外，对罪犯留下的泥土采用现代科学的鉴别方法，根据泥土中培养出的细菌，分析泥土是由什么地方带来的，从而推断犯罪分子的活动范围。更有趣的是日本警方特意请来了七位著名的推理小说作家协助破案，但至今尚无结果。

3.4 事件影响

日本毒糖果敲诈恐怖事件发生后，一些学者发表论著。如宫崎学、大谷昭宏合著的《固力果、森永事件》，森下香枝著的《固力果森永事件"最终报告"真犯人》以及一桥文哉著的《消失于黑暗的怪人·固力果与森永事件的真相》等，这些都成为研究这一事件的重要文献。

日本毒糖果案是日本最大的恐怖欺诈勒索案之一，震惊了整个日本列岛，波及海外诸国，但至今这一案件真相仍不清晰。

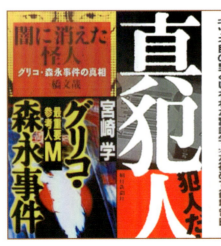
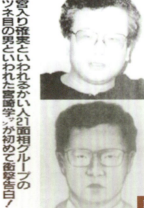
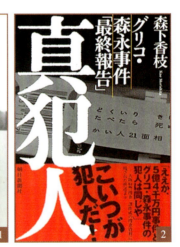

图7 日本毒糖果敲诈恐怖事件有关著作（1.宫崎学、大谷昭宏合著《固力果、森永事件》封面；2.森下香枝著《固力果森永事件"最终报告"真犯人》封面）

4

中国台湾毒蛮牛恐怖案

4.1 事件经过

2005年5月中旬,台湾省台中市的便利商店货架上,被人放置了注入氰化物的罐装功能性饮料——蛮牛[①],蛮牛的饮料瓶贴着"我有毒,请勿喝"字样的用个人电脑打印出来的标签,有四人购买后不慎误饮,相继引发氰化物酸中毒,其中55岁的男子周乙桂于5月18日深夜死亡,另外两名受害者赵世芳、李峰铭则生命垂危,经过抢救逐步转危为安。

4.2 事件处置

事件发生后,媒体报道称该事件是模仿"日本千面人事件"(指日本毒糖果敲诈恐怖事件)的恶劣犯罪手段,呼吁社会大众不要喝来历不明的饮料。台湾"卫生署"勒令蛮牛的制造商保力达公司停止贩售蛮牛和保力达B的系列商品,直至安全无虞为止。

保力达公司借鉴美国"泰诺恐慌"事件和日本毒糖果敲诈恐怖事件的经验,采取产品下架、回收、销毁等处置措施,在第一时间内全面回收市售的蛮牛和保力达B;公司提供100万元新台币检举奖金给提供线索协助破案的民众。据统计,蛮牛无论是通路上还是工厂的库存全部回收销毁,共约20万箱,约6000万元新台币;保力达B则先暂回收通路部分,约6000万元新台币,合计损失约1.2亿元新台币。中国港澳地区也有两三千箱的蛮牛,同样全面下架。工厂决定无限期停工,待中毒事件调查告一段落再复工。工厂停工及人事费用损失则无法估计。经理吕百仓表示,未来蛮牛会变更包装重新上市。

5月19日上午,台中市警方公布从超市取回的监视录像带里发现可疑人照片,锁定一名二十岁的男子,他于17日晚上8时54分曾进入一家超市,从口袋中取出类似蛮牛的罐状物品放进超市冷藏柜内,这名男子也出现在至少三家超市,形迹可疑,警方公布男子照片请社会大众帮忙指认。随后,警方陆续接到群众提供的

---

① 蛮牛,是在中国台湾和港澳地区贩售的一种能消除疲劳、提神醒脑的功能性饮料。

线索，并根据各个线报展开追查。同时，警方分别朝保力达公司离职员工、股东或通路商等方向进行调查。

警方经过10天的侦办，于5月26日下午在台北县中和市逮捕犯罪嫌疑人王进展，在充分的证据面前王进展俯首认罪、当场痛哭失声，并向警方坦承其恐吓的目的及犯罪手法是模仿"日本千面人事件"的做法，表示后悔犯案，愿到死者灵前忏悔。犯罪嫌疑人王进展两年前曾任职台北县永和耕莘医院外勤工友，警方发现他就是曾经在17日出现在台中市北平路某药妆店的男子，于是立即将他逮捕。警方在王进展租屋处搜出新的证物，王进展从事网络拍卖，因经营不善，负债百万，并且办卡以债养债。此外，警方也在其屋内找到针筒、球帽、口罩等证物。

4.3 案情真相

经台中"地检署"侦查终结，"千面人"①王进展犯罪事实如下：王进展为得财产上的不法利益，遂仿效网络上"千面人"下毒恐吓厂商的手法，于2005年5月13日分别在台中地区购买蛮牛12瓶、在台北县中和住处附近购买保力达B两瓶后，于5月17日携带6至7套服装、氰化物及蛮牛、保力达B等犯罪工具，租车南下至台中。王进展于车内换装并打开蛮牛饮料，以医院药师专用的双头勺，每瓶掺入3至5勺的氰化物，并将印有"我有毒，请勿喝"字样及毒性骷髅头图样的自粘纸条贴在两种饮料玻璃瓶外，随后将已掺入添加有氰化物的蛮牛与保力达B饮料，混杂摆在商店内公开陈列、贩售的饮料架上或冰箱内。

王进展于当日9时许放置完毕后便驾驶租来的小客车，返回台北县中和租屋处。返回途中在多处不详地点，将其穿着进入商家放置"毒蛮牛"与"毒保力达B"时的衣裤、帽子、眼镜、铁制勺子及剩余的氰化钾等物陆陆续续丢弃。

2005年5月17日晚间21时25分许，周乙桂至台中市市府路63号全家便利商店，购得王进展前述时间所混杂在该店内的添加有氰化物的"毒蛮牛"一瓶，饮用后，步出店外随即倒地，经送台中医院转送台中荣民总医院医治，延至翌日即2005年5月18日晚间23时32分，终因氰化物中毒合并心肺衰竭不治而死亡。2005年5月17日晚间22时左右，赵世芳、何汉森至台中市中正路125号OK便利商店，购得王进展混杂在店内的添加有氰化物的"毒蛮牛"饮料一瓶，赵世芳饮用一口察觉有异常后，即由同行的何汉森浅尝一口随即吐出时，赵世芳旋即倒地，二人经送台中荣民总医院医治后，幸好急救得当二人均未罹难死亡。2005年5月18日凌晨3

---

① 在我国台湾地区，"千面人"是指经过乔装打扮，出入不同的商店、食品店放毒，再用匿名信恐吓勒索企业的犯罪嫌疑人。

时20分许，李峰铭至台中市建国路202号711便利商店，购得王进展混杂在该店内的添加有氰化物的"毒蛮牛"饮料一瓶，饮用一口察觉有异常后，经送台中荣民总医院医治后，幸好急救得当而未罹难死亡。

6月2日，全案经台中"地方法院检察署"侦查终结，认定王进展在11处商店摆放掺有氰化物的饮料，涉嫌11次的流通物下毒罪、1次杀人罪和10次杀人未遂罪，从重以连续杀人罪嫌起诉，要求判处死刑。7月11日，台中"地方法院"一审宣判，以连续杀人罪判处王进展死刑。

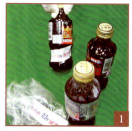
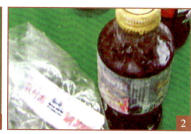
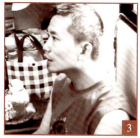
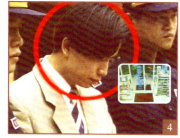

图8 台湾毒蛮牛恐怖事件（1—2.台湾警方将瓶身贴有"我有毒，请勿喝"警告标签的"蛮牛"饮料带回做进一步鉴定；3—4.犯罪嫌疑人王进展被逮捕前后）

4.4 事件影响

毒蛮牛事件（也称千面人事件）是中国台湾地区的第一个投毒恐怖案例，让社会陷入恐慌，使消费者草木皆兵。在蛮牛案之后，食品饮料业者压力巨大，借此机会企业应建立更强有力的保护措施。保力达公司则在案件后，为蛮牛系列商品增加保护膜。此膜必须撕开后才能开启瓶盖，以防下毒。

5

日本东京地铁沙林毒气恐怖案

1995年3月20日上午8时10分左右，东京地铁内发生了一起震惊全世界的投毒事件。东京地铁三条线路的5节车厢同时被施放"沙林"毒气，事件共造成12人死亡，5500人中毒，14人终身残疾。事件发生后全世界都为之震惊，这就是1995年东京地铁沙林毒气袭击事件（Tokyo Subway Sarin Gas Attack）。

5.1 事件经过

1995年3月20日早上7时50分，一列地铁刚进入筑地车站，乘客们便蜂拥而出，突然有人瘫倒在地，有人则踉踉跄跄，许多地铁工作人员和乘客坐在地上大声咳嗽，感到头晕、恶心和呼吸困难，许多人捂着眼睛，说看不见东西，现场秩序一片混乱。8时20分，东京筑地地铁车站的工作人员拨通了110报警台，称站内出现了异常气味，已经有人倒下。紧接着，霞关、神谷町、惠比寿等14个车站相继发出同样警报。霞关站站长助理高桥一正提着从车厢内清理出的一个塑料袋刚走到办公室便倒下了，再也没有苏醒过来。大批乘客相继从地铁站被抬出，出来的人都是大口喘气，有人口吐白沫，有人已经神志不清。

警方得到消息后迅速做出了反应，消防队和医疗救护队迅速赶到现场，身着防护衣的救援人员立即将中毒人员送往医院。30分钟不到，防化专家已乘直升机赶到现场采样。万余名军警封锁现场、疏散人员。警方立即关闭了两条地铁线，26个车站。日本政府所在地及国会周围的几条

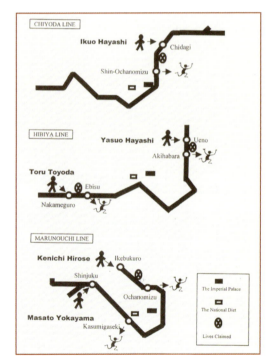

图9 在东京地铁三条线路的5节车厢同时施放"沙林"毒气的路线图

地铁主干线也被迫关闭。经过两个半小时的侦检分析，确认中毒者为沙林中毒。事件发生三个小时后，政府即出版宣传印刷品以稳定人们的情绪。同时组成140人的

防化部队对列车和车站的有毒物质进行清除。各方投入了紧急救援，这时的东京，各种救援及救护车辆笛声不断，来往于各地铁出口和医院之间。全市交通堵塞，陷入一片混乱。这次事件共造成 5500 人中毒，其中 12 人死亡，有 1036 人需进行住院治疗。

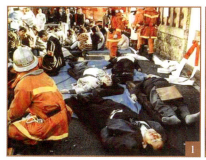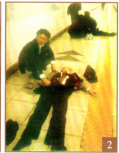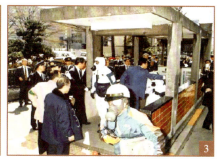

图 10　东京地铁毒气案（1—2.东京地铁毒气事件发生现场；3.发生毒气事件的东京地铁站）

5.2　事件真相

东京地铁毒气事件震动了日本社会，也引起了世界各国政府的关注。最后证实，东京地铁毒气事件是人为施放沙林①毒气引起的。东京地铁沙林中毒事件是奥姆真理教的成员所为。

奥姆真理教的创始人、教主麻原彰晃，原名松本智津夫，1955 年生于日本九州熊本县八代市，在七兄弟中排行第四，因视力极弱而进入县立盲人学校就读，并因家庭贫困一直领取学校奖学金。1977 年他标榜自己曾在一个原始佛教教派中修行过三年，学过气学、推命、仙道、瑜伽，制造并出售一种名为"贵妃"的假药，后因受医者投诉，警方于 1982 年以违犯《药品管理法》为由，将其逮捕，并处以 20 万日元的罚款。出狱后的松本加入了日本一新兴宗教"阿含宗"，在那里他"领悟"到创立新教派可以敛钱致富的奥秘，于是在 1985 年他纠合十几名"阿含宗"信徒成立了一个名为"奥姆神仙会"的组织，传授瑜伽功，并加入了佛教、印度教和基督教的教义。

1987 年 7 月"奥姆神仙会"改名为"奥姆真理教"，以宗教团体面目出现，这时他把自己的名字改为麻原彰晃。据说麻原的姓取自梵语"玛哈拉佳"，意为"王中王"，而"玛哈拉佳"的发音与日语"麻原者"的发音相同。1989 年 8 月，该

---

①　沙林（Sarin），化学名甲氟磷酸异丙酯，是第二次世界大战中由纳粹德国以马铃薯杀虫剂为基础研制出来的一种神经毒气，能破坏神经系统，使受害者窒息，最后因心脏和呼吸系统衰竭而死，是毒性最大的毒气之一，但从未在战争中使用。在东京地铁发现的"沙林"残余物为无色液体，是一种罕见的"液体沙林"，这种毒液在常温下很容易挥发成无色气体。

教在东京都取得了宗教法人的资格，得到日本政府的承认，成为一个合法的宗教团体。到20世纪90年代，奥姆真理教教徒发展到上万人，在日本建立了29个分支机构，还在纽约、莫斯科等地建立了4个支部。参加的人员中有不少高级知识分子，如工程师、科技专家等。1990年2月，以麻原为首的25名奥姆真理教干部以真理党的名义参加众议院议员选举，耗资2亿日元而无一人当选。该次竞选失败是麻原及其教团走向极端的转折点。在《日出之国，灾难降临》一书中，麻原预言："第三次世界大战迟早要爆发。我可以用我的宗教生命打赌！"

5.3 事件处置

1995年3月，日本警方证实：奥姆真理教教徒受其教祖麻原彰晃指使，在东京地铁内施放毒气，制造了举世震惊的沙林毒气惨案。日本警方采取如下处置措施：

第一，慎重对待，依法办事。毒气案件发生后，日本警方逮捕了该教创始人、教主麻原以及几百名被发现有参与犯罪嫌疑的信徒。在政府、议会、司法机关以及民众中，曾围绕这一问题展开激烈的争论。当时有不少人主张予以取缔，法律根据是日本的《破坏活动防止法》。但是，另有相当多的人认为动用该法要十分慎重。

第二，密切监视，不时敲山震虎。在警方和公众的严密监视之下，1996年11月，埼玉县警方出动多人，以"用假名片找人装修房屋属欺骗行为"为名，查抄了十多处奥姆真理教的设施，扣押了1000多台电脑及附属设备。

第三，诉诸舆论，逐步釜底抽薪。对奥姆真理教这类邪教迷信团体，防止其造成刑事或政治危害的最有效的方法是通过媒体，大力加强关于反对迷信的宣传，让人民懂得其危害性，减少信徒的来源。由于现代社会传播手段的发达，使奥姆真理教制造的沙林毒气杀人事件在日本乃至世界各地家喻户晓，妇孺皆知。案件发生后，奥姆真理教成员已成过街老鼠，一般人对他们都投以蔑视、厌恶，甚至仇视的目光，使教徒感到社会对他们的强大压力。

第四，长期作战，警惕死灰复燃。事件发生后，奥姆真理教重建的动向加剧。教徒们以东京都足立区的一所楼房为据点，在板桥区、埼玉县等地建有相关设施。曾因沙林毒气案而一度离开该教的人，因在社会上遭另眼看待，又返回奥姆教。以各种罪名被当局抓起来的人刑满后也回到教团。但与该教鼎盛时期的万名出家信徒相比，该教出家和在家者合计仅有1500至2000人。

5.4 法庭审判

自 1996 年 4 月 24 日对松本智津夫（教名为麻原彰晃，48 岁）进行首次公审以来，已历时约 7 年 10 个月，公审次数为 257 次。

针对被控犯有杀人罪，检察机关要求判处其死刑。东京地方法院（审判长：小川正持）做出死刑判决[1]。松本智津夫被指控涉嫌制造沙林毒气事件以及杀害坂本堤律师一家等 13 起案件，总共造成 27 人死亡。东京地铁沙林毒气案一系列判决中，包括奥姆真理教头目麻原彰晃在内的 13 人被判处死刑，189 人被起诉。

2011 年 12 月 31 日，逃亡 16 年的日本奥姆真理教骨干成员平田信[2]在东京向警方投案。

平田信在 12 月 31 日晚 11 时 50 分走进首都东京市千代田区丸之内一处警察局，表明自己的身份。警方检验平田的指纹，确认身份后将他逮捕。平田自首时携带一个背包和大量日元现金，称自己逃亡 16 年后希望结束这一切。

2012 年 6 月 15 日，东京地铁毒气案最后一名逃犯高桥克也在东京被捕。东京警方是在 15 日 8 时 30 分左右接到线报，称有人在大田区一间漫画书咖啡厅内看见一名貌似高桥的男子。搜查员发现后，在进行身份查询时，他说出了高桥的名字。警方通过核对指纹确认了高桥的身份，以涉嫌杀人和杀人未遂将其逮捕。[3]

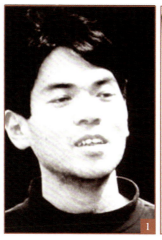 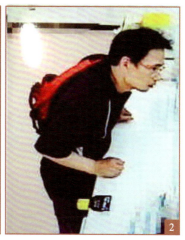

图 11 东京地铁毒气案逃犯（1. 2011 年 12 月 31 日，平田信投案自首；2. 2012 年 6 月 15 日，川崎市一家银行内的监控摄像头拍下的高桥克也的画面，新华社发）

---

[1] 松本智津夫（教名麻原彰晃）被东京地方法院做出死刑判决。但截至本书完稿的 2014 年 8 月尚未执行。

[2] 平田信，1965 年 3 月 24 日生，日本北海道人。为奥姆真理教三名在逃嫌疑人之一，1995 年 2 月因涉嫌绑架遭通缉。他还涉嫌参与 1995 年东京地铁沙林毒气袭击，遭到警方通缉。

[3] 东京地铁毒气案最后一名逃犯被捕. 人民网，2012-06-16.

5.5 事件影响

高桥克也涉嫌与奥姆真理教教主麻原彰晃等人共同谋划了东京地铁沙林毒气案，并于1996年11月开始逃亡。2012年6月3日，奥姆真理教另一名骨干菊地直子在神奈川县相模原市被捕。

在东京地铁毒气事件发生之前的1994年6月，长野县松本市也发生了一起造成580人中毒、7人死亡的沙林中毒事件。但此事件并未引起日本有关部门的重视。

直到1995年3月，东京地铁沙林毒气事件发生后，这类恐怖事件才震动了日本社会，也引起了世界各国政府的关注。

美国科罗拉多州大学教授杜祖健著书指出：东京地铁事件之后，人们才普遍认为沙林不仅可以战场上使用，而且会被恐怖分子用来伤害手无寸铁的平民。化学恐怖主义虽然发生在日本，但化学和生物恐怖主义没有国界，人们必须有所警惕！

6

美国毒物邮件恐怖案

6.1 美国炭疽邮件恐怖案

"9·11"事件后，装有炭疽粉末①的七封信件被寄往美国新闻和重要政府机构，在美国国会大楼、邮局和新闻中心等地造成恐慌，人们谈"炭"色变。结果导致22人感染，其中5人不幸丧生。美国联邦调查局（FBI）调查了7年，在排除了1000多名嫌疑人后，起诉的唯一嫌疑犯是布鲁斯·艾文斯，在准备对其实施逮捕时，艾文斯却自杀身亡。人们将这一事件称为炭疽邮件恐怖事件（Anthrax Mail Terrorism Accident）。

事件经过

2001年美国炭疽恐怖事件是从9月18日到10月9日为期数周的生物恐怖袭击。炭疽袭击分两波进行。第一批含炭疽菌的信件的邮戳是2001年9月18日在新泽西州普林斯顿盖的，正好是在"9·11"袭击事件之后一星期。这批信件共五封，分别寄给位于纽约的美国广播公司、哥伦比亚广播公司、全国广播公司、纽约邮报以及位于佛罗里达州博卡拉顿美国媒体公司旗下的国家寻问者。三个星期后，从特伦顿发出第二批信件，邮戳日期是10月9日，共两封信，是寄给两名民主党参议员的。即参议院多数党领袖，参议院司法委员会主席，佛蒙特州的汤姆·达施勒；南达科他州的帕特里克·莱希。信里含有约1克高纯度的几乎完全由炭疽孢子组成的干燥粉末，是用专用高级喷雾器将炭疽菌粉末喷涂在信件上的，比第一批更危险。

2001年9月25日，美国全国广播公司一名员工收到第一封信，里面装有不明的白色粉末。信上的邮戳时间是9月20日。10月1日，这名员工因为低热并伴随着严重的皮疹来到医院，医生给她开了抗生素盐酸环丙沙星制剂（Cipro），这对防治炭疽热比较有效。10月7日，一名负责发送信件的员工布兰科被送进了迈阿密医院，在他的鼻腔内发现了炭疽菌。10月11日，第三例炭疽热病菌感染者是当年36岁的戴利，她当时已经在家中接受了抗生素的治疗。10月12日，纽约美国广播公司的一名员工的皮肤组织切片显示，她曾经接触过炭疽菌。这是第四位被确认接触过炭疽菌的美国人。10月13日，美国媒体公司发现五名员工感染了炭疽菌。同时，美国广播公司的另一名员工也开始有了类似症状。10月14日，感染炭疽热病菌的人数已经达到了12人。

---

① 炭疽菌，是一种典型的生物武器制剂，相对容易生产，剧毒，但不具传染力，故炭疽病只在直接受击的人群中暴发。最重要的是，炭疽病菌在受到环境压力时会形成结实的孢子，而这样的孢子有助于相关武器的生产。

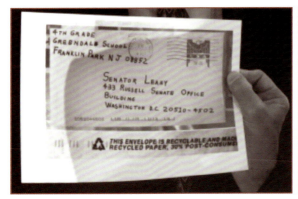

图12 一封寄到国会的炭疽信件（美联社）

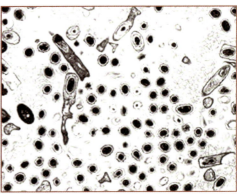

图13 炭疽菌孢子的显微图像（法新社档案照）

炭疽恐怖事件中，共有22人表现出炭疽病现象，其中11人患的是吸入型，5人死亡。第一名感染炭疽死亡的是63岁的罗伯特·斯蒂文斯，他是美国媒体公司《太阳报》的图片编辑。10月2日发病，在肯尼迪医疗中心治疗，10月5日死亡。

事件处置

事件发生后，美国政府采取的措施有：立即加强公共卫生体系，包括增加资金和资源，提高公共卫生体系的能力；设计实施一个广泛的监视疾病暴发的网络；将所有医疗机构在互联网上联网，建立提供疾病信息的网上资料库，实时资料将使卫生官员得以监督公共卫生状况，及时发现事态的重大变化，从而避免局面失控；提高实验室能力从而使更多实验室具备用标准程序确定病原体的能力；向所有医疗保健人员提供培训和信息，使他们能够识别有可能是疾病暴发的迹象和症状。此外，美国一些政府部门紧急安装了炭疽病毒探测器。美联社、美国有线新闻网和哥伦比亚广播公司等著名媒体，暂时关闭了邮件收发室。

美国疾病和预防中心专门建立了应对危机的"紧急指挥中心"，政府拨款710万美元，完善全国疾病监测网络等应急公共卫生危机措施。该中心可以24小时运作，明显增强了美国各政府部门、地方各级卫生机构以及世界卫生组织之间的实时信息交流能力。

布什政府委任一名生化恐怖专家，率

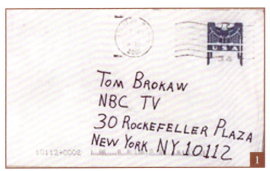

图14 炭疽邮件（1.寄给全国广播公司〔NBC〕的信；2.寄给参议院多数派领袖汤姆·达施勒的信，内含炭疽杆菌粉末，导致两名邮政人员死亡）

领一个新的部门协调全国对公众卫生紧急事故的应变，并向国会建议额外拨款15亿美元以购买抗生素和加强反生物恐怖措施。

事件发生后，进行紧急检查。2002年3月14日上午10时30分左右，五角大楼的一个邮件处理中心内安装的生化武器探测器突然警报大作，使得原本平静的五角大楼顿时紧张和繁忙起来。随即，五角大楼相关人员开始就此事展开调查，该邮局也暂时停止营业。几个小时之后，五角大楼另一处的邮局也响起同样的警报。这两个邮件处理中心被紧急关闭，所有邮局内的人员，总共300多人被禁止离开邮局，并一一接受检查。同时，五角大楼的邮件处理中心约275名雇员全部接受医务人员对其身体进行检查，提取身上的污染物进行微生物培养，并给他们服用了抗生素。所有进入五角大楼的信件都会在此检查分发，然后才可以进入大楼。美国政府机构和邮政系统都进行了严格检查和消毒，邮政人员还戴上了面罩和手套分拣邮件。

美国联邦调查局迅速展开调查。17名联邦调查局官员和10名邮政警察专门负责调查这个案子。之后，联邦调查局和美国邮局等共拿出赏金250万美元给提供线索者。调查取得了积极的成果。

第一，调查人员共审问了六个大州9000多人，进行67次搜索和6000多次传讯。

第二，对于信件的调查表明，信件是从新泽西州普林斯顿寄出的，经测试约600个可能寄出这些信件的邮箱，结果只在普林斯顿大学校园附近街区的10号邮箱发现了炭疽孢子。

第三，在调查的同时，由于炭疽与恐怖活动有关，波及邮政系统、公共卫生部门、媒体、政界和军界等各方面。因此，大约有1万人服用了预防性的抗生素。

第四，随着调查的深入，2001年12月17日，白宫发言人弗莱舍宣布，在美国一些地方出现的炭疽袭击行动中所用的炭疽芽孢，"可能来自美国国内"。否定了有人一度将事件嫌疑指向伊拉克的猜测。

第五，调查发现炭疽芽孢与美国军队自1980年以来储存的炭疽芽孢完全相同。由北亚利桑那州立大学遗传学家凯姆教授牵头协助调查炭疽恐怖事件的科学家，经基因测试确定，两位参议员收到的炭疽邮件中的炭疽杆菌与美国军方的"陆军传染病医学研究中心"多年来培育的炭疽杆菌，不仅同属于"艾米斯"菌株，而且两者的基因组成完全吻合。

第六，调查人员对300多名科学家进行了调查取证，并将范围缩小到全美仅有的50多名科学家身上，他们都掌握了利用炭疽孢子制造尖端武器的技术。最后，将目标锁定在美国马里兰州安迪特里克港陆军传染病医学研究中心工作过的几个人身上，并对他们进行了一段时间的调查。先是盯上了布鲁斯·爱德华兹·艾文斯的同事斯蒂芬·哈特费尔，后来锁定为艾文斯博士。

第七，2007年年初，在对"陆军传染病医学研究中心"嫌疑人艾文斯及其朋友、同事的调查中，联邦调查局和每位配合调查的人员签署了秘密协议，使他们确保在联邦法院的判决下达之前，不能对外界透露艾文斯案件的任何细节。

国会监督

2002年年末，达施勒和莱希要求联邦调查局解释《华盛顿邮报》2002年10月28日刊登的报道《联邦调查局关于炭疽的理论受怀疑》。2006年10月23日艾奥瓦州参议员格拉斯勒给司法部部长写了一封六页长的信,要求其报告炭疽调查。至2006年12月共33名国会议员要求司法部部长对他们做报告。

第一嫌疑人的误判与赔偿

在炭疽案调查中,美国司法部部长约翰·阿什克罗夫特在一次新闻发布会中称斯蒂芬·哈特费尔为"利害关系人"。2002年6月25日,联邦调查局搜查20世纪90年代在美国陆军从事研究工作过的斯蒂芬·哈特费尔的家。但哈特费尔在8月11日举行的露天记者招待会上,含泪否认自己和炭疽邮件有关,指责媒体不负责任,利用不实消息破坏他的声誉。他在2003年提起诉讼,控告联邦调查局探员和司法部调查人员侵犯个人隐私,将他的信息泄露给媒体。在此后的四年间,哈特费尔成为"过街的老鼠",人人喊打。但是斯蒂芬·哈特费尔医生一直坚持自己是清白的。2006年6月,联邦法院认为联邦调查局提供的证据不足,宣告斯蒂芬·哈特费尔无罪。此后,哈特费尔反诉美国政府和司法部,认为他们在四年的调查中侵犯了自己的隐私,将大量未确定的罪名强加在他的头上,导致他名誉受损、失去工作。2008年6月27日,美国法院判定政府赔偿哈特费尔精神损失费582万美元(包括282.5万美元现金和每年15万美元、20年付清的年金)。

炭疽恐怖袭击的嫌疑人

经过六年的调查,美国联邦调查局将2001年美国发生的一系列炭疽病菌的袭击者确定为62岁的布鲁斯·爱德华兹·艾文斯博士①。2008年7月末,联邦调查局通知艾文斯将起诉他,称他将极为危险的炭疽菌偷出实验室,寄给美国的诸多机构,造成人员死伤和整个社会的混乱。艾文斯得知将被联邦调查局逮捕后于7月27日服用大量对乙酰氨基酚自杀。他的妻子在数小时后发现他不省人事并报警,7月29日艾文斯去世。艾文斯博士自杀之前曾私下向一些朋友透露:几个月来,联邦调查局向他儿子保证,只要能揭发其父亲,他就能获得250万美元的奖励。他们还拿着炭疽病菌受害者的照片给艾文斯博士的女儿看,欲让其女儿检举他。巨大的压力使他最终走上不归路。

联邦调查局怀疑艾文斯的主要原因是:

第一,在"9·11"发生后的几个月间,艾文斯违反研究中心的规定,多次在实验室内进行炭疽菌取样。

第二,他没有报告2001年他办公室里的炭疽孢子丢失的事实。

第三,调查人员猜测,艾文斯私自转移炭疽菌,是想扩大试验对象,将病菌应用到人类身上。

---

① 布鲁斯·爱德华兹·艾文斯(Bruce Edwards Ivins),出生于黎嫩,父亲是一名药剂师,长大后到美国普林斯顿大学读书。在辛辛那提大学获微生物学博士学位。1990年进入美国国防部设在马里兰州弗雷德里克的陆军传染病研究中心(负责生物武器防控和研究的机构之一)工作,开发传染病防治疫苗。该机构开始着重研究在战场上检测生物武器病毒的方法,为美军士兵在战场上遭到敌方生物武器攻击时提供防护和治疗手段。18年间,艾文斯一直兢兢业业,专注于专业研究,参与了中心最重要的几个病毒研究项目。2003年,艾文斯以民间雇员的身份,获得了美国国防部颁发的致力于改进炭疽菌疫苗技术的最高荣誉奖,成为全美最优秀的生物武器专家之一。他还在美国红十字协会做志愿者,是个业余的魔术师,虔诚的天主教教徒,有一对儿女,家庭幸福美满。

第四，特工在他的办公室发现了一个密封箱，保存了他从实验室里偷出来的炭疽样本。调查人员还在研究中心男性科学家的更衣室里发现了艾文斯藏匿的炭疽毒样本。

第五，艾文斯是在普林斯顿大学毕业的，他经常去参加毕业生的聚会，这个场所离信件发出的信箱只有30多米远。

第六，美国警方证实，五封"炭疽菌邮件"的邮戳显示，信件都是从新泽西州普林斯顿市的一个邮局寄出的，这个邮局距离艾文斯的居所有319千米，大约3个半小时的车程。

2008年8月6日，联邦调查局宣布艾文斯为此案的唯一嫌疑犯，他的动机在于促进疫苗生产，他选择那两位议员是因为他们是天主教徒。但艾文斯死后，他是否为此案的真凶仍有争议。

事件影响

美国政府与专业机构对炭疽邮件的发现、确认和后果处置的对策、措施、内容、工作量与结果，并根据相关部门实际情况，提出了具体建议。美国炭疽事件的医学处置对相关单位做好应对生物恐怖袭击的应急准备有一定参考价值。

炭疽恐怖事件导致十余座建筑被炭疽污染。清洁布兰特伍德邮政设施共用了26个月，花费了1.3亿美元。哈密尔顿的邮政设施一直关闭到2005年3月，其清洁措施花费了6500万美元。美国国家环境保护局花费了4170万美元清洁华盛顿的政府建筑。整个事件造成的经济损失超过了10亿美元。

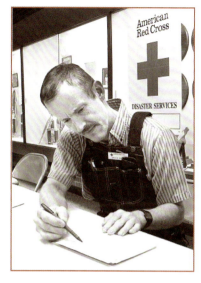

图15 美国生物武器专家布鲁斯·艾文斯

2001年，美国炭疽恐怖事件发生后，美国政府成立"美国国家生物安全科学顾问委员会"（US National Science Advisory Board for Biosecurity，NSABB），为和双重用途研究有关的国家安全事宜提供咨询、指导和领导。双重用途研究的科学家与大多数科学家不同的是，生物安全委员会的成员拥有"秘密"的安全权限，因而有资格评估各项研究的国家安全风险。

炭疽恐怖事件与"9·11"事件一样，导致美国政府大量提高了生物战的研究和准备。国立变态反应与感染性疾病研究所与生物战有关的资金在2003年提高到15亿美元。2004年国会通过了生物盾牌工程法，在此后的10年里提供56亿美元来购买新疫苗和药物。

6.2 美国蓖麻毒素邮件恐怖案

美国截获两封内含致命蓖麻毒素的信件

2013年4月16日,美国国会领导人证实,美国截获了一封寄给美国密西西比州共和党参议员罗杰·威克(Roger Wicker)的信,这封信被检测出带有被称为"最可怕的生物武器"的致命蓖麻毒素①。当天,美国有线新闻网(CNN)也报道了这一消息。随后,美国参议院多数党领袖雷德证实了这封染有蓖麻毒素或其他毒药的信是寄往参议员罗杰·威克的办公室。据悉,这封信是在位于国会大厦之外的一个邮政设施进行筛查时被截获的,因此一直没有送达预定的目标。这封信的信封连续三次被测出蓖麻毒素呈阳性,因此被送往马里兰州的一个实验室进行进一步的检测。②

2013年4月17日,美国执法部门证实,初步测试结果显示,在截获的一封给美国总统奥巴马的邮件中含有可致命的蓖麻毒素。负责白宫安保工作的特工处发言人说,这封可疑邮件16号寄达专门设立于白宫外的邮政分拣处,尚未进入白宫便遭到截获。③

嫌疑人:保罗·凯文·柯蒂斯④

"毒信"事件发生时曾一度引发了恐慌情绪。破案心切的美国执法部门在17日当天就迅速宣布逮捕了密西西比州男子保罗·凯文·柯蒂斯(Paul Kevin Curtis)。联邦调查局特工怀疑他一共寄出三封含有致命蓖麻毒素的信件,一封发给奥巴马总统,另两封有毒信件分别寄给密西西比州参议员罗杰·威克和一名司法官员。邮寄给奥巴马和威克的信件都验出含有蓖麻毒素,而两封信都写了同一句话:"看到错误而不去揭露它,如同成为延续这个错误的沉默伙伴。"这两封信的落款均为"我是KC,我批准这条信息",而"KC"正是嫌犯的名与姓的第一个字母。

保罗·凯文·柯蒂斯是一名表演艺人,喜欢模仿已故摇滚巨星猫王,曾在网上发表谩骂言论,2007年一个署名"凯文·柯蒂斯"的人在一个猫王博客中留言,指责美国多个州的猫王模仿赛被人非法操控,主持人和评审被收买了,留言的落款是"我是凯文·柯蒂斯,我批准这条信息"。

但是,在对保罗·凯文·柯蒂斯位于科林斯附近的住宅搜查时,没有证据表明他曾向奥巴马总统、参议员罗杰·威克和密西西比州法官萨迪·霍兰德邮寄含有蓖麻毒素的信件。柯蒂斯坚称自己是无辜的,并再三表态:"我尊重奥巴马总统,我热爱这个国家,从未做过威胁奥巴马总统或

---

① 蓖麻毒素(Ricin),是从蓖麻中萃取出来的一种毒素,具有麻痹心血管和神经中枢的作用,如果吸入或吞服,只要极小的剂量就能置人于死地。
② 吴庆才. 美国截获一封寄给参议员信件内含致命蓖麻毒素. 中国新闻网,2013-04-17.
③ 被截获的致奥巴马邮件含蓖麻毒素. 中国央视网,2013-04-18.
④ 美逮捕寄毒信给奥巴马嫌犯. 联合早报,2013-04-19.

其他美国官员的事。"他的律师也称柯蒂斯被诬陷，并将矛头指向了杜奇克。于是，针对他的指控于4月23日被撤销，柯蒂斯获释。

拘捕投毒罪犯：埃弗里特·杜奇克

柯蒂斯的律师当时认定，她的代理人遭人嫁祸，并提及柯蒂斯与另一名嫌疑人埃弗里特·杜奇克的纠纷。两人认识，但从2010年起再没有交往。

埃弗里特·杜奇克，41岁，武术教练，住在密西西比州图珀洛，与收到蓖麻毒素信件的参议员、法官和保罗·凯文·柯蒂斯有联系。联邦调查局特工和国民警卫队反恐小组立即于4月23日和24日身着防化服搜查杜奇克的住所和一家先前由他经营的工作室。4月26日下午多名联邦调查局特工分布在其住所附近数条街道。4月27日凌晨1点，警方在密西西比州图珀洛的家中拘捕了"毒信"事件的嫌疑人杜奇克。①

法庭记录显示，杜奇克同时面临另一起诉讼，指控他从2007年至2013年"爱抚"三名年龄7至16岁的未成年人。他曾于2007年代表共和党竞选州议员，不敌民主党竞争对手霍兰德。霍兰德的母亲是第三名"毒信"收件人。

4月16日至17日，三封含有致命蓖麻毒素的信件被分别寄给了奥巴马总统、密西西比州联邦参议员罗杰·威克和密西西比州法官萨迪·霍兰德，但华盛顿附近的信件处理设施截获了寄给奥巴马和威克

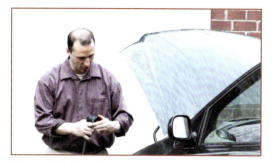

图16 被指控向奥巴马寄送毒信的疑犯埃弗里特·杜奇克

的信件。

密西西比州北区检察官办公室和联邦调查局密西西比州分局局长发表联合声明，指控杜奇克"制造……并持有"蓖麻毒素，试图把它作为"武器"。如果罪名成立，杜奇克最高面临终身监禁和25万美元罚款。

依照法庭听证描述，蓖麻毒素是从蓖麻子中提取的一种剧毒物质。而确定为蓖麻毒素的"毒信"颗粒状物质的毒性需进一步鉴定。截获的蓖麻毒素呈现"粗加工"形态。马里兰大学战略与国际问题研究中心高级研究员莱滕贝格尔说："摄入这种粗加工的东西，吞下一两茶匙，可能会呕吐，仅此而已。"这种物质毒性较小。

案件影响

"毒信"事件发生时恰逢15日发生的美国波士顿爆炸案尚未破案的紧张时刻，一度引发了恐慌情绪。除奥巴马和威克以外，华盛顿国会山在4月17日多次传出发现可疑信件和包裹，导致参议院两座大楼紧急疏散人员，幸好后来证实是虚惊一场。

---

①殷亮. 美国武术教练寄毒信给奥巴马被捕或将终身监禁. 新京报，2013-04-29.

7

特别恐怖谋杀案

7.1 美国谋杀橡树案

案情始末

这是一个真实的故事，一棵美丽的、具有历史价值的大树，遭到一名歹徒无端的谋害，成千上万的人为这棵树悲伤哭泣，为它能存活下去而祈求上苍。

事件发生在1989年美国南部得克萨斯州的首府奥斯汀市。在这个美丽的幽静的大学城的东南侧，贝勒街的街心花园里，长着一棵闻名全美的橡树。它有个动人的名字：契约树。一百多年前，这个城市的创建者斯蒂芬·奥斯汀曾在这棵树下和印第安人酋长签订了一项有关土地使用的协议。有了这个协议，这座城市才得以建设。

据记载，这棵树已有600多年的树龄，比国家历史还要长两倍多，这棵树一直显得生机勃勃，它被认为是北美橡树最完美的典型。它的树干庄重而苍劲，四个成人张开手臂手拉手才能把它环抱。它枝叶繁茂，郁郁葱葱，像一顶张开的巨伞，据估计，它的直径至少有30米。每到夏日，在南国的骄阳下，它总会留给人们一大片清凉舒适的土地，在它的树荫下，孩子们嬉戏玩耍，披上婚纱的少女接受人们的祝福，家庭在这里聚会，旅游者在这里野餐。人们说这棵树有一颗仁慈的心，爱护着全城的居民。他们因而觉得幸福骄傲。它的照片被挂在华盛顿林业荣誉厅里，奥斯汀市的市民无不引以为荣。

可是，从1989年5月开始，厄运降临到了这棵树的头上。它那长年青翠的树叶渐渐失去光泽，并迅速枯萎下去；它的粗壮的躯干好像也支撑不住亭亭如盖的树冠显得憔悴而衰弱。这一切来得那么突然，它已经从一个城市兴旺发达的象征，变为一位行将就木的老者。人们始而惊讶，继而惶急。奥斯汀市到处响起这样的声音：契约树怎么了？我们应该做些什么？植物学家、森林保护专家被请来对这棵树进行全面的检查。专家们进行了长达数周的测试，其中包括对树干附近的泥土进行化验。最后，一个异乎寻常的消息震惊了整个奥斯汀市：这棵历史名树是遭到了谋害，有人故意用一种高浓度除莠剂接连不断地通过一条暗沟施放到树周围的土壤里。据专家分析，如果将这种剧毒农药用上190克，就足以置这棵树于死地。[①]

事件处置

市民纷纷要求把凶犯缉拿归案并绳之以法。市政当局立即做出了两个决定：从

[①] 橡树谋杀案.读者文摘，1991（9）.

全国召集最有名望的植物保护专家，以抢救契约树的生命；要求司法当局全力破案，严惩谋害者。这时，病树所在的贝勒街心花园，成了一个"大病房"。树的周围打下了大木桩，围起了遮掩阳光的大屏幕，一些专用管道不停地向它喷射水雾，用以抵御夏天烈日对它的灼照。受到毒药污染的泥土被移走，换上了新鲜的沃土。专家给大树注射氯化钾溶液，试图把树体内的毒药冲刷掉。树的周围设置了警戒，武装人员和志愿者昼夜在那里值班。当以上措施都付诸实施后的一个短时期里，契约树似乎恢复了一线生机。

罪犯落网

经过一位市民的举报，罪犯保尔·柯伦落入法网。他犯罪的手法和作案过程已经审问清楚，但是，人们不明白他为何要对无害于任何人的大树下这样的"毒手"。奥斯汀市市民群情激愤，司法当局也极力呼吁人们冷静，留给法院充分的时间去进行公正的审判。罪犯的辩护律师声称，罪犯柯伦是一个失落者，他很自卑，但希望给人以完全相反的印象。他干这种恶劣的勾当，为的是给一个他所喜欢的女子留下深刻的印象，觉得他是一位了不起的人物，留下一个大无畏的"英雄形象"。这位律师还无端攻击那位举报者勃兰考女士，认为她这样做完全是为了1万美元的奖金。奥斯汀市的市民理所当然地对这位律师嗤之以鼻。一个由各方面代表人物组成的陪审团已经开始工作。因为对谋害一棵植物提出诉讼，过去还未曾有过先例，法律界人士认为，如果法庭裁定柯伦有罪，可能会对他判处7年甚至更长的徒刑。

柯伦下毒1年后，《奥斯汀消息报》发表了一篇报道，它的大字标题是："尽管希望它能生存，可是契约树正濒临死亡。"报道说："它的三分之二枝叶已经枯死，人们所寄望于大地的仁慈为时已晚。另外的三分之一部分可能还有一线希望，新近长出的枝叶使人察觉不到这棵树被人下过毒。如果它还能活下去，也只有这一小部分了。"

事件意义

事件引起人们对现代生活进行新的反思，需要社会学、心理学专家研究和回答新生代的行为以及他们的未来取向。事件也给法学界提出了新的课题。

7.2 智利葡萄含氰化物恐怖事件

1989年3月中旬，美国驻智利大使馆得到情报，当地恐怖分子在出口美国的水果中投放了剧毒。美国费城在从智利进口的葡萄中，发现两颗智利葡萄可能含有氰化物（Cyanide）。恐怖主义者的这次破坏行动，一时引发了关于水果安全的恐慌和混乱。

根据上述情形，美国扣押了200万箱智利水果。加拿大、日本和德国没收了所有从智利进口的水果。一些国家纷纷暂时禁止各类智利水果的进口。

毒葡萄事件造成一场严重的葡萄危机，骤然打击了智利年产8亿美元的鲜果业，导致10万智利工人失去工作，影响智利偿还外债的计划,引起了一场严重的政治经济骚乱。

事件发生后,美国FDA现场科学部门的主管欧文·西拉夫①博士参加并处理了智利葡萄中发现氰化物事件的调查。

谁能想到,两颗受污染的葡萄竟会在经济和政治上引起严重的混乱。根据统计,此次恐怖事件给智利造成5.2亿~13亿美元的损失,占其GDP的2%~5%。

---

① 欧文·西拉夫(Ervin Shroff)博士,在马里兰大学获得了制药化学的博士学位,并在FDA工作了26年,获得了FDA资深现场检查认证官资格。他在FDA的早期工作是CDER(药物审评及研究中心)的审查化学师,从事关于新药研究申请(IND)、新药上市许可申请(NDA)的修订和补充的新药评估和执行审查工作。1981—1985年,任现场科学部门的主管,主要负责指导现场的科学管理措施和方法研究。1985—1992年任FDA地方行政局的副局长。1992—2000年,任执行管理局的副局长,帮助指导并协调了该机构的强制执行措施,包括促进强制执行政策、法规和管理措施,协调特殊法律行为和管理程序事宜。并与首席顾问办公室,FDA认证中心管理办公室和包括管理分支的地区办公室进行过紧密的合作。他曾主要参加并处理了美国"泰诺恐慌"事件,智利葡萄中的氰化物事件和非专利药调查丑闻事件。

第22卷

施用毒物自杀案

本卷主编 史志诚

卷首语

自杀一词虽然是人人皆知，但真正理解其意义及其形成过程，尚需了解古今法律的演变历史和现代社会学、心理学的研究成果。古代的赐死制度是皇权统治者施行的一种酷刑，神意裁判导致了雅典政制的悲剧。现代社会出现的自杀类型中有社会因素，也有非社会因素。然而，利用毒物自杀的行为尚属少数。

本卷在回顾古代的赐死制度及其类型、东西方神意裁判与赐毒自杀，分析近现代自杀与服毒自杀案件的基础上，记述了古代赐毒自杀的重大案例，例如：古希腊哲学家苏格拉底之死、中国秦始皇时期著名将领蒙恬吞药自杀、中国南宋将领岳飞赐鸩遇害始末、朝鲜王朝政治家赵光祖被赐毒未死和德国元帅隆美尔反希特勒被赐毒身亡的故事；记述了中国古代秦国相国吕不韦饮鸩之死和以毒蛇噬胸自尽的埃及艳后之死，以及其他服毒自杀的典型案例；特别是记述了美国邪教"人民圣殿教"集体服毒自杀案、320名纳粹女军官服毒自尽始末和日本网上相约集体自杀案。

1
施用毒物自杀的历史

1.1 古代的赐死及其类型

赐死是古代统治者以命令逼迫被统治者自杀的一种行为。相较于刑戮而处决，通常是为了让被赐死者能保有最后的尊严。多出现于中国、日本、朝鲜、希腊和罗马。

在统治者有绝对威权的古代，世间万物，包含人的生命，皆被视为统治者的财产，因此连"赐死"这种相对较有尊严的死亡方式都被认为是统治者施予的恩典。事实上，这种命令通常也不得不遵守；若不就范，面对的可能是更严厉的酷刑或抄家灭族。

在欧洲中世纪一些地方统治者执行的赐死，多为一般所说的死刑，虽然称为统治者给予人民的恩赐，但实际上却是由刽子手或士兵执行。

历史上常见的赐死类型有：

——给予被赐死者白绫（白色的长布条），令其自缢。

——给予被赐死者宝剑，令其自刎。

——给予被赐死者毒药，令其自鸩，即服毒自尽。

——令其切腹自杀，日本是最主要的采用地区，尤其对武士。

历史上被赐死的历史名人有：

自缢类：中国的太平公主、杨贵妃、魏忠贤、和珅、年羹尧。

自刎类：中国的伍子胥、文种、白起、扶苏等。

自鸩（服毒）类：古希腊的苏格拉底，中国古代的李煜、岳飞，朝鲜的赵光祖，纳粹德国的埃尔温·隆美尔等。

切腹类：日本的松平信康、佐佐成政、千利休、丰臣秀次、浅野长矩、赤穗浪士等。

1.2 中国古代君主专制社会的赐死制度

赐死制度是中国古代君主专制社会特有的一种对身份特殊的人（贵族、大臣、奴婢或妃嫔等）采用赐毒酒、赐剑、赐绫、赐绳等，由其自毙，对其实施死刑的制度。当大臣犯罪，君主赐死令其以自尽方式死于家中或狱中。

赐死制度虽然不算是重要的政治制度，但是它却贯穿于中国古代君主专制制度的始终，直至封建制度灭亡。

赐死制度的产生与影响

赐死制度最早产生于商代，盛于秦

汉，以后历代沿用不废，直至晚清。春秋战国时代，中国社会逐渐进入帝制社会，这一时期有关赐死的记载有很多。《史记·越王勾践世家》记载越王勾践在灭吴后信谗言而赐死大夫文种。到了大一统的秦朝，秦始皇甫死，长子扶苏，将军蒙恬、蒙毅等人就被胡亥、赵高、李斯①矫始皇遗诏赐死。根据文献分析这些例子，这一时期君主实行赐死还带有明显的"礼遇"大臣的性质，强调的是"刑不上大夫"的意义。后代帝王把赐死制度作为一种处死大臣的简便手段，偏重的是"君要臣死，臣不得不死"。

赐死制度的存在对君主维护自己的利益有一定作用。其一，赐死制度有利于巩固君主独裁。其二，利用赐死制来加深大臣的愚忠情结。君主对赐死制青睐的同时，也不能忽视大臣的态度。历朝历代，大臣们并没有对赐死提出过异议，始终是默认的态度。其原因是：

第一，赐死符合君主专制所规定的君臣伦理关系，在心理上容易被大臣接受。

第二，大臣出于享受特权和维护人格尊严的意识也愿意接受赐死。君主是把赐死作为巩固自己权力的工具；大臣则把接受赐死作为忠君的表现和保持人格尊严的方式，甚至视为是避免君主更为严厉惩罚的一种只有亲贵才拥有的特权。双方都抱有不同的动机，并从中得到实际的利益和精神上的安慰。正是这些因素，使得赐死制度在中国古代君主专制社会中长期存在。

此外，赐死与中国古代的酷刑相比，赐死减轻了人死时的痛苦，被赐死者的人格尊严在某种程度上得以留存。

鸩毒：常用于赐死情况

中国古代酷刑分别是剥皮、腰斩、车裂、凌迟、缢首（绞刑）、烹煮、宫刑、刖刑②、插针（用针插手指甲缝）、鸩毒、棍刑③、锯割、断椎、灌铅、梳洗等。其中鸩毒是酷刑之中唯一比较人道的方式，与其他酷刑相比，它可以减轻人死时的痛苦。因此，常用于赐死情况。

鸩毒这种毒药，据说是来自一种鸟，这种鸟的羽毛含有剧毒，只要把它的羽毛泡在酒里，立成毒酒，饮之立毙。中国成语中"饮鸩止渴"便是源于此。

1.3 神意裁判：毒审与赐毒自杀

神意裁判：独特的法律文化现象

"神意裁判"是一种世界性的文化现象，产生于原始社会晚期，保存至今。它是人们以"神"的意志裁决社会冲突，判定是非曲直，解决人与人之间纠纷的一种民间手段，是氏族、村社等调解社会关系的强制性规范，具有不成文的习惯法的性质。

---

① 李斯（约前284—前208），李氏，名斯，字通古。战国末期楚国上蔡（今河南上蔡）人。秦代著名的政治家。
② 刖刑，一说是把膝盖以下都砍掉，一说是把膝盖骨削掉。
③ 棍刑，是拿根棍子直接从人的嘴或肛门里插进去，整根没入，穿破胃肠，让人死得苦不堪言。

神意裁判作为一种独特的法律文化现象蕴含着许多谜团，吸引着人们对其从各个方面做出解释。

神意裁判亦称作神判、神断、神裁或神明裁判，它是古代人们借助神灵裁断案情，根据神的启示来判断案件的是非曲直的一种制度。这种制度既是一种原始的习惯法，也是古代统治者假借神鬼意志进行审判和科处刑罚的一种手段。[1]

在古代人们的思想中，神能洞察人的善恶曲直，所以在某些案件清浊难分的情况下，人们便期望通过一种超自然的力量——神的意志去鉴别是非真伪。神判的实施方式通常是让嫌疑人经历一种残酷的考验，若他能经得住这种严厉的考验，则表明其有神灵佑护，是清白的；若经不住考验，则表明神灵判定其有过。

神意裁判在世界的法律发展历史进程中广泛存在着。在古印度、古埃及、古希腊、古罗马、古伊朗和中世纪欧洲国家和民族的民族习俗、历史文献和古老法典中都有关于神意裁判的记载。由于各民族的生产方式、宗教信仰、文化习俗等存在差异，所以各民族的神判方式也是多种多样的。

古印度的神意裁判

在古印度的《摩奴法典》中规定，如果法官依证言和物证不能确定案情，则可以用"神意裁判法"来审查证据和查明事实。作为《摩奴法典》之补充的《那罗陀法典》第102条又进一步规定了神意裁判的八种形式：

第一，火审，让嫌疑犯手持烙铁步行并用舌头舐之，无伤则无罪；

第二，水审，让嫌疑犯沉入水中一定时间，浮起者有罪，沉没者无罪；

第三，秤审，用秤量嫌疑犯体重两次，第二次较前次轻者无罪；

第四，毒审，让嫌疑犯服某种毒物，无特殊反应则无罪；

第五，圣水审，让嫌疑犯饮用供神之水，无异状反应则无罪；

第六，圣谷审，让嫌疑犯食用供神之米，无异状反应则无罪；

第七，热油审，让嫌疑犯用手取出热油中的钱币，无伤则无罪；

第八，抽签审，设正邪两球，让嫌疑犯摸取，摸到正球者无罪。

古代欧洲的神意裁判

在古代，神意裁判在欧洲非常流行。直到1215年，教会才予以禁止。

其他部族除用植物毒和动物毒进行神意裁判外，也直接用于处决。最著名的例子是公元前399年古希腊哲学家苏格拉底之死。

苏格拉底[2]因主张无神论和言论自由，雅典人抓住苏格拉底的学生克里底亚成为傀儡政权首领这个把柄，以不敬神和败坏青年两项罪名把他送上法庭。在收监期间，他的朋友买通了狱卒，劝他逃走，但他决心服从国家的法律，拒不逃走。后来

---

[1] 袁静. 神明裁判略论. 西南政法大学，2011.

[2] 苏格拉底（Socrates，前469—前399），古希腊雅典人，著名的唯心主义哲学家、教育家。出身于雅典城不远的一个石匠兼雕刻匠家庭，自幼随父学艺，后来当过兵，曾经三次参战。苏格拉底的学说具有神秘主义色彩，他认为天上和地上的事物，它们的生存和毁灭，都是神特意安排的，因此他集中精力研究伦理道德问题。他主张有知识的人才具有美德，才能治理国家，强调"美德就是知识"，知识的对象是"善"，知识是可敬的，但并不是从外面灌输给人的，而人的心灵是先天就有的。

在狱中当着弟子们的面从容服下毒药。他遵从法律的赐毒，服毒死于毒芹碱，终年70岁。

中世纪早期西欧的神意裁判

在中世纪早期的西欧，人们相信上帝是会袒护无辜者而打击有罪的人，所以也常常通过神明的启示来断定案件的真相。神明的启示往往由决斗、赴汤、蹈火①、烙锄、十字架、投水等手段来体现。

关于"决斗"，大多发生在所有权、债务、荣誉、地位等方面发生争执时，双方约定好时间、地点，在祈祷神明保佑之后，开始用武器格斗。按惯例，双方决斗，要直到一方求饶，或一方被杀才可停止。如果决斗到星星在天空出现仍然势均力敌，被告便可被宣告无罪。这就是私人决斗的起源。但决斗只适用于上层社会。

中国古代的神意裁判

在中国古代，神意裁判也是很流行的。特别是在一些少数民族地区仍然会在某些事件的处理上使用"神判法"来解决人与人之间的纠纷。据说舜帝时的法官皋陶就曾用"神羊"来查明案情以判断被告人是否有罪。在神权政治十分突出的商代，商王在定罪量刑时也要通过"占卜"来询问神的旨意。

中国古代民间出现的神判方法有十余种方式。如用手在沸油、沸水中捞取斧头等物件的捞油汤神判；手握或脚踩烧红铁块的热铁神判；将人置于鳄鱼、毒蛇、猛兽旁边或以斗鸡、斗田螺等方式进行的动物神判；吞食毒物或无毒物的食物神判；扎手、磨掌、击头后观察其肉体或情绪变化的神判法；掷骰、抽签、占卜、发誓等。

关于蛇神判，清代屈大均的《广东新语》记载：广东地区有在神面前乞蛇，以决曲直的现象。方法有两种：一种是把蛇放在双方的前面，那蛇向着谁做咬人的姿势，这个人就是"曲"，在蛇背着的方向的人就是"直"，以此来判断曲直。另一种是把香花钱米供起来，把蛇迎到家里去，放在囊中，用手去囊中探取。蛇咬了他的手指就是"曲"，如果不咬他的手指就是"直"。

非洲和南美洲流行的神意裁判

在西非，"神意裁判"特别流行。根据考察旅行者的报告，几内亚比绍的巴兰他（Balanta）部落②，1911年和1912年就以这种方式失去了35 000个成员。这种习俗，各个地方有各自的特点。例如，如果嫌疑人是位首领，毒就会下给一个替身或一只动物。谁"关系好"或"有东西呈奉"，就私下秘密给毒酒中掺入呕吐的药物。

在非洲和南美洲的一些地方的一些部落中也流行神意裁判。生长在美洲的马钱科（Loganiaceae）的钩吻属（*Gelsemium*）植物，其根茎中含有许多生物碱，被印第安人用来进行神意裁判，以证明囚犯有罪还是无罪。囚犯喝了这种植物的提取物后死亡的则证明有罪；囚犯把植物提取物吐出的证明无罪，就等于可以活下去。在中非和西非，用来进行这种裁判的还有毒扁

---

① 所谓"赴汤""蹈火"，就是用手握住烧红了的铁块，或将手插进沸水里，然后人们把他的手用布包起来，三天后，打开被烫的手看，如果没有烧伤或烫伤的痕迹，被告便可被宣告无罪。

② 西蒙斯. 走出非洲. 财富，2007（118）.

豆（*Physostigma Venenosum*），它含有吲哚生物碱毒扁豆碱（Physostigmine）。

历史的评述

随着科学技术的发展，人们的思维和认识能力的提高，神意裁判也悄然地退出了人类历史的舞台。从历史唯物主义角度，将"神判"这一文化现象放在特定的历史背景下考察，不可否认神判具有一定的进步意义。神判从一个侧面反映了当时人民探求真理的迫切愿望，体现了古代人类伸张正义、反对邪恶的美好理想，尽管人们所采用的是一种原始、朴素、唯心地判定是非的手段。然而，这种神判法毕竟不是建立在科学平台上的，它以宗教迷信为基础，将所谓的神意显示作为确认证据真伪的标准，而神是不存在的，当然就不可能对案件事实做出正确的判定。

1.4 近现代自杀与服毒自杀案件分析

自杀与自杀行为

有意自行采取结束自己生命的行为称自杀。一般将自杀分为：自杀意念，有寻死的愿望，但没有采取任何实际行动；自杀未遂，有意采取毁灭自我的行动，但并未导致死亡；自杀死亡，有意采取毁灭自我的行为，并导致了死亡。

自杀行为分狭义和广义两种。狭义的自杀行为是指有意识、自愿地直接结束自己生命的行为；广义的自杀行为是指包括故意自伤行为和吸毒酗酒等自我毁灭的"慢性自杀"行为。人们通常说的自杀行为常常指狭义的自杀行为，即直接结束自己的生命。

自杀的流行病学

自杀是现代社会日益严重的公共卫生问题之一，也是常见的精神卫生问题。据统计，自杀死亡占总死亡人数的0.9%左右，世界上平均每天有1000人自杀死亡。

据世界卫生组织的统计资料，1996年53个国家年龄标化后的平均自杀死亡率是15.4/10万，其中男性为24.0/10万，女性为6.8/10万。据39个国家的统计资料，1970年到1996年自杀死亡率相对稳定，变化不大。自杀死亡率最高的国家是匈牙利，每年达30/10万以上，最低的是冰岛、西班牙和希腊等国，每10万人口每年少于5人。在经济发达的国家中，美国的自杀死亡率较低，20世纪平均是12.5/10万，但大萧条时期为17.4/10万，占死因的第8位。自杀未遂的发生率远高于自杀死亡，为每年100/10万~300/10万。服毒（药）作为自杀的方法占首位，占70%~90%，其他方法包括自缢、溺水、跳楼、制造交通事故、刀伤、枪击、自焚等。在自杀死亡者中，采用暴力性手段者较多，而自杀未遂者则相反。

服毒自杀案件因果关系分析

据统计，全球有30%的自杀案例采取的是服毒的方式。然而，欧洲仅有4%的自杀人口采取这种方式，而在太平洋地区，采取服毒自杀的比例则超过了总自杀人口的50%。①

1897年在巴黎出版了埃米尔·迪尔凯姆②的社会学著作《自杀论》。他在书中批判了以个体心理学解释自杀现象的传统理论，建立了用社会事实的因果关系分析自杀的理论，阐述了社会与个人的关系，认为当个体同社会团体或整个社会之间的联系发生障碍或产生离异时，便会发生自杀现象。自杀有利己型自杀、利他型自杀、失范型自杀和宿命型自杀四种类型。

根据社会调查，服毒自杀案件一般都有较明显的因果关系，如婚姻纠纷、家庭纠纷、邻里纠纷、厌世等，掌握这类案件的现场特征，收集有关物证，对于正确处理此类事件，化解社会矛盾，消除不安定的因素具有很重要的作用。③

19世纪法国酗酒与自杀案件分析

埃米尔·迪尔凯姆根据法国1878—1887年间自杀与酒的消费量、自杀与酗酒罪的有关资料进行分析，结果表明，二者没有明显的相关性。自杀的高发地区集中在法国以东地区和从马赛到尼斯的地中海沿岸；而酗酒的高发地区则是在诺曼底、塞纳河下游，菲尼斯泰尔省和布列塔尼诸省，以及罗纳省及其邻近地区④。

药物使用与自杀的相关性

药物滥用是继重抑症和躁郁症之后第二个最常见自杀的风险因素。大多数有自杀倾向的人自杀时皆受到镇静安眠药（例

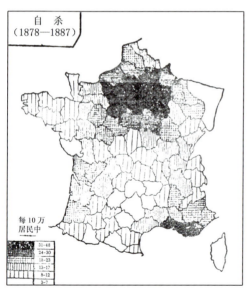 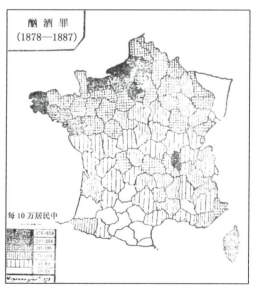

图17 自杀与酗酒的关系（1878—1887）

---

① GUNNELL, EDDLESTON, PHILLIPS, et al. The global distribution of fatal pesticide self-poisoning: systematic review. BMC Public Health, 2007 (7): 357.
② 埃米尔·迪尔凯姆（1858—1917），又译为涂尔干·迪尔海姆，法国社会学家，是社会学的三大奠基人之一，主要著作是《自杀论》及《社会分工论》。
③ 王泽民，顾生. 常见服毒自杀案件分析. 甘肃科技，2006 (8).
④ 迪尔凯姆. 自杀论：社会学研究. 冯韵文，译. 北京：商务印书馆，1996：43-46.

如酒精或苯二氮䓬类药物）的影响，其中15%至61%的人出现酗酒问题。有较高的酒精使用率和较高密度酒吧的国家通常亦有较高的自杀率，而这种关联度主要是与烈酒使用有关，而并不是与全部酒精使用有关[①]。有自杀企图的酗酒者通常是男性。可卡因（Cocaine）和甲基苯丙胺（Methamphetamine）的误用与自杀有高相关。使用可卡因的人在戒断期的风险最高。

服毒自杀方式的差异性

各国报道的主要自杀方式也不尽相同。不同地区的主要自杀方式包括：上吊、服毒和使用枪支自杀。全球有30%的自杀案例采取的是服毒的方式。然而，欧洲仅有4%的自杀人口采取这种方式，而在太平洋地区，采取服毒自杀的人则超过了总自杀人口的50%。服毒自杀在拉丁美洲也比较常见，这是因为农民们很容易就可以获得农药来自杀。在许多国家中，约有60%的女性自杀者和30%的男性自杀者采取过度服用药物来自杀。

世界邪教信徒集体自杀事件[②]

据统计，全世界邪教组织有近万个。西欧和南欧有1317个狂热教派，英国有604个，法国有173个，西班牙全国现有200个"具有破坏性"的邪教组织。在未来社会，由于人类情感的需要和人格的变异，邪教组织具有进一步发展扩大的趋势。

法国专家们认为可以从社会学角度出发，以"危险性"来界定邪教：一个团体，利用科学、宗教或治病为幌子，掩盖其对信徒的权利、精神的控制和盘剥，以最终获取其信徒无条件效忠和服从，并使之放弃社会共同价值观（包括伦理、科学、公民、教育等），从而对社会、个人自由、健康、教育和民主体制造成危害，即为邪教。

邪教通过对痴迷者进行精神灌输，导致很多惨剧的发生。20世纪70年代以来，邪教组织曾多次出现集体服毒自杀和自焚事件，有的甚至会发动恐怖活动。

1978年11月18日，美国吉姆·琼斯创立的"人民圣殿教"的914名教徒在圭亚那森林内举行的集体自杀与谋杀事件中丧命。这些自己喝下或被强迫吞下有毒果汁饮料的死者包括294名不满18岁的孩童。在这一悲剧发生之前，这批教徒还开枪打死了到该地点调查该教派的美国代表利昂及另外五人。

1985年9月19日，菲律宾民答那峨岛"阿达"部落的60名成员被发现毙命。他们是遵照教派头领的命令服毒而死的，说是"这样他们便能够看到神的形象"。

1986年11月1日，七名女性烧焦的尸体在日本西部一处沙滩被寻获。这些隶属"真理之友教会"的死者留下遗书，称她们是在她们的精神领袖逝世后萌生自杀念头的。

1987年8月，韩国一个邪教组织——韩国"女术士毁顺斋"的32名信徒被发现死于汉城附近。韩国警方说，其中大部分死者在喝下有毒药水后，喉咙被割破而死。

1993年4月19日，"大卫教派"邪

---

① VIJAYAKUMAR, KUMAR. Substance use and suicide. Current Opinion in Psychiatry. 2011, 24 (3): 197-202.

② 郭季. 血淋淋的教训：世界邪教信徒自杀事件. 中国国防报，2000-01-17.

教在美国得克萨斯州的木板堡垒被包围，51天后被美国联邦特工人员围攻，最终其首领大卫·考雷什及80多名追随者一起葬身火海。

1994年10月5日，"太阳圣殿"邪教的23名教徒被发现卧尸于瑞士城市弗里堡的郊区。而另25人，包括这一邪教的两名首领佐雷特和马姆普罗则被发现毙命于瓦莱斯市南面的一个地点。在现场寻获的遗书说，他们是集体自杀而死。但调查人员说，1/3的死者，包括一些孩童可能是被谋杀而死。该教派的五名成员于同一天在加拿大城市蒙特利尔自杀而死。

1995年12月23日，"太阳圣殿"邪教16名教徒的烧焦尸体在法国维科斯区一座森林内被寻获。1997年3月23日，接近该邪教的5名人士被发现死于加拿大魁北克省圣加西米市。

1997年3月26日，美国加利福尼亚州圣地亚哥"天堂之门"邪教的39名教徒集体服毒自杀而死，因为他们相信彗星"哈雷波普"的降临是他们离开地球的迹象。

2000年3月17日，成立于1987年的乌干达邪教"恢复上帝十诫运动"的530多名教徒集体自焚而死，随后又发现数百人被害。警方所发现的受害者已达924人。

日本网上相约集体自杀案

在发达国家中，日本的自杀率高居榜首。近年来，日本发生了多起集体自杀事件，很多人通过网络上的自杀网站结识，相约自杀。

20世纪90年代末开始，日本出现了在互联网上寻找自杀伙伴的现象。由于自杀者通常采用模仿其他人自杀的方式，通过网络上的自杀网站结识，相约自杀。据报道，2003年日本有34 427人自杀，是历史上自杀人数最多的一年，其中年龄在19岁以下的青少年超过22%。①

自2003年年初日本发生首例网上相约集体自杀事件以来，有关年轻人自杀的问题便成为日本社会的一个难点。据日本警方的资料，在2003年共有34起集体自杀事件。2004年，至少发生了6起自杀事件，自杀人数至少有18人。②

2004年7月12日，日本发生两起集体自杀事件，共有九名年轻人死亡。其中一起是埼玉县皆野町四男三女在车内一氧化碳中毒致死。另一起是在同一天，横须贺警方在当地一辆车内发现了两具年轻女性的尸体，检查结果表明她们也是一氧化碳中毒自杀身亡的。③

2005年2月5日，日本警方又在日本中部地区发现两起集体自杀事件，共有九人自杀身亡。这是日本最新发生的集体自杀事件。

---

① 日本9人集体自杀. 新华网, 2005-02-06.
② 日本发生集体自杀事件, 两车中发现9具尸体. 现代快报, 2005-02-06.
③ 蓝晓芹. 谁策划了日本集体自杀案. 世界新闻报, 2004-07-12.

2

历史上赐毒自杀案例

2.1 古希腊哲学家苏格拉底之死

古希腊哲学家苏格拉底

苏格拉底（Socrates，前469—前399），是著名的古希腊哲学家，他和他的学生柏拉图及柏拉图的学生亚里士多德被称为"希腊三贤"。他的父亲是石匠并掌握雕刻技术，母亲是助产婆。青少年时代，苏格拉底曾跟父亲学过手艺，熟读《荷马史诗》及其他著名诗人的作品，靠自学成了一名很有学问的人。他以传授知识为生，30多岁时做了一名不取报酬也不设馆的社会道德教师。许多有钱人家和穷人家的子弟常常聚集在他周围，跟他学习，向他请教。他喜欢在市场、运动场、街头等公众场合与各阶层的人谈论战争、政治、友谊、艺术、伦理道德等各种各样的问题。他曾三次参战，当过重装步兵，在战斗中救助受伤的士兵。苏格拉底认为，在世界上只有一样东西是美好的，那就是知识；只有一样东西是邪恶的，那就是愚昧。身为雅典的公民，苏格拉底坚持真理、主持正义，经常批评雅典统治阶层的腐败，甚至会批评一些最高领导人，因而遭到他们的忌恨。由于他在街头进行他的哲学探讨，又强烈反对当时诡辩学派。

赐毒：神意裁判始末

公元前399年，苏格拉底被人控告有罪，罪名是拒绝城邦所规定的神祇①，而引进了一些新的不同的神祇来腐蚀青年，结果被雅典法庭判处死刑。死刑是用植物毒进行神意裁判。

处决是在公元前399年6月的一个傍晚，只见他衣衫褴褛，散发赤足，而面容却镇定自若。打发走妻子、家属后，他与几个朋友侃侃而谈，似乎忘记了就要到来的处决。当死刑等待期结束后，执行官递给苏格拉底毒酒②时，他才收住"话匣子"，接过杯子，以略带嘲弄的口吻问执行官："那么，长官，我怎么做呢？"

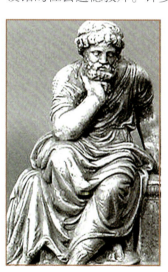

图18 古希腊哲学家苏格拉底

---

① 神祇（音 shén qí），"神"指天神，"祇"指地神，"神祇"泛指神。
② 苏格拉底喝下的"毒酒"是毒芹汁。当时的希腊，多用欧洲普遍可见的毒芹作为毒药用于死刑。毒芹汁含有毒芹碱，它可以使人呼吸麻痹，从而导致死亡。

"很简单，"执行官答道，"喝下去，然后来回走一走，直到你觉得大腿发沉的时候就躺下"。苏格拉底毫无畏惧地一口喝下了"毒酒"。他看到站在自己周围的朋友们在哭泣，便让他们给医神阿斯克勒庇奥斯献上一只鸡，作为感谢他让自己"重获健康"的献祭品。在苏格拉底看来，死亡意味着重获健康。①说完，他安详地闭上双眼，睡去了。

其实，在他被行刑前，苏格拉底的朋友及弟子因觉得这种审判不合理，便打算营救他逃离雅典，但苏格拉底拒绝了。他认为自己必须遵守雅典的法律，因为他和国家之间有神圣的契约，他不能违背。苏格拉底认为虽然城邦的法律是不公正的，你就不必遵从它们，但是如果你违犯了城邦的法律，你仍然必须服从惩罚。苏格拉底认为自己的灵魂不死，逃亡只会进一步破坏雅典法律的权威，同时也是因为担心他逃亡后雅典将再没有好的导师可以教育人们了。

历史评述

据史料记载，苏格拉底毫无畏惧地一口喝下的"毒酒"是毒芹汁。毒芹（*Cicuta Virosa*）是伞形科毒芹属（*Cicuta*）的一种有毒植物，含有毒芹碱，剧毒，中毒后人会昏迷、痉挛、窒息而死。

苏格拉底无论是生前还是死后，都有一大批狂热的崇拜者和一大批激烈的反对者。他一生没有留下任何著作，今天我们了解他的生平、思想主要见于色诺芬尼的《回忆录》和柏拉图的《对话录》（有一大部分是他借苏格拉底来阐述自己的思想）②。但他的影响却是巨大的。哲学史家往往把他作为古希腊哲学发展史的分水

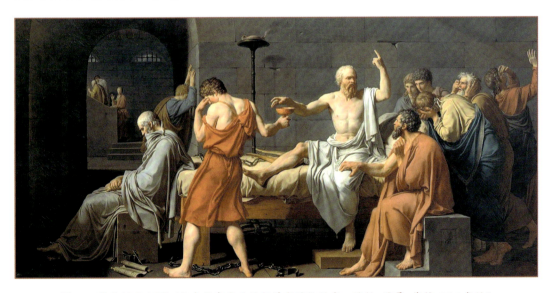

图19 苏格拉底之死（狱中服毒受死的哲学家苏格拉底，雅格·路易·戴维1787年绘）

---

① 另有一种说法，当狱卒端了一杯毒汁进来，他才收住"话匣子"，接过杯子，一饮而尽。之后，他躺下来，微笑着对前来告别的朋友说："我曾吃过邻人的一只鸡，还没给钱，请替我偿还。"

② 这一点颇像中国古代伟大的哲学家、教育家孔子。孔子一生也是"述而不作"，没有留下任何著作。要不是他的弟子和他的再传弟子们将他一生的言行整理、汇集成《论语》专著，我们今天也无从知道孔子的活动和思想。

岭，将他之前的哲学称为前苏格拉底哲学。作为一个伟大的哲学家，苏格拉底对后世的西方哲学产生了极大的影响。

一些法学家指出：苏格拉底作为哲学与法律的殉道者，生前留下的最后一句话是："克里同，我还欠阿斯克勒庇奥斯一只公鸡，你能记着替我还清这笔债吗？"正是这位临死还记着欠债的老人，却成为西方"道德哲学的奠基人"。苏格拉底之死是雅典政制的悲剧！

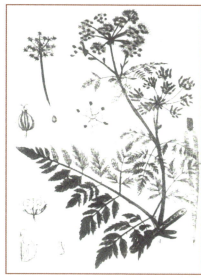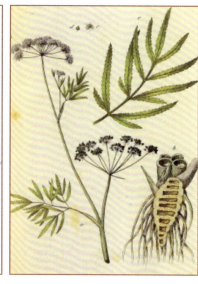

图20 含有毒芹碱的毒芹（自约瑟夫·佩茨卡《奥地利和德国的有毒植物》，1859）

2.2 秦始皇时期著名将领蒙恬吞药自杀

公元前210年冬，秦始皇病死，中车府令赵高同丞相李斯、公子胡亥暗中谋划政变，立胡亥为太子。胡亥即位后，赐死蒙氏兄弟，蒙恬吞药自杀。

蒙恬其人

蒙恬（？—前210），姬姓，蒙氏，名恬，祖籍齐国（今山东省蒙阴县）人，秦朝著名将领。公元前221年，蒙恬被封为将军，攻打齐国，因破齐有功被拜为内史（秦朝京城的最高行政长官），其弟蒙毅也位至上卿。蒙氏兄弟深得秦始皇的尊宠，蒙恬担任外事，蒙毅常为内谋，当时号称"忠信"。其他诸将都不敢与他们争宠。

秦统一六国后，蒙恬率30万大军北击匈奴。收复河南地（今内蒙古河套南鄂尔多斯市一带），修筑西起陇西的临洮（今甘肃岷县），东至辽东（今辽宁境内）的万里长城，征战北疆十多年，威震匈奴。

蒙恬的弟弟蒙毅法治严明，从不偏护权贵，满朝文武，无人敢与之争锋。某日，内侍赵高犯有大罪，蒙毅依法判其死罪，除去他的宦职，但却被秦始皇给赦免了。从此时起，蒙氏兄弟便成了赵高的心病。

惨遭冤杀

公元前210年冬，秦始皇游会稽途中患病，派身边的蒙毅去祭祀山川祈福，不久秦始皇在沙丘病死，死讯被封锁，赵高担心扶苏继位，蒙恬得到重用，对自己不利，就扣住遗诏不发，与胡亥密谋篡夺帝位。他又威逼利诱，迫使李斯和他们合谋，假造遗诏。"遗诏"指责扶苏在外不能立

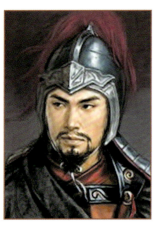

图21 蒙恬

功,反而怨恨父皇,便遣使者以捏造的罪名赐公子扶苏、蒙恬死。扶苏自杀①,蒙恬内心疑虑,请求复诉。

使者把蒙恬交给了官吏,派李斯等人来代替蒙恬掌兵,囚禁蒙恬于阳周。胡亥杀死扶苏后,便想释放蒙恬。但赵高深恐蒙氏再次贵宠用事,对己不利,执意要消灭蒙氏。便散布在立太子问题上,蒙毅曾在始皇面前毁谤胡亥,胡亥于是囚禁并杀死了蒙毅,又派人前往阳周去杀蒙恬。

使者对蒙恬说:"你罪过太多,况且蒙毅当死,连坐于你。"蒙恬说:"自我先人直到子孙,为秦国出生入死已有三代。我统领着30万大军,虽然身遭囚禁,可我的势力足以背叛。但我知道,我应守义而死。我之所以这样做是不敢辱没先人的教诲,不敢忘记先主的恩情。"使者说:"我只是受诏来处死你,不敢把将军的话传报陛下。"蒙恬长叹道:"我怎么得罪了上天?竟无罪而被处死?"沉默良久又说:"我的罪过本该受死,起临洮,到辽东筑长城,挖沟渠一万余里,这期间不可能没挖断地脉,这便是我的罪过呀!"于是吞药自杀。

历史评价

司马迁:"吾适北边,自直道归,行观蒙恬所为秦筑长城亭障,堑山堙谷,通直道,固轻百姓力矣。夫秦之初灭诸侯,天下之心未定,痍伤者未瘳,而恬为名将,不以此时强谏,振百姓之急,养老存孤,务修众庶之和,而阿意兴功,此其兄弟遇诛,不亦宜乎!何乃罪地脉哉?"

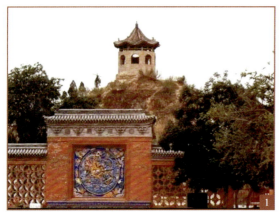
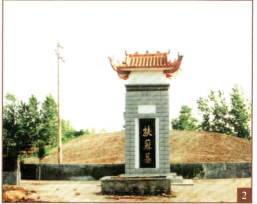

图22 陕西省绥德的蒙恬墓和扶苏墓(1.蒙恬墓;2.扶苏墓)

---

① 扶苏(前241—前210),秦始皇长子。他认为天下初定,百姓未安,反对实行"焚书坑儒""重法绳之臣"等严峻政策,因而被秦始皇派到上郡(今陕西省榆林)监蒙恬军。公元前210年,秦始皇死后,赵高、李斯和胡亥等人假传诏书逼扶苏自杀,扶苏接到假诏书后,心里明白,这绝不是父皇的旨意,一定是朝廷里发生了政变。但扶苏为人宽厚仁义,不愿背礼。他强忍心中悲愤,跨马出城,任马驰骋至古城南二里许的芦家湾村前石崖下,面壁痛哭,泪干泣血,声竭呜咽,最后引剑刎颈而死。

苏轼："蒙恬将三十万人，威振北方，扶苏监其军，而蒙毅侍帷幄为谋臣，虽有大奸贼，敢睥睨其间哉？不幸道病，祷祠山川尚有人也，而遣蒙毅，故高、斯得成其谋。"

陕西省绥德城内，扶苏墓和蒙恬墓遥遥相望，似乎还在保卫着边关的安宁，诉说着两人精诚团结，逐匈奴、筑长城、修驰道的卓著功劳。两座没有任何修饰的古朴墓冢，不禁让至此游览的人们肃然起敬，哀思不已。这千古遗憾在历史的长河中将会被后人铭记在心，忠魂永驻。

山东省临沂市蒙阴县联城乡是蒙恬故里，地处蒙阴县西南，东与蒙阴镇、桃墟镇互望，北与蒙阴镇、常路镇相邻，西与新泰市、平邑县接壤，为三县交界之地。1995 年 8 月，蒙阴县人民政府在联城乡树立了"蒙恬故里碑"，在县城修建了"将军亭"；2000 年，临沂市人民政府在临沂广场为他树立雕像，列为临沂"十大历史名人"之一。

2.3 中国南宋将领岳飞被赐鸩遇害始末

1142 年 1 月 27 日，正值中国农历的除夕之夜，中国南宋将领岳飞因谋反罪被宋高宗赐死，在杭州大理寺风波亭以鸩赐死，后平反昭雪。

岳飞其人

岳飞（1103—1142），生于 1103 年 3 月 24 日，字鹏举，相州汤阴（今河南省安阳市汤阴县）人，南宋将领，中国历史上的军事家、战略家。官至少保、枢密副使，封武昌郡开国公，他于北宋末年投军，从 1128 年遇宗泽起到 1141 年为止的十余年间，率领岳家军同金军进行了大小数百次战斗，所向披靡，"位至将相"。1140 年，完颜兀术毁盟攻宋，岳飞挥师北伐，先后收复郑州、洛阳等地，又于郾城、颍昌大败金军，进军朱仙镇。宋高宗、秦桧却一意求和，以十二道"金字牌"下令退兵，岳飞在孤立无援之下被迫班师。在宋金议和过程中，岳飞遭受秦桧、张俊等人的诬陷，被捕入狱。1142 年 1 月，岳飞以"莫须有"的"谋反"罪名①，被宋高宗赐死，长子岳云和部将张宪同被杀害。

宋孝宗时，岳飞冤狱被平反，改葬于西湖畔栖霞岭，追谥武穆、追赠太师、追封鄂王，改谥忠武。

岳飞是南宋最杰出的统帅，他重视人民抗金力量，缔造了"连结河朔"之谋，主张黄河以北的抗金义军和宋军互相配合，夹击金军，以收复失地。岳飞治军，赏罚分明，纪律严整，又能体恤部属，以身作则，他率领的"岳家军"号称"冻杀

---

① 《帝国政界往事》提出一个不同的观点，认为下令杀岳飞的不是秦桧，而是高宗赵构。岳飞统帅全国 3/5 的兵力后，莽撞要求皇帝早日解决皇位继承人问题，高宗当时不悦："握重兵于外，此事非卿所当预也。"岳飞触犯了皇家最大的忌讳：手握重兵的武将对皇位继承感兴趣，令皇帝相信他野心太大，遂起杀心。此外，《中国人的历史误读》认为岳飞主张"迎请二帝还朝"，威胁到了赵构的地位，这才是导致他被杀的原因。

不拆屋，饿杀不打掳"；金人中流传有"撼山易，撼岳家军难"的哀叹，表示对"岳家军"的最高赞誉。岳飞反对宋廷"仅令自守以待敌，不敢远攻而求胜"的消极防御战略，一贯主张积极进攻，以夺取抗金斗争的胜利；他是南宋初唯一组织大规模进攻战役的统帅。岳飞的文学才华也是将帅中少有的，他的不朽词作《满江红·怒发冲冠》，是千古传诵的爱国名篇，著有《岳忠武王文集》。

赐鸩遇害

岳飞在收到十二道金牌班师回朝之际（演义虚构不可信），道"十年之力，废于一旦"。岳飞回到京城之后，向高宗请辞。高宗当时没有答应他的辞呈。次年4月，拜枢密副使（从一品）。但是这次，岳飞请求拿回兵权，未允。8月请辞。

之后岳飞父子被丞相秦桧以谋反罪名予以逮捕审讯，由于找不到证据而无审讯结果，最终岳飞被秦桧以"莫须有"的罪名于绍兴十一年农历十二月廿九（1142年1月27日）除夕之夜，在杭州大理寺风波亭以鸩毒赐死。

2.4 朝鲜王朝政治家赵光祖被赐毒未死

16世纪朝鲜王朝的著名思想家、政治家和改革家赵光祖，被朝鲜君主中宗赐死。赵光祖服毒后很久仍未死，使者遂把他缢死了。后来在仁宗登位后获平反，谥号文正。

赵光祖其人

赵光祖（1482—1519），生于1482年8月10日，字孝直，号静庵，出身于官僚家庭，父亲赵元纲是下级官吏。他19岁时丧父，事母至孝，他的孝行令其在朝鲜国内一早扬名。中宗五年（1510），赵光祖在科举中考取了进士；1515年殿试文科（进士试）及第（状元），进入朝廷，官拜同副承旨，成为16世纪朝鲜王朝的著名思想家及政治家、改革家。

赐毒原因

赵光祖希望把他的哲学思想实践在政治上。在1516年，赵光祖与大批士林派儒生请求中宗废除主要供作进行道教活动的昭格署，获接纳。1518年，中宗批准开设由赵光祖等人提倡的贤良科考试。

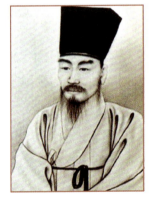

图23 赵光祖

数年间，赵光祖一直受到中宗重用，官位升至"大司宪"，并积极在国内宣扬儒学。后来，赵光祖认为"中宗反正"后对功臣过分滥封，要求削去部分"靖国功臣"的封号，史称"伪勋削除案"。中宗起初犹豫不决，但在众多士林派官员威胁辞官后，中宗终于答应。

"伪勋削除案"促使勋旧派功臣联手反击赵光祖，中宗后宫熙嫔洪氏（勋旧派洪景舟之女）在王宫后山通过涂蜂蜜使虫子咬食制造了上有"走肖为王"字样的树叶，再把它们呈上中宗，令中宗对赵光祖的信任开始动摇。中宗后来写信给洪景舟，表示有意除去赵光祖。

1519年12月20日，洪景舟等人取得中宗诏书后派人捉拿了赵光祖及一些士林派官员。在领议政郑光弼等人求情下，赵光祖等八人暂时免死，被流放外地，然而赵光祖不久后在流放地被中宗以毒药赐死。

2.5 德国元帅隆美尔反希特勒被赐毒身亡

第二次世界大战后期，隆美尔被卷入了推翻希特勒的行动中。由于他广泛的知名度，希特勒让其选择可享有荣誉的私下自杀进而保护家人，或受军法审判、全家送至集中营，隆美尔选择了前者并于1944年10月14日服下氰化物胶囊中毒身亡，时年52岁。

隆美尔其人

埃尔温·约翰内斯·尤根·隆美尔（Erwin Johannes Eugen Rommel，1891—1944），1891年11月15日生于德意志帝国符腾堡王国海登海姆，是第二次世界大战一位著名的德国陆军元帅，被称为"沙漠之狐"，也是德国极少数以中产阶级出身以及未进入过参谋学校而获得此头衔的军人。

隆美尔在第一次世界大战中是一名战功卓越的小军官，曾因在意大利战区的英勇表现获蓝色马克斯勋章。在第二次世界大战入侵法国的行动中，隆美尔担任了第7装甲师师长，以迅速的机动攻势俘虏了大批敌军与物资，使该师获得"幽灵师"的称呼。法国战役后，隆美尔前往北非战场，以少数的德国师与意大利军队向英军发动攻击，收回意大利在先前失去的殖民地，之后又击退了持有装备、人员和制空权优势的英军反攻——战斧作战，以及在加查拉战役中以寡击众、敌军物资与人员损失过半。隆美尔因为此役的成功而被晋升为元帅，也因为其先前多次的活跃表现而产生了"隆美尔神话"。

但到了1942年7月阿拉曼战役后，隆美尔部队的补给状况每况愈下，再度面对拥有物资增援的英美两军已难以对抗，隆美尔因此最终离开了北非，回到德国占领的西线负责抵挡盟军入侵欧陆的防务。

政变行动：7月20日密谋案

自纳粹当权以来，德国无论是保守人士还是军方都有反对其政权者，"黑色乐团"（Schwarze Kapelle）就是其中之一，它们虽然一度因为希特勒在1938至1941年的一连串外交与军事上的胜利而静默下来，但在征苏之战与其他战区受挫后，又随之活跃了起来。1944年年初，隆美尔的三位好友——卡尔·史多林、亚历山大·

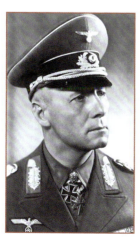

图24 德国元帅埃尔温·隆美尔

冯·法肯豪森和卡尔·海因利希·冯·史图尔普纳格开始努力拉拢隆美尔加入反抗阵营，他们需要他的名声及其在德国人民心中的地位，此外也还包括他的现役陆军元帅身份，尽管阵营中有埃尔温·冯·维茨莱本元帅参与，并在计划后预定成为国防军总司令，但他在 1942 年后就被调至后备役。2 月时，隆美尔同意支持其阴谋，来"拯救德国"。但隆美尔反对刺杀希特勒的做法①。

然而，1944 年 7 月 20 日政变行动失败，纳粹党政府下令逮捕所有反抗分子，许多人都被怀疑涉入其中，克鲁格元帅也因此畏缩、背弃了反抗阵营，不久后服毒自杀。没多久，隆美尔参与阴谋的事情逐渐明朗化。隆美尔的名字第一次被提到，是在巴黎的史图尔普纳格在政变失败后自杀未成、在被抓获刑囚禁期间因为过于痛苦而胡言乱语时。同时，他的副官凯萨·冯·霍法克尔（Caesar von Hofacker）也在盖世太保刑囚之下提到隆美尔曾积极参与政变。此外，被截获的市民反抗领导人卡尔·格瑞里尔（Carl Goerdeler）曾写过的几封信与文件中提到隆美尔是潜在的政变支持者，并在政变成功后可作为新政府的军事领导人。纳粹官员也报告，隆美尔在巴黎时曾广泛批评纳粹的罪行与不是。这时希特勒已决定将隆美尔除掉。

自杀身亡

不久，德国召开了"军事荣誉法庭"来决定军方政变者的命运，其中两位执行官为曾与隆美尔争论的古德里安和伦德施泰特。法院决定将隆美尔从军队除名，并将其送交至罗兰德·弗莱斯勒处负责审理。然而希特勒深知，若将战功卓著的隆美尔贬为叛徒，将大大损伤德军的士气。因此，他和凯特尔决定给隆美尔一个选择自杀的机会。

10 月 7 日，隆美尔在家中接到凯特尔的电话，要他前往柏林报到，声称要与其讨论今后任命问题，但隆美尔拒绝了。

10 月 14 日，希特勒派遣两位使者——威廉·柏根多夫（Wilhelm Burgdorf）和恩斯特·麦塞尔（Ernst Maisel）前往隆美尔宅第，柏根多夫告知了法院对他的判决，并表示元首一直很重视隆美尔，他的背叛令元首非常痛心，但还是决定给他选择，一是要被逮捕至人民法院，二是私下安静地自杀。若是第一种情况，隆美尔的幕僚人员将会被逮捕，家人将被牵连，之后隆美尔确定有罪时将会被处死。若是后者，隆美尔的家人将会得到政府保障的一笔养老金，隆美尔还会享有战争英雄逝世的国葬荣誉。柏根多夫因此带来了一个服用三秒后便会死亡的氰化物胶囊。经过几分钟的考虑后，隆美尔选择自杀，他告诉妻子露西和儿子事情的真相与自己即将死亡的事实，并表示此次涉及叛变的指控完全不实，完全是诬陷他的敲诈或勒索，还说他不怕上人民法庭，他有能力为自己的任何行为辩护，然而他同时也不认为自己有可以辩护的可能，因此他决定自杀。隆美尔带着他的元帅杖，坐上了柏根多夫的欧宝车，并由党卫队军士长海因里希·杜斯（Heinrich Doose）驾驶离开村子，车到村

---

① 战后，根据隆美尔之妻露西与其独子曼佛雷德的说法，隆美尔曾说："这样将会引发内战，将造就一名烈士，并使得战争显得是因为希特勒被谋刺而导致德军的失败。"

外停下，杜斯和麦塞尔下车离开隆美尔乘坐的车子，五分钟后，柏根多夫叫两人回到车上，这时杜斯发现隆美尔已服下氰化物胶囊死亡，他难过地替他换下了头上的帽子。

隆美尔死后，德国于1944年10月18日为他举办了国葬，发表了悼词称颂其功绩，并以贝多芬第三交响曲第二章演奏。希特勒指派伦德斯泰特为他的代理人参加隆美尔的葬礼，而他自己拒不出席。隆美尔的遗体安葬在位于布劳斯丁市的赫尔林根公墓。

历史评述

隆美尔死亡的真相一直到战争结束，于清算纳粹德国要员的纽伦堡大审中由凯特尔做证才被公之于世。

英国第二次世界大战时首相温斯顿·丘吉尔对隆美尔的评价如下："我们面对的是一位大胆与熟练的对手，一位伟大的将军。"

战后，第二次世界大战史学家李德·哈特以德国军事文件、报告、隆美尔的家书和日记汇编成《隆美尔文件》（*The Rommel Papers*）一书，予以出版。

3

古代施用毒物自杀事件

3.1 中国古代秦国相国吕不韦饮鸩之死

公元前 235 年，即中国秦王政十二年，辅佐了秦国两代国君并已被免除相国之职的吕不韦在自己的食邑①河南洛阳饮鸩②自杀。这位以经商起家，执掌秦国国政 12 年之久、叱咤风云、权倾朝野的国相，名满天下，最终却落得一个服毒身亡的下场。

吕不韦其人

吕不韦（前292—前235），姜姓，吕氏，名不韦，卫国濮阳（今河南省安阳市滑县）人。战国末年著名商人、政治家、思想家，官至秦国丞相。

公元前 251 年，秦昭襄王去世，太子安国君继位，为秦孝文王，立一年而卒，储君嬴子楚继位，即秦庄襄王，公元前 249 年以吕不韦为相国，封文信侯，食邑河南洛阳十万户，门下有食客 3000 人，家僮万人。庄襄王卒，年幼的太子政立为王，吕不韦为相邦，号称"仲父"，专断朝政。

吕不韦主持编纂《吕氏春秋》（又名《吕览》），有八览、六论、十二纪，共 20 余万言，汇合了先秦各派学说，"兼儒墨，合名法"，故史称"杂家"。

辅政时，曾协助始皇攻取周、赵、卫的土地，立三川、太原、东郡，对秦王政兼并六国的事业有重大贡献。后因嫪毐集团叛乱事受牵连，被免除相邦职务，出居河南封地。不久，秦王政复命让其举家迁蜀，吕不韦担心被诛杀，于是饮鸩自尽。

吕不韦自杀事件始末

秦王政九年（前238）4 月，22 岁的

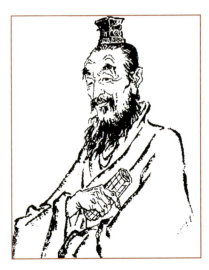

图 25 秦国相国吕不韦

---

① 中国古代诸侯封赐所属卿、大夫作为世禄的田邑（包括土地上的劳动者在内），又称采邑、采地、封地。因古代中国之卿、大夫世代以采邑为食禄，故称为食邑。食邑万户以上，号称"万户侯"，后来泛指高官贵爵。

② 鸩是一种毒鸟，相传以鸩毛或鸩粪置酒内有剧毒。鸩毒泛指饮毒酒所致中毒或自杀。

嬴政①举行了加冠礼，正式宣告他从王太后赵姬②手里接管了政权。嬴政正式接管政权之时，王太后赵姬的男宠嫪毐③感到末日的来临，立即发动叛乱，企图杀死秦王嬴政。刚刚举行过加冠礼的嬴政果断调动军队，迅速平定了嫪毐的叛乱。

在镇压嫪毐叛乱和审讯嫪毐的过程中，嫪毐全部招供，于是吕不韦很自然地就被牵连进去。一因嫪毐是吕不韦的门客；二因嫪毐进宫，是吕不韦操作的结果。

秦王嬴政九年（前238）9月，嫪毐被车裂，灭三族，门客全部流放。当时并没有处理吕不韦，而是拖到秦王嬴政十年（前237）的10月，秦王嬴政下令免去吕不韦相国的职务，让吕不韦回到洛阳的食邑。

嬴政作为政治家，从秦国稳定、秦国发展的高度考虑做出决定，让吕不韦离开咸阳，到封地洛阳，为吕不韦安排了安度晚年的去处。

但是，吕不韦却自以为在洛阳可以积攒力量，发展势力，也许还会有些作为，甚至可以东山再起。来洛阳后，吕不韦果然又活跃了起来，他广泛交结，家中整日酒席不断，高朋满座，前来拜访、探望的各国使者及宾客络绎不绝。《史记·吕不韦列传》载："岁余，诸侯宾客使者相望于道，请文信侯。"

吕不韦在洛阳的活动，很快传到政治嗅觉很敏感的嬴政那里。嬴政刚亲政，需要稳定，没想到吕不韦不接受教训，耐不住寂寞，故不能容忍。

秦王政十二年（前235）嬴政派人给吕不韦送了一封信，吕不韦打开一看，只见上面写道："君何功于秦？秦封君河南十万户？君何亲于秦？号称仲父！与其家属徙蜀！"这封信是嬴政对吕不韦政治地位和亲情关系的彻底否定：第一，你吕不韦对于秦国无功，不应该享受租税食邑；第二，你吕不韦与我无亲，不该称仲父。一个既无功又与我不沾亲的人，跟我有何关系，赶快远远地离开这里！

按说，君主处死一个失势下野的大臣，用不着说这么多的话，可是嬴政却非要给吕不韦个说法。可是这个说法却泄漏了天机，所谓无功、无亲纯属正话反说，恰恰是有功、有亲。面对这样一封绝情信，吕不韦无言可辩，他后悔自己的失误，感叹自己的命运不济，但一切都晚了。不久他便喝下毒酒自杀。

吕不韦死后门客的流放

吕不韦在秦王嬴政十二年（前235）

---

① 秦始皇（前259—前210），嬴姓赵氏，名政，秦庄襄王之子。出生于赵国首都邯郸，13岁继承王位，39岁称皇帝，在位37年。中国历史上著名的政治家、战略家、改革家，首位完成华夏大一统的铁腕政治人物。建立首个多民族的中央集权国家，采用三皇之"皇"、五帝之"帝"构成"皇帝"的称号，是古今中外第一个称皇帝的封建王朝君主。

② 赵姬（？—前228），赵国邯郸人，秦庄襄王王后，秦始皇生母，与秦庄襄王合葬于西安。赵姬原为吕不韦的姬妾，后成为秦庄襄王的王后，其子秦始皇即位为秦王后，她成为王太后，秦始皇统一天下，追尊她为帝太后。她的真实姓氏已失载，"赵姬"一词始于长篇历史小说《东周列国志》，故史家也称她为赵姬。

③ 嫪毐（？—前238），战国末期秦国人物。他受相邦吕不韦之托为伪宦官入宫，与秦始皇母亲太后赵姬私通，因而备受宠信，并受封为长信侯，并自称为秦王的"继父"。后来因事情败露，发动叛乱失败而被秦始皇处以极刑，车裂而死。

自杀，本来他生前是相国，死后应当举行国葬，但因为他是自杀，不可举行国葬。于是吕不韦的门客把吕不韦草草掩埋了，埋到洛阳的邙山，这个葬法当时叫窃葬①。这件事被嬴政知道后，嬴政专门为吕不韦的门客窃葬吕不韦这件事下了一个诏书，做了一个严格的规定，凡是吕不韦的门客，无论参加吊丧仪式与否，一律流放。如果参加吊丧的门客，有韩、赵、魏这三国的人，把他们驱逐出境。如果是秦国的人，俸禄在 600 石以上，不但流放，而且夺爵，把爵位免了；500 石以下，只流放，不夺爵。

历史评价

秦王嬴政以果敢的态度处理了嫪毐集团的叛乱，第一次展示了秦王嬴政处理问题的魄力。

从秦王嬴政将吕不韦的所有门客一律流放的处理，可以看出，秦王嬴政并不认为吕不韦的门客是秦国的人才，反倒把吕不韦的门客看作是自己政治上的一股敌对势力，是自己政权的威胁，因此他才会做出这样的严厉处罚。

3.2 以毒蛇噬胸自尽的埃及艳后之死

克利奥帕特拉七世

克利奥帕特拉七世（Cleopatra Ⅶ，前 69—前 30），是埃及托勒密王朝最后一位女王。她才貌出众，聪颖机智，擅长手腕，心怀叵测，一生富有戏剧性。特别是她卷入了罗马共和国末期的政治漩涡，同凯撒、安东尼关系密切，并伴以种种传闻逸事，使她成为文学和艺术作品中的著名人物。

共同执政与派系斗争

公元前 51 年托勒密去世，留下遗嘱指定克利奥帕特拉七世和她的异母兄弟托勒密十三世（前 63—前 47）为继承人，共同执政。但他们两人因派系斗争和争夺权力而失和。克利奥帕特拉七世于公元前 48 年被逐出亚历山大里亚后，在埃及与叙利亚边界一带聚集军队，准备攻入埃及。此时，适逢凯撒追击庞培来到埃及，对埃及的王位之争进行调停。克利奥帕特拉七世得此消息，乘船于夜间潜入亚历山大里亚，以毛毯裹身，由人抬到凯撒房门前。

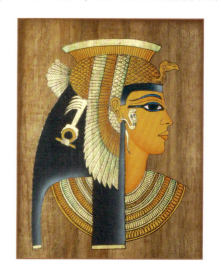

图 26 埃及的克利奥帕特拉七世

---

① 窃葬，就是按照老百姓的葬仪将去世的人安葬的方式。

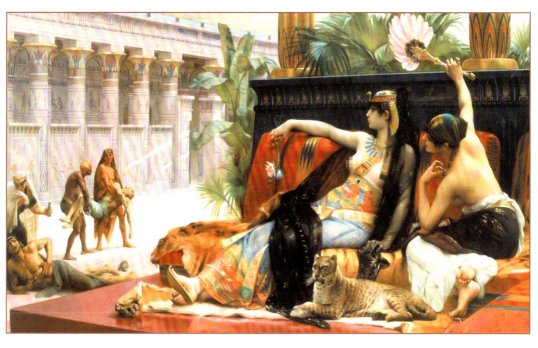

图27 《克利奥帕特拉在死囚身上试毒》（油画，作者卡巴内尔）

克利奥帕特拉七世突然出现于凯撒面前，使凯撒又惊又喜。她很快就成了他的情妇。而托勒密十三世却在对凯撒的亚历山大里亚战争中遭到失败，溺死于尼罗河。克利奥帕特拉七世依恃凯撒，巩固了自己的地位，成了埃及实际的统治者。但在名义上则按照埃及的传统，与另一异母兄弟托勒密十四世（约前59—前44）结婚，共同统治埃及。公元前44年3月15日凯撒遇刺身亡。克利奥帕特拉七世黯然离开了罗马返回埃及，毒死托勒密十四世，立她和凯撒所生之子为托勒密十五世，共同统治埃及。

凯撒死后，安东尼称雄于罗马。公元前40年夏，安东尼娶了屋大维的姐姐奥克塔维娅为妻，以罗马传统的联姻方式巩固政治上的联盟。公元前37年安东尼违反罗马的传统习惯同克利奥帕特拉七世结婚从而受到罗马人的非议。在罗马，人们对克利奥帕特拉七世恨之入骨，认为她是对罗马威胁最大的女王。

用人做毒物试验并选用毒蛇自杀的埃及艳后

公元前32年安东尼和屋大维的矛盾趋于尖锐，完全决裂。安东尼应克利奥帕特拉七世之求，正式修书遗弃其妻奥克塔维娅。屋大维也发誓为其姐姐所受的侮辱报仇。公元前30年，屋大维进攻埃及，包围亚历山大里亚。发誓要生擒克利奥帕特拉七世并将她带回罗马示众。安东尼看到大势已去，伏剑自刎。克利奥帕特拉七世得知后，陷于绝望，万念俱灰，知道自己的死期将近，研究各种自杀的方法。据传说，克利奥帕特拉为了尝试自杀的最佳方法，曾先后用天仙子、颠茄、番木鳖树的果实和毒蛇在犯人和奴隶身上做试验。她先逼仆人吃下番木鳖树的果实种子，因为其中含有足以致人死亡的番木鳖碱。亲眼目睹了他们经受的巨大痛苦，包括腹痛

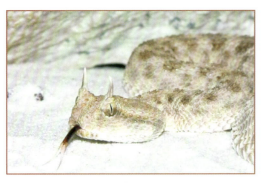

图 28 毒蛇：角蝰

呕吐、面部扭曲和抽搐等，她最终选择了看上去痛苦较轻的方式——用角蝰（一种小毒蛇）以噬胸方式自尽。

也有传说，尽管她被严加看管，她还是设法得到一个农民送来的一篮无花果，内藏有一条名叫"阿斯普"的小毒蛇，她抓起小蛇放到自己左边的胸脯上，被毒蛇咬伤昏迷而死，结束了她神奇、浪漫的一生。

随着克利奥帕特拉的死亡，长达 300 年的埃及托勒密王朝也告结束，埃及并入罗马，成为了罗马帝国的一部分，直到 5 世纪西罗马帝国灭亡。后来，卡巴内尔为这一传说绘制了一幅《克利奥帕特拉在死囚身上试毒》的油画①。

历史评述

埃及艳后克利奥帕托拉七世一直被认为是被毒蛇咬死的。但德国特里尔大学教授、历史学家克里斯托夫·舍费尔却在一个电视节目上向人们证明，蛇并不是致使埃及艳后死亡的原因。她的死因是因为喝了一杯含有毒药的鸡尾酒。舍费尔称，他翻阅了古代医学档案，咨询了蛇类专家、动物学家和病理学家，专家们都认为被蛇咬伤后会留下一个不太明显的伤痕，而且死亡时间通常不会太迅速，一般会在数天后死去，但埃及艳后在被咬伤后很快就死去了，显得蹊跷。种种证据显示，埃及艳后是死于一场精心策划的政治谋杀，当时她被人在鸡尾酒里投了毒。

还有的认为，女王不是死于毒蛇，而是被人用一只空心锥子，刺入自己的头部致死的。然而，也有不少人反对这种观点，因为死者尸体上没有发现有刺伤的痕迹。

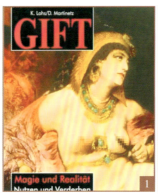 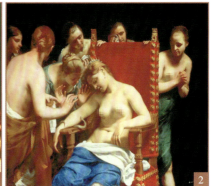

图 29 克利奥帕特拉之死（1.克利奥帕特拉以噬胸方式自尽。〔《毒物》德文版一书封面〕；2.克利奥帕特拉之死，圭多 Cagnacci，1658）

---

① 卡巴内尔在《克利奥帕特拉在死囚身上试毒》的历史风俗画中，描绘了埃及女王克利奥帕特拉下令在死囚犯身上试验毒药效果的悲剧场面。画家以饰有古埃及象形文字的埃及古代建筑廊柱作为背景，画面中的远景是光照下描绘试毒囚犯情景，而近景却是克利奥帕特拉正在侍女陪伴下悠闲观看。画家用古典主义的手法描绘人物和环境，美丽的外形与狠毒的内心不和谐地表现在这幅画中。

4

服毒自杀的典型案例

4.1 德国化学家维克托·梅耶之死

化学家维克托·梅耶

维克托·梅耶（德语：Viktor Meyer），于1848年9月8日出生在德国柏林，父亲是一名商人和棉制品印花工。虽然梅耶的父母都是犹太人，但他并不是在犹太教信仰下长大。后来，他被批准在改革派犹太教堂任职。他娶了一个信奉基督教的女子，海德薇格·戴维森（Hedwig Davidson），他们的孩子也跟随母亲信奉基督教。梅耶10岁进入高中，和比他大两岁的哥哥理查德·梅耶在同一个班。虽然他拥有优秀的科学技能，但是他的心愿是做一名演员，因为他喜爱诗歌。他哥哥理查德当时在海德堡大学研究化学，在一次探访维克托·梅耶的过程中，维克托·梅耶迷上了化学。1865年，梅耶不足17岁就在柏林大学攻读化学，同年奥古斯特·威廉·冯·霍夫曼接替艾尔哈德·米希尔里希成为化学系教授。一个学期后，梅耶到海德堡大学为罗伯特·威廉·本生工作，他也在海德堡大学听到埃米尔·埃伦迈尔的讲座。1867年梅耶获得博士学位，他当时是19岁，这使他成为当时最重要的化学家之一。此外，他还能教一些博士生。在柏林，他加入了阿道夫·冯·拜尔的团体，后来拜尔成为他最好的朋友之一。梅耶23岁的时候，赫尔曼·冯·斐林需要一个能做讲师的学生，拜尔应他的请求派梅耶到了斯图加特大学。

维克托·梅耶因发明测量蒸汽密度的仪器——维克托·梅耶仪并发现一种杂环化合物——噻吩而出名。梅耶著有《表的定量分析》（Tabellen zur Qualitativen Analyse，与弗里德里克·特勒威尔合著，1884）《高温化学研究》（Pyrochemische Untersuchungen，1885）《噻吩基团》（Die Thiophengruppe，1888）《当代化学问题》（Chemische Probleme der Gegenwart，1890）《立体化学研究的结果和目标》（Ergebnisse und Ziele der Stereochemischen Forschung，1890）《有机化学教程》（Lehrbuch der Organischen Chemie，与保罗·雅各布森合著，1893）等。

抑郁症：服下氰化物自杀

长期忙碌于实验室研究，夜以继日地著书立说，最终由于工作过度，梅耶的神经系统受到损伤。他在壮年的时候经历了大大小小的精神崩溃，而他总是未完全康

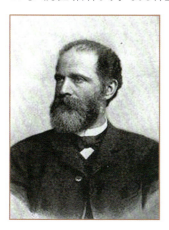

图30 维克托·梅耶

复就继续工作。他长期服用安眠药，但这对他的神经系统构成了破坏性的影响。

在一次抑郁症发作的时候，梅耶决定终结他的生命，服下氰化物自杀。他于1897年8月7日晚上服下毒药，翌日在海德堡去世，年仅49岁。

社会影响

维克托·梅耶是一位德国化学家，曾在有机化学和无机化学领域内做出过重大贡献，在他的一些出版物中，他有时也称自己为"胜利的梅耶"（Victor Meyer）。为表彰他的杰出实验本领和对化学的诸多贡献，皇家学会于1891年向维克托·梅耶颁发"戴维奖章"。

梅耶的死让很多人震惊，他的同事和学生认为他是一位非常有才华的科学家和教师。

4.2 第二次世界大战头号战犯希特勒服毒身亡

阿道夫·希特勒（Adolf Hitler，1889—1945），纳粹德国元首，第二次世界大战头号战犯。他被公认为是第二次世界大战的主要发动者、使用毒气的战犯。不仅如此，希特勒还是毒品成瘾的君王。1945年4月，当藏身于地堡中的希特勒意识到自己可能将被逮捕之后，他才被迫将一直陪伴左右的默莱尔医生①遣散，命其逃亡到西方。1945年4月30日，前苏联红军逼近柏林之时，希特勒服用氰化钾自杀于德国总理府的地下掩体。

吸毒成瘾的君王

阿道夫·希特勒，1889年4月20日出生于巴伐利亚和奥地利的边界城市布劳瑙一个海关职员之家。1889年4月20日中学毕业后梦想当艺术家，去维也纳报考美术学院，结果名落孙山。1913年迁居德国慕尼黑，无固定职业，成为民族主义和反犹主义的狂热信徒。1914年8月加入德国陆军，在巴俄利亚预备步兵第16团服役，参加第一次世

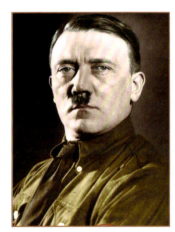

图31 第二次世界大战头号战犯阿道夫·希特勒

界大战，军衔至下士。1918年10月13日，希特勒在前线被英军的芥子气炮弹毒伤，双目失明，后到柏林修养。1919年加入纳粹党②。1921年成为纳粹党党魁，随即组织该党的准军事组织——武装冲锋队。1923年11月，希特勒在慕尼黑发动

---

① 默莱尔是皮肤病医生，1937年希特勒结识了他，他很快便博得了希特勒的"信赖和宠爱"。当时希特勒患有大肠炎、轻度肾病和第一次世界大战期间落下的眼部疾病。希特勒的眼睛痛，默莱尔便每天早晚给他往眼睛里滴可卡因眼药水止痛。后来，希特勒一天要点16次可卡因眼药水。默莱尔逃走后不久就被美国军队逮捕，直到1947年其战争罪指控被取消之后获释，于1948年死于严重的心脏病，死时60岁。

② 纳粹党，即德意志工人党，该党于1920年改名为民族社会主义德意志工人党。

"啤酒店暴动"，企图仿效墨索里尼建立法西斯政权，失败后被捕入狱。在狱中口述了《我的奋斗》一书①，鼓吹废除《凡尔赛和约》，夺取生存空间，扩充领土，征服世界，宣扬复仇主义、种族主义、民族沙文主义和反苏反共思想。

1924年年底，希特勒出狱。1933年1月在垄断资本集团和军界支持下，纳粹党发展成为国会中的第一大党。1934年，希特勒成为德国元首。他使第一次世界大战后的德国迅速走向强大，也是第二次世界大战的主要发动者。1939年德军入侵波兰，从而发动了第二次世界大战。

第二次世界大战期间，希特勒炮制"人种优化工程"，屠杀了数十万欧洲残疾者、智力低下的儿童和精神病患者。希特勒称憎恨"一切身体虚弱的人"，称毒品可卡因是"魔鬼的东西"。但颇具讽刺的是，最新解密的希特勒病历显示，他本人在战争期间一直病魔缠身，必须长期使用可卡因和鸦片等毒品镇痛，并注射大量兴奋剂和镇静剂对抗抑郁焦虑。英国天空电视一台2005年4月10日晚播出的纪录片《纳粹最后的日子》首次披露了这一惊人秘闻。②

病历显示，希特勒贴身私人医生默莱尔，为了解除多种疾病给希特勒造成的精神抑郁，将鸦片等毒品类药物也用在希特勒身上。当时每天早餐之后，默莱尔就会给希特勒注射一针毒品，使他兴奋起来。

伦敦圣玛丽亚医院的毒品滥用专家亨利博士称："默莱尔在治疗希特勒时什么厉害的毒品都敢用。每当希特勒要进行重要演说或者会议之前，为了令他精神高涨，默莱尔就会给他使用一些可卡因或者兴奋剂安非他命，或者用镇静剂巴比妥缓解其焦虑。而这些药物的副作用极大，令其心智受到严重影响。看看他使用的药物，你就毫不奇怪为什么他会输掉战争了。"

1945年，希特勒的右眼也开始出现严重问题，此时默莱尔发现，唯一能够缓解希特勒疼痛的办法，是将特制的可卡因直接擦在他的眼睛里，每天要擦16次之多。

据历史学家斯切恩克披露："到了最后，希特勒对默莱尔也仿佛对毒品一般产生了严重的依赖，令后者再也无法离开他半步。希特勒称默莱尔是他的大救星，并称如果不是他，他根本无法继续这场战争。"

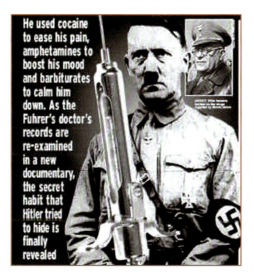

图32 毒品成瘾的希特勒（大图：毒品成了希特勒维持生命的必需品；小图：希特勒贴身私人医生默莱尔）

从毒气受害者到策划了毒气室

1914年第一次世界大战爆发。8月1

---

① 希特勒在监狱待了8个月，向鲁道夫·赫斯口述了他的著作《我的奋斗》上篇，其后则向一神秘组织成员埃卡特口述完成自传及其思想阐述。该书分别在1925年及1926年出版各一册，希特勒1933年掌权后，这本书成为德国中小学的教材。后来此书被德国官方禁止出版。

② 鸦片可卡因全用上，希特勒靠毒品保持兴奋. 西安晚报, 2005-04-11.

日，德皇对俄宣战，8月3日，希特勒立即上书巴伐利亚国王路德维希三世，恳求国王能批准他参加巴伐利亚军队。8月4日，希特勒获准作为志愿兵加入了巴伐利亚步兵第16团，成为陆军下士，担任团部传令兵。他曾数次凭着侥幸死里逃生，甚至还获得了一级铁十字勋章。

在第一次世界大战中，德军首先在比利时的伊普尔地区对英法联军使用芥子气（称芥子气为"Yperite"），并引起交战各方纷纷效仿。当时身为巴伐利亚步兵班长的希特勒曾被英军的芥子气炮弹毒伤，眼睛暂时失明。[1]

2005年3月，德国历史学家马蒂亚斯·乌尔根据权威历史档案资料编写的《希特勒传》正式出版。新书的内容为证实希特勒曾亲自参与大屠杀的策划提供了铁证。[2][3]书中写道："第二次世界大战期间，希特勒对建立毒气室表现出浓厚的兴趣"，"他认真研究了希姆莱（纳粹党卫军首领）提交给他的相关方案，并下令全力支持工程师们建立毒气室"，"希特勒嘱咐希姆莱多使用装有移动毒气室的卡车，以避免因杀死囚犯而造成军队军火弹药的不必要浪费"，"而当希姆莱向他报告移动毒气室正在投入使用时，他冷笑道，这种方法相比枪杀而言'考虑更周全'也'更安静'"。

社会评述

以希特勒为首的法西斯，在第二次世界大战中给世界许多国家的人民带来了空前的灾难。据统计，第二次世界大战期间总共有约600万犹太人、数千万其他人种因为希特勒的种族灭绝政策而被屠杀。希特勒对世界人民犯下滔天罪行，也给德国人民的生命财产造成了巨大损失，战争中近800万德国人死亡。世界各国珍贵的文化遗产的损失更是无法计算。

关于第二次世界大战期间德国没有使用毒气武器的原因，历史学家分析可能有两个因素。一是担心盟军报复。无论是英美还是前苏联都有庞大的化学武器库，特别是前苏联的化学武器库还是德国帮助建立起来的。1928—1933年，德国和前苏联合作实施"托姆克"工程，德国出专家在前苏联境内进行化学武器研发。而盟军的战略攻击能力和纵深打击能力比德军强得多，盟军士兵的化学战防护准备也相当充分，后方民众的防化准备也比德军平民充分。一旦实行化学战，德军只会被动挨打。二是后勤因素——马。尽管舆论界曾大肆渲染德国部队的机械化作战能力如何强大，但德国陆军实际上却是在依靠马匹运送大部分给养。而德国人的马匹未配备

---

[1] 据统计，在第一次世界大战中，各交战国共生产芥子气13500吨，其中12000吨被消耗于战争用途；因毒气伤亡的人数达到130万人，其中88.9%是因芥子气中毒。最为著名的伤害案例是，当时身为巴伐利亚步兵班长的阿道夫·希特勒，被英军的芥子气炮弹毒伤，眼睛曾一度失明。

[2] 王雪梅.希特勒策划了毒气室——德新书披露希特勒秘史.新华每日电讯，2005-03-27.

[3] 传记完成于1949年12月，是苏方根据审讯希特勒生前两名工作人员——管家海因茨·林格和纳粹党卫军副官奥托·京舍两年多所获的口供材料汇编而成，之后将其呈交给斯大林参阅，以了解希特勒的内心世界、自杀前后及其亲信背叛等细节。林格和京舍在希特勒身边工作了10年之久。他们为希特勒做的最后一件事就是在希特勒自杀后，将其尸体焚烧。之后的第二天，即1945年5月2日，他们在柏林被前苏联军队抓获。在严酷的审讯下，林格和京舍向前苏联的情报机关供出了他们知道的关于希特勒的所有情况。1955年，两人被释放，并于1980年和2003年先后去世。

任何安全防毒措施，一旦化学战爆发，无疑等于补给线自动掐断，补给跟不上，德国陆军也将不战自败。

第二次世界大战结束后，世界各地每年11月9日都举行纪念活动。用德国总理施罗德的话来说，"11月9日"是一个"耻辱的和值得思考的日子"，所有德国人都不应忘记。为了纪念66年前纳粹分子制造的"水晶之夜"①，2003年，德国政府把慕尼黑犹太人中心奠基仪式选在11月9日举行。历史学家认为，第二次世界大战后德国在反思历史、消除纳粹影响方面是卓有成效的。

4.3 纳粹刽子手逃亡中希姆莱服毒自杀

希姆莱其人

海因里希·希姆莱（Heinrich Himmler，1900—1945），德国纳粹政客，行政官吏，陆军司令，第三帝国第二号权势人物。生于1900年11月7日，卒于1945年5月23日。第一次世界大战后加入武装的右翼组织。1923年11月，参加了由希特勒策动的"啤酒店暴动"。1925年参加纳粹党，任党卫军首脑。1933年1月30日希特勒上台后，希姆莱成为慕尼黑警察局局长，在达豪建立起第三帝国的第一座集中营，组织了全德国的政治警察。1934年4月成为普鲁士盖世太保第

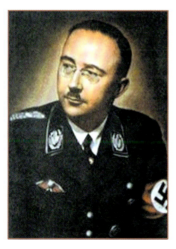

图33 海因里希·希姆莱

二号头目。至1936年掌握全部指挥权。在1934年6月30日的"清洗"中，希姆莱领导的党卫军排挤了冲锋队，从而加强了希特勒对纳粹党及军队的控制；党卫军逐步成为仅次于军队的一支武装力量。

1941年希特勒决定消灭欧洲犹太人，希姆莱在东欧组织了若干座灭绝营，大战结束之前，几乎消灭了欧洲的整个犹太民族。到1943年，他任内政部部长兼帝国行政总监，控制了情报网及军事补给部门。在1944年7月20日谋杀希特勒未遂事件以后，他成为军械部门的头子。1945年年初，他领导人民冲锋队（一个包括老年人在内的全民总动员的组织）和"狼人"（一个企图在战后继续进行游击战的组织）。他还指挥过两个军团。

在大战的最后几个月里，希姆莱妄想取代元首的野心暴露，希特勒立即免去希姆莱的全部职务，下令将其逮捕法办。

在逃亡路上

1945年5月10日，希姆莱戴上一只

---

① "水晶之夜"，指1938年11月9日至10日凌晨，希特勒青年团、盖世太保和党卫军袭击德国和奥地利的犹太人的事件。"水晶之夜"事件标志着纳粹对犹太人有组织的屠杀的开始。

眼罩，穿上一套野战秘密警察的制服，揣着一张名叫海因里希·青格尔的身份证离开弗伦斯堡，向石勒苏益格荷尔斯泰因东海岸的马恩进发。他们走了10天。随后，希姆莱和他的随从继续赶路。他们有时在火车站寄宿，有时则露宿旷野。希姆莱当时考虑的是如何通过和盟军谈判保住他的地位和他留在德国南方的他的两个家（妻子与情妇）的命运。这时留在希姆莱身边的有勃兰特教授和卡尔·格布哈特教授，党卫军上校维尔纳·格罗特曼和奥托·奥仑道夫，党卫军少校马彻，再就是党卫军分队长约瑟夫·基尔梅尔。他们全都摘下领口上的徽章，化装成交通警。这七个人付了500德国马克的船钱，混在逃难的人群中，渡过了易北河的小港湾。5月21日，在走了约150千米后，来到不来梅港。在这儿，他们被英国人设的关卡拦住。一名卫兵发现他们的身份证做得极好、极新，图章过多，便产生了怀疑，遂将他们扣押。他们被监禁在菲林布斯台尔的兵营里。

5月23日14时，一辆汽车将这七个形迹可疑的人运到威悉河畔靠近尼恩堡的科尔哈根031号兵营。16时，有人将这一情况报告了塞尔维斯特上尉。这七人中的三人要求与上尉对话。上尉接见了他们。三人中最矮小的一个取下他的黑色蒙眼布条，戴上眼镜，碰了一下脚后跟，说："我是海因里希·希姆莱。我有紧急的事情要与蒙哥马利元帅谈！"塞尔维斯特上尉将情况报告给了他的上级。在等待答复的时候，他拿给希姆莱一套英国军服，但希姆莱拒不接受，因为他害怕穿着这身衣服被拍照。希姆莱被命令把衣服脱得精光，穿上英国人送给他的一件衬衣、衬裤、短统袜。有人对希姆莱的衣服进行了认真仔细的检查，从他上衣的内衬里发现了一瓶毒药，此外没有发现任何其他的毒物。

服毒自杀

1945年5月23日晚上，蒙哥马利元帅情报部门的负责人迈克尔·墨菲上校来了。他决定用汽车将希姆莱带到离031号兵营约15千米的第二军团总部，并由情报部门的官员押送。来到讯问中心后，希姆莱被交付给上士埃德温·奥斯丁看管。在旁边的办公室里，墨菲正在听031号兵营的军官汇报情况。他突然问："我想你们是对他搜查过了。在他身上可有毒药？""是的"，塞尔维斯特上尉回答，"在他上衣里子里，有一小瓶毒药。此外，再无发现。不管怎样，他都不可能自杀。"墨菲说："可你们想过要在他嘴里仔细搜查一下吗？没有吧？那好了，马上检查他的嘴。他放在口袋里的毒药很可能是为转移人们的注意力用的。"

这时，有人当即把希姆莱带来，命令他张开嘴。刹那间，惨剧发生了。只不过一秒钟的工夫，希姆莱的身子就僵直了，瞳孔放大，接着就重重地栽倒在地上。医生立即用力把他的牙齿掰开，把手指伸进去欲将氰化钾胶囊的残物从他牙龈上取出来，另一个医生跑过来，给他灌入大剂量的呕吐剂，随后又给他洗胃。然而这一切都无济于事。12分钟后，医生们认定：在检查口腔时，这位被盟军俘获的党卫军首领海因里希·希姆莱咬破了藏在牙龈小洞里的氰化钾胶囊，服毒自杀了。①

---

① 萧枫.医林漫话.北京：北京出版社，1984：61-63.

4.4 朝鲜女特工金贤姬服毒自杀内幕

制造韩国空难的两个朝鲜特工

1984年韩国取得1988年的奥运会主办权。朝鲜决定炸毁韩国"大韩航空"班机来加以干扰。经过千挑万选，选中了日语流利的老特务金胜一与金贤姬，让他们假扮成一对日籍观光父女，前往中东。他们经过一连串缜密的事先规划，1987年搭上"大韩航空KAL858班机"，并巧妙地在飞机上安置九个小时后才会爆炸的装置，然后从容脱逃。KAL858班机果然在九个小时后于空中引爆解体，成为"死亡班机"，造成机上所有115名乘客全部丧生。这就是震惊世界的1987年"韩国民航客机遇袭事件"。

朝鲜特工吞服氰化物自杀一死一生

"韩国民航客机遇袭事件"发生后，国际刑警组织立刻介入调查。警察发现，登记为"日籍乘客"的"蜂谷真一"（金胜一）与"蜂谷真由美"（金贤姬）两人嫌疑重大。此时他们已顺利逃往巴林。国际刑警赶往巴林，将两人逮捕。接受搜查时，金胜一对金贤姬说他们应该吞服藏在香烟盒中的氰化物。在警方审查过程中两人迅速服毒自杀，金胜一当场死亡，而金贤姬却一息尚存，经全力抢救得以幸存。

当时卢泰愚正寻求当选韩国总统，因此努力让国际刑警引渡金贤姬回到韩国。

朝鲜女特工金贤姬的自述

金贤姬（1962— ），曾经是朝鲜年轻貌美的女特务，高干子弟。父亲为外贸事务高级官员。小时候因父亲调任朝鲜驻古巴大使馆，金贤姬在古巴生活过一段时间。金贤姬自幼便受到对金日成、金正日父子至死不渝的坚定思想训练。她从小功课表现突出，高中毕业时考上朝鲜外语大学的日语系，会说流利的日语、中文、英语、韩语，未毕业就被特务机关给盯上而获选为特工。金贤姬秘密进入训练特工的地方，接受搏击、射击、爆破甚至是迅速自我了结等艰苦特工训练。经过八年的培训，她被选中执行炸毁韩国客机的任务。

金贤姬被捕后叙述了他们把爆炸物留在大韩航空公司KAL858班机之后72小时的情况。

——我们把爆炸物留在大韩航空公司KAL858班机后，便离开了飞机，不久到达巴林。巴林不是个可以高枕无忧的地方。所以，我们想尽可能早一点换乘去罗马的班机。

我们手持去罗马的机票，到航空公司办手续。不巧的是我们到巴林的第一天正好是星期日，航空公司休息，第二天飞机又满员。不得已，我们只好放弃了去罗马的计划，领了逗留三天的路过签证。我们去奥地利航空公司定好机票，装扮成日本游客的模样，雇了一辆出租汽车，四处转了转。下午5点左右，我们回到了饭店。

回饭店不久，电话铃响了。我吓了一跳，因为我们没有告诉任何人我们住在这个饭店里，不可能有电话来。金先生看到我犹豫不决，使劲儿地咳嗽了一声，然后去接电话。

电话是日本大使馆打来的，他们说大韩航空公司的飞机在到达曼谷之前失踪了，他们现在需要详细查询我们的姓名、出生年月日和护照号。放下电话后，以前从未紧张过的金先生也面如土色，一个劲地叹气。

过了一会儿，电话铃又响了，是韩国大使馆的工作人员来到旅店的大厅，想到我们的房间里来。一直沉默不语像座石像一动不动的金先生命令道："把桌子适当整理一下。你装作睡觉，一切都由我来对付。这个时候一定要沉住气！"

"咚咚咚！"听到敲门的声音，我的心好像都不跳了。

过了一会儿，响起了开门的声音，接着传来说话声。好像是金先生在往里让韩国大使馆的工作人员，"这是我女儿，旅游累了，正在休息。"接着，大使馆的人说，载有115名乘客的大韩航空公司的KAL858航班在到达曼谷机场前失踪了，好像是坠落了，你们真幸运呀。还问了我们什么时候动身去哪儿，似乎是对我们特别怀疑。

听到飞机坠毁这句话的一刹那，我产生了一种奇妙的感觉，一方面很关心和115人一起在空中爆炸的飞机的情况，一方面又感到自己出色地完成了伟大的任务。

送走韩国大使馆的人后，我们感到那天的夜晚太漫长了。可以说，在我一生度过的许许多多夜晚里，那是最长的一夜。

最后，天终于亮了！为了赶飞机，我们急匆匆地整理了行李，走出旅店的房间前，金先生叫住我："真由美，等一下。"金先生表情非常严肃，有一种悲壮感。

金先生把带来的万宝路香烟递给我。"万不得已的时候使用这个！"递给我香烟时，金先生的手在颤抖，我接香烟的手也在颤抖。但我并没有想到，使用装有毒药安瓿的万宝路的时候到了！

在去机场的路上没发生任何意外，一到机场，金先生就急着办手续。我们站在出境审查台前，用颤抖的手把护照出境卡递过去。

"请稍等，我们要检查一下。"这流利的日语无异晴天里的一声霹雳，灾难终于来了！审查台上除了巴林的工作人员外，还站着一个日本人，正在收我们的护照。

"完了！"我觉得自己仿佛掉进了万丈深渊！不过，我又想，我的护照是按照真护照做的，不是日本护照专家是辨认不出的。金先生拿着这样的护照走了无数的国家，从没有发生任何问题。

我们坐在候机室的椅子上，等着他们归还我们护照。离飞机起飞只有5分钟了，其他乘客都登上了飞机，护照还没有影子，我焦虑不安起来，起飞的时间在一分一秒地接近。

这时，耳边响起了飞往罗马的航班已经起飞的广播，我又一次被拉进恐怖的现实里。

不久，拿走我们护照的那个日本人表情严肃地走到我们身旁，说："我是日本驻巴林大使馆的工作人员。两个护照中，蜂谷真由美的护照是假的。蜂谷真一先生可以去别的地方继续旅行。可是，蜂谷真由美小姐要坐日本的飞机回日本，接受审查……"

听到这话的瞬间,我眼前发黑,耳朵也不好使了。他的话等于宣判了我的死刑。

金先生似乎也下定了必死的决心,对我说:"真由美,下决心咬安瓿吧,因为我们的身份已经暴露了。越想活,反倒越悲惨,我已经是这把年纪了,死而无憾……可是……真对不起你……"这位老人说对不起我时,声音颤抖得厉害,我也因为满脸流泪而说不出话来,于是点了点头,表示我下了决心。

这时,四五个巴林警察把我们带到了办公室,然后把我和金先生隔离开,对行李和身体进行检查,女警察的检查实在是全面彻底,化妆品就不必说了,连一根头发也不放过。接受检查时,我忘记了害羞,只担心着装有万宝路香烟的提包。万幸的是,女警察们并没有注意到万宝路香烟,我紧张极了,后背直冒冷汗。

检查结束后,我提着提包回到机场大厅,发现金先生已接受完检查,在巴林警察的监视下,正焦急地等着我呢。金先生一看见我,便瞪大眼睛,点点头,用眼神问我毒药安瓿没出问题吧。我也点点头,表示没问题,金先生便松了一口气。

我走过去一坐下,金先生便拿出旅行中一直抽的日本的七星烟,劝我抽。不料,这却导致了更坏的事情发生,女警察看见我想点烟,终于意识到没有检查我的万宝路烟盒,于是让我把提包交给她。没办法,我快速地取出用烟粉做了标记的毒烟马上放进了嘴里,毫不犹豫地咬了过滤嘴的前部。在那一瞬间,我看见女警察大声叫着向我扑过来。

此后的事我就不知道了。

历史评述

震惊世界的1987年"韩国民航客机遇袭事件"破获后,促使美国将朝鲜列入恐怖主义赞助国名单。

报道称,金贤姬在1987年的袭击事件后曾被判处死刑。她后来获得大赦,因为韩国政府认为她遭到了洗脑。她说:"我对我所做的事情感到遗憾。我很后悔。我觉得我不该对死难者的家人隐瞒真相。"

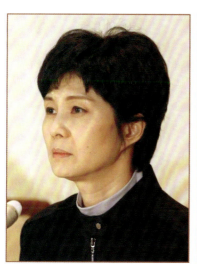
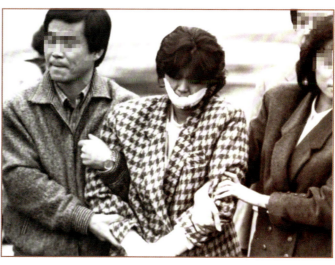

图34 朝鲜女特工金贤姬和她被逮捕时的状况

4.5 英国电视女主持人保拉·耶茨服毒自杀[①]

2000年9月17日，英国当红电视主持人保拉·耶茨因吸毒过量而被其4岁的小女儿泰格尔·莉莉发现死在她伦敦的家中，这天正好是耶茨另一个女儿皮茜第10个生日。当救护车闻讯赶到时，这位40岁的电视明星已经死亡，可怜的泰格尔·莉莉失去了她的母亲。

英国警方在对她的尸体进行解剖之后将最后的调查结果公布于众。在耶茨的房间里没有发现她留下的遗书，也没有发现有关暴力活动的痕迹和耶茨有意服毒过量的迹象。耶茨在过去曾经多次服用海洛因并企图自杀，耶茨的家人和朋友认为，耶茨从来没有从她丈夫、澳大利亚摇滚歌手迈克尔·赫琴斯自杀事件的阴影中摆脱，她一直难以接受赫琴斯自杀这个事实。赫琴斯死后，耶茨一直在酒精和毒品之中苦苦挣扎。据说，她一直把赫琴斯的骨灰放在床上的一个枕头里。

得知耶茨自杀这个不幸消息后，远在澳大利亚的赫琴斯的父亲表示他不能相信这个事实，他担心这件事会对泰格尔·莉莉的一生造成不好的影响。耶茨的前夫、英国著名男歌手格尔多夫就耶茨自杀事件对新闻界发表一项简短声明："我们都感到很悲伤，这一损失对孩子们来说是无法忍受的。"他同时要求人们尊重他家庭的隐私权，不要对此事进行过多的渲染。

9月17日，耶茨与格尔多夫所生的大女儿来到耶茨家中悼念，在家门口，她献上了一束鲜花。耶茨的母亲在法国得知她女儿的死讯后悲痛万分，尽管她与女儿因为在耶茨的婚姻问题上的矛盾已有五年没来往了，但她仍然决定与她的法国丈夫一起飞回英国料理后事。

保拉·耶茨成名于20世纪80年代，当时她在英国电视四台主持一档名叫"显像80"的电视音乐节目。此后，她主持的"大早餐"节目又大放光彩，在这个节目中，她邀请名人在床上接受她的独家清晨采访。除了主持人这个角色使她出尽风头外，耶茨还以她疯狂的恋爱故事而出名。在她17岁时，她就开始追求格尔多夫，他们的婚姻一共维持了18个月。1995年，在耶茨移情赫琴斯后两人分道扬镳。

[①] 晓舟. 英国一电视女主持人服毒自杀身亡. 北京晨报，2000-09-19.

5

集体服毒自杀案

5.1 美国邪教"人民圣殿教"集体服毒自杀案

1978年11月18日,在圭亚那的琼斯敦(Jonestown)地区,美国"人民圣殿教"的913人中大约有800人喝了放有氰化钾的软饮料中毒死去。发生集体自杀的宗教团体是由一位名叫吉姆·琼斯[①](Jim Jones)的宗教治疗传教士在美国加利福尼亚州创立的,成员复杂,包括毒瘾者、心理不正常的人以及一些前科犯。在教友们服毒自杀后,琼斯开枪自杀。

事件背景

20世纪60年代反主流文化运动[②]结束时,西方成千上万人开始对宗教顶礼膜拜。他们想通过这种方式,恢复对命运的先知能力,对于生命寄予乌托邦式[③]的希望。有证据表明,当时一些组织采用洗脑术来奴役其成员。1978年11月,美国加利福尼亚州议员利奥·瑞安带领记者和相关人员18人飞到圭亚那去调查一个宗教组织——人民圣殿教。这次调查以瑞安的死和另外900人的自杀或他杀而告终。

事件起因

琼斯敦是南美洲圭亚那西北区的一个村庄。20世纪70年代,美国人民圣殿教领袖吉姆·琼斯带领信徒,从旧金山来到这个地处密林深处与世隔绝的地方定居。

1977年春天,美国加利福尼亚州众议员利奥·瑞安同他的老朋友——美联社摄影记者罗伯特·休斯敦在谈话时,说到休斯敦的儿子鲍勃叛离人民圣殿教的第二天被暗杀一事。据一些人民圣殿教信徒的亲属说,信徒们被迫在村里工作,常遭殴打和讹诈。琼斯布道时,如有人抽烟或没有

---

① 吉姆·琼斯(Jim Jones),1931年5月生于美国,是一位牧师,曾经是旧金山受人尊敬的政治家,1977年以前,他掌握着加利福尼亚州以教会为基地的社会服务中心,不断周济贫民,吸引了众多的追随者。后来声称他是耶稣和列宁的化身。据说他的父亲是三K党的党员。他的妻子叫马塞林,是一位护士。

② 反主流文化运动,是20世纪60年代美国青年以特有的方式对主流文化中诸如工作伦理、功利个人主义、性压抑、科技至上论等观念的反叛。它与同时发生的反战运动、民权运动、妇女解放运动交织在一起,形成了冲击美国社会的巨大浪潮,对社会的各个层面都产生了重要影响。

③ 乌托邦,本意为"没有的地方"或者"好地方"。延伸为还有理想、不可能完成的好事情。中文翻译也可以理解为"乌"是没有,"托"是寄托,"邦"是国家,"乌托邦"三个字合起来的意思即为"空想的国家"。空想社会主义的创始人——英国人托马斯·莫尔(Thomas More),在他的名著《乌托邦》(Utopia,1516)中虚构了一个航海家航行到一个奇乡异国"乌托邦"的旅行见闻。在那里,财产是公有的,人民是平等的,实行着按需分配,大家穿统一的工作服,在公共餐厅就餐,官吏由秘密投票产生。据此,他认为,私有制是万恶之源,必须消灭它。

注意听，也会遭到当众辱骂，然后便是一顿毒打，在向孩子们灌输信仰时使用的方式是在他们手臂上和腿上通电。提到教会领袖时要面带笑容。公社里的每个人都必须称呼琼斯为"圣父"。

为了进一步查明情况，1978年11月14日，瑞安带领记者来到琼斯敦进行官方调查。当时，一些信徒向瑞安一行提出愿意返回美国的愿望，于是瑞安就此问题与琼斯谈判。四天后，即11月18日，当瑞安等人和14名"叛离者"准备从琼斯敦附近的简易机场启程回国时，琼斯下令将瑞安杀害。有一名信徒企图用刀杀死瑞安，但未能成功。于是，琼斯的信徒在距琼斯敦约13千米的凯图玛机场伏击瑞安及其一行人员，当瑞安试图登机逃离时，却和四名助手一起被枪射中身亡，另有10人被打伤，其他幸存者逃离琼斯敦。

琼斯感到自己的末日即将来临，便把全体信徒召集到一起，举行自杀仪式，命令他们服毒自杀，谁违抗，就杀谁。

集体自杀经过

自杀发生在1978年11月18日晚上。当瑞安一行人离开营地之后，琼斯和他的几名亲信开了一个小时的秘密会议，随后，他们用高音喇叭命令所有信徒到中央大棚集合。琼斯对信徒们说："献身的时候到了。公社将遭到袭击。"他命令教徒们排好队，大家都默默地服从了。

几个姑娘抬来了一大桶掺有氰化物的葡萄汁（有报道是柠檬水）剧毒饮料，放在两行队伍中间。最先走上前去的是儿童，他们在父母的陪伴下，服了毒。十分钟过去了，秩序一直很好，就像平时进行多次集体自杀的演习一样。但后来，站在后面的人发现前面的人喝了饮料之后，不一会就四肢抽搐，接着便栽倒在地上。这时，教徒们一下子紧张起来，不知发生了什么事。有人问，这次是不是演习？难道真是死到临头了吗？做父母的眼看着亲生骨肉服毒后剧烈抽搐，痛苦万分，一边落泪，一边把自己那杯剧毒饮料也吞了下去。在这生死关头，许多教徒乱了方寸，但并不打算逃走，只是在一边踱来踱去，最后还是服了毒，摇摇晃晃地倒下了。

琼斯和他的保镖们走来走去，劝说那些动摇不定的信徒履行自己的诺言。公社迟早会遭到进攻的，唯一的出路就是以死来自卫。

在整个自杀过程中，几乎没有发生恐慌和骚乱。只有一个姑娘进行了反抗，在轮到她时，她咬紧牙关，拒绝服毒，尖叫起来。但保镖们抓住她，强行给她灌下了毒药。

事件发生后，人们发现衣着绚丽的教徒们的尸体横七竖八地躺在圭亚那琼斯敦的"人民圣殿"的地上。吉姆·琼斯牧师，被发现死在接受圣餐的圣坛上，头部有枪伤。国会议员瑞安的尸体在泥土飞机跑道上，旁边躺着几名美国记者，鲁·哈里斯、摄像师罗伯特·布朗，摄影师葛里葛利·鲁宾逊和帕特里夏。布朗一直在拍摄录像，直到子弹连续不断地射来，其中一颗击中了他的头部。

死里逃生的只有80人左右，他们说，圣殿成员在自杀仪式上吞下了含有"苦尔-艾德"氰化物的调制品。幼儿被用勺喂下了这种致命物，而较大一点的孩子则被命令自己吃下。成人们自愿吞食，之后便相互拥抱着倒下。

目击者说，琼斯命令他的追随者自杀，因为这之前他知道瑞安的一些随从逃脱了他们的伏击。早些时候琼斯曾经说过，如果他的社团被攻击的话，他将毁灭这个团体。他曾经训练他的追随者做自杀仪式，教徒们经过了他的"洗脑"，也无人反对。因此，当他宣布"到另一个世界相逢时刻来到了"的时候，这些追随他的崇拜者就和他一道行动了，而美国政府还以为他们一直在从事农业开垦。

人民圣殿教

"人民圣殿教"前身是人民寺院（The Peoples Temple），是一个小教派，1953年由吉姆·琼斯在美国印第安纳州印第安纳波利斯市创立。起初只是一个普通的独立宗教团体，但在20世纪60年代中期开始变成一个邪教。

1974年琼斯创立"人民圣殿教"，自封"教主"，声称"反对种族主义的魔鬼、饥饿和不正义"，经常宣传"世界末日"即将到来和核战争恐怖，鼓吹自杀才是"圣洁的死"。琼斯以经办农业为名，带领教徒到荒野、丛林中建立了与世隔绝的农业公社，取名为"琼斯敦"，过着脱离社会现实的生活。1974年该教派的信徒首次来到圭亚那，1975年在圭亚那西北部地区占据了数千英亩土地。1977年夏，一本美国杂志揭露了这一教派野蛮虐待教徒和绑架人的情况。后来，"教主"琼斯也来到圭亚那。在他的蛊惑下跟着他到圭亚那的有1200人。

"人民圣殿教"的教徒是一些对生活感到绝望的人和得不到社会帮助的人、吸毒者、老年人和孤独的人。他们对社会现实不满，对前途感到迷茫，对核战争恐惧异常。不少人受虚无主义思想影响，认为人生无常，活着是一种痛苦。因而他们入教之后，经常议论的便是自杀。"圣殿教"的"教主"在圭亚那还组织过"集体自杀演习"。

"人民圣殿教"的教规极其野蛮。信徒入教之后，从经济、信仰到肉体都受"教主"支配。信徒常受到殴打、鞭挞和种种精神折磨。小孩违犯教规，也要受罚，甚至可能被投入水中溺毙。"教主"极其专横，生活腐朽堕落。由于该教派受到了外界的抨击和信徒亲属的控告，并因涉嫌违法引起美国社会关注，于是琼斯便于1977年率领信徒迁到圭亚那的丛林中。

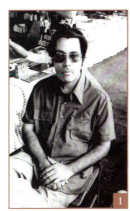
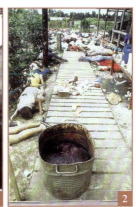
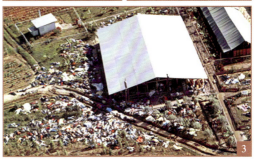
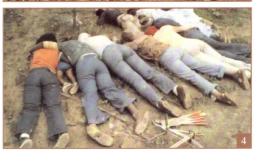

图35 人民圣殿教集体服毒案（1.人民圣殿教教主吉姆·琼斯；2.信徒们领取的装有含氰化钾的柠檬水的铁桶，以及堆满了教徒的尸体和纸杯；3—4.集体自杀现场惨不忍睹）

他没收信徒的护照和财产，攫取了大约1500万美元的财富，并以殴打和处死等手段操纵信徒。

事件影响与历史意义

事件发生后的第10天，即1978年11月28日晚，旧金山市4万人上街游行，他们举着火把，拖着沉重的步子，缓缓地行进在肃穆的大街上。

11月29日，集体自杀的最后一批遗体已从圭亚那运回美国。法律界、外交界、心理学家以及家属们都在深思这一令人费解的问题。他们想得到这样一个答案，为什么一位奇怪的加利福尼亚人的900多追随者会在南美洲的丛林中进行集体自杀？

历史上把这一事件称为发生在南美洲圭亚那丛林中的"琼斯白夜"，这一事件震动了世界。有专家指出，琼斯对他的信徒进行了"社会规模的集体催眠"，这种邪教是人类的公害，社会的毒瘤，邪教教主散布的歪理邪说是谋害无辜，应当采取果断措施，坚决打击。

5.2 320名纳粹女军官服毒自尽始末

纳粹女军官的特殊使命

据参加过第二次世界大战的德国女兵回忆，德国女兵跟第二次世界大战中的其他国家，特别是前苏联的女兵有很大的区别。前苏联的参战妇女是真正的军人，除了常规的医疗和通讯工作外，她们中有很多人和男兵一样当狙击手、侦察员、坦克兵甚至飞行员。而在德国，并没有真正意义上的女兵。直到战争的最后关头，德国也没有派女性去最前线厮杀。这是一条底线，也是西欧各国的传统：在前线作战的部队只能由男性组成。所以，在第二次世界大战中前苏联女兵有很多死伤，而德国方面的参战妇女损失很小。

1944年10月，德国的女兵共承担了350个探照灯连的任务，到1945年3月（也就是德国投降前的一个月），参战妇女达到了50万人，差不多占德国剩余总兵力的20%。而官方从来不把参战妇女视为正规军的军人，而称其为国防军女助手。德国的女兵分散在防空、通讯、装备维护等领域。此外，负责战地服务的准军事化女性还有10万人。

苏军飞行员对现场的回忆

前苏联最著名的王牌飞行员阿尔谢尼·沃罗热伊金，创造了击落六架日军飞机、46架德军飞机，而自己未被击落一次的纪录，两次被授予"苏联英雄"称号，参加了朱可夫元帅指挥的攻克柏林的战役，并在解放柏林后有幸第一时间来到帝国大厦希特勒的地下掩体查看，现场目睹了一些令人吃惊的惨状：大批纳粹男女军官在得知失败命运及希特勒自杀身亡的消息后，酗酒狂欢，随后服毒自尽。

1945年5月2日15点前，攻占德国首都柏林的最后一次战斗结束，沃罗热伊金少校在市内遇见了一位老战友，两人相约一起到刚刚解放的帝国大厦去，现场观看希特勒及其侍从藏身的地下掩体。

沃罗热伊金及其老战友带着一名特意挑选的工兵、三名冲锋枪手，一行六人顺着较宽的花岗石楼梯来到了法西斯的地下堡垒。沃罗热伊金少校等六人开始进入地下室，工兵在前，搜索危险的爆炸装置，随后是两名军官，最后面是端着冲锋枪的士兵。

地下掩体的一层是工作区，有各种办公室，沃罗热伊金少校没有发现任何特别的情况，只是在走廊最尽头的一个掩体里，发现了一些发出亮光的物体，是上面有把手的镀锌铁皮箱，走近后，他小心翼翼地打开其中的一个旅行箱，看到里面有一把手枪、厚厚的一沓美元、一身新缝制的灰黑色西装。非常明显，这一切都是为企图逃跑的人准备的。

他们从走廊尽头，顺着另外一个楼梯，小心谨慎地下到地下二层，微弱的马灯光线最多只能照亮10米。他们一行六人发现了第一个掩体稍微开启的门，他们便将门打开，走了进去。迎面而来的是一股浑浊、呛人的气味，混合着酒精和其他味道，马灯光线随即照亮了室内恐怖的场景：几个盖世太保军官，基本上全是上校和将军的军衔，他们衣衫不整，制服扣子全部解开，一些军官只穿着内裤、背心，喝得烂醉如泥，有的坐在背靠桌子的椅子上，有的坐在沙发上，几名年轻的姑娘穿着党卫军制服，同样地衣衫不整，一动不动地躺在他们中间。他们都已死去多时。

经仔细察看，沃罗热伊金少校发现，大部分纳粹军官是开枪自杀的，其他的人则是喝了大量的白兰地，烂醉后服氰化钾而死。地下二层其他所有掩体内，都是这种场景，几百名纳粹高级官员在酗酒狂欢之后，或开枪或服毒，自愿身亡，现场仅穿黑色制服的党卫军女军官就有300多人（据最后统计是320人）。

沃罗热伊金少校一行六人见到这种惨状，没有兴趣继续查看，随后默默地离开。

5.3 日本网上相约集体自杀案

2004年7月12日，日本发生两起集体自杀事件，共有九名年轻人死亡。其中一起是四男三女共赴黄泉，这是近年来日本发生的规模最大的集体自杀案件。经警方调查，他们都是在一名少妇的组织下集体走上不归路的。[①]

一日两起年轻人集体自杀事件

7月11日晚，日本埼玉县警方接到一名年轻人的报警。他说自己的一个朋友在发给他的邮件中称要自杀，因此希望警方能够阻止他这个朋友的自杀行为。于是，警方根据线索展开了搜查，于12日凌晨在埼玉县皆野町附近的一辆小面包车中发现了四男三女共七具尸体。经检查，他们都是自杀身亡的。从现场来看，这七名年轻人显然为自杀做了精心准备：用塑料胶条将车窗门缝牢牢封死，用绳子牢牢拴住两

---

① 蓝晓芹. 谁策划了日本集体自杀案. 世界新闻报，2004-07-12.

扇车门，并在车内共放了四个煤炉，他们就是通过吸入蜂窝煤燃烧产生的一氧化碳而中毒死亡的。警方调查认定这七人是死于一氧化碳中毒，是一起集体自杀事件。

7月12日，横须贺警方也在当地一辆车内发现了两具年轻女性的尸体，检查结果表明她们也是自杀身亡的，年龄分别只有21岁和27岁。

自杀事件组织者是一名少妇

警方调查发现，这两起自杀事件有着诸多相似之处。在埼玉县自杀的一名34岁少妇和在横须贺自杀的21岁女子相识，她们曾在今年4月一起自杀过，但没有成功。另一个名叫涩井哲也的年轻人也告诉警方，在这起七人集体自杀事件发生前，那个34岁的少妇在给他打电话时曾说："七八个人一起自杀比较新鲜吧。"通过进一步调查，警方认定，正是这名34岁的家庭主妇组织了这起集体自杀事件。

这名少妇很多年前就有了自杀的想法。她曾多次向周围朋友绝望地抱怨说，自己不快乐，活着没什么意义。她曾开过一个自杀网站，在自杀网站上公布了一个自杀计划。她说，自己以前曾经有过烧蜂窝煤自杀失败的经历，这次无论如何也要成功。她称这次将使用"蜂窝煤、安眠药、汽车"来自杀，并号召自杀者"无论男女，集体进行"。

经调查，这名少妇曾经是一个摇滚乐队的成员，19岁结婚，但婚姻只维持了半年。2013年她再次结婚，却因不堪家庭暴力而与丈夫分居，自杀前正在与丈夫闹离婚。

日本警方已经查明了这起自杀事件中的六人的身份，他们分别来自日本各地，但都有一个共同的爱好：沉溺于网络。

自杀原因值得关注

一日发生两起自杀事件，引起日本社会高度关注。在今天网络给人们带来便利的同时，日本有些年经人为何利用这种手段，集体走上轻生之路呢？不少日本人认为人死后，生前犯下的过错便能得到原谅，这种脱离现实的人生观使他们不太珍惜生命。此外，由于日本社会生活工作压力大等原因，导致日本社会自杀率一直居高不下。2003年，就有3.4万名日本人死于自杀，比前一年增加了7%。但多数日本人认为，有些年轻人因为找不到工作或者考不上大学而选择自杀，是很脆弱的表现，不值得同情。

第 23 卷

毒杀大案

本卷主编 史志诚 卜风贤

卷首语

　　自古以来，投毒谋杀害人的案例，屡见不鲜！尽管投毒谋杀和下毒谋杀死亡的人数与工业污染、医疗事故死亡人数比起来是微不足道的。但是投毒，于情、于理、于法，都是残忍无比的，是违反人伦道德的。

　　投毒所用的毒物在古代以植物毒为主，中世纪时氰化物变得相当流行。19世纪的谋杀案中涉及的毒物主要有砷和士的宁。20世纪，氰化物再度流行，常将其藏匿于食物、饮料和药剂之中，进行恐怖谋杀。工业的大发展，科学技术的进步，化学药品的增加，人工合成的毒药纷纷出现，为犯罪分子提供了新的作案手段。特别是20世纪人寿保险行业的出现，毒杀骗保成为一种新的犯罪方式。

　　本卷在浩瀚的历史案件中仅仅选择了一部分有关中国古代和古罗马帝国的宫廷毒杀案，19世纪以来的投毒谋杀、下毒谋杀和毒杀骗保典型案例，记述了投毒谋杀罪犯的卑劣行径、案发经过和处置情况以及法庭审判的结果，显示了法律的胜利。

　　古往今来，投毒谋杀的动机不外乎政治和经济的原因。在现代社会，由于现代毒理科学的发展，接受毒物科普知识教育的人越来越广，加之公共安全与法律的不断完善，先进侦破手段的逐步提升，预防中毒的技术变得更好更为有效，侦破毒杀案的技术和能力大为提高，使得毒物犯罪比过去有所减少。尽管如此，毒物犯罪分子也变得更加阴险狡猾，他们以更为隐蔽的计划，采用现代技术相对抗，甚至不择手段，铤而走险，采取意想不到的方式作案，贸然投毒。因此，下毒与反下毒、投毒与反投毒的斗争将会长期存在，千万不可掉以轻心！

1

毒物谋杀的历史

1.1 用于毒杀的毒物

毒药：谋杀工具

毒药是一种古老的杀人工具。在人类历史上，毒药这种具有毁灭性的不流血的谋杀工具，一直是阴谋家和犯罪分子垂涎的东西。然而，在最近 150 年，运用毒药来进行谋杀的案件呈逐渐减少之势。原因是检查毒药的方法增加了以后，毒杀的方式也随之衰落了。

按照惯例，谋杀者用毒药来杀人，是因为被害人中毒后的症状常常同某些疾病发作时的症状极为相似，因而使人难以断定是否出现了犯罪行为。例如，砷中毒与胃肠炎的症状相似，白砷引起的急性中毒症状与中世纪广为流行的霍乱的症状几乎没有区别。现实的情况是，尽管各国法律对毒物的控制在不断加强，但很多致命的毒药还是很容易就能获得。家用、兽用和用于园艺的毒药都很容易获取，甚至那些有严格限制的有毒药物，也很容易被医生、护士、牙医、兽医等人弄到手，而且，在很多案件中罪犯与这些医务工作者有关。

除了毒药比较易于得到，用毒药杀人作案的方法也在不断翻新。如掺杂在食物、饮料或药物当中。它可以被消化、吸入、渗入，或者是被注射进被害人的体内。今天很多犯罪小说家笔下的那些难以侦破的毒杀案虽然非常离奇，令人眼花缭乱，但涉及用毒药杀人的案件，尤其是在某些毒物扰乱了人体器官正常运行的时候，侦破起来依然是很棘手的。1984 年，美国得克萨斯州的一名叫吉妮·琼斯（Genene Jones）的护士被证明用氯化丁二酰胆碱谋杀了由她照看的 15 个月大的切尔西·麦克莱伦。侦查人员可用的证据很少，但通过气相色谱分析法，他们在切尔西·麦克莱伦的体内发现了这种毒物。

此外，间谍们还利用蓖麻毒素、肉毒杆菌毒素制造了小巧伪装的暗杀武器，如杀人伞、自来水笔、香烟、打火机、照相机等。除了用各种毒剂进行谋杀之外，有的间谍还将"致幻剂"掺入茶、酒之中，或者伪装成药片，使人产生幻觉，不能自制，或者说出真话，或者神经错乱。还有的国家用同样的办法打击国外的"叛徒"。然而，随着间谍们所用的毒剂越来越毒，用量越来越少，法医们的化验技术也不断改进。如今，法医们已能从 1 毫升的尿液中查出微量的毒物。

用于毒杀的四类毒物

历史上用于毒杀的毒物大体分为四类。

第一类毒物是具有强腐蚀性的酸或碱。如果吞服这类毒物，会导致嘴部分灼伤或腹部穿孔。这类物品还经常被用来毁尸灭迹。

第二类毒物能够影响血液内的氧气传

输,导致窒息死亡。主要是一氧化碳和氰化物。一氧化碳是一种无臭无味的气体,人体的血红蛋白与它具有极强的亲和力,人体吸收一氧化碳的速度要比吸收氧气的速度快 300 倍。当体内充满一氧化碳而缺少氧气的时候,人就会出现窒息。氰化物(包括氢氰酸)很少被用来进行大规模的谋杀,但在 1979 年,在圭亚那发生的琼斯教派的集体自杀中,教派成员就是服用或者被迫服用了含有氰化物的饮料而死亡的。

第三类毒物是内吸收的毒药。这些毒药一旦被身体吸收,造成对肝脏、肾脏、神经和循环系统的伤害。用砷(砒霜)下毒一直是谋杀者选用的毒物,其次是锑、汞以及士的宁、吗啡等植物毒素或生物碱。芝加哥的一位外科医生托马斯·尼尔·克利墨(Thomas Neill Cream)在 1881 年被判定用士的宁谋杀他的情人的丈夫。10 年后,重获自由的他搬到了伦敦,在那里他在给妓女开的药物中掺入了士的宁。在毒杀了四个人之后,他招摇的个性引起了警察的注意,最终被判处死刑。

第四类毒物是那些不留痕迹的物品。如蓖麻毒素等生物毒素。1978 年,一个住在伦敦的从保加利亚来的流亡者——乔治·马尔科夫,在排队等待公共汽车的时候,被人用一只刺针把一个大头针头大小的金属丸刺到他的腿中,之后发病死亡。直到今天,人们也没有找到凶手。从此利用生物毒素谋杀闻名于世。

此外,用动物毒进行谋杀在历史上起的作用不大。南美的一些原始部落,在敌人熟睡时进行袭击,把当地一种蛇的毒牙刺入或刺穿他们的舌头,将其杀死。在萨摩亚(Samoa)要除掉令人不快的人,通常的做法是,给他们的睡垫中放入𫚭①刺。

历史上选择下毒的有毒植物

历史上选择下毒的有毒植物有 10 多种。

第一,巴巴多斯坚果。亦称为麻风树坚果、医药果、催泻果。分布在非洲、中南美洲和亚洲。树木约 4.6 米高,枝叶繁茂,有黄色黏液,花小有毛。中毒症状是呼吸困难,喉咙疼痛,呕吐,腹泻,嗜睡,腿部抽筋。中毒发作的时间为 15~20 分钟。有经验的医生采取洗胃解毒的方法,十分有效。

第二,颠茄,莨菪,巴巴多斯百合。分布在欧亚大陆和北美。全株有剧毒,花为暗蓝紫色,浆果是黑紫色。中毒症状是瞳孔放大,心率加速,皮肤发热,干燥,口干,丧失方向感,产生幻觉,视力减弱,心跳声音加大,行为具有攻击性,惊厥,昏迷。出现死亡时间为几小时到几天。解毒可以使用缩瞳药、洗胃、催吐法等。

第三,双子柏。分布广泛,全株有毒,中毒症状为失水,使女性月经不止,惊厥,皮肤水疱腐烂,胃炎,呕吐,昏迷,肾脏衰竭。死亡会在呼吸困难的 10 小时到数天。可用牛奶解毒、洗胃。

第四,伯利恒之星,夏季雪花。分布在气候温暖地区,特别是中东地区。植物高大,无叶,白色星状花,全株有毒。中毒症状为气短,呼吸困难。应立刻解毒、洗胃。

第五,马达加斯加毒树。分布在马达

---

① 𫚭(音 hóng),一种鱼,身体扁平,尾呈鞭状,有毒刺。

加斯加、夏威夷。主要毒素在籽中，有浓烈香味。中毒症状为心脏停搏。

第六，英国短叶紫杉，欧洲红豆杉。分布在北半球。除果实外都有毒。中毒症状为恶心，呕吐，腹泻，瞳孔放大，乏力，面色苍白，发抖。中毒者会因心脏衰竭而死。中毒发作时间为1小时。

第七，野生欧芹。一年生草本植物，全株有毒。中毒症状为肌肉僵硬，脉搏微弱，死亡过程极其疼痛，视力丧失。但中毒者至死也会保持清醒状态，发作时间为几小时到几天。解毒可洗胃。

第八，草原藏红花，秋水仙。分布在欧亚大陆。全株有毒，尤其是球茎。中毒症状为喉咙灼热，腹泻，心脏血管崩溃，狂语，感觉障碍，惊厥，肌肉无力，呼吸困难。中毒者死亡率为50%。发作时间为2~6小时，2~3天内会出现死亡现象。解毒用活性炭洗胃。

第九，山月桂，阿尔卑斯月桂。分布在北美洲的潮湿地带。叶子、枝条、花朵和花粉有毒。中毒症状为流泪，呼吸困难，心跳减慢，肾脏衰竭，体力减弱，惊厥，麻痹。发作时间为6小时，死亡可能延续到几天后。解毒可洗胃。

第十，美洲商陆，美洲颠茄。分布在温热带。白色下垂花，黑色果实，全株有毒。中毒症状为恶心，呕吐，腹泻，呼吸困难，乏力，痉挛，惊厥而死亡。发作时间为2小时。解毒可洗胃。

第十一，女贞。分布在世界各地。全株有毒，特别是黑色的浆果。中毒症状为呕吐，虚脱，血压降低。死亡发作时间为2小时。解毒可洗胃。另外，女贞还会引起皮疹。

第十二，水生芹叶钩物。分布在北美，潮湿处生长旺盛，全株有毒，高大，花小呈白色，有黄色芳香油状物。中毒症状为不安，胃痛，恶心，呕吐，腹泻，呼吸困难，痉挛。死亡发作时间为20分钟到1小时。解毒可催吐、洗胃。

第十三，麦角。分布广泛，是一种菌类寄生物，感染谷类，特别是黑麦，毒素有蓄积性。中毒症状为恶心，呕吐，头痛，麻木，昏迷，呼吸停止，血管收缩，痉挛，精神异常。死亡发作时间为几天到几周。解毒用镇静剂，洗胃后使用药用炭。

第十四，洋地黄。分布在美洲沿岸。花为紫色、白色，果实多籽，全株有毒。中毒症状为头痛，恶心，呕吐，腹泻，脉搏缓慢，心脏刺激。死亡发作时间为20~30分钟。解毒可洗胃后用药用炭。

第十五，印第安眼草，哮喘草。分布在北半球。花是蓝色、红色、白色的，全株有毒。中毒症状为恶心，呕吐，虚脱，瞳孔放大，昏迷，惊厥。死亡发作时间为1小时到几小时。解毒可洗胃，用安定剂，人工呼吸。

第十六，吐根。分布在欧洲和美洲。汁液和浆果有毒，毒性有蓄积性。中毒症状为恶心，呕吐，精神疲劳，呼吸困难，心动过速，血压降低，虚脱，心力衰竭。发作时间为立刻，死亡在24小时到1周，但复原要1年。解毒可洗胃后用吗啡。

第十七，假藜芦。分布在北方气候温和地带。全株有毒。中毒症状为呕吐，血压降低，肌肉无力，发作时间为20分钟。解毒可洗胃。

第十八，延龄草。分布在非洲北部、欧洲及南美洲。花是绿色的，有紫色斑点，鲜红浆果，全株有毒。中毒症状为水疱，出血，惊厥，瞳孔放大，昏迷，发作时间为几小时。无解毒方法，靠自己挺过24小时。

第十九，八仙花（绣球花）。分布在日本、欧洲，全株有毒，中毒症状类似氰化物中毒，发作时间只潜伏几小时。解毒可洗胃。

第二十，欧亚瑞香。剧毒，且为急性中毒(死亡率为30%)。特别是浆果可以使人死亡。[①]

1.2 投毒与下毒的法律释义

投毒与下毒事件

投毒与下毒，一字之差，性质迥异。投毒，是在别人不知情的状态下，在别人的地盘上下药，以达到害人的目的。下毒，是在自己的地盘，为了保护自身利益的目的，采取施放毒物的措施。譬如，过去有的果园为了防盗，会在果园醒目处，出示告示牌：果子有毒；又如，在鼠害猖獗的年代，为了保护自家衣服和食物的安全，农民会在自家下鼠药。因此，下毒带有明显的自卫性质。

投毒罪，是指故意投放毒物，已经致人重伤、死亡或者使公私财产遭受重大损失，或者尚未造成严重后果，危害公共安全的行为。投毒罪同放火、决水、爆炸罪一样，属于危险方法的犯罪。

下毒罪，还特指给予自己丈夫或妻子以及嫡系亲属投毒谋杀的行为。

投毒罪及其构成

投毒罪是指故意投放毒物，危害公共安全的行为。其特征是：

第一，侵犯的客体是公共安全。

第二，客观方面表现为行为人实施了投放毒物危害公共安全的行为。指向公共饮用或食用的水源、食品、牲畜、禽类的饮水池，饮料等投放能够严重危害人体健康、生命安全或者造成重大财产损失的毒物的行为。不论投毒行为的具体方式怎样，也不论使用何种毒物，只要投毒行为已经威胁到不特定多数人的生命、健康和重大公私财产安全，就可以构成本罪。

第三，本罪的主体是一般主体。根据刑法第17条的规定，已满14周岁不满16周岁的人犯投毒罪的，应当负刑事责任。

第四，主观方面表现为故意。既可以出于直接故意，也可以出于间接故意。

各国法律关于投毒罪的表述略有不同，如《日本刑法》中规定的是"净水内掺入毒物"罪、"水道内掺入毒物"罪；《意大利刑法》中规定的是"饮水和食物下毒"罪。中国在2001年12月29日公布施行的《刑法修正案（三）》和2002年3月15日最高人民法院、最高人民检察院公布的《关于执行〈中华人民共和国刑法〉确定罪名的补充规定》将投毒罪修改

[①] 博物学家吉梅林（Johann Friedrich Gmelin）在他的《植物毒通史》（*Allgemeine Geschichte der Pflanzengifte*）中记载："这种植物的所有部分，尤其是浆果，具有一种不寻常的辣味。有时，一个在密闭的房间，花散发出的气味也会导致人出现昏厥。在法国的科西嘉岛，士兵们曾用欧亚瑞香木熏肉，燃烧产生的烟先使他们出现抽搐和惊慌不安的感觉，好像要被勒死似的，后来有几个人死亡。"

为投放危险物质罪，取消了投毒罪罪名。

此外，按照法律的规定，鸦片、大麻、吗啡等虽然也是毒物，但不包括在投毒罪的毒物之中。

投毒罪与危险物品肇事罪的界限

如果行为人违反毒害性物品管理规定，也可能造成人身伤亡的严重后果。但这种罪是在生产、储存、运输、使用中发生的重大事故，且只能由过失构成；而投毒罪则不受这个范围的限制，在主观上表现为故意。

投毒罪与环境污染行为的界限

环境污染，是指工厂、企业、事业和科研单位违犯《中华人民共和国环境保护法》的规定，任意排放超过国家规定标准的有害物质，严重污染环境，危害人民健康，破坏自然资源，在规定的期限内能治理而不治理的行为。这种行为的危害后果，有时虽与投毒罪相似，但行为产生的原因和表现形式，与投毒罪是不同的。因此，二者不可相提并论。

1.3 古代的毒物谋杀

无论是在古代的中国、印度、希腊、埃及，还是在基督时代的罗马帝国，人们早已开始使用毒药，但多数使用的是植物毒。投毒谋杀的动机不外乎政治和经济的原因。

第一份下毒杀人的记录出现在基督教时代的罗马帝国。埃及艳后就曾用奴隶来实验天仙子、颠茄和蛇毒（最后其自杀所选用的是毒蛇）。甚至在很多国家有人一点一点地增加毒药的食用量，以达到对它们的免疫，例如在大仲马笔下的《基督山伯爵》中就有类似的描写。

1.4 中世纪欧洲的毒杀案

中世纪欧洲毒杀纷乱的时代

中世纪[①]制毒与药毒不分的管理体制，使利用氰化物进行谋杀变得相当流行。如此一来，从古代演进到中世纪漫长的时期便成为一个使用毒物与中毒案件频繁发生的纷乱时代。

公元 4 世纪时，罗马女人用汞来除掉他人的丈夫。在中世纪的威尼斯和其他地方，被收买的放毒谋杀者用不易被察觉的

---

① 欧洲中世纪（约 395—1500），是欧洲历史上的一个时代（主要是西欧），由西罗马帝国灭亡开始计算，直到文艺复兴之后，极权主义抬头的时期为止。也有历史学家认为，中世纪是指公元 476 年西罗马帝国灭亡到 1640 年英国资产阶级革命这段历史时期。17 世纪，德国历史学家克里斯托夫·凯勒尔在他的历史著作《通史》中，第一次把全人类的历史划分为古代、中世纪和近代共三个时期。

汞气来除掉令人不快的人。这方面流传下来的记载（部分有历史证明，部分是传说和轶事）数量是很大的。①

神秘的威尼斯十人委员会

意大利人为了政治目的、经济利益及婚姻而下毒。在佛罗伦萨和威尼斯的市议会记录里，都曾经提到要用下毒的方式除掉某人，并且翔实记载了被下毒对象的姓名以及毒死他们的费用。在某些炼金术士和下毒者组成的协会的记录里，他们列出了受害者的名字和付给投毒者提供服务的报酬额度。在威尼斯、罗马以及一些城市的一些学校有人专门研究毒物与中毒，甚至会公开教授他人一些毒害的方法，使下毒药成为一种技术。

据记载，1310—1797 年，威尼斯共和国有一个强有力的和秘密的政治集团"威尼斯十人委员会"（Venetian Conucil of Ten）②，这个组织曾使用诸如下毒的方法，杀死了当时许多有争议的人物。

意大利的下毒家族

15 世纪，意大利的波吉亚家族（Borgia Family）是最出名的下毒家族，家族中几乎人人都掌握了用毒物杀人的方法。波吉亚家族是 1455 年从西班牙移民到意大利的。他们用磷和砷联合用药。磷最初是一个秘密，是一个西班牙修道士泄露给波吉亚家族的，他知道磷和砷的解毒剂。波吉亚家族成员里的席撒利（Cesare）和卢克利希亚（Lucretia）就是罗马中世纪时期著名的下毒人。

16 世纪，波吉亚家族的一位亲戚——凯瑟琳·梅迪西③把下毒艺术引入法国，她使用的毒物包括砷、干斑蝥（粉）以及砷、乌头、颠茄和鸦片的混合物。从此，在法国，神秘的死亡开始出现，以后极为流行的砒霜也慢慢开始盛行起来。此外，还有几位著名的用毒专家：安东尼·伊西里，可以用毒药控制被害者的死亡时间；路易十四的宫

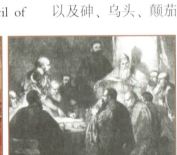

图 36 威尼斯共和国议会（1. 图中央宝座上穿金衣者为总统，红衣者为总统辅佐官，黑衣者为十人委员会成员；2. 十人委员会与总统及其幕僚的秘密集会）

---

① 从 5 世纪起，人们就认识了升汞。在法国革命时期，首先是升汞被用作自杀毒。在以后的几百年中，直到 20 世纪上半叶，升汞的"名声"是自杀毒和谋杀毒。

② "威尼斯十人委员会"也称"十人议会""十人理事会"，相当于安理会的作用，是一个掌握威尼斯最大管理权限的秘密组织。十人委员会选出一位公爵，成为威尼斯正式的领导人。该委员会创建于 1310 年 7 月 10 日，目的是对付公爵叛乱，并给予紧急权力，以处理国家安全问题。1334 年成为常设机构。17 世纪后半叶，委员会的权力开始变弱，1797 年解散。

③ 凯瑟琳·梅迪西（Catherine Medici，1519—1589），生于佛罗伦萨，是意大利公主。1547 年，她嫁往法国，成为法国国王亨利二世（Henry Ⅱ）王后。1559 年亨利二世去世，因 15 岁的国王弗朗西斯二世体弱，于 1560 年死亡。她的 10 岁的儿子查尔斯九世执政，她开始摄政，因此获得了广泛的权力。1589 年 1 月 5 日去世，享年 69 岁。

廷香水师拉芳欣，宫廷里众多的贵族死于她的手下；玛丽多培亚，利用下毒取得家产，并在医院的患者身上实验，最后死于实验中。

16世纪末，用毒药杀人犯罪从意大利蔓延到法国，以致法国的刑事投毒犯罪案件越来越频繁。据统计，在1570年就有约3万人在巴黎单独使用毒药或者用非法非道德的方式进行犯罪，投毒犯罪像瘟疫一样在流行，社会上产生了对中毒的恐惧和不安，尤其是上层社会贵族非常害怕毒药，他们只参与非常信任的宴会，雇佣精选的佣人。即使出席宴会也都要有可信赖的人在身边。例如，在洛林，英格兰玛丽女王的舅舅卡迪纳（Cardina）因为抓了涂抹毒物的金币而死（然而却有更重要的证据证明他死于脑膜炎）。英格兰恒丽艾塔安（Henrietta Anne）公主嫁给奥尔良的公爵后由于十二指肠溃疡引起肠炎突然身感不适，而她认为自己被下毒了。亨利四世（Henry Ⅳ）拜访卢浮宫时，据说他只吃自己煮的鸡蛋，只喝自己倒的水。

意大利著名贵族弗朗切斯科·德·美第奇①在患病后的第11天，于1587年10月17日死去，年仅46岁，而就在几个小时前他的第二位妻子卡沛罗也死了。当时，人们认为他们死于疟疾。但在他们死去不久，就有谣传说他们死于中毒，症状与砒霜中毒症状相吻合。但没有科学的依据。最后的判断认为：弗朗切斯科·德·美第奇和卡沛罗并非死于疟疾而是被人投毒导致身亡，杀害他们夫妇的不是别人，正是他的兄弟卡迪尼奥·德·美第奇，目的是为了争夺权势。

中世纪文学作品中的毒杀案

除了历史文献之外，中世纪的文学作品中经常会提到毒物和中毒，这成为一个流行的话题。例如乔叟②的《坎特伯雷故事集》中，描写了获准售卖天主教免罪符的人③叫一个杀人犯买点毒物以备鼠害。莎士比亚④在《麦克白》悲剧的第四幕第一场（山洞）三女巫的对话中，就有"豺狼之牙巨龙鳞，千年巫尸貌狰狞；海底抉出鲨鱼胃，夜掘毒芹根块块……"的词句。福楼拜⑤在《包法利夫人》里描写爱玛服毒，受害人就是被下了砷毒。他在写作此章时，为了具体了解砷中毒的症状，竟认真研究了当时的一部医学专著。

---

① 弗朗切斯科·德·美第奇（意大利语：Francesco I De' Medici，也译为：弗朗切斯科·美第奇，1541—1587），意大利佛罗伦萨著名贵族托斯卡纳大公，从1574年开始统治托斯卡纳。
② 杰弗雷·乔叟（Geoffrey Chaucer，1343—1400），英国诗人。《坎特伯雷故事集》是他著的小说。
③ 中世纪获准售卖天主教免罪符的人，称Pardoner。
④ 莎士比亚（1564—1616），是英国文艺复兴时期伟大的剧作家、诗人。《麦克白》是他的四大悲剧代表作之一。
⑤ 福楼拜（1821—1880），法国批判现实主义作家，他的三部主要作品是《包法利夫人》《萨朗波》和《情感教育》。《包法利夫人》的发表，轰动了当时的法国文坛。但是这部作品却很快受到了当局的指控，罪名是败坏道德，诽谤宗教。

1.5 近代的毒杀案

17—18 世纪的毒杀案

17 世纪初，意大利投毒谋杀者的活动从政治转向了社会、婚姻和经济目标。在那不勒斯，托法娜（Tofana，1635—1719）专门制造并兜售含砷的有毒化妆品"托法娜仙液"（Aqua Tofana），帮助怀有阴谋的人谋杀了 600 人。

一个名叫卢佩兹（Rodrigo Lopez）的犹太医生被西班牙人派去杀害英国女王，但他很快被抓，之后不久便被处以绞刑。在这个意外的谋杀事件发生后，女王的食物必须被品尝以防有毒，以便实现最大的安全保障。女王甚至为了保护自己每周都要吃解毒药。然而西班牙王室中的阴谋不断，1689 年 9 月卡洛斯二世的妻子玛丽·路易斯（Marie Louise）猝死，尽管官方消息报道她死于霍乱，但她死于中毒的传言仍然流传开来。十年后国王拜谒玛丽之墓，打开棺椁，脱去寿衣，可见尸体保存完好，几乎没有腐烂，虽然此时这个发现没有引起重视，但足以证明女王死于砷中毒。

在毒杀成为公开威胁的情况下，为了阻止谋杀事件继续发生，在托法娜被处决后，法国国王路易十四①采取措施限制药商出售毒药，并于 1662 年颁布了一项法令，严禁药剂师出售砷、升汞以及有毒药物给不认识的人，要求对购买毒药的人进行登记、签名并说明购买原因。法令的颁布不仅规范了毒药的管理，而且建立了正

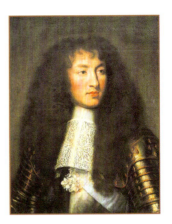

图 37　法国国王路易十四（摄于 1661）

常的法律诉讼，很快使得职业投毒谋杀者有所收敛。从 1679 年开始的为期三年的毒杀案调查②中有 442 人被处罚。

17 世纪之后，一些职业的投毒者通常被一些有钱人雇佣，偶尔也受雇于欧洲皇室。因此，一些重大案件，一般都难以侦破。最常用的毒物是砷以及番木鳖碱和氰化物。尽管投毒杀人的案件有所减少，但总有一些人顶风作案来以身试法。

18 世纪早期，托马斯·温赖特步入上流社会后，由于生活奢侈很快囊中羞涩，他开始利用邪门歪道造假赚钱以免破产。后来他利用士的宁（番木鳖碱）继承了大笔遗产，1835 年他从事流氓团伙活动与他人毒死自己的舅舅。

---

① 路易十四（King Louis XIV，1638—1715），法国国王，从 1643 年至 1715 年执政，也称"太阳王"。
② 据记载，当时 Notre-Dame 神父开始惊骇和罪犯中毒有关的忏悔，并报告了国王，促使国王成立"阿尔登特法庭"（Chambre Ardente），调查中毒事件。尽管调查官受到国王支持，但是那些作恶多端的投毒者却通过种种关系来逃避惩罚。

18世纪中叶,随着近代生命保险的初创,1762年在英国发生了第一桩保险毒杀案。这一年,英国艾克伊达布保险公司刚刚成立,有位名叫伊里士的男子,先怂恿养女投保艾克伊达布保险公司1000英镑的人寿保险后,再将养女毒死,并伪造了一份遗书,指定伊里士为财产继承人,伊里士据此向保险公司提出申请。艾克伊达布保险公司根据伊里士的性格、其对金钱的沉迷及事件发生的疑点,声称遗书并非真实,据此控告伊里士。在诉讼过程中,因当初参与伪造遗书的两个证人当中的一人,承认遗书是伪造的,伊里士遂被判处死刑。

18世纪晚期,英国发生了一例重要的毒杀案例。狄奥多西·鲍顿爵士(Sir Theodosius Boughton)之死受到怀疑,开棺验尸发现了砷。他的姐夫巴特(Bart)为了夺取财产杀害了他。巴特于1781年4月2日被处决。

19世纪维多利亚时代的毒杀案

19世纪的谋杀案中涉及的毒物主要有砷、阿片、草酸和升汞,之后发现了植物生物碱士的宁和尼古丁。

在世界毒理学历史研究中,一些学者把19世纪晚期称为"维多利亚时代"[1],这个时期的特征是中毒现象蔓延,整个世纪接连报道毒杀案,中毒成为沉重而流行的话题。当时众多的职业杀手参与毒杀案,原因是诸如士的宁、砷之类的毒物很容易买到。最常用的是砷,很多人放在屋中用作毒鼠药,妇女则声称用它来改善她们的肤色。当妇女去药剂师那里买砷时,她们只需签个字(毒物记录本,每个药剂师和五金商店都有)说明她们买了什么,没有人会问干什么用。因此,妇女投毒谋杀很普遍。在维多利亚时代,任何人一旦买了保险,身价便会陡然升高,其家人由于贪心常常不给法院提供毒杀证据而放走谋杀犯,致使毒杀犯轻易逃脱。因此,当时随着保险业的发展,毒杀案也成了一种"时尚"的犯罪。

19世纪早期,毒药的研究从无机毒物扩展到有机毒物。1830年,几乎所有的无机化学物的成分都能通过化学分析的方式而得知,但是用分析无机化合物的方法不能分析出有机毒药。然而,比利时分析化学家让·塞尔瓦伊斯·斯塔斯(Jean Servais Stas,1813—1891)于1851年在著名的"尼古丁谋杀案"[2]的化学分析中,从尸体组织中分离出了植物毒——生物碱尼古丁,

---

[1] 维多利亚时代(Victorian Era),是英国工业革命的顶峰时期,也是大英帝国经济文化的全盛时期。它的时限为1837—1901年,即维多利亚女王(Alexandrina Victoria)的统治时期。亦有学者认为,应将通过改革法案的1832年视为一个新的文化时期的开端。

[2] 1851年,尼古丁杀人犯格拉夫·波卡麦(Graf Bocarmé)出庭答辩。他在住所的一个洗衣间里进行实验,制造出了一种"烟草液"(Tabaklauge)。他用这种烟草液毒杀了他的妹夫福格尼斯,以阻止他们的婚姻,因为这桩婚姻危及一笔许诺给他的遗产。为了掩盖妹夫的死,他给中毒死者的口中灌下大量的酒和醋。预审法官和医生在现场发现,死者面部、嘴、口腔黏膜和胃都被蚀伤。一般来说,尼古丁很少用作谋杀毒,由于它的气味和味道,要使用就得强行给受害者灌进去。为了证实犯罪嫌疑人的辩词和尼古丁的存在,他们决定,把内脏送到布鲁塞尔进行毒理学检查。当时在军事学院工作的分析化学家斯塔斯接受了这一任务。斯塔斯凭着坚韧和知识,用多级处理法,最终从死者体内的脂肪、蛋白质和碳水化合物中分离出了植物毒——生物碱尼古丁。因这一发现,波卡麦被处极刑,死在断头台上。

这不仅使案件最终侦破，而且使他成为第一位从人体组织分离鉴定植物毒的科学家。至此，由于检查毒药的方法增加了，毒杀的方式也随之衰落了。

1.6 20世纪以来的现代毒杀案

20世纪早期的毒杀案中，砷仍占主流地位。1911年塞登（Fredrick Seddon）谋杀案中，把粘蝇纸（Flypaper）浸泡在含砷的水中，通过这种方式让房客接触毒物而死，然后夺取房客的财产。

20世纪20年代海伊下毒案也是用砷作为毒物。除此之外，士的宁、三氯甲烷和东莨菪碱（Scopolmine）等过去不敢使用的毒物也出现了，并形成新的趋势。同时，下毒给药的途径也改变了，出现了各种剂型以去除异味。由于在众多案例中使用了新的毒物，因此，20世纪早期法庭毒理学取得了巨大进步。

20世纪中叶，氰化物开始流行，以液体的形态来使用作为减少痛苦的自杀工具。在第二次世界大战期间，氰化物被分配给抵抗组织的官方人员，以使他们在被敌方掳获后为避免被施以严刑，可以选择以自杀来解脱。

20世纪后期，氰化物再度流行，常常被藏匿于食物、饮料和药剂之中，进行恐怖谋杀。1982年美国有人利用氰化物制造的"泰诺恐慌"事件，罪犯至今未能被逮捕。

20世纪后期，随着工业的大发展、化学药品的增加，人工合成的毒药纷纷出现。据统计，下毒用得最多的是外用药、清洁剂和其他家用产品，其次是杀虫剂、生物碱，最少的下毒工具是煤气和浓烟。此外，蓖麻毒素和铊等极端毒物也在20世纪后期的政治谋杀和毒杀案中出现。因此，法医毒理学成为现代毒药学与法医学的一门交叉学科并得到新的发展。

值得指出的是，20世纪人寿保险行业的出现，促使毒药谋杀成为一种新的犯罪方式，美国尼克尔杀夫骗保案和日本和歌山投毒骗保案就是其中的典型案例。

给政敌下毒的历史故事

给政敌下毒的历史故事，从古希腊到西伯利亚"神医"拉斯普廷，从古罗马博尔吉亚的餐桌到法国路易十四的宫廷，是政客们一贯的做法。

据法国《快报》周刊报道，1916年俄国神秘主义学者格利高里·拉思普金在和政敌吃饭时被投毒。据估计毒药分量够毒死三个人，但拉思普金却活着走了出去。一个刺客尾随而至，开枪射中他的脑袋。当刺客过去检查他的脉搏时，拉思普金搂住了刺客的脖子扼死了他。拉思普金继续逃跑，又来了一些刺客。在被射中三枪之后，刺客终于捉住了他。刺客棒击他的头部，然后把他扔进冰冷的河水里。拉思普金的尸体最终被冲上岸，验尸报告显示，他是被河水溺死的。[①]

1960年10月，喀麦隆人费利克斯·穆

---

① 给政敌下毒的历史绝非今日开始. 法国《快报》周刊，2004-12-23.

米埃在日内瓦吃的一顿晚饭要了他的命。这位政治家当时正领导喀麦隆人民联盟与法国扶植的政权做斗争。穆米埃和一个名叫威廉的"记者"在日内瓦的一家餐馆里见了面。但此人可不是拿笔杆子的人,第二次世界大战期间他曾在盟军特种部队里受过训练,还在法国的外国情报和反谍报署工作过。不久穆米埃就死去了。据推测,是餐盘上的毒药铊杀死了他。

在冷战时期,毒药片、毒箭、毒气和隐藏着毒剂的雨伞,这些物品的制造技术被推进到了前所未有的登峰造极的地步。在当今的反恐斗争中,恐怖主义亦使毒药成为"时兴"的手段。

进入 21 世纪的下毒与谋杀

进入 21 世纪之后,预防中毒的技术变得更好更有效果,而毒药犯罪比以前更加艰难。美国的炭疽恐怖案和旅美华裔女李天乐下毒杀夫案就是其中的两个典型案例。

在现代社会,毒物犯罪将变得更加阴险狡猾,甚至不择手段,铤而走险。下毒与反下毒、投毒与反投毒的斗争将会长期存在。因此,我们务必更要提高警觉,依法惩处施用毒物的犯罪行为。

2

中国古代宫廷毒杀案

中国古代从春秋战国到南北朝的这段时间里，毒药已成为处理政治斗争、军事斗争、社会各种矛盾乃至家庭生活矛盾的一个重要工具，其使用范围不断扩大，使用频率呈逐年增加之势。毒药之所以被广泛使用与毒药的天然特性有密切关系，因为多数毒药都极易溶于或者混于液体饮料和固体食物中，下毒与投毒时难以被识破。在此时期，毒药的使用方式多以酒中下毒、食物中下毒、药中下毒为主，可见当时的制毒技术和投毒手段之隐蔽。使用毒药者，有皇帝、皇后、皇太后、权臣，也有地方官员，更有家庭女性。被毒杀者，有皇帝、皇后、皇太后、权臣，也有地方官员和家庭妻儿，毒药同时也在战场中使用。政治毒杀和民间毒杀对社会生活的影响之大，不仅反映出封建社会的制度缺陷及其所伴生的权力斗争对民众生活和社会经济所造成的巨大危害，而且，也使朝廷不得不用法律来控制毒物的使用和买卖。在战争期间，偶尔用毒的时候，敌对双方都有中毒的情况发生。

2.1 战国后期的用毒

中国《史记》中记载著名的刺杀事件——荆轲刺秦。说的是荆轲受燕国太子丹的托付，捧着燕国的地图去朝见秦始皇。荆轲在地图里包裹着涂有毒药的匕首，试图刺杀秦王未遂。荆轲所用之匕首是加了剧毒药的。据记载匕首上的毒药是"使工以药焠之，以试人，血濡缕，人无不立死者"。①意思是太子丹事前准备了一把锋利的匕首，叫工匠用毒药煮炼过。谁只要被这把匕首刺出一滴血，就会立刻气绝身死。

饮鸩而死②是战国时期宫廷内自杀的常用手段。秦王政九年（前238），有人告发嫪毐实际上并不是宦官，常常和太后淫乱私通，并生下两个儿子，另外，嫪毐还与太后密谋"若是秦王死去，就立这儿子继位"。于是秦王命人严查此事。在事情真相全部弄清之后，将嫪毐家三族全部杀死，又杀死太后所生的两个儿子，并把太后迁到雍地居住。与这一事件牵连的相国吕不韦，于秦王政十年（前237）十月，被免去其相邦职务，遣出京城，前往河南封地，秦王恐怕他发动叛乱，命吕不韦出居河南封地，举家迁蜀。吕不韦受秦始皇的威胁，害怕日后被杀，便饮鸩自杀。

---

① 史记·刺客列传.
② 史记·吕不韦列传.

2.2 两汉时期宫廷用毒案例

中国两汉时期400多年的发展过程中，政治斗争异常激烈，先有未央宫之变，继起七王之乱，此后以下犯上者和同僚钩心斗角者忽明忽暗，时有发生。政敌之间用尽权谋，毒药也成为一种特殊的武器而在关键时候大显神威。一些大臣或明或暗地向对手投毒施毒，欲将其置之死地。

铲除异己而用毒

西汉王莽之乱后，公孙述割据一方，"称王巴蜀"。为了掩人耳目，公孙述派人征召名誉天下的贤士李业以为己用，"业固疾不起。数年，述羞不致之，乃使大鸿胪尹融持毒酒奉诏命以劫业：若起，则受公侯之位；不起，赐之以药"①。但李业心志坚强，不为所动，"遂饮毒而死"②。另一位名士谯玄也有类似的经历，当公孙述的使者登门征召时，谯玄矢志不渝，以许由伯夷为榜样坚辞不受，"遂受毒药"③，谯玄的儿子连忙向太守提出愿意捐献全部资产以赦免自己父亲的请求，"太守为请，述听许之。玄遂隐藏田野，终述之世"④。

在两汉的政治斗争中，还有人不择手段亲自毒杀自己父亲的典型案例。王莽居摄二年（7），东郡太守翟义自号大司马柱天大将军，立严乡侯刘信为皇帝，起兵十万反王莽。王莽在诏书中对翟义和刘信予以严词声讨，并揭发出刘信父亲刘云以毒弑父的故事⑤。这是两汉的政治斗争中，亲自毒杀父亲的一个典型案例。

宫闱斗争而用毒

两汉时期，宫闱之中后妃争权夺势的斗争也异常激烈。而且，后宫的斗争也常常与朝廷大臣相联系，从而具有内外勾结的性质。在后妃争宠的过程中，毒药的使用也成为一种重要的清除异己的手段。由于一些侍女负责主人的生活，与主人经常接触，因而在宫闱斗争中她们常常被敌对势力所利用。

汉宣帝时，宠臣张彭祖"以旧恩封阳都侯，出常参乘"。但不幸的是这位公侯竟然死于一个妻妾之手，"为其小妻所毒，薨，国除"⑥。

西汉末年，王崇为大司空，封扶平侯，"岁余，崇复谢病乞骸骨，皆避王莽。莽遣就国，岁余，为傅婢所毒"⑦。一位以清正廉洁著名的公侯最终也身死奴婢之手。

更为离奇的是宫闱斗争中为泄私愤，

---

① 后汉书·李业传.
② 后汉书·李业传.
③ 后汉书·谯玄传.
④ 后汉书·谯玄传.
⑤ 汉书·翟方进传.
⑥ 汉书·佞幸传.
⑦ 汉书·王贡两龚鲍传.

用毒药毁尸。武帝时以广川惠王之孙刘去继任广川王，刘去是一个暴戾歹毒之人，他的宠姬阳成昭信利用其这一特点杀害了幸姬王昭平、王地余，并巧用心计陷害幸姬陶望卿，逼迫望卿投井自杀。昭信还不解恨，"出之，椓杙其阴中，割其鼻唇，断其舌……与去共支解，置大镬中，取桃灰毒药并煮之，召诸姬皆临观，连日夜糜尽。复共杀其女弟都"①。

外戚干政而用毒

外戚是中国古代政治舞台上一支重要的力量。两汉时期，外戚擅权尤为严重。

汉宣帝时，权臣霍光之妻用尽权谋，与宫女淳于衍勾结，毒杀许后，另立霍光女成君为皇后。霍光去世后，皇帝立许后所生儿子为太子，霍皇后与其母心生妒意，多次试图投毒杀害太子而未成。后来丞相用事，霍氏自危，加之事情败露，霍氏家族遂阴谋反叛。宣帝地节四年（前66）秋七月，宣帝一纸诏书平定叛乱，大司马霍禹被诛，霍皇后被废。②

东汉多幼主继位，外戚势力扩张，任人唯亲。在这种情况下，外戚势力必然和皇权发生冲突，在斗争的过程中投毒用毒也成为一种重要的手段。

王莽专政时期，东郡太守翟义起兵反叛，其讨伐檄文中谴责王莽的罪行之一就是"毒杀平帝，摄天子位，欲绝汉室。"③东汉梁冀毒杀质帝也是外戚危及皇权的一个典型案例，时年仅九岁的汉质帝登基未久，"大将军梁冀潜行鸩弑，帝崩于玉堂前殿。"④

2.3 魏晋南北朝时期的政治斗争和下毒

魏晋南北朝时期，毒药被广泛应用于政治谋杀和官员的自杀事件之中，并使用于战争、血亲复仇、忌才、殉葬、家庭矛盾事件中。这一时期众多毒药与政治谋杀事件见第95页表23-2-1。

从中国古代宫廷斗争与用毒的情况可以看出：

第一，施毒者多为皇帝或权臣，他们多处于主导地位，被毒杀者往往受其控制，这就使得他们可创造机会实施毒杀行动。

第二，如果被施毒者是公开的"敌人"，或有公开的"罪恶"的话，施毒者就可以公开地毒杀。

第三，如果皇帝嗜杀，也就不管有没有罪名。如孙皓杀孙奋父子。

第四，如果被毒者并无罪状，而且施毒者考虑到公开杀害有可能对其不利时，多用暗中施毒手段。如司马懿毒杀牛金，手段甚卑劣。《宋书·符瑞志》记载："先是，宣帝有宠将牛金，屡有功，宣帝作两口榼，一口盛毒酒，一口盛善酒，自饮善酒，毒酒与金，金饮之即毙。"

---

① 汉书·景十三王传.
② 汉书·外戚列传.
③ 汉书·王莽传.
④ 后汉书·顺冲质帝纪.

表 23-2-1 中国古代魏晋南北朝毒杀事件

施毒者	被施毒者	用毒方式与原因	事件出处
董卓	何太后	鸩毒,妨夺权	《汉书·袁绍传注引献帝春秋》
董卓	弘农王	鸩毒,忌为人用	《汉书·董卓传》
曹操	伏后二子	鸩毒,家人欲图操	《后汉书·皇后纪下》
曹丕	曹彰	毒枣,忌骁壮	《世说新语·尤悔》
孙休	孙亮	鸩毒,忌夺权	《三国志·孙休传注引吴录》
孙皓	孙奋父子	饮药,疑为帝	《三国志·孙奋传注引江表传》
孙皓	孙谦	鸩毒,疑为帝	《三国志·孙休传注引吴录》
孙皓	万彧	毒酒,有所谋	《三国志·孙皓传注引江表传》
司马师	夏侯徽	鸩毒,忌通信	《晋书·后妃传》
司马懿	牛金	毒酒,因谶语	《晋书·元帝纪》
司马昭	郑小同	鸩毒,忌见密疏	《三国志·三少帝纪注引魏氏春秋》
贾南风	废太子	毒药,忌为人用	《晋书·愍怀太子传》
司马伦	司马臧	鸩毒,将称帝	《宋书·五行志》
司马彤	司马伦	金屑酒,欲称帝	《晋书·赵王伦传》
司马颙	羊皇后	鸩毒,忌人借其名	《晋书·刘毅传》
司马越	晋惠帝	毒饼,欲称帝	《晋书·惠帝纪》
桓玄	司马道子	鸩毒,欲篡位	《晋书·通鉴卷122 晋纪34 元兴元年》
刘聪	孝愍帝	鸩毒,忌为晋人用	《晋书·刘聪载记》
冯跋	孙护	鸩毒,忌反	《晋书·冯跋载记》
麻秋	苻洪	毒酒,欲并其众	《晋书·苻洪载记》
姚冲	锹伯支	鸩毒,惧泄其谋	《晋书·姚兴载记》
李期	李霸等	鸩毒,忌夺皇权	《晋书·李期载记》
石勒	段文鸯	鸩毒,忌反	《晋书·段匹䃅传》
刘裕	晋安帝	鸩毒,准备夺权	《宋书·王韶之传》
孝武帝	刘铄	毒食,与帝不和	《宋书·南平穆王铄传》
前废帝	沈庆之	毒药,忌反	《宋书·沈庆之传》
前废帝	刘子勋	毒药,忌夺权	《宋书·孝武十四王传》

续表

施毒者	被施毒者	用毒方式与原因	事件出处
宋明帝	王景文	毒药,外戚势大	《宋书·王景文传》
宋明帝	刘休仁	鸩毒,忌反	《南史·宋明帝纪》
后废帝	王皇后	毒药,管教过严	《宋书·王皇后传》
孔熙先	女婢	鸩毒,惧泄消息	《宋书·范晔传》
刘季之	翟弘业	鸩毒,烦谏己	《宋书·文五王传》
齐武帝	江谧	药毒,怨望	《南史·江秉之传》
齐明帝	萧子伦	鸩毒,忌齐武诸子	《南史·齐武帝诸子传》
齐明帝	萧铿	毒药,忌夺权	《南史·齐高帝诸子传》
东昏侯	沈文季	药酒,忌反	《南齐书·沈文季传》
东昏侯	徐孝嗣	药毒,忌废己	《南齐书·徐孝嗣传》
萧恬	兰钦	毒食,欲为刺史	《梁书·兰钦传》
高肇	元愳	毒酒,忌之	《魏书·彭城王勰传》
胡太后	孝明帝	鸩毒,欲继续掌权	《北史·后妃传上》
孝武帝	节闵帝	鸩毒,斩草除根	《资治通鉴·卷155 梁纪中大通四年》
高洋	高岳	鸩毒,功高震主	《北史·齐宗室诸王上》
高演	废帝高殷	鸩毒,忌复兴帝业	《北史·齐孝昭帝本纪》
武成帝	高孝瑜	毒酒,威望过高	《北齐书·文襄六王传》
高纬	高长恭	毒药,忌其勇猛	《北齐书·文襄六王传》
宇文泰	魏孝武帝	鸩毒,有怨言	《南史·宋明帝纪》
宇文护	周明帝	毒食,忌帝聪明	《周书·晋荡公护传》
周宣帝	宇文神举	鸩酒,威名太盛	《周书·宇文神举传》

注：摘自付开镜.毒药与魏晋南北朝政治斗争和矛盾处理的关系.湖北大学学报：哲学社会科学版，2006, 33 (6)：758.

第五，骁壮和功高震主是一些大臣被毒杀的主要原因。

第六，被俘的皇帝和大臣，被杀时也多以毒药为手段进行。

第七，皇帝和皇族之间的仇杀。

第八，同一集团间用毒药互相残害。

除此之外，多有官员因反对上司、受牵连、受猜忌、反抗政治迫害、讨厌政治残杀以及皇帝赐死等政治原因用毒药自杀结束自己生命的。

3

古罗马帝国宫廷毒杀案

3.1 莉维娅毒死奥古斯都案

历史记载,罗马皇帝凯撒·奥古斯都[①]的妻子莉维娅是一个下毒高手。

莉维娅·德鲁塞拉(Livia Drusilla),出生于公元前58年,她的前夫是克劳狄乌斯·尼禄,他们育有两子。她的第一个儿子出生于公元前42年,就是后来的提贝里皇帝,继承了他父亲的名字。当美貌妙龄的莉维娅在公元前38年1月17日嫁给奥古斯都的时候她已经身怀六甲,婚后她很快产下了尼禄·克劳狄乌斯·德鲁苏斯,即大德鲁苏斯。公元前35年,莉维娅被授予第一份公职,有权在卫兵不在场的情况下处理自己的事务,并且享有了保民官的神圣不可侵犯权。同时她的第一座雕像也被放置在公共场合,以表达公众对这位母仪天下的女性的崇敬。

起初,奥古斯都的指定继承人是其妹的儿子玛尔凯路斯,可是,玛尔凯路斯在公元前23年死于食物中毒[②]。公元前12年,奥古斯都的女婿阿格里帕去世之后,继承人的位子开始向莉维娅的儿子提贝里敞开大门。公元前4年奥古斯都收养了提贝里略。同时也收养了女婿阿格里帕和女儿尤利娅的最后一个儿子阿格里帕·伯图姆斯。而伯图姆斯作为一个新君远不够格,这样看起来这位诡计多端的继母莉维娅最后终于得逞了。

由于莉维娅对于让自己儿子继承大统的那种野心似乎也不得不让人怀疑她对于奥古斯都的死也要担上责任。传说她在一棵无花果树上涂毒然后诱使奥古斯都去摘果子来吃,而她自己则挑了一些没有涂毒的。[③] 她这样做的原因大概是害怕奥古斯都召回在外的养子阿格里帕·伯图姆斯,从而威胁到自己的儿子提贝里。伯图姆斯在奥古斯都死后不久就被处死了,至于究竟是谁下的令,至今仍不清楚。另一个细节更加重了人们的猜忌,那就是奥古斯都死后莉维娅密不发丧。军队甚至在公布皇帝死讯之前就已经拥戴提贝里为帝了。为了避免元老院的非议,这时生米煮成熟饭无疑成了上策。

虽然莉维娅毒死奥古斯都有多种说法,但在有的记述里,也有与毒杀完全不

[①] 凯撒·奥古斯都(Caesar Augustus),生于罗马,原名盖乌斯·屋大维乌斯·图里努斯(Gaius Octavius Thurinus,前63—14),罗马帝国的开国君主,统治罗马长达43年。公元前27年以后以"奥古斯都"闻名于世。公元14年8月19日去世后,罗马元老院决定将他列入"神"的行列,并且将8月称为"奥古斯都"月,这也是欧洲语中8月的来历。

[②] 历史学家对玛尔凯路斯中毒死亡事件,认为是奥古斯都的妻子莉维娅下毒所致,但未被证实。

[③] 另有一说,毒药是莉维娅使用从颠茄这种致命植物的根与叶提炼出来的毒药阿托品,把毒药灌入奥古斯都私人的无花果树盆栽里来毒死她的皇帝丈夫。

同的温情版本，描述的是莉维娅与奥古斯都长达50年的婚姻（前38—14），特别是莉维娅在奥古斯都弥留之际展示了甜蜜爱意。这位皇帝最后的遗言是"世间唯一让朕还怀念的就是我们的婚姻生活，永别了莉维娅"，随后皇帝亲吻了莉维娅，然后咽气了。这段传说似乎并不比有毒的无花果更让人信服，不过倒是展示了莉维娅阴狠之外的另一面：一位尽职尽责的贤妻。莉维娅于86岁高龄死于公元29年，在相对简朴的国葬典礼之后，被葬于奥古斯都陵。

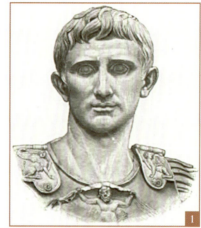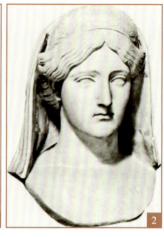

图38 奥古斯都与莉维娅（1. 罗马皇帝凯撒·奥古斯都；2. 莉维娅·德鲁塞拉，选自梵蒂冈博物馆）

3.2 阿克利碧娜谋杀案

公元37年，尼禄①出生在罗马附近繁华的海滨城市安齐奥。他的父亲是罗马帝国的一个臭名昭著的官员，曾杀死过许多无辜的百姓。尼禄3岁时父亲死去，母亲是喀里古拉皇帝的胞妹，叫阿克利碧娜（Agrippina），是一个美如天仙毒如蛇蝎的女人。她专门以杀戮折磨他人为乐，后来和克劳狄乌斯（Claudius）一世皇帝结婚。她先说服了克劳狄乌斯立尼禄为嗣，后来又劝说他让尼禄接替克劳狄乌斯的亲生儿子布里坦尼克斯（Britanicus）继承王位。

公元54年，阿克利碧娜趁克劳狄乌斯没有改变主意之前，就用一盘有毒的蘑菇把他毒死了。接着，她又用一大笔钱收买了宫廷卫队，然后正式宣布16岁的尼禄为新的罗马皇帝。

---

① 尼禄·克劳狄乌斯·德鲁苏斯·日耳曼尼库斯（Nero Claudius Drusus Germanicus，37—68），古罗马帝国皇帝，公元54年登基，是古罗马最神秘的皇帝之一。

3.3 罗马国君尼禄毒杀胞弟案

尼禄毒杀胞弟始末

年轻的罗马尼禄一登上王位后，就开始担心14岁的异母兄弟布里坦尼克斯会要求得到其父的王位，在那个曾帮助其母制备毒蘑菇杀死克劳狄乌斯的毒品专家洛卡斯帮助下，尼禄得到了一种烈性毒药。在一次宫廷宴会上他把毒药放进了他的同父异母的弟弟布里坦尼克斯的酒中。席间，当14岁的布里坦尼克斯饮进毒酒痛苦地痉挛时，尼禄一边津津有味地继续吃饭，一边若无其事地解释说，他这只不过是在发癫痫病，使在场上的人都目瞪口呆。这是他开创的第一个杀人纪录。

尼禄杀弟另有记载

杀死布里坦尼克斯还有三种说法。

一种说法是阿克利碧娜叫人送了很烫的热汤给布里坦尼克斯，试吃者喝过热汤，确认无毒后再呈给布里坦尼克斯，这时假借为了让汤冷一点，阿克利碧娜派人在汤里加进掺了含砷的冷水。

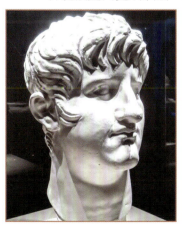

图39 罗马国王尼禄（头像雕塑）

另一种说法是尼禄在他的毒品专家洛卡斯的帮助下，用氰化物毒杀了他的异母兄弟布里坦尼克斯。今天人们知道这种氰化物是从桃仁中提取的，桃仁含有氰的糖配基，在胃内经水解释放出有毒的氢氰酸。

第三种说法是尼禄为除去心腹之患，在盛宴中杀死同父异母的弟弟布里坦尼克斯。在夏天到来的时候，尼禄吩咐厨师办一桌宴席，准备毒杀布里坦尼克斯。当时的菜单是：鹅蛋汤、牛舌丸子、冷冻饼干、海螺浸橄榄油、香菇饼、无花果与葡萄。因为天热，布里坦尼克斯连吃了两份冰冻饼干，在他把最后一道甜品吃完后，便觉得身体不适，随即四肢痉挛，口吐白沫，倒在地上不久便死去了。

数天后，菜单的调配师找尼禄领赏。尼禄问他究竟用了什么毒药，此人得意洋洋地说："我是用番木鳖碱。"

"但番木鳖碱是有苦味的，为什么布里坦尼克斯没有察觉到呢？"尼禄好奇地问。

"为了这个缘故，我特别花了心思。因为一般调味料，无法除去苦味。因此，我绞尽脑汁，设计好了当日的菜单。"

说到这里，尼禄突然拍膝而起："啊！真是一个绝妙的设计！"

那么，调配师究竟将毒药放在哪道菜内了呢？我们至今仍不得而知。

4

投毒谋杀典型案例

4.1 马德琳·史密斯谋杀案

这是一起发生在英国的著名案例。1857 年，马德琳·史密斯（Madeleine Smith，1835—1928）被怀疑用砒霜投毒杀害她的情人埃米尔·劳安格里尔（Emile L'Angelier），但法庭认为证据不足，从而使该案成为历史疑案。

案情始末

马德琳是一位 22 岁的少女，出生在格拉斯哥（Glasgow）的一个望族家庭。1855 年春天，她与受雇于在格拉斯哥的家族种子贸易店的一名员工埃米尔相遇，并在后来的时间里成了朋友。那年夏天，在马德琳随家人迁居到罗瓦莱避暑公寓的日子里，他们之间仍然通过许多信件保持联系维护友谊。不久，马德琳的父亲詹姆斯·史密斯（James Smith，1808—1863），一位富有的建筑师，发现了他们的交往，由于埃米尔是来自新泽西州的贫穷移民，社会地位低下，马德琳又是自己的第一个女儿，因此，他对此事表示反对。尽管如此，他们仍然保持着秘密交往和约会，马德琳常常通过她的女仆克里斯蒂娜（Christina）把写的信传给埃米尔。1855 年夏天，他们二人公开了爱情关系，私下订婚并计划在来年的 9 月份举行婚礼。

1856 年 7 月，马德琳的父母在不知道女儿打算与埃米尔结婚的情况下，把马德琳介绍给富商威廉·米诺奇（William Minnoch），并表示同意将女儿嫁给这位富商。接下来的几个月里，马德琳不知所措。

1857 年 1 月，米诺奇正式向马德琳求婚。这时，马德琳试图结束她与埃米尔的交往，并向埃米尔提出退回她给他写的所有信件。但埃米尔不但拒绝了马德琳的要求，而且还威胁马德琳，要把信件送给她的父亲。马德琳为了阻止埃米尔所为，只好继续与埃米尔来往。

1857 年 2 月 21 日，马德琳在当地的一家药店买了价值 6 便士的砒霜。她告诉店员说是用来毒鼠的，并按照法律要求签署了购买毒药的清单。马德琳和埃米尔那天晚上见面与否人们不得而知。但是，第二天早上埃米尔回到家里就感到胃里绞痛，并恶心和呕吐，他一直在家里待了一个星期。隔了几周，马德琳又以毒鼠为名再次买了 6 便士的砒霜。3 月 22 日，他们约好在晚上见面。第二天凌晨埃米尔回到自己寄宿的房子后，胃又开始痛了起来，呕吐多次，一直持续了好几个小时。直到 3 月 23 日早上十点钟埃米尔才在痛苦中死亡。

几个星期之后，马德琳写给埃米尔的信件被发现了，埃米尔的尸检发现含有大量的砒霜，因此，马德琳以谋杀情人罪被拘捕。

1857 年 6 月 30 日，法庭开庭审判，

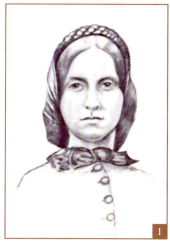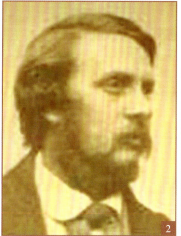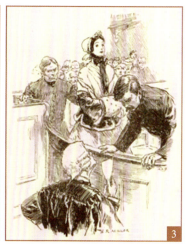

图40 马德琳·史密斯谋杀案（1.马德琳·史密斯；2.埃米尔·劳安格里尔；3.马德琳·史密斯被宣判无罪释放）

吸引了许多公众的关注。马德琳不仅拒不认罪，而且拒绝在法庭上进行辩护。然而，在开庭前她做了陈述，她最后一次见埃米尔是在他死前3周，而且她所购买的那些砒霜是用作美容的目的。在庭审中许多人对他们之间的关系、埃米尔死前那天晚上所发生的事情，以及马德琳购买毒药砒霜的目的都表示质疑。

控方（检察机关）将案件的关键集中在马德琳所买的毒药与导致埃米尔死亡的毒药相一致。他们认为是马德琳因担心埃米尔会破坏她和米诺奇之间的婚约，而将砒霜混入可可粉中然后在他们秘密约会时冲给埃米尔喝的。而辩方将案件的关键集中在埃米尔多变的情绪，认为他可能会因此而自杀。根据埃米尔的账单，认为由于马德琳的拒绝，埃米尔非常愤怒，企图通过自杀死亡来陷害马德琳。辩方还出示了埃米尔服用小剂量的砒霜作为滋补品的证据。

1857年7月9日，陪审团驳回了没有证据的谋杀控告[1]。马德琳·史密斯被法庭释放逃到了罗瓦莱。与此同时，她和威廉·米诺奇之间的婚约也被取消了。格拉斯哥家族企图忘掉那不光彩的事件，然而，民众对这件事的兴趣并没有因此而消退。

马德琳被释放后不久，便与一位艺术家结婚，一起离开苏格兰移居到伦敦。他们共同生育了两个孩子，但是还是在结婚28年后离婚了。后来马德琳移居到美国生活了一些年，又结了一次婚，并一直居住在纽约。1928年4月12日马德琳因肾病去世。

案件影响

这一案件裁决后的几十年来，人们对马德琳与埃米尔在1857年3月23日凌

---

[1] 当时，这种裁决仅适用于苏格兰，允许被告获得自由，但却要背负污名，因为它一方面表明控方检察机关对案件没有提供足够证据；另一方面，辩方也未能说服陪审团被告清白无罪的证据。因此，这种裁决意味着一种耻辱。

晨，即埃米尔死亡之前，到底发生了什么事情不得而知。于是许多作家著书对案件的种种猜测进行推测，并加以描写。但大多数现代学者认为，马德琳是当时犯下谋杀罪而唯一免于绞刑的人。报纸头条标题称此次审判为"世纪审判"。

1950年，英国导演大卫·里恩根据马德琳·史密斯案件的真实故事，创作导演了影片《马德琳》。

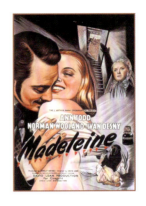

图41 影片《马德琳》广告（1950）

4.2 美国罗伯特·布坎南投毒案

案情始末

罗伯特·布坎南是一个行色匆匆的人，他出生在新斯科舍省，后来移居苏格兰，在爱丁堡取得了医生资格，在新斯科舍省成家。1886年，他移居纽约开始行医。白天他是一名受人尊敬的医生，晚上他却在低等酒吧里豪饮，而且经常出入妓院。酒和女人在他的生活里同等重要，甚至缺一不可。他的这种放荡不羁的生活，迫使他的妻子海伦同他离了婚，返回了新斯科舍省。有一段日子里，他始终注意一个很有魅力的女子安娜·萨瑟兰，她是一名有着20多年妓院生涯的女子。1890年10月20日，她按照布坎南的意愿，改变了自己的生活方式，嫁给了这个和她最要好的顾客。

对布坎南来说，这是个不幸。安娜·萨瑟兰需要被当作一个合法的妻子，她要求布坎南每天晚上必须在家里陪着她。但这一要求是这位花心医生难以接受的。他的目的其实是彻底占有安娜·萨瑟兰的钱。结婚后，他发现安娜·萨瑟兰实际上非常粗俗，经常会令他为难。

1892年，随着布坎南提出他要单独乘船到爱丁堡进行他的医学研究后，问题也就接踵而至。安娜·萨瑟兰直言不讳地说，要么她和他一起去，要么就分道扬镳。布坎南毫不犹豫地拒绝了。两人沟通的道路被堵死了。但4月22日，安娜·萨瑟兰突然病倒了，不到24小时她就一命归西了。她的治疗医生在她最后的详细病情记录中，所填的死亡原因为：死于脑出血。而布坎南却因忙于计算他应继承的遗产——5万美元，甚至连葬礼都没有去参加。

发起新闻运动

纽约世界报的一名记者艾克·怀特在参观验尸官的办公室，收集一些素材时偶尔听到了一位老人要求对安娜·萨瑟兰的死因进行调查。怀特由此推断，布坎南一定是一个有计划谋财害命的恶魔。与此同时，布坎南找到怀特介绍自己说他是安娜·萨瑟兰的配偶。他承认自己并不是没有个人私心——布坎南愿意同他分享安娜·萨瑟兰的财产。但是怀特很坚决地表示，他这一次的行动是为了正义，而不是能用金钱可以收买的，于是他把这个怀疑报告了警方。但警方拒绝调查这件事。就在这时，怀特听到令他目瞪口呆的消息是，仅仅在安娜·萨瑟兰死后三个月，布坎南就和他的前妻海伦复婚了。

怀特把这些情况告诉了给安娜出具死亡证明的医生，医生完全否定安娜死于脑出血以外的原因。谈到关于投放吗啡毒物时，该医生指出中毒死者的瞳孔症状安娜是不具备的。

怀特表现出了不屈不挠的职业特点，他拒绝接受医生的结论。他突然想起了一个患有眼病朋友，每次治疗回来，瞳孔都不自然地扩张着，这是用阿托品药水治疗的结果。怀特想，难道有这种可能吗？布坎南在他妻子临死之前，或许在她的眼里滴过一些阿托品药水。这样做的目的是防止瞳孔的收缩吗？怀特迫不及待地冲到了最后几天照顾她的护士家里，这位护士清楚地回忆到：有好几次布坎南医生向他的妻子眼内滴了一些药水。于是，怀特发起一场新闻运动，迫使纽约的验尸官发布了对安娜的开棺验尸令。

开棺验尸

5月22日，安娜的尸体被从墓地里掘出，迅速送往卡内基研究所进行尸检。结果非常明显，安娜死于吗啡过量注射。鲁道夫·威特华斯教授是一名著名的毒物学家，他发现尸体内有约6.48毫克的吗啡，他估计吗啡致死量是324~388.8毫克。他同时把自己的想法写了下来，那就是阿托品可以伪装收缩瞳孔。这个结果使布坎南返回纽约。根据鲁道夫·威特华斯教授的报告，布坎南被指控谋杀而被捕。

法庭上的奇异实验

起诉方为了加强说服力，于1895年3月20日在法庭上用吗啡杀死了一只猫，然后在这只可怜的猫眼中滴了少量的阿托品，猫眼的瞳孔反应变慢了，但并不是很明显。于是辩方全力反对鲁道夫·威特华斯的判定。后来，鲁道夫·威特华斯找到了失败的根源，是使用了不纯的化学药品。

在这种情况下，纽约法律委员会同意布坎南的律师把他们的当事人推上了证人席，这对布坎南真是一场灾难。在控方的交叉盘问下，他连连撒谎，矛盾重重，科学争论产生的所有怀疑都彻底消除了。布坎南衣冠不整，四肢无力地离开了证人席，陪审团经过六个小时的评议，认定布坎南的谋杀罪名成立。

布坎南提出上诉，但上诉被驳回了。1895年7月2日，他坐上了电椅。

历史意义

媒体报道往往在侦破案件方面起着重要作用。美国报纸记者所扮演的角色，在犯罪学史上，尤其是19世纪末20世纪初的纽约市，常常被忽略。但这个案例中纽约世界报记者怀特所起的作用是最具有代表性的，因此，人们把怀特称为"可怕的艾克·怀特"。

刑事犯罪也推动了毒物分析化学的发展。现在的毒物分析方法比布坎南时期的方法灵敏得多，薄层色谱法和气相色谱法已经能把大部分0.324毫克格令这么少量的毒物检验出来。

4.3 英国塞登谋杀案

1911年，弗雷迪利克·亨利·塞登把粘蝇纸[1]浸泡在含砷的水中，通过这种方式让房客接触毒物，毒死房客，以夺其财产。1912年，他在英国因投毒谋杀艾丽莎·玛丽·巴罗（Eliza Mary Barrow）被绞死。

塞登其人

弗雷迪利克·亨利·塞登（Frederick Henry Seddon，1870—1912）是一位国家保险公司的监督。他和妻子玛格丽特·塞登有五个子女。他的父亲和他们住在一起。

1901年，他曾经参加利物浦的共济会[2]。一年之后，他辞职南下。1905年，他住在白金汉郡的斯蒂芬别墅3089号，1906年他离开了那里。1909年，塞登买了陶林顿公园63号的有14个厅室的小楼，紧靠伦敦芬斯伯里公园。在此期间，他产生了赚钱的念头，想做房地产。因此，他和妻子发了广告，让出他们在伦敦家中的二楼。1910年7月26日，附近一个49岁的老处女艾丽莎·玛丽·巴罗回应了这个广告，在此之前，巴罗同她的表妹弗兰克·沃德埃亨（Frank Vonderahe）住在一起，因为她们之间不够融洽，所以她决定搬出来住，同时她希望住在塞登家中的二楼会更便宜。

谋杀巴罗

在塞登的诱导下，巴罗很快被说服并与塞登签署了协议。于是，巴罗将自己所有的积蓄和养老金交给塞登管理，其中包括1500万英镑的印度股市的回报，而塞登答应让她免费住在他家，并照顾巴罗一生，此外，还会给她一定的年金。

1911年8月，塞登、巴罗和她年轻的监护一起去绍森德度假。返回后，塞登的女儿玛吉（Maggie）从当地的药房用3便士购买了一袋粘蝇纸。不久之后，巴罗开始遭受痛苦的胃痛。就医后，当地医生开具了处方药铋和吗啡。9月9日，医生再次看望了她，但在接下来的几天里她的病情开始恶化，但她拒绝去医院，而只能躺在床上。9月13日，她立下遗嘱，口授并同意由塞登办理她的后事，并由他的亲属见证。9月14日早晨6时15分，巴罗在塞登夫人的照料下去世了。塞登找到医生，请他开具死亡证明，但由于当时在该地区有疫情和工作劳累，医生没有去看巴罗的遗体。

9月15日，塞登去了殡仪馆，安排了一个简短而简单的葬礼，只有与自己有关的少数治丧人员参加。巴罗的葬礼在一个普通的墓地举行，虽然她的家人在伊斯林顿墓地。

---

① 粘蝇纸（Flypaper），也称捕蝇纸、毒蝇纸。
② 共济会（Freemasonry），出现在18世纪的英国，是一个带宗教色彩的兄弟会组织，也是目前世界上最庞大的秘密组织，宣扬博爱和慈善思想以及美德精神，追寻人类生存的意义。世界上众多著名人士和政治家都是共济会成员。

巴罗的表妹弗兰克·沃德埃亨对巴罗去绍森德度假两个星期后突然发病死亡一事感到可疑，特别是对塞登在巴罗死后第二天便迅速举办葬礼感到不解，因此对他产生了怀疑。

然而，塞登对这样的安排有自己的解释，早些时候巴罗的家人对巴罗很冷落，他不愿看到这种情形，才要巴罗住在自己家里。如果巴罗的家属要参加葬礼可能要花费很多的钱，塞登告诉她，巴罗什么也没有留下，他自己支付了大量殓葬费和巴罗的保养费用。

1911年11月15日，巴罗的尸体被挖出来，由高级内政部专家威廉·威利考克斯（William Willicox）和年轻的病理学家伯纳德·斯皮尔斯伯里（Bernard Spilsbury）进行检查，他们在巴罗的尸体中发现约130毫克的砷。于是，巴罗的家属向警方报了案。

案件审判

案件的审理由著名的侦探巴克尼尔（Bucknill）担任法官。塞登和他的妻子成为谋杀案的主要嫌疑人。在审判期间，检察长老贝利（Old Bailey）起诉的证据是塞登的家人曾经购买了大量捕蝇纸，这其中含有砷。由此他推断，用来杀害巴罗的毒药是浸泡捕蝇纸的水。

辩护律师爱德华·马歇尔霍尔反对所有对塞登的指控，认为中毒死亡是由于其他药物中的砷引起的。塞登坚持要为自己辩护，而陪审团对他的傲慢非常反感。有趣的是，他自己也不否认，巴罗可能在她的房间里喝了防苍蝇而浸泡捕蝇纸的碟子中的水。

尽管塞登谋杀的证据确凿，但认定他是否有罪在辩护律师和陪审团之间争论得十分激烈。一名共济会的成员说：我们都属于同一个兄弟，但我们的兄弟并不鼓励犯罪，我们只能谴责他的行为。

最后，塞登的妻子玛格丽特·塞登因未参与谋杀被宣告无罪。法官巴克尼尔根据内政部专家和病理学家检查的结果，宣判塞登死刑。

1912年4月18日，塞登在本顿维尔（Pentonville）监狱被绞死。

1929年发生在美国加利福尼亚州的伊娃·拉柏林毒杀案件精彩的推理和严密的法庭科学分析，以及法医毒理学家发现番木鳖碱所产生的新闻效应，风靡整个美国。

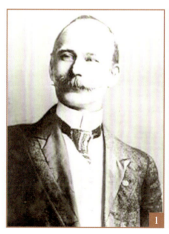 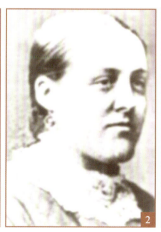 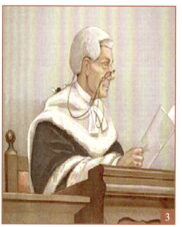

图42 塞登谋杀案（1. 弗雷迪利克·亨利·塞登；2. 艾丽莎·玛丽·巴罗；3. 法官巴克尼尔做最终宣判）

4.4 美国伊娃·拉柏林毒杀案

案情始末

1929年4月29日,在加利福尼亚州塔特尔镇,卡罗尔·拉柏林在他的汽车外等着伊娃。而伊娃正在小镇的学校校舍跳舞。后来,就像他们早些时候约好的那样,伊娃用托盘端着咖啡和三明治,从喧闹的人群中,小心翼翼地迂回而过。在大门附近,她偶然撞到了一名妇女,这位妇女耸了耸肩,表示道歉。伊娃说没有关系。这一幕很快就过去了。在汽车旁,卡罗尔·拉柏林吃起了妻子送来的点心,他边吃边和妻子交谈了几句。然后伊娃就返回了舞会。几分钟后,舞迷们跑出去发现,卡罗尔·拉柏林在小车里痛苦地翻滚扭动,痉挛的过程中,他喘息着说道,咖啡奇苦无比,但还没有来得及被送往医院,卡罗尔·拉柏林就一命归西了。

卡罗尔·拉柏林是一位体贴的丈夫,他因为战争双耳失聪,所以无法欣赏音乐,为了使他的妻子高兴,他愿意送他快乐活泼的妻子伊娃去参加当地的广场舞会。对于一名残疾的老兵来说,这就意味着他只能默默地看着自己引人注目的妻子在其他舞伴陪伴下欢快地跳舞。

满脸泪水的伊娃没有给调查此案的侦探们提供什么线索。相反,也排除不了她的这位心情不稳定的丈夫可能是自杀。塔特尔镇的大部分居民,甚至检验医生都认为卡罗尔·拉柏林是自然死亡。但是卡罗尔·拉柏林的父亲——斯蒂夫·拉柏林认为这一切都是他的儿媳所为。老人认为伊娃毒死卡罗尔·拉柏林是为了3000美元的保险金。于是,他不断地找警方。为了应付这位坏脾气的老头,谢里夫·戴姆帕克勉强同意再次对涉事的校舍进行勘查。

发现毒物

在一个小时的毫无结果的搜查后,谢里夫·戴姆帕克发现阶梯下有一片很黑的地面,用一厚木板挡着,但是木板已经破了,于是他就冒险把手伸了进去,几秒钟后,他就摸到了一个小瓶,标签上用黑体字写着"番木鳖碱",这个药瓶是约10千米以外的图奥勒米镇上的比奇洛药店的。

谢里夫·戴姆帕克找到了比奇洛药店的职员沃伦·萨海,他是专门负责管理毒物买卖记录的。他说最近有人买过番木鳖碱,这瓶毒药在卡罗尔·拉柏林死前三天,卖给了一名自称叫乔·威廉姆斯太太的人,她说她买毒药是为了毒杀地鼠。沃伦·萨海后来认定,伊娃就是乔·威廉姆斯太太。对于谢里夫·戴姆帕克来说,他已经有充足的理由逮捕这位寡妇,控告她谋杀了。伊娃大叫道,她是被她的公公陷害的,并且坚持说她是无辜的。

逮捕伊娃只是谢里夫·戴姆帕克走出的第一步,因为毕竟药物检查后发现,死者体内并没有毒物。权威人士认为,现在还不能单单地把买药作为案件的转移点。于是下令对尸体重新进行检验。上一次尸检的法医是一个毫无经验的新手。这一次,警方委托加利福尼亚州的首席法庭科学家爱德华·欧·亨瑞奇进行检验。

除了胃内容物，亨瑞奇仔细地分析了药瓶、拉柏林的衣服、其他物品以及死者的轿车。经过几天实验后，他从死者的胃内分离出了番木鳖碱，在死者的汽车上也有毒物的残留物。在死者喝过的咖啡杯里同样也有番木鳖碱。另外，他还利用自己的天赋——他的文检技能，对药店毒物买卖登记簿上的乔·威廉姆斯太太的签名和已经取得的伊娃的笔迹进行比较，认定登记簿上的字迹是伊娃的假签名。

亨瑞奇听说，在舞会现场人很多，伊娃曾经绕行而过，他立刻意识到，她可能和某些人相撞，这样就有可能把有毒的咖啡溅到其他人身上。于是，每位舞会的参加者都被警方询问，让他们仔细回忆当时的情景。其中一位年轻的妇女艾丽斯·谢清楚地回忆到，伊娃曾经碰到过她，还把咖啡溅到了她的身上，而这套衣服她一直没有清洗，并问他们是否愿意看这件衣服。之后这件衣服立即被送到亨瑞奇那里进行检验。咖啡污点清晰地显示出了微量的番木鳖碱。一切都无可争辩，伊娃就是投毒者。

审判伊娃

审判前消息传出，当地的人们对此案都极为关注，最终，法官决定在一栋露天舞场的临时建筑里进行审理。几百名观众都伸长了脖子听伊娃的无罪辩护。伊娃的辩护团要求特殊法庭开庭。在法庭上他们宣布，他们的当事人希望做有罪陈述。通过这种方法，伊娃保住了性命，被判无期徒刑。

历史意义

加利福尼亚州的首席法庭科学家爱德华·欧·亨瑞奇，在几百起案件的侦破中发挥了关键作用。在本案的审理中他精彩的推理和严密的法庭科学分析所产生的新闻效应，风靡了整个美国。

4.5 英国约翰·阿姆斯特朗案

案情始末

1955年7月22日凌晨，天蒙蒙亮，在英国朴次茅斯附近的戈斯波特，有一位26岁的护士约翰·阿姆斯特朗打电话给著名医生伯纳德·约翰逊，说他5个月大的儿子泰伦斯病了。伯纳德·约翰逊大夫知道阿姆斯特朗和他的妻子珍妮特很恩爱。但是，这两口子似乎命运不佳。他们的大孩子斯蒂温死于1954年3月，仅仅两个月后，他们两岁的女儿帕梅拉又突然得病。幸运的是，保住了性命。

当伯纳德·约翰逊医生来到他家时，孩子已经死了。尽管他没有怀疑这是一场拙劣的游戏，但伯纳德·约翰逊却难以查清孩子的死因。所以他通知了法医，在尸体上、婴儿的奶瓶及枕头上，都有前一天晚上的呕吐物，这些都被送到了当地的病理学家哈罗德·米勒博士那里。

在死者的喉头，哈罗德·米勒发现了一块皱缩的红壳，就好像是月桂树浆果的皮，这种浆果是一种剧毒的果实，另外在死者的胃里也发现了一些浆果壳。米勒用甲醛把浆果泡在烧瓶里，而剩下的红色胃内容物放入另一个瓶内,这两个瓶子被放入他的冰箱中。同时,他请求法医检验孩子是否吃过月桂树的浆果。一位拜访过约翰·阿姆斯特朗家的警官也证实,在约翰·阿姆斯特朗家的花园里有一棵月桂树,而且正在结果。同时,阿姆斯特朗肯定婴儿车曾在树下停留过。

所有这一切符合米勒的看法。但是当他打开自己的冰箱时,他发现溶液中的浆果壳不见了,它被溶在了红色甲醛溶液里。在另一个瓶中的壳也溶解了,并且加深了已经是红色的胃内容物。假如这些是月桂树树皮的话,就像他最初思考的那样,壳是不会溶解的。米勒被这种变化迷惑了,他把两个烧瓶、枕头以及奶瓶都送到了当地的法医毒物实验室。他们的检验报告,并没有所提到的毒物——微量的月桂树浆果皮。唯一特殊的是,发现了少量的玉蜀黍淀粉和一种叫曙红的红色染料。

发现毒物

米勒一边读报告一边思考,这样的混合物最可能存在于红色的凝胶素中,这种凝胶素包括药效很强的巴比妥盐酸和司可巴比妥,这就意味着这起案件是有预谋的下毒。大家都传说,约翰·阿姆斯特朗家的生活过得非常拮据。难道是夫妻俩为了减轻生活负担故意杀死自己的孩子?用盐酸巴比妥杀人,以前还没有这样的先例。米勒知道很少量的司可巴比妥就可以杀死婴儿。为了使他的这一发现更令人信服,米勒把枕头以及其他检材都送到了警察局做更进一步的分析。

苏格兰法庭科学实验室的主任尼柯斯督察负责此案件的侦破。尼柯斯的报告结论:从婴儿器官内提取的司可巴比妥数量可以推断,最初的药量是三到五粒胶囊,这样的剂量对于这么小的孩子是足以致死的。

于是,在侦探们去阿姆斯特朗工作的海军医院调查是否丢失过司可巴比妥时,一位护士回忆到,有一次当阿姆斯特朗进入药房不久后,柜子里的五粒司可巴比妥胶囊就神秘失踪了。

同时,警方又对前几年斯蒂温死亡的情况进行调查。结果表明泰伦斯死时所表现出来的症状与两岁的帕梅拉突然病倒的症状相同,如果不是因为帕梅拉后来被用药治疗,她也会出现同样的后果。

所有见过阿姆斯特朗夫妇的人都认为是两人共同计划进行了谋杀。为了澄清两人中是否有人不在现场的可能性,尼柯斯需要知道一粒司可巴比妥进入孩子体内多长时间会生效。他发现,纤维素胶囊被吸收到胃液后,将导致玉蜀黍淀粉膨胀,这样依次会导致胶囊迸裂,里边的药剂进入胃内,有时胶囊迸开极快,药物会在九分钟之内被吸收。但是,这对调查阿姆斯特朗夫妇涉案的可能性调查并没有多大的帮助,没有任何肯定的证据可以证明在谋杀发生的那一天,他们两人持有司可巴比妥,因而无法指控他们。警方现在能做的只是等待。

一年过去了,1956年5月24日,珍妮特·阿姆斯特朗提出和丈夫分居,在申请赡养费时,他们产生了矛盾,珍妮特列举了许多她丈夫滥用药物的事实。当赡养费被拒签时,她转过来指控她的丈夫,说是她丈夫从工作场所把司可巴比妥带回家,在谋杀发生的那一天,他们两人都在家。两天后,孩子就死了,于是丈夫命令她把所有的胶囊扔掉。她责问他:"你是不是给孩子吃了胶囊?"他回答说:"我怎么知道你没有给孩子吃呢?"她害怕丈夫报复，所以一直保持沉默。

珍妮特愤怒的揭发，并没有消除警方对她共同犯罪的怀疑，四个月后，她和丈夫一同站到了法庭上，被指控为共同谋杀。结果在法庭上，他们互相指责对方。这时判决结果发生了改变，阿姆斯特朗被判处死刑。当他的妻子走出了法庭时，她已成了自由人。一个月后，在法庭允许的范围内，她承认自己曾经给过孩子一粒司可巴比妥，这使得她的丈夫被改判为无期徒刑。

历史意义

尽管药理学的发展带来了大量的社会效益，但也有不利的方面。可可巴比妥在当地的毒物调查过程中没有被发现，而且在其他的实验室中，也逃过了实验人员的眼睛。值得强调的是，一名毒物学家必须研究各个方面的情况。因为人们不知道，下一种毒物将会是什么。由此看来，尽管药理学的发展带来了大量的社会效益，但其副作用也不容忽视。

4.6 日本驻南京总领馆毒酒事件[①]

事件始末

1939年6月10日，日本驻南京总领事馆为迎接日外务省次长清水来访，并庆贺日军占领中国武汉等长江中下游城市，专门举行了盛大的招待宴会。日本驻南京总领事堀公一举杯，与日本外务省次长清水、华中派遣军司令官山田乙三中将、参谋长吉本少将等将各自杯中酒一饮而尽。

就在这一杯迎宾、祝贺的酒喝下去之时，不知是谁突然惊叫了一声："酒里有毒！"顿时，在宴会大厅中，一个个酒杯落地，一阵阵鬼哭狼嚎。随后，日军警察署长内藤等多名日本人和汉奸官员中毒者，在走廊、厕所、餐厅等处呕吐过程中倒下，纷纷不省人事。由于酒中剧毒急性发作，当天夜里已有宫下玉吉（38岁）和船山已之作（35岁）两名书记官随即不治而亡。6月18日，在总领事馆举行了葬礼。其他中毒官员和将领幸而中毒较轻，经过治疗逐渐恢复。

事件发生后，日军驻南京特务机关火速派人在第一时间赶到事发现场，展开毒酒的来源调查。

宴会前，日本驻南京总领事馆的采购人员是特意在南京中华路119号老万金酒店买的瓶装陈酒。于是，日军驻南京特务机关便派人将老万金酒店翻了个遍，也没有查找出毒药来源。紧接着，日军特务又封存了总领事馆厨房买来的瓶装陈酒，经过逐一开瓶检验，发现其中并无有毒成分。

但在现场调查中，他们发现总领事馆的中国仆役詹长麟[②]不知去向了。据一名

[①] 李毅. 1939年日本总领事馆集体中毒事件. 文史春秋，2005 (10).
[②] 詹长麟，15岁时加入国民政府警卫旅，1932年参加"一·二八淞沪抗战"。詹长麟是一名为军统局工作的中国地下工作者，1934年打入日本在南京的总领事馆担任服务员。1936年，他哥哥詹长炳也打入了日本领事馆，两人一起为提供抗战所需情报而工作。

叫王山的中国仆役交代称，詹长麟把准备在宴会上用的酒给了他，就声称他自己肚子痛，很快就离开了厨房，之后再也没回来。

日军特务的另一调查表明，詹长麟在宴会前一天去了老万金酒店，买回来了四瓶酒。也就是说，詹长麟买回四瓶酒后，便在酒中放进了剧毒物，因怕被发现，才在各瓶中兑了少量毒酒，让王山把酒送上了餐桌。

詹长麟，也叫詹长林，时年仅26岁，家住南京市吉兆路12号。从1934年4月开始，就在日本驻南京总领事馆当仆役。詹长麟还有一个哥哥叫詹长炳，时年29岁，已婚，住南京许家巷，于1936年2月起也在南京总领事馆当仆役。出现毒酒事件后，詹长麟、詹长炳兄弟二人迅速离开了南京总领事馆。

很多迹象表明，詹氏兄弟早就从中药店买到了毒药，苦于一时没找到机会才没下手。当他们得知日本外务省次长来华，日本总领事馆要举行庆功会，才决定出手，让日本侵略者的"庆功会"变成"哭丧会"。

日本特务机关进一步侦查得知，詹氏兄弟的家已被日寇在屠城中烧毁，兄弟二人的妻子也在屠城中被日寇强奸，家中值钱的东西被洗劫一空，他们的很多亲人和朋友均在大屠杀中丧生，因而他们与日本侵略者有不共戴天之仇。虽然詹长麟、詹长炳兄弟二人不是哪个组织派来的，也没有什么本领，但他们的内心有强烈的仇恨，有敢于毒死日本侵略者的胆量和勇气。

日本特务机关抓捕詹氏兄弟二人的大网已经撒开，在通往南京城外、江边码头等地都设了哨卡，过往行人均一一拿照片验证盘查，所有轮船、汽车和摆渡的小船，一律禁止通行。然而，严查了三天，连詹氏兄弟的影子也没发现，两家人也不知去向。

事实上，詹长炳和詹长麟兄弟二人早已做好了逃走的准备。日本总领事馆当天晚上7点多钟才开宴，他们二人的家属早上就离开了南京市区。10日大清早，詹长麟的妻子就告诉邻居，称乡下一位亲人病故，要去奔丧，带上两个孩子走了。当天下午，在燕子矶下游的笆斗山渡口过江，乘船向北走了。詹长炳也带上妻子、父母、妹妹和孩子，也声称是奔丧，一大早出了南京城。詹长麟离开日本总领事馆后，立即从水西门出，由新河过长江，也声称是去奔丧，待全家人会合后，一块乘车走了。日本人把南京城翻了个遍，也没有抓到詹氏兄弟。

日寇见南京没有詹氏兄弟二人下落，便将他们的姓名、年龄、身高、相貌、衣着、住址等，详细列出来在当时的日伪报纸上刊登，并下发通缉令四下张贴，并声称提供消息悬赏五万，捉到一人奖十万。他们认为这样一来便会使詹氏兄弟二人处于危险之中。

詹长炳一家人躲过一路盘查，几经周折才由仪征、江都、如皋、南通、启东、崇明到达上海，兄弟二人会合后又躲藏了起来。其实，詹氏两兄弟毒死日寇之事已在全国传开，人人拍手叫好。詹氏兄弟二人到上海后，很快被人们认出来，但是善良的人们不仅故意不说穿，许多人反而还在暗中送钱粮，提供帮助让他们二人躲过了日寇的抓捕。

詹氏兄弟的信

詹氏两兄弟到达上海后，公开与日本

人叫板，特意给日本总领事堀公一写了一封信①，告诉他下毒之事。其内容如下：

总领事先生：

……南京被你们日本兵占领，我们亲眼看到了日本兵在南京烧杀奸淫的一切兽行。甚至连我们自己的家也被你们烧了，我们的妻子被日本兵强奸了，家里的东西被日本兵抢劫一空。我们兄弟如此在领事馆内忠实服务，而我们的家被烧，妻子被奸污，财产被掠夺，可怜劳苦半生的血汗被你们破坏尽。既然如此，我们还有什么希望？我们决心要为国报仇、为家雪耻，我们已经和日本人势不两立。只是我们既无兵器，又无力量，无法下手。10日总领事招待客人，我们决定下手。谁死谁不死，这就要看你们的命运了。我们不管成功的可能性大小，只是为了满足报仇雪耻的心愿……

詹长炳 詹长麟 6.25

据说，堀公一看完信后气得连打自己两个耳光，在他眼皮下投毒，又在他眼皮下逃走，岂不是奇耻大辱。于是，堀公一下令将总领馆的中国仆役全部赶走，怕还有第二次、第三次投毒事件发生。

事件影响

詹氏兄弟发出信后，立刻有人将他们接入外国领事馆，以保证他们不会再被日寇抓到。可是人们依然为詹氏兄弟两家人的性命担忧。后来，在驻上海的英国公使的帮助下，詹氏两兄弟及两家人化装乘船离开上海，安全到达香港。

投毒案发生后，日本《大阪每日新闻》《朝日新闻》等都有记者到场采访，而报道最为全面的，应该是在日本特刊杂志《支那事变画报》第60期。重庆的《中央日报》也有报道。"国民政府"后授予"忠勇杀敌"的银盾给兄弟二人。

20世纪90年代，江苏省委宣传部曾出版了一本名为《群英谱》的文史资料集，其中便提到了此次事件。

4.7 中国平陆砷中毒案

1960年2月2日，中国山西省平陆县61位民工发生食物中毒。后经政府组织有关部门全力抢救，他们全部脱险康复，这一事件一时在中国被传为佳话。

案情始末

1960年2月，春寒料峭，山西省平陆县一批农民工刚过新年，便纷纷来到工地，抢起镐头、铁锹，赶修一条作为三门峡大坝配套工程的风南公路。

2月2日傍晚，新沟段工地有61位民工还没吃完晚饭，就突然病倒。先吃完饭的民工，一个个捂着肚子，纷纷嚷嚷胃里难受，很快就有人开始呕吐。他们恶心、

---

① 这封信是1945年日本投降后，从日伪档案中发现的。据《支那事变画报》第60期报道，此信实际上是"军统"以詹氏兄弟名义发给日本总领事馆领事堀公一的，信里说明事件真相，并刻意指出将前往香港，其实是为了给藏在福建山区的詹氏兄弟做掩护。

呕吐，四肢无力，其中，14人陷入昏迷，县医院确诊，这是严重的食物中毒。当晚被抓获的嫌犯张德才、回申娃供认，是他们俩有意往稀饭里投下大量砒霜所致。

紧急救治

性命关天，救人如救火。61位民工病情在恶化，而一般解毒药又不见效，如果4日黎明前，还找不到特效解毒药——二巯基丙醇，14位病情严重的民工则性命难保。

此时此刻，全县告急！县委书记挂帅，通过电报、电话向附近的临汾、运城求助，回答几乎一致："没有这类药。"一所医院只有16支二巯基丙醇针剂，那是杯水车薪，无济于事。在这紧要关头，平陆县决定向中央卫生部求救，向北京市特种药品商店求援。可是，平陆与北京，相隔千余里，山峦起伏，通讯设备落后，通一次电话要经平陆、运城、太原、北京四处长途台接转，最快也得1~2小时，无论如何也来不及。此刻已是2月3日下午3时，距极限时间只有7~8小时。山西省各级邮电部门职工感到肩上担子的分量，从局长到修理工人倾巢出动。4个长途台的话务员专门守在机台前，争分夺秒，保证线路一直"绿灯"。即使如此，通一次电话也需半小时。

3日下午5点，北京市王府井特种药品商店职工收到平陆县的电报、电话后，没有一人下班回家。一部分人丢下手头工作，急忙到15千米外的仓库，搜集到1000支二巯基丙醇针剂，回到单位，按照"空投"要求打包、装箱，还请来电料行的师傅，设法在药箱周围安装上电灯泡，作为夜间地面接应的目标。接着，便一刻不停地乘卫生部专车，向南苑机场驶去。

平陆是个山区，北靠中条山，南临黄河，北高南低，东西狭长，境内沟壑纵横，素有"平陆不平沟三千"之说。要在既无机场，又无导航设施的情况下，夜间投送容易随风飘走的轻物品，难度之大，安全系数之小，可想而知。为了抢救61位民工兄弟的生命，北京空军部队表示，再难也要保证完成任务。部队挑选有经验的飞行大队长周连山担任机长，重新组织机组人员，仔细分析"空投"中可能出现的险情和对策。于是，机组人员便带着首都人民的企盼和祝愿，于晚上9点03分，驾驶着当时空军最好的伊尔-14运输机，起飞了。经过两个多小时夜航，于深夜11点20分抵达平陆上空。周连山看到圣人

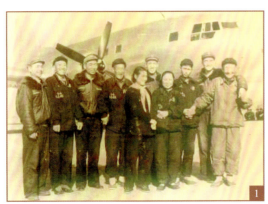
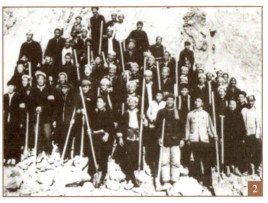

图43 中国平陆砷中毒案（1.北京派解放军空军机组人员到达平陆；2.康复后的61位民工）

涧这块稍平坦的地方,正燃起四堆熊熊烈火,便让飞机凭惯性滑行。为了准确、安全地投下药箱,他把飞机降落高度超常规地从800米下降、下降、再下降,直到距离地面500米时,才打开后舱门,抛下降落伞,顺利投下救命"神药"。随后,经过医院及时注射二巯基丙醇,61位民工逐渐化险为夷。

案件审理

案件发生后,公安机关迅速侦破此案,次日将案犯抓获。1960年4月,案犯张德才、回申娃被处决。

案犯张德才、回申娃系山西省平陆县前滩村人。1960年1月,两人共同进入风南公路民工队伍,为发泄对社会的不满,遂策划破坏公路建设。经过密谋,于1960年2月2日下午,由回申娃将砒霜带到工地,张德才装病不上工,趁民工修路未归,暗将砒霜投入正在煮饭的锅里,致使61名民工中毒。

案件影响

1960年2月2日,山西省平陆县风南公路工地61位民工发生食物中毒,诊断为砒霜中毒。民工生命垂危,经政府组织有关部门全力抢救,首都北京人民千里送药抢救,使他们全部脱险康复,一时在全国被传为佳话。2月28日,《中国青年报》刊发了长篇特写《为了六十一个阶级弟兄》,文章用时空闪现的艺术手法,以文学语言,真实而生动地描述了"千里急救"的故事。次日,《人民日报》《解放军报》转载,并配发了社论和编者按语。各省、市、县各类报刊及各个电台、广播站的广播紧跟其后。这篇特写引起了巨大轰动。之后,长篇特写《为了六十一个阶级弟兄》被编入中学课本。以此为蓝本,山西省话剧团演出了话剧,中央新闻电影制片厂、北京电影制片厂先后摄制了新闻片、故事片,宣传力度之大,可谓空前。人们从"平陆事件"中,概括出"一方有难,八方支援"的名言,将其并且作为一种时代精神,广为传颂。

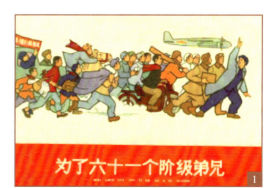

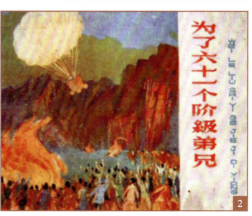

图44 中国平陆砷中毒案的宣传画(1.当年的宣传画;2.《为了六十一个阶级弟兄》的连环画)

4.8 伦敦毒伞案：马尔科夫之死

1978年，伦敦的报纸报道了一起蓖麻毒蛋白（Ricin）谋杀案。蓖麻毒蛋白是从蓖麻种子中获取的剧毒蛋白类物质。在一个公共汽车站，有人用一根刺针把一个大头针头大小的金属丸刺到死者的腿中。这个金属丸是中空的，里面装有3微克的毒物。但这一微小的量，能发挥出极大的毒力。由于马尔科夫是被雨伞刺死，于是这一案件便被称为"杀人伞案件"（也称"伞状暗杀"Umbrella Assassination）。

案情始末

1978年9月7日，在家里吃过午餐后，49岁的乔治·马尔科夫①开着自己的绿色雪铁龙轿车到英国广播公司（BBC）上班。像往常一样，他把车停在滑铁卢桥旁边的一个停车场中，然后走台阶前往公共汽车站，乘车穿过800米长的大桥，到对面的BBC总部工作。就在他靠近排队等候公共汽车的人群时，忽然感觉到右边大腿后方有什么东西刺了他一下。他转过身，看见一名身材魁梧的男人正在弯腰拾起一把掉在地上的雨伞。那个人用带着外国口音的英语向马尔科夫道了歉，随后截住一辆出租车扬长而去。马尔科夫对此并未在意。晚上，他回到家里把这件事告诉了他的妻子，并谈到了那把可疑的伞。然后卷起裤子，他的妻子在他的右臀部看到了一块发红的刺伤痕迹。第二天早晨，乔治·马尔科夫发热呕吐，住进了伦敦医院。医生用X线照射他的臀部，虽然刺伤处已经发炎，但没有发现任何异物。他的体温血压急速下降，脉搏突然升到160次/分，白细胞数量急剧上升。经检验，已经出现了败血症。医生大量使用抗生素也没有改变他身体状况的急剧恶化。星期一早晨，即9月11日，在经历了极端痛苦的三天后，马尔科夫因为内脏衰竭而死。

金属毒弹丸

马尔科夫之死，引起了英国警察当局的注意。法医解剖了马尔科夫的尸体，在他的右大腿肌肉中，找到一颗直径为1.7毫米的银光闪闪的小圆珠——金属毒弹丸。经鉴定，在这个金属球上，钻有两个直径0.34毫米大的小洞，球的中心是空的，容积约为0.4微升（1978年，伦敦的报纸报道了这个金属丸是中空的，里面装有3微克的蓖麻毒素）。在小孔附近，找到了蜡迹。估计两个小孔本来是用蜡封死的，进入人体后，蜡融化了，小圆珠里的东西便流了出来。

---

① 乔治·马尔科夫（Georgi Markov），是保加利亚的持不同政见者、小说家和剧作家。1929年3月1日生于保加利亚的索非亚，1969年访问意大利时叛离了祖国，向西方投诚。后来在英国广播公司工作，成为英国广播公司、德国之声和自由欧洲电台的播音记者。他常在广播中抨击保加利亚政府。1978年9月11日被含有蓖麻毒素的雨伞刺中中毒，死在英国伦敦，年仅49岁。他的第一部小说《男人》获得1962年索非亚最高文学奖。

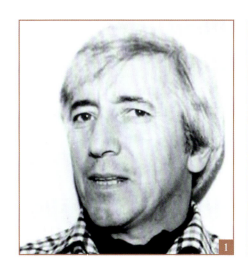 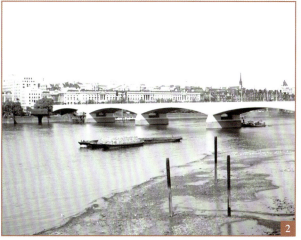

图 45 伦敦毒伞案（1. 马尔科夫；2. 滑铁卢桥）

在电子扫描显微镜下观察发现，这是一个由 90% 的铂和 10% 的铱组成的直径为 1.52 毫米的金属毒弹丸，它比钢的强度更大，而不容易被腐蚀。中波以上的电磁波无法透过，所以 X 线看不到。金属毒弹丸是用气枪射入乔治·马尔科夫右臀部的。

经过法医鉴定认为：按照小圆珠里的容积计算，最多只能容纳 0.4 毫克以下的毒剂。氰化钾使一个成年人致死，起码要 100 毫克，比半粒米还大，无法装进那颗小小的圆珠里。剧毒的砷化物，致死量也是 100 毫克。无法容纳在小圆珠之中。经过检查，马尔科夫血液里没有发现放射性物质。也没有明显的细菌或病毒中毒的症状。法医们仔细鉴定，并研究了有关的间谍情报，最后查明小圆珠内装的是剧毒的"蓖麻毒素"（Ricin）。那颗使马尔科夫死亡的小圆珠，装在一把特殊的雨伞里。这是一把"杀人伞"，内有弹簧、枪管、扳机等。一扣扳机小圆珠就沿枪管射出，刺入人体。

为了检验这一结论，科学家们在波特顿镇给一头猪注射了蓖麻毒素，剂量相当于金属球携带的量，这头不幸的猪在 24 小时内就死亡了。它的器官和乔治·马尔科夫体内的器官一样，彻底遭到了破坏。

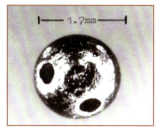

图 46 伦敦毒伞案中使用的金属毒弹丸

1979 年 1 月，验尸官正式确定，正是藏在金属球里面的蓖麻毒素将马尔科夫置于死地。几年后，两位前任克格勃官员承认，他们与当时的保加利亚政府共同策划了这次暗杀。那把雨伞的伞尖是一个微型的发射器，剧毒的金属球便是通过它进入被暗杀者的体内。直到今天，这个小球仍然在伦敦苏格兰场的总部展览，而马尔科夫之死也成了历史上最著名的蓖麻毒素暗杀案。

历史意义

1978 年发生的"杀人伞案件"是世界上用微量蓖麻毒素进行刺杀的典型案例。在现代国际政治斗争中，为了打击国外的"叛徒"，间谍研制的下毒办法越来越高明。

发生在英国伦敦的这一事件所有的细节都表明这是一起谋杀案，这些细节所反映出的丑闻，却让科学家探究到国际间谍活动的阴暗内幕。然而直到1991年，保加利亚才勉强承认，是他们的前任下令暗杀了几名保加利亚的反对者，其中便包括乔治·马尔科夫。尽管他们答应做详细调查，但是他们还是拒绝透露具体作案人。

4.9 英国哈罗德·希普曼谋杀案

2000年1月31日，英国历史上最恶劣的连环杀手，医生哈罗德·希普曼，被裁定犯有谋杀罪。他的作案手法是用吗啡杀人，人们给他起了一个绰号叫"死亡医生"。

哈罗德·希普曼其人

哈罗德·希普曼（Harold Shipman，1946—2004），1946年1月14日生于英国诺丁汉，1970年，毕业于利兹医学院，在庞蒂弗拉克特总疗养院工作，1974年，他作为一个普通医生在托德莫登、西约克郡担任家庭医生32年。1975年，他曾经因伪造供自己使用的哌替啶（Pethidine）处方，被罚款600英镑。1977年，在哈特菲尔德（Hatfield）学院、国家煤炭局和海德医疗中心工作，20世纪80年代，继续在海德做普通医疗工作。1993年，他自己在海德的市场街开设了诊所，从事社区诊疗工作。

1998年3月，在海德的布鲁克诊所的琳达·雷诺兹（Linda Reynolds）医生对希普曼看过的患者为什么死亡率高而产生怀疑，特别是老年妇女死亡火化的很多。这件事引起警察的调查，但由于无法找到足够的证据，警方于4月17日放弃调查。

法庭审判

希普曼于1998年9月7日被捕。同时发现了他的一台用于制作伪造文件的打字机。当时人们指控他杀死了三人，其中最后一个受害者是凯瑟琳·格伦迪（Kathleen Grundy）。1998年6月24日，81岁的前市长遗孀凯瑟琳·格伦迪老太太被发现死在她的家里。希普曼就在那天了上午到过她的房间，希普曼是唯一受邀请出入她房子的人。格伦迪死后，他签署了死亡

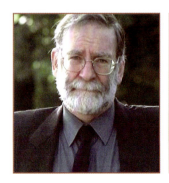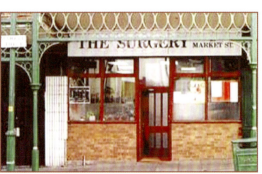

图47 哈罗德·希普曼与他在市场街开设的诊所

证，记录她"死于晚年"。格伦迪的女儿向警方告称：她怀疑希普曼医生可能伪造了她母亲的遗嘱并采取了一些恶劣的行径。格伦迪在一份十分潦草，而且签名和平时不一样的遗嘱中说：她将所有的财产和钱款全部留给了希普曼医生以感谢他的精心照料。由于争论激烈，凯瑟琳·格伦迪女士刚下葬在海德公墓一周的遗体被挖掘出来进行尸检。结果在格伦迪的尸体里检查发现含有二乙酰吗啡（Diamorphine）的痕迹。警方后来查明，希普曼受邀请到格伦迪的家里，假装在抽取血液样本时给她注射了致命剂量的吗啡，导致格伦迪迅速窒息死亡。他为格伦迪下了因衰老而正常死亡的"假死亡证明书"。

经过对希普曼的调查，在法庭审讯后，英国医师协会主席德姆·珍纳特·史密斯（Dame Janet Smith）指出，有足够证据证明：1975年至1998年希普曼在海德（Hyde）和塔德摩登（Todmorden），西约克郡（West Yorkshire）的23年间，谋杀了215个人，其中80%的受害者是女性。最年轻的受害者是41岁的男子彼德·刘易斯（Peter Lewis）。法庭认定，他在1995—1998年间杀害15名中年女性患者。但据非官方估计，他共杀害了250人。

2000年1月31日，经过六天的审议，陪审团裁定希普曼犯有注射二乙酰吗啡杀害致死15人。英国法庭判处希普曼终身监禁，法官提议永不释放。两年后，英国内政大臣大卫·布伦基特（David Blunkett）接纳了法官的建议。

2002年2月，英国医学总会撤销希普曼的注册资格。

2004年1月13日，57岁的希普曼在韦克菲尔德监狱上吊自尽。

社会影响

希普曼案件发生后，2002年根据此案摄制了电视片。为了悼念那些被希普曼杀害的受害者，2005年7月30日在海德公园设立了"宁静花园"。另据2005年一项与希普曼自杀有关的调查发现，希普曼可能窃取了受害人的33件钻石戒指和珠宝。其中有价值1万多英镑的珠宝于1998年藏在他的车库。警方写信给受害者的家属，要求他们提供一个所有权证明的照片，以便找出珠宝。2009年，受害者的家属仍在试图寻求对亲人的损失应予赔偿的途径。

历史意义

希普曼谋杀案件留下一个引人深思的问题：希普曼是通过什么方式使用如此多的吗啡来谋财害命而造成这些疑案呢？希普曼在1970年开始他的职业生涯时就是一名吸毒者（哌替啶依赖），那时他自己吸毒成瘾。而毒瘾导致了他的犯罪行为。当时，医药总会（GMC）医院惩戒他在手术中不得使用管制麻药（例如吗啡）。当警察在他的诊断室搜查到这些受限物质时，希普曼讲述了他先前的犯罪事实。他们询问了当地的配药师，在他们的受限药物登记中，希普曼确实为许多患者开过吗啡或海洛因的处方。如果当时的配药师根据医药总会医院惩戒不给希普曼出售吗啡或海洛因，后来毒杀患者的事件就不会发生。

4.10 被"钋"暗杀：利特维年科之死

1991年，亚历山大·利特维年科加入俄联邦安全局，是前苏联KGB成员，专长是打击有组织犯罪案，后因批评政府被开除。2000年11月，他和妻儿逃到英国，2006年10月成为英国公民。其间大肆批评总统普京政权，因而被列入莫斯科当局的通缉名单中。

2006年11月1日，利特维年科突感不适送院，生命垂危。医生发现他体内的钋含量超标3倍。在医院接受访问期间，利特维年科说，他在入院前一天曾与两名前克格勃（KGB）人员会面，当日下午曾与意大利朋友斯卡拉梅拉（Mario Scaramella）在伦敦一家日式寿司店用餐。其后出现呕吐及休克等严重症状，并立即被送院治疗。11月23日，利特维年科不治身亡。[①]

2006年11月24日，英国卫生防护局宣布，利特维年科的尿液里发现了钋-210，且含量极高。这表明利特维年科曾被人下毒，但迄今仍没有公布正式的尸检死因。

随着调查的不断深入，英警方将俄罗斯商人、特工出身的卢戈沃伊列为头号嫌疑人。2007年5月，英国检察部门指控卢戈沃伊在英国下毒杀害利特维年科，要求俄罗斯引渡其至英国受审。但俄总检察院拒绝了英方的引渡要求。这导致俄英之间的法律纠纷，此案件至今仍在英国调查审理。

英国媒体报道称利特维年科是被俄罗斯政府用铊和钋暗杀。俄罗斯对外情报局表示，他们与前联邦特工利特维年科的中毒案没有任何关系，俄罗斯秘密情报机构早就停止使用下毒以及任何其他暗杀手段。

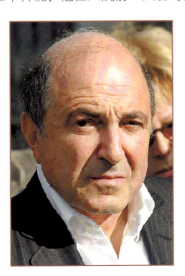

图48 亚历山大·利特维年科

---

① 袁金会. 铊中毒不只有她还有他们. 华商报，2013-05-10.

5

下毒谋杀典型案例

5.1 托法娜与史帕拉下毒案

下毒罪行

17世纪初,意大利毒杀者的活动从政治转向了社会、婚姻和经济目标。

在那不勒斯,最著名的下毒者是一个名叫托法娜[①](Tofana,1635—1719)的女人,她有一个秘方,专门制造并兜售含砷的有毒化妆品"托法娜仙液"(Aqua Tofana)。托法娜帮助他人谋杀了600人,被害人通常是丈夫[②]。

在罗马,另一位女巫"毒手"希耶罗妮玛·史帕拉(Hieronyma Spara,约1659—?),她经营类似的生意,指点已婚和富有的妇女,兜售有毒化妆品,还附送使用说明书。同时,她还以求取婚姻与金钱利益为目的,召集一些有钱的年轻妇人秘密组成妇女俱乐部,定期在史帕拉的屋中聚会,发放所需毒物并指导使用,大家一起想法子毒死她们不喜欢的丈夫。

1659年7月,托法娜和史帕拉两个人都因为她们所犯罪行,连同参与毒杀的托法娜的女儿和三名助理,在罗马被处死,社团和类似组织被取缔。

社会影响

在法国,16世纪70年代以非法的和不道德的方式毒害他人,谋杀和下毒像瘟疫一样流行,引起社会的不安。特别是许多贵族,都非常害怕中毒,当他们出席宴会时都要有可信赖的人在身边。在毒杀成为公开的威胁的情况下,为了阻止谋杀事件继续发生,在托法娜被处决后,国王路易十四采取措施限制药商出售毒药,于1662年颁布了一项法令,严禁药剂师出售砷、升汞以及有毒药物给不认识的人,要求对购买的人进行登记,签名并说明购买原因。这便很快使得职业毒杀者受到遏制。从1679年开始的为期三年的毒杀案调查中有442人被处罚。

---

① 托法娜的法文名为:Guilia Tophania。
② 另有记载说,托法娜研制的毒药"托法娜仙液"是用砒霜和西班牙苍蝇(即斑蝥,是一种性药,用作毒药,若以粉状掺进食物则不易察觉)混合而成。据说,在水和酒中加入4至6滴,服后数小时内便能无痛死亡。为了证明西班牙苍蝇令人致死的药效,他们会进行测试,其中一个方法是将中毒死者的内脏分解于油中,涂在兔子的脸上,以观察兔子有否出现水疱。

5.2 威廉·帕尔默[①]下毒谋杀案

案情始末

威廉·帕尔默下毒谋杀案发生在英国伦敦的鲁奇利（Rugeley），故此案也称"鲁奇利下毒案"（Rugeley Poisoner）。

1855年11月14日，28岁的赌徒、养马人约翰·帕森斯·库克（John Parsons Cook）赢得了3000英镑。负债累累的医生威廉·帕尔默得知朋友约翰·帕森斯·库克赢得了一大笔资金，便邀请库克在鲁奇利吃饭。第二天，库克突然发病抽搐。威廉·帕尔默马上接管了对这个年轻人库克的治疗。在经历了两天极度的疼痛之后，库克还没来得及对帕尔默控诉就死了。

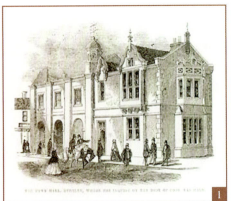
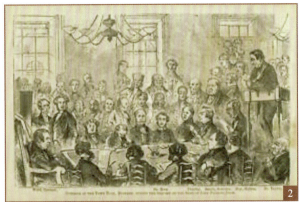
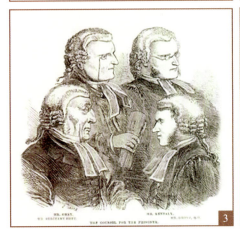
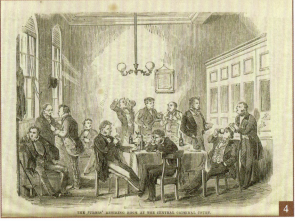

图49 威廉·帕尔默谋杀案（1. 1856年在英国伦敦鲁奇利举行案件审讯的市政大厅；2. 审讯大厅内审讯场面；3. 审议双方意见分歧；4. 陪审员们正在会议室讨论案情，伦敦国立医学图书馆，版画）

[①] 威廉·帕尔默（William Palmer），1824年8月6日出生，是一位英国医生。

库克的死只是一系列因突发病症死亡中的一个。几个月前，帕尔默的妻子和中年的哥哥就死了，而在这之前，帕尔默为他买了高额的保险。比这更早的是帕尔默的妈妈、叔叔以及四五个与帕尔默有过接触的人，也都突然得病死去。这些人的死都与帕尔默有关。联系到帕尔默负债累累，被债权人催债的情形，加之帕尔默有占有库克奖金的企图，库克的父亲产生了怀疑，他要求对库克的尸体进行检查。

验尸是由当地医生组成的小组来负责的，但帕尔默以小组成员而不是嫌疑犯的身份参加了验尸工作。在验尸的检查过程中，帕尔默在关键物证上玩弄花招。当帕尔默将库克的胃提起时，撞了一位医师，致使胃内容物泄漏流出。剩余的胃内容物被放到一个密封的罐里，而帕尔默被怀疑将密封条撕开了。

法医咨询了阿尔弗雷德·斯温·泰勒①医师，他检查过库克的胃和胃内容物的少量残余样品，结果只发现了少量非致死量的锑，锑是常用药吐酒石的有效成分。但根据库克的死前症状，泰勒断定库克是被士的宁毒死的。帕尔默被指控谋杀了库克。

案件审理

威廉·帕尔默下毒谋杀案在审理中出现了一个问题，即化学分析结果不能解释受害者临床检查所表现的症状。受害者症状显示为士的宁中毒，但尸检却没有发现其体内有士的宁。泰勒和同事在死者的胃肠样品中发现了锑，证据显示投毒者给受害者吃过吐酒石，引起了呕吐反应。

审判持续了12天。帕尔默的辩护律师对泰勒的专业知识以及毒理学这门学科提出质询。他认为泰勒没有在胃内容物提出直接的士的宁对人影响的证据，只是在20多年前观察了士的宁对10只兔子的影响。并请来持有对立观点的专家来反驳泰勒，指责泰勒态度傲慢，对媒体散布有偏见的观点。泰勒作为法医毒理学的权威被传唤为证人。泰勒认为法官了解化学分析方法的原理和法医了解法庭审判过程同样重要。这样法官才能正确理解医师、病理学家、法医在描述疾病和毒物所引起身体变化的显著差异，才能透过一些表面现象看到一些深层次的事实真相。原告认为帕尔默玩弄证据致使化学分析完全不可能进行，并且专业的医学知识使帕尔默足以成为一个有经验的诡计多端的投毒者，这使得对库克中毒的分析更为困难。帕尔默能以少量的很难被察觉的士的宁进行谋杀，并且士的宁是有机毒药，一段时间后能够降解。陪审团同意了原告的观点。

法庭审判最终认为库克死于士的宁中毒，帕尔默被判有罪并被处以绞刑。1856年6月14日被绞死。

最后的判决使泰勒遭到了公众的指责。几

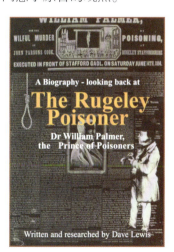

图50 《鲁奇利下毒案：威廉·帕尔默先生》一书封面

---

① 阿尔弗雷德·斯温·泰勒（Alfred Swaine Taylor），医学博士，英国法医毒理学家。

年后，泰勒维护了自己权威的地位，在1859年版的《与法医学和医学有关的毒物》一书中，写了很多页来为他在帕尔默案件审理过程中的言行辩护。

社会影响

威廉·帕尔默下毒谋杀案是一桩发生在英国维多利亚时代中期的最受质疑的谋杀案，是19世纪英国著名的案件之一，也使毒理学这门新兴的学科在此经受了考验，并发现毒杀案件判定上的不足之处。

2003年，英国出版了大卫·刘易斯著的《鲁奇利下毒案：威廉·帕尔默先生》一书，详细介绍了案情。

5.3 格雷厄姆·杨下毒案

格雷厄姆·杨（Graham Frederick Young）（1947—1990），是20世纪后半叶英国著名的下毒者。1962年，他毒杀了他的继母，用毒物在他身边的亲友身上进行毒理试验，包括其家人、朋友。1971年，他又用铊在茶中下毒，毒杀了同事。一些文学作品中称之为"茶杯下毒者"（The Teacup Poisoner）。

下毒罪行

格雷厄姆·杨1947年9月7日出生在伦敦北部的尼斯登（Neasden）。他从小着迷于毒物及其毒性作用的影响。1961年，在他14岁的时候，就谎称学校做实验多次骗购了少量的锑和洋地黄，开始在家人身上测试毒药。

1962年，他年轻的继母莫莉（Molly）被毒药毒死。之后，他又给父亲、姐姐和一个学校的朋友下毒，但没有毒死他们。年轻的阿姨温妮（Winnie）知道他迷恋化学和毒物，于是对他产生疑心，将他送往医院精神科看病，医生得知他的情况后与警方联系。1962年5月23日，格雷厄姆·杨被警方逮捕。他承认他给自己的父亲、姐妹和朋友下毒，他继母的遗体由于已火化，不能加以分析，因此，警方判为谋杀未遂案，格雷厄姆·杨将作为精神不稳定的罪犯，被判处15年监禁，在布罗德莫尔医院治疗。到第九年，医院视他为"完全康复"，将他释放。然而，在医院里，他继续研究着医学文献，学习毒药知识，并利用囚犯和工作人员继续进行实验。

1971年春天，格雷厄姆·杨出院后，在约翰·哈德兰实验室制造摄影设备的实验室工作，他作为一名保管员从工厂获得用来制造相机镜头的铊化合物。他还告诉同事，他的业余爱好是研究有毒化学品。就在他开始工作后不久，他的工头，鲍勃·埃格尔得了肠胃炎，表现为剧烈呕吐，失去平衡，胸部和背部严重疼痛，谵妄，最后死亡。但很少有人怀疑是中毒。埃格尔的继任者也生了同样的病，于是不得不离开。埃格尔死后，另一位年轻的工友，弗雷德·比格斯（Fred Biggs）又生了同样的病，被送往伦敦的一所神经病与神经外科医院，但为时已晚，几个星期痛苦的煎熬，他成了第三位，也是最后的受害者。

医院和调查人员认为该患者的症状有铊中毒的迹象。

在几个月中,格雷厄姆·杨在茶中下毒,致使70人中毒,但大部分没有致命。

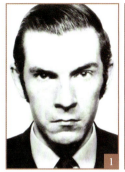 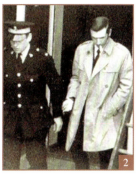

图51 格雷厄姆·杨下毒案(1. 格雷厄姆·杨年轻时的媒体照片; 2. 格雷厄姆·杨被警察拘留)

法庭审判

警方查出了格雷厄姆·杨年轻时的刑事记录,并在他的口袋里发现铊。埃格尔火化的骨灰分析表明存在大剂量的铊。在他的日记中还详细记载了他给所有的受害者下毒的每一个细节、剂量以及受害者遭受的症状。警方于1971年11月21日逮捕了格雷厄姆·杨。经圣奥尔本斯(St. Albans)巡回刑事法庭审讯,于1972年6月19日判处他终身监禁。

1990年8月22日,42岁的格雷厄姆·杨在帕克赫斯特(Parkhurst)监狱因心脏病发作而死。

5.4 英国玛莉·布兰迪杀父案

这是世界上公认的用毒物作为证据的首起案例。案件发生在1751年的英国,下毒者是26岁的待嫁女子玛莉·布兰迪。

案情始末

玛莉·布兰迪天生丽质、秀美迷人,具备乔治王朝时代男人眼中理想妻子的所有条件。她一直未嫁的原因并不是她本人挑三拣四,而是她的父亲——弗朗西斯·布兰迪。这位名声显赫的律师父亲为女婿定下的标准是:他必须富有、有社会地位。然而他女儿偏偏爱上了一个有妇之夫、身无分文的军人——威廉·克兰斯顿。

1746年,在泰晤士河边一个风景如画的小镇亨莱,威廉·克兰斯顿居住在布兰迪家度过了六个月平静的生活。

但为了得到玛莉·布兰迪的爱情,威廉·克兰斯顿决定和他的妻子分手,他给妻子写了一封信,说明他的婚姻状况使他在军队的前途大受影响,问她是否介意把她当作情人而不是妻子来消除这一不良影响。结果克兰斯顿太太十分气愤,并且把这位不忠实的丈夫告上了法庭。这种公开的曝光,进一步激怒了弗朗西斯·布兰迪。然而克兰斯顿和玛莉仍然在暗中幽会。

向往自由婚姻生活的玛莉·布兰迪终于等得不耐烦了,在情人威廉·克兰斯顿的教唆下,她丧尽天良地使用了最简单的也是最常见的毒物——砷化物,在父亲弗朗西斯·布兰迪的茶水中加入了毒粉末,将自己的老父亲毒杀。1751年8月14日,身体极度衰弱的布兰迪开始昏迷,直至死亡。

在老父亲死的那天夜里,玛莉给了马车夫一些英镑,让他帮助逃往法国,但是车夫拒绝了。第二天,玛莉·布兰迪就逃走了。克兰斯顿知道弗朗西斯·布兰迪死亡后，也逃走了。

法庭审理

1752年3月3日，玛莉·布兰迪在牛津巡回法庭受审，审判仅一天就顺利结束了。

愤怒的人们当然不会放过这个不肖之女。控方的证人、死者的佣人和厨子证明，他们多次看到玛莉·布兰迪把一种白色的粉末加进老主人的食物中，而他们的老主人——弗朗西斯·布兰迪正是从此以后才开始突然衰弱直至死亡的。与老主人感情颇深的女佣在怀疑和迷惑中，居然还品尝过玛莉·布兰迪送给父亲的食物，很快，在品尝这些食物后她就有了不适的反应。

控方的专家证人是四位医生，他们发现死者内脏器官并没有致死性的病变，这个证据证明死者显然不是死于疾病。他们根据死者的佣人和厨子提供的情况，认为死者的死因可能和砷有关。于是，四位专家证人对警方提供的玛莉·布兰迪在大意之中留在家里的白色粉末进行了检验，通过气味判断，证明送检验物是砷化物。

医生们检验白色粉末所使用的方法是把粉末放在热熨斗上加热，把闻到砷化物的气味作为死者死于砷中毒的证据。

在法庭上，玛莉·布兰迪没有做任何的否定陈诉，而是坚持说，这些药剂是为了调解她父亲的性情。然而当起诉人问她，为什么当她意识到她被怀疑就把粉末毁掉时，玛莉哑口无言了。陪审团也因此明白了真相。

陪审团经过五分钟的考虑，一致认为玛莉·布兰迪投毒谋杀罪名成立。

1752年4月6日清晨9点，玛莉·布兰迪身着黑衣，双手被黑色丝带捆绑着，登上了绞刑架。这时，她仍然坚持自己是清白的。她对行刑官所说的最后一句话是："为了庄重不要把我吊得太高。"

几个月后，玛莉·布兰迪的情人——苏格兰贵族公子、一名有妇之夫威廉·克兰斯顿上尉，虽然侥幸逃过了类似于玛莉的命运，但在逃往法国的日子里受尽苦难，潦倒而终。

案件意义

这是世界上公认的用毒物作为证据的首起案例。按照现在的标准，这次审判中，医生关于气味的检验证据是不科学的。但是，那个时代，还没有科学的化学分析的方法，人们还不知道怎样检测进入人体内致人死亡的毒物。法庭只能凭着所掌握的那些值得人们怀疑的现象来进行判决。应该指出的是，科学战胜无知的斗争总要有个开端。

5.5 哈维·克里平杀妻案

哈维·克里平（Harvey Crippen）博士，是一名顺势医疗（Homeopathic）医生①。他娶了一个名叫珂拉·泰纳（Cora Turner）的女人，但他发现这个女人与他的秘书埃

---

① 顺势医疗派（Homeopath），也称类似医疗派，是塞缪尔·哈内曼（Samuel Hahnemann，1755—1843）创立的一种医疗系统，即对患者给予能使健康者产生类似该病症状的少量药物治疗方法。

塞尔·莱·尼夫（Ethel Le Neve）有染。1910年1月31日晚上，珂拉·泰纳神秘消失。

事发不久，便引起了哈维·克里平所在的社区的人们的怀疑，警方人员经过质询，克里平声称其妻子与另一男子私奔到美国后死了。一个侦探来到克里平的家进行搜查，发现一小块人体组织包裹在男人的睡衣里，埋在地下煤室的地板下。克里平发现他被调查，于是逃往加拿大。

国际刑警穿越欧洲寻找克里平，在加拿大发现克里平后，发了一个无线电信息到英国（这是历史上第一次用最新发展的无线电逮捕一个罪犯）。克里平在加拿大被逮捕并被遣送回英国，接受谋杀妻子案的审判。

毒理学家经过检测，在那片人体组织中发现了有毒的生物碱莨菪碱。同时，证据还证明克里平作为顺势医疗医生曾购买过莨菪碱，尽管他声称那是用于顺势疗法的制备。

克里平终于因毒杀罪于1910年11月23日被施以绞刑。然而，许多人认为克里平是无辜的，他给妻子服用莨菪碱是为了抑制她的性欲。

5.6 英国阿姆斯特朗杀妻案

赫伯特·劳斯·阿姆斯特朗（Herbert Rowse Armstrong），是一位律师，从1906年起，他一直在苏格兰和威尔士的边界瓦伊河畔的海伊镇工作。1921年12月31日，他因企图谋杀他的竞争对手而被捕。其后，他又因为谋杀他的妻子而受到起诉。由于该案件发生在海伊镇，故亦称为发生在20世纪20年代的"海伊下毒案"。

早期生活

阿姆斯特朗1870年生于牛顿阿伯特的一个小康之家。毕业于剑桥大学，获得了法律学士学位，并于1895年取得了律师资格。他最初在利物浦执业，1906年申请去了海伊就职。第二年，他与凯蒂结为夫妻，婚后夫妻俩育有两个女孩和一个男孩。

阿姆斯特朗是一个辛勤工作的男子，在小镇中的地位不断上升。他还是共济会的领导人之一，担任过法官的秘书。他参加了县志愿部队并被授予上尉军衔。1914年，他投身于第一次世界大战中，人们称他是"勇敢长者阿姆斯特朗"。

凯蒂之死

1919年，阿姆斯特朗的妻子凯蒂（凯瑟琳·阿姆斯特朗）由于患有肾炎，健康情况每况愈下。起初，她的健康情况有所改善，但后来健康状况一日不如一日。阿姆斯特朗十分关心妻子的病情，一直与当地医生托马斯·欣克斯（Thomas Hincks）博士保持着密切的联系。但欣克斯医生却发现，凯蒂出现了精神崩溃的迹象，可能和她的病情有密切的关系。1921年凯蒂被送往医院，在那里她开始有了好转。但不久她便回家了，此后她的病情不断恶化，于1921年2月22日逝世于家中。

谋杀未遂

在海伊工作期间，奥斯瓦尔德·马丁

(Oswald Martin)是阿姆斯特朗唯一有竞争力的律师。他们每人代理了一个法律诉讼，结果以阿姆斯特朗的客户最终流失而失败，因此不得不为马丁的客户赔偿一大笔资金。马丁不断地向阿姆斯特朗提起赔偿费用的问题，但阿姆斯特朗却一直拖延付款日期。

1921年10月26日，阿姆斯特朗邀请马丁到他家做客。阿姆斯特朗用蛋糕、酥油茶和烤饼来招待他。两人在用餐过程中讨论起了还款的问题，阿姆斯特朗拿起烤圆饼对马丁说："对不起，我的好朋友"，便把烤圆饼递给了马丁。马丁没有多想，就吃了下去。之后，两人依然没有对欠款问题达成共识。马丁便离开了阿姆斯特朗的住所。

回家不久，马丁就感到了身体不适。马丁的岳父约翰·戴维斯（John Davies），是海伊的药剂师，他对马丁突然生病表示怀疑。此外，欣克斯医生很惊讶地发现马丁生病的症状和阿姆斯特朗妻子凯蒂生病的症状很相像。

于是，欣克斯医生、马丁和他的岳父，一起讨论分析他们所掌握的信息，分析了马丁在阿姆斯特朗家中进餐的情况。欣克斯医生说他清楚地记得阿姆斯特朗是如何用含砷的除草剂管理他家的草坪的。随后发现，10月26日进餐的几星期前，有人把一盒巧克力发送给马丁的家人。这个人并没有写下他的姓名和地址。马丁的弟媳吃了一些巧克力后不久，便突发疾病。幸运的是，还有未吃完的一些巧克力，经检查发现巧克力上面有一些小孔。他们三人便与英格兰场（英国警察总部）联系，并向警方描述了马丁的遭遇，以及他们对阿姆斯特朗夫人逝世的怀疑。警方经过检验，在巧克力样品和马丁的呕吐物中发现了砷。

1921年12月31日，英格兰场逮捕了阿姆斯特朗，并以企图谋杀马丁这个罪名起诉了他。当他被捕时，警察在他的口袋和房子的一些角落中发现了大量的砷。对此，阿姆斯特朗并没有做出合理的解释。

后来，阿姆斯特朗夫人的尸体被掘出，由伯纳德·斯皮尔斯布吕检查。发现

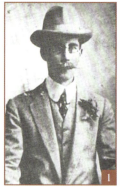
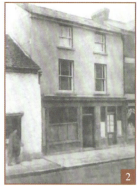
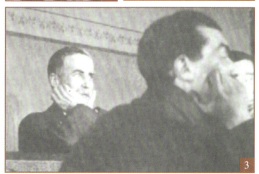
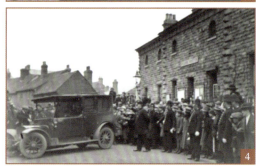

图52 海伊下毒案（1. 阿姆斯特朗律师；2. 阿姆斯特朗在海伊的办公室；3. 阿姆斯特朗在法庭上，左第一人；4. 1922年4月，人们看到阿姆斯特朗离开法庭）

他的体内存在一定量的砷。

案件审判

在审讯中，在法官先生查尔斯·达林（Charles Darling）面前，是由有刑事审判律师掌门人之称的贝内特（Henry Curtis Bennett）先生，为阿姆斯特朗辩护。

向警方指控阿姆斯特朗的这三个人，包括马丁和他的岳父。

阿姆斯特朗曾解释过，他的生活习惯有很多受到砷的影响。他声称，这是他的个人做法，习惯把小部分的砷放到口袋里，把砷喷洒到周边的草坪上以限制蒲公英的生长。

1922年5月16日，刑事法庭驳回了阿姆斯特朗的上诉。1922年5月31日，格洛斯特监狱对阿姆斯特朗执行了死刑。

在阿姆斯特朗走上绞刑架的那一刻，他大喊："我来了！凯蒂！"

案件影响

"海伊下毒案"表明20世纪20年代砷仍然是下毒的主要毒物。由于被告阿姆斯特朗是在英国被绞死的唯一的律师，因而此案的审判倍受关注。

"海伊下毒案"的扑朔迷离引起文学艺术界的兴趣，1994年拍摄了电视剧《蒲公英之死》，由迈克·霍奇斯（Mike Hodges）导演。

2001年罗伯特黑尔有限公司出版了马丁·比尔斯（Martin Beales）著《海伊下毒者：赫伯特·劳斯·阿姆斯特朗》一书，详细介绍了案情。

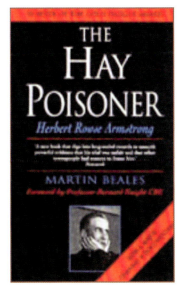

图 53 《海伊下毒者：赫伯特·劳斯·阿姆斯特朗》一书封面

5.7 英国苏珊·巴伯毒杀丈夫案

百草枯除了被很多人拿来自杀，也曾出现于谋杀案中，而且，如果不是一位病理学家持续追查，这名谋杀犯的罪行可能不会被人发现。

案件始末

巴伯夫妇住在英国埃塞克斯郡（Essex）的威斯特克利夫镇（Westcliff），1981年，两人已经结婚10年。麦可·巴伯在当地一家工厂工作，没有专业技术，曾经多次进出警察局，他的妻子苏珊嫁给他时只有17岁，已怀有身孕。麦可·巴伯并不知道，她肚中的小孩并非他的。苏珊婚后不守妇道，有个住在离他们家只有几码远的固定情夫。麦可由于工作的关系，每天早上5点就出门上班，他一出门，苏珊的情夫理查就会溜进巴伯家跟苏珊同枕共眠。3月的某日清晨，麦可出门钓鱼，但比预定时间提早回家，当场发现了苏珊和她情夫的奸情，并对他们两人施暴。

过了一段时间后，1981年6月4日星期四，麦可觉得身体很不舒服，先是头痛，接着胃痛和恶心。星期六，他请医师到家中诊治，医生给他开了抗生素。星期一，他呼吸困难，被紧急送进当地医院。他的病情持续恶化，被转送到哈默史密斯医院（Hammersmith Hospital）时已经出现严重的肾功能失调。

医疗人员对他的情况束手无策。医院指示医护人员收集尿液和血液检体，送到英国国家毒物局进行分析，怀疑百草枯中毒是可能性之一。第一个症状出现后，其他中毒症状也都出现，拖了很久，第23天麦可最终还是过世了。

验尸工作由病理学家伊凡斯教授进行，他怀疑是百草枯中毒，麦可的身体组织检体被送去进行组织学分析，一些器官切片被保存起来。检验单位告诉伊凡斯教授，找不出百草枯中毒证据，但伊凡斯教授并不相信。苏珊后来与情夫公开住在一起，领取麦可的死亡补助费和退休金共1.5万镑，麦可的雇主还定期支付费用给他的每一位子女。

9月，组织学分析报告送回到伊凡斯教授手中，他发现了百草枯中毒的可能证据。他召集所有相关人员开会，在准备开会资料时意外发现，各种文件中完全没有提到曾经进行任何毒物检测，包括对百草枯的检测。追查之下，很快就发现，国家毒物局根本没有收到检验样本。幸好麦可·巴伯的血清和其他组织样本已被保存下来，且仍然可以取用。经过国家毒物局和百草枯制造商ICI公司的分析，终于确定这些检体中确实含有百草枯。

依法定罪

警方接到通知后，马上逮捕苏珊·巴伯和她的前情夫（她这时候又结交了一位新情夫），这已是她的丈夫去世9个月之后的事。她承认，她在花园里找到除草剂百草枯（Paraquat），并在替她丈夫准备晚餐时，加了一点这种除草剂到他的牛排和牛腰派中。她说只是想让他生病而已，第一次下毒后，似乎没有效果，于是她又下了两次毒。她并不知道这种除草剂中毒，要经过一段时间才会出现不适症状。

1981年11月1日，苏珊杀人罪名确定。一位警觉性高并且坚持到底的病理学家，再加上精密、准确的化学物分析，终于将她绳之以法。

5.8 旅美华裔女李天乐下毒杀夫案

2011年，40岁的化工工程师李天乐用重金属铊谋杀了39岁丈夫王晓业，当时两人正在办理离婚，而李天乐不愿离婚。于是，李天乐在丈夫的食物中投放了铊，致使丈夫王晓业在2011年1月不治身亡。

婚姻之路

李天乐（1979— ）和王晓业（1980—2011）分别毕业于北京大学和清华大学。李天乐当年在北大曾有一位男友，后来王晓业"横刀夺爱"，随后两人双双赴美留学并且定居于新泽西州。

李天乐供职于纽约的百时美施贵宝制药公司（Bristol-Myers Squibb），担任化学研究员。丈夫王晓业则是一名电脑软件工程师。李天乐和王晓业在美国结婚后，于

2008年生了一个儿子,并搬到位于新泽西州孟洛市史坦利街的一处高档社区。然而,2009年4月后,两人多次发生家庭纠纷。据邻居反映,他们经常听到这对夫妻吵架的声音,妻子的声音比丈夫大,警察几乎每周都要上门调查。

李天乐原本是个活泼聪明又能干的女孩,可是性格很强势,喜欢较真。有网友爆料称,李天乐曾经做过很多出格的事。比如,她曾骚扰昔日男友的老婆,工作上的矛盾不闹到公司领导那里不甘心,生活中的琐事不闹到法院和警察局不罢休。而她一直认为自己是正确的、是受害者,觉得这世道对她不公正。

而死者王晓业则善于为人处世,人缘不错。他认识的女孩很多。据朋友们回忆,王性格开朗活泼,爱玩爱热闹,爱说爱笑。从1998年起,王晓业曾不断传出绯闻,但是朋友们大都认为他性格活泼、酷爱交际,并没人觉得稀奇。

王晓业之死

2011年1月14日,王晓业因疑似流感症状自己开车前往普林斯顿大学医疗中心检查,经过两个星期治疗,情况未见好转并趋于严重。1月25日,医院检验报告证实王晓业铊中毒,联邦调查局(FBI)及警方接到院方举报后,随即介入调查。1月26日,王晓业被院方宣布不治身亡。尸检报告显示,王晓业死于金属铊①中毒。

被捕调查

2011年1月28日,李天乐因涉嫌投毒谋杀丈夫遭逮捕,收押在米德尔塞克斯县监狱。调查人员发现,2010年12月至2011年1月,身为百时美施贵宝制药公司研究员的李天乐先后数次向公司申请领取不同剂量的剧毒金属铊,且剂量一次比一次大。因此,李天乐被控用铊"毒杀亲

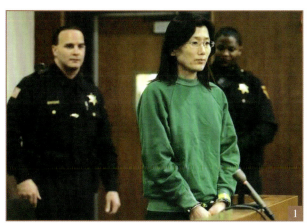
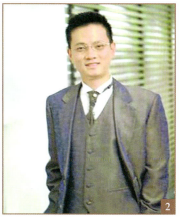

图54 李天乐下毒杀夫案(1.李天乐戴着手铐出庭受审;2.被害人,李天乐的丈夫王晓业)

---

① 铊(Thallium, Tl),是一种剧毒的放射性金属,一般呈粉末状或结晶状,1克即足以致命。铊会阻断人体对钾的吸收,影响细胞生存,还会攻击神经系统、胃与肾脏。其毒性不会立即显现,中毒者通常要几个星期后才会出现呕吐、腹泻、头发脱落、四肢末端有灼热感等症状。

夫"。李天乐被捕后，两岁多的儿子即被当局带走，由新泽西州青年与家庭服务处监护，并被安置到寄养家庭。

法庭判决

检察官指控，李天乐用从公司拿到的具有强烈毒性的重金属铊谋杀了39岁的丈夫王晓业。当时两人正在办理离婚，而李天乐不愿意离婚。检察官说，李天乐在丈夫的食物中投放了铊，致使其丈夫王晓业在2011年1月不治身亡。

2011年2月9日，新泽西州新布朗士维克高等法院开庭审理此案，李天乐戴着手铐首次出现在被告席上。旅美华裔女化学家李天乐涉嫌利用放射性金属铊毒死39岁的丈夫王晓业。但其代理律师斯蒂文·阿尔特曼坚称，李天乐没有任何犯罪动机，因为夫妇两人已就离婚后房产分割达成协议，而男方承诺将为两岁的儿子提供抚养费。

2013年7月9日，新泽西州当地法院裁定曾就职制药公司的华裔研究员李天乐使用重金属铊谋杀其夫王晓业罪名成立，其夫于2011年被发现铊中毒，后不治身亡。从2011年立案调查到2013年被裁定有罪，该案经历了两年的诉讼历程。

2013年10月1日，美国地方法官宣布，旅美华裔化学师李天乐，用铊毒杀丈夫被判终身监禁，且62年内不得假释。

6

毒杀骗保案

6.1 美国尼克尔杀夫骗保案

案情始末

1986年6月11日,在美国西雅图的奥本,40岁的银行经理苏伊·斯诺正准备去上班,突然倒在卧室里。医生被召唤到现场,发现斯诺夫人处于半昏迷状态,非常迟钝,呼吸紧迫,送往医院抢救无果而死。医生们都非常疑惑,她的症状既不像脑力衰弱也不像药物过量,也没有内出血的迹象。斯诺夫人平常解除疼痛时都特别注意限制自己的用药量。然而,碰巧那天早上,她为了止住长期的头痛,服了两片强力埃克塞德林①胶囊。

在尸检时,助手发现尸体散发出一种轻微的苦杏仁味道,这似乎在昭示她最近吞服过氰化物。实验室检验的结果进一步证实了猜测。家庭成员一致坚持认为苏伊·斯诺不可能吃毒药。她是怎样吞食氰化物的呢?只有一个可能就是埃克塞德林胶囊里含有氰化物。接着的实验证实胶囊里确实含有氰化物。

6月16日,食品药品监督管理局(FDA)调查了这一批被污染的胶囊,制造商布里斯特·米尔斯打电报给全国各地的销售商,立即回收在货架上的所有强力埃克塞德林药瓶。同时,西雅图警署发现另外两瓶含氰化物的埃克塞德林,一个在奥本,一个在肯特,这是两个紧邻的郊区。

案件调查

此案调查权交给了联邦调查局。最初怀疑杀人凶手可能是政治恐怖分子或者是不满意制造商布里斯特·米尔斯的雇佣工人干的,但后来这种怀疑很快就被排除了。因为没有一个雇佣工人提出过要嘉奖或者是别的要求。

苏伊·斯诺死后的第六天,即6月17日,42岁名叫丝蒂娜·尼克尔的寡妇打电话给警署讲了一个奇特的故事。她说,12天之前,她52岁的丈夫布鲁斯,在服用了强力埃克塞德林胶囊之后突然死亡。她

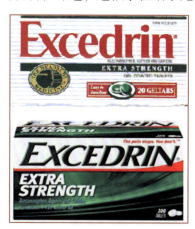

图55 埃克塞德林止痛药盒

---

① 埃克塞德林(Excedrin),是止痛药,含有乙酰氨基酚、阿司匹林和咖啡因。

怀疑她丈夫的死与苏伊·斯诺之死有某种关联。第二个受害者使调查人员感到了更深的恐怖，虽然布鲁斯·尼克尔的尸检表明死因是气肿，但他已经被埋葬。掘尸检验已经没有必要，因为死者是一个自愿器官捐赠者，不过他的血样被保留下来。当检测血样时，发现有氰化物的迹象。警署官员从尼克尔的家里发现了两瓶含氰化物的强力埃克塞德林胶囊。

警员在对比重型机械操作工人布鲁斯·尼克尔和银行经理苏伊·斯诺两案的关联时，毫无进展，徒劳无功。

但联邦调查局犯罪实验室的化学家罗杰·马兹提取指纹时发现每个被污染的强力埃克塞德林胶囊上都沾有一种小小的、晶亮的绿色成分。经证实，这是一种除海藻的药，一般用于水族箱或者鱼池。经过仔细地提取和对比，他还确认了这是阿尔加牌除藻药。可以推断，疑凶可能是用装过除藻药的瓶子装氰化物，然后将氰化物注射到胶囊内。很明显，有人在碾碎杀藻剂药丸的容器里将氰化物混入胶囊。

另外，更多的犯罪嫌疑不可思议地暴露出来。FDA检测了在太平洋西北部和阿拉斯加售出的7400多个强力埃克塞德林胶囊中，仅有5瓶是被污染的。而其中的2瓶都是在丝蒂娜·尼克尔家里找到的。难道她在同一时间买了这两瓶，这只能说明她运气不好。但是她声称是在不同日子在不同商店买到它们的，这实在无法用通常的概率做出解释。随机抽样有这么大的概率是不可能的事。

很快，丝蒂娜·尼克尔受到了监视。作为一个母亲，她有两个女儿，看起来不像杀人凶手。邻居们都说她和布鲁斯看起来很幸福。丝蒂娜·尼克尔在西雅图机场担任保安。同事们都说她为人快乐且工作努力。布鲁斯的死给她造成了毁灭性的打击，她伤心得简直无法慰藉。联邦调查局还发现了另外的情况——丝蒂娜·尼克尔家里有一个鱼池，她在案发前去宠物店买过阿尔加牌除藻药。

这些似乎是巧合，当然，药瓶的来源成为所有疑点聚焦。最后的败露把丝蒂娜·尼科尔推到了投毒犯罪嫌疑人的位置。警员访问了当地的宠物商店，急于打听是否能回忆起一个中年人买过杀藻剂。8月25日，当警员出示了丝蒂娜·尼克尔的照片后，一个商店的服务员毫不迟疑地认出丝蒂娜·尼克尔曾经从他手里买过杀藻剂。他记得很清楚，是因为她在商店里走动时她手提包上有一个铃铛叮当作响。

警员更进一步地探究她的生活背景，一个真实的丝蒂娜·尼克尔显现在人们的面前。1968年至1971年间，她住在加利福尼亚，曾被指控欺诈、伪造、虐待儿童。从那时候起，他们曾一度冒险投资濒临破产。尽管债务如山，在布鲁斯死去的前一年，尼克尔还是设法为布鲁斯投保了巨额人寿保险。作为一个州的雇员，他已经投了3.1万美元的保险，后来又加上了10.5万美元的意外伤亡保险。在这些保险基础上，尼克尔又为布鲁斯加了4万美元的意外伤亡保险。如果布鲁斯的死被判作意外伤亡的话，她将得到总计17.6万美元的保险金。所有这一切都安排得天衣无缝，只有一点不尽如人意，就是尼克尔打电话一而再再而三焦急询问，非常想知道医生是否弄错了死因。开具布鲁斯死亡证明的医生证实，丝蒂拉曾多次找到他，辩称丈夫并非病死，肯定有其他意外原因。但医生开具了尼克尔的死亡证明，还是将气肿作为死因。按照保险单规定，如果布鲁斯·尼克尔死于氰化物，那么他的死就属意外事故，尼克尔就可将17.6万美元装入口袋。于是，所有的疑点都指向了丝蒂娜·尼克尔。

法庭审理

1986年11月18日，在苏伊·斯诺死亡五个多月后，丝蒂娜·尼克尔被带进法庭审问。她开始极力否认买过杀藻剂，在提及她给她丈夫买额外的人寿保险时，她表示出一种嘲笑的态度。第二个否认简直太愚蠢，太没有必要了，很快显示她在说谎。警方要求丝蒂娜·尼克尔进行测谎实验，当审问越来越透彻的时候，她变得哭哭啼啼，拒绝接受测谎仪测试。

无法解释的是，四天之后她改变了主意。当问及她是否在胶囊里掺过氰化物，她回答："没有。"此时测谎器指针猛烈地跳了一下，她没能通过。

一个多月过去了，案情仍毫无进展。不过，证据主动找上门来了，丝蒂娜·尼克尔与前夫所生的27岁的女儿辛蒂·哈米顿与警方取得了联系。虽然她与母亲疏远，但是此刻她想使自己清醒。她说，她母亲经常谈及要杀布鲁斯，她甚至曾想用洋地黄毒死布鲁斯，还设想可能雇一个人谋杀，但都失败了。而在布鲁斯死前的几个月，丝蒂娜曾整日埋头于图书馆，研究氰化物的用法。虽然肯定辛蒂·哈米顿说的是事实，但是控方知道称职的辩护律师将会把这些证词说成是没有得到爱的女儿企图报复的产物。这时候他们最好是要消除这些证词是辛蒂·哈米顿臆想的印象。

1987年年初，联邦调查局根据辛蒂·哈米顿提到她母亲曾经到多个图书馆查询氰化物的线索，访问了当地的图书馆。在她的家乡奥本，有一个借书超期告示表明丝蒂娜·尼克尔曾借了一本书，但仍未还回来，书名为《人类毒物》。拿着她的借书卡，代理人查遍了她曾借过的每一本书。在一本有关有毒植物名为《死亡收获》的书中，警员发现在借出条上出现过两次，两次时间都在布鲁斯死之前。警员将书拿到了联邦调查局犯罪学实验室进行指纹鉴定，在书中各页共提取到丝蒂娜的84个指纹，大多数地方都是有关氰化物的。这些指纹，证实投毒案的确是丝蒂娜·尼克尔所为。

1987年12月9日，丝蒂娜·尼克尔被捕，被指控为五项谋杀和药物污染罪。她的审判在第二年的4月进行。控方将她描绘成一个故意谋杀、罪该万死的精神变态者，不可思议地仅仅想从她自己丈夫的死上获利。

1988年5月9日，丝蒂娜·尼克尔被判决有罪，判90年徒刑。

案件意义

此案调查的一个重要特点是案中有案。银行经理苏伊·斯诺的意外死亡，带出丝蒂娜·尼克尔毒杀她的丈夫布鲁斯的大案。

药物污染是最令人头痛的犯罪之一，此案的凶手利用此种手段为自己获得非法利益而毒杀亲人，又是何等残酷无情！

6.2 日本和歌山投毒骗保案

案情始末

1997年7月25日，是日本和歌山市一年一度祭夏的日子，又是公休日。对孩子们来说，节日里抬轿子活动和咖喱饭大会餐是具有魅力的内容。这一天和歌山市园部的居民自治会举办夏日庆典活动，在庆典会上许多食用了组委会提供的咖喱饭的人出现了严重的呕吐和腹痛症状，有67人被送到医院抢救。第二天，自治会长谷中孝寿（当时64岁）、副会长田中孝昭（当时53岁）、高中一年级学生鸟居幸（当时16岁）和小学四年级学生林大贵（当时10岁）4人死亡。

和歌山县警署得到报警马上派警员赶到现场调查，经取样化验结果表明，中毒源于一种砷化物。事件随即变成了一宗投毒杀人案。

破案前后

案件的侦破从聚餐现场和医院两个方面展开，县警署的警官们首先收集含毒食品的可能范围。据了解，参与操作的20名妇女都是在各自家里分头做准备，肉、菜、大米和调料集中到会场的临时伙房后，再搅拌到一起，分批下锅做成咖喱饭。应用排除法最后将含毒部分缩小到了完成咖喱饭最后过程的三口电饭锅里。在场有机会作案者也只剩下三个妇女。据在场证人回忆，咖喱饭在要求的开饭时间之前做好了，妇女们闲聊了一会儿，后来决定留三个人守在这里，她们用保鲜膜将三口锅、餐具等一一盖好后轮换看管，有一名妇女为品尝味道，自己先吃了几口，但她没有表现出任何反应，这名妇女叫林真须美。

与此同时，来自医院方面的一个线索引起了警方注意，在查阅患者病历时发现，今年早些时候还有过两例被怀疑砷中毒的门诊患者，而这两人中一个53岁的男子经熟人指证正是林真须美的丈夫。

林真须美的丈夫也成了受害者，这意味着什么？为了排除其中的偶然性，警方立即对林氏夫妇的身世进行调查。

当年37岁的林真须美出生于和歌山市郊的一个渔民家庭，母亲是一家保险公司的寿险推销员，论生活水平在当地算富庶人家。在兄妹二人中她相貌平平，但爱好体育，天生一副运动员的身材，因此备受父母宠爱，从小娇生惯养，但在小伙伴中间却非常活泼大方，同学们常从她那里分到零食。在当地高中毕业后，林真须美考入了大阪的一所护士学校，苦熬两年，虽然毕业了，但最后由于没有拿到参加全国统一考试的资格，未能获得文凭。

在校期间，一个比她大16岁的白蚁防治员林健治闯入了她的生活，并从此改变了她的人生。这个堪称叔叔辈分的男子喜欢跑马场、自行车赛场等赌博活动，他

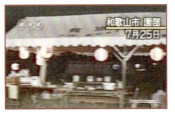

图56 日本电视播放的咖喱中毒案现场

们便经常在这些地方约会。后来林健治索性把她领到自己家中，做了女儿的家庭教师，两人关系也更加密切，前后不到三个月，两人在和歌山市市内租下一套公寓开始同居。

就在她毕业这一年，林健治与妻子离了婚，接着与林真须美在市内一家饭店里正式结婚。婚后他们在市郊租了一套日式公寓，月租金3万多日元，林健治在做白蚁防治员之前还开过出租车，但收入都不算高，又不是固定工作，生活越来越艰难。第二年他们的大女儿出生，经济上就更显拮据了，一向好吃懒做的林健治为养家糊口不得不起早贪黑出去赚钱。这时，同样游手好闲的林真须美也终于闲得不安稳了，她做起了寿险推销，并于1990年正式受聘于市里一家颇有名望的保险公司。林真须美进入角色非常快，公司交给她的指标总能提前完成，有时一个人可完成两三个人的指标，而且经常能拉到5000万日元以上的死亡保险。由于业绩显赫，老板曾奖励她去夏威夷旅游。不久，夫妇二人由郊外搬到了市内，在一流地段买了一套4000万日元的住宅。不到一年，他们又在郊外用7000万日元买了一套300多平方米的别墅，两辆高级轿车，为了能与牌友们尽兴豪赌又特意开辟了麻将室，购置了最新式全自动麻将桌，一家人经常出入星级饭店。可是，调查中发现，他们近两年在双双辞去工作赋闲在家的情况下，又接连有两笔大的支出，其中最引人注目的是那时春天刚刚斥资6000万日元买下了市内繁华地段一座14层大厦中的一层，而且全部用现金一次性付清。没有固定职业，一家人却过着如此奢华的生活，让警方从中闻到了另一种味道。

案中有案

警方首先怀疑的是林真须美是否有造假账、贪污等违法行为，然而她的前部门领导矢口否认。这一结论并未动摇警方追查到底的决心。接着，警方在保险公司找到了重大线索使案情有了新的突破。

就在7月25日咖喱饭投毒案发生之前的三周内，林真须美先后为其亲属、朋友代买了九笔总值1.2亿日元的巨额死亡保险。人数众多、时间又如此集中地恰恰赶在案发之前，而且无一例外都是发生死亡即可赔付的巨额险种。通常这类险种都是在探险或太空旅行时才使用。

来自另一路调查小组的消息是6月30日主办这次祭夏活动的和歌山市园部区政府官员召集筹备会议时，林真须美作为筹委会用餐组组长出席了会议。会上讨论并通过了活动日程及咖喱饭会餐的食谱。而前面提到的九笔1.2亿元的巨额投保中的七笔就发生在活动日程决定下来一周之后的7月7日，而且他们都是林氏夫妇的熟人。他们是：一名35岁的无业男子；一名41岁的牌友；一名46岁的已停业的某不动产公司社长；林真须美的一个亲属；加上林健治本人投的两笔和林真须美自己的一笔一共五人七笔。值得注意的是，他们都选择了发生死亡即可赔付的巨额险种。

就在案发的前一天，林真须美还代人投下了九笔中最大的3000万元死亡保险，投保人是她丈夫的另一个牌友，今年52岁。奇怪的是此人因患肾衰竭正在接受透析治疗，而病到这种程度居然还能买到死亡保险。林真须美的骗保手段开始露出冰山一角。按规定，要投保这类险种，保险公司务必对投保人进行严格的身体检查，既然顺利通过了检查，就只能是有人冒名顶替。

经查明，林真须美一共为11个人代办过各种保险，投保金额高达12.7亿日元，其中保险公司已被骗赔付3.3亿日元，大部分已被林氏夫妇挥霍。而促成罪恶数字一再膨胀的除死亡保险的冒名顶替外，在伤害保险上林真须美竟亲自出马，不惜采取"苦肉计"骗取保险金。1996年年底，林真须美凭一份烫伤及后遗症诊断骗取了一笔高达4900万日元的赔付。1997年1月林健治因吃了一些"天妇罗"（一种油炸食品）呕吐不止，住院后被诊断为食物中毒，从此下半身失去知觉，走路靠人搀扶，为此夫妇又得到保险公司1.2亿日元的巨额赔付。据后来的统计表明，自1996年2月以来，林氏夫妇频频住院期间又常有人见他们接送孩子、上街购物。据此，警方认为这是他们为"骗保"施展的"苦肉计"。在"苦肉计""造假"等骗术上林氏夫妇堪称妇唱夫随。

投毒案初显端倪，骗保险节外生枝。这宗意外暴露的巨额杀人骗保案轰动日本全国。警方在继续调查中发现，经林真须美介绍投了巨额死亡保险的人都先后出现过莫名其妙的身体不适。1995年9月22日，林氏家中的赌局散后，留下其中一名35岁牌友在家里吃牛肉面，饭后该男子出现中毒症状，经医院紧急抢救才幸免一死。时隔将近一年以后，警方找到该男子，根据砷化物在人体内残留时间长这一特性，1996年8月化验了他的头发，结果从距发根11厘米的发梢处查出砷化物成分，按人类头发的生长速度准确推断出摄入时间正是1995年9月下旬，该男子在林家吃的牛肉面被掺入了砷化物已确凿无疑。更能说明问题的是该男子经林真须美介绍投保的1.3亿元死亡保险即将到期，林真须美骗保心切急不可耐，怎奈性急中投毒过多当场发作唯恐自家成为命案现场，又违心地抢救了过来。尽管如此，在他住院期间林还是骗得287万日元的住院费。杀人骗保即使中途败露，林真须美也总有办法蒙混过去。另一起死亡保险的投保人死后，遗属察觉其中有诈，原来保险有效期被她做了手脚，结果为了将不宜公开的获利二五分成，对方无奈与她私了。

至此，咖喱饭投毒与杀人骗保终于两案汇合到了一处，笔笔在录，人证齐全，凶手便是出于同一目的的林真须美，她投毒杀人旨在骗取被害人的死亡保险。

然而，若构成依法起诉还必须有杀人手段的物证——砷化物。据查，林真须美的丈夫所曾从事过的白蚁防治工作有机会接触各种杀虫剂，而三氧化二砷正是常用的一种，她的丈夫林健治身上一定会查出毒源。林健治1978年开办了防治白蚁的"林氏装修公司"，1992年停业后将剩余的一桶杀虫剂三氧化二砷运回自宅隐藏在仓库里。1995年曾向经营同行业的一个至交转让了22千克。鉴于这一事实，警方对林氏住宅做了彻底的封闭搜查，结果不出所料，林氏住宅的外墙排水口、周围土壤中都呈现高浓度三氧化二砷的反应，

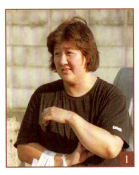 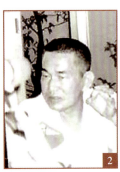

图57 日本和歌山投毒骗保案主犯（1. 投毒者林真须美；2. 林健治）

厨房的洗碗池附近还找到了这种药品的粉末。经过与采自现场锅、盆的微量药品成分对比鉴定，结论为同种三氧化二砷。

案件审判

当初，日本警方认为这是一起集体食物中毒事故，但是，后来在咖喱饭中检测出砒霜。警方开始展开刑事调查。随着调查的进展，以前在人寿保险公司工作的林真须美（当时37岁）逐渐进入警方的视线。案件被定性为以骗取保险金为目的的投毒杀人案件。

10月4日，警方以保险金诈骗的罪名逮捕了林真须美和她的丈夫林健治（当时53岁）。但是，对警方的指控二人始终予以否认或保持沉默。警方无法取得口供，只能通过大量的调查寻找物证。通过反复的现场验证，警方发现除林真须美以外，其他人参与犯罪的可能性逐渐被排除。

警方调查发现，在咖喱可能被投毒的时间段里只有林真须美一人在临时厨房值班，也有许多目击者看到在这一时间段内，林真须美手拿纸杯，鬼鬼祟祟地出入临时厨房。警方对咖喱锅、纸杯以及在林真须美家中塑料容器中找到的砒霜进行了有效成分分析，结果显示，三者成分完全相同。此外，在林真须美的头发上也发现了成分完全相同的砒霜。据此，警方获得了物证。

12月9日，警方以杀人和杀人未遂两项罪名对林真须美进行了再逮捕。

12月29日，林真须美被和歌山地方检察院起诉。

1999年5月13日，法庭公开审理此案。对于保险金诈骗犯罪林真须美供认不讳，但是对于杀人和杀人未遂两项犯罪则全面否认。

2000年10月20日，林健治因保险金诈骗犯罪被和歌山地方法院判处有期徒刑六年。2002年12月11日，和歌山地方法院对林真须美做出了死刑判决。

林真须美的辩护律师当天就提出上诉。

2003年12月25日，和歌山地方法院针对受害人家属提出的涉及41人，总金额达1.37亿日元的损害赔偿的要求进行判决，命令林真须美向受害人家属赔偿1.18亿日元。2005年6月7日，林健治刑满释放。6月28日，大阪高等法院驳回了林真须美的上诉，维持原判。当天林真须美的辩护律师就提出上诉。之后，此案被提交给日本最高法院审理。

总之，1998年，因咖喱饭投毒导致4人死亡、63人急性中毒的嫌疑人，被依法逮捕的林真须美，11年来一审、二审均被判处死刑，最高法庭裁决死刑成立，驳回被告的冤罪请求。咖喱投毒案因无直接证据，被告一直坚持无罪。但一审、二审根据目击者证词及从被告头发上检测出的砒霜残量，认定林真须美杀人罪成立，且态度恶劣，故维持死刑判决。

林真须美的律师表示，即使再次上诉失败，根据死刑按顺序执行的惯例来看，被告10年内被行刑的可能性极低。

6.3 美国砒霜毒死丈夫骗保案

美国海军陆战队一名中士的妻子为了过奢华生活，狠心将丈夫毒死，然后领取他的保险金。加利福尼亚州圣迭戈一个陪审团认定这名妇女有罪，她将在监狱里度过余生。①

用砒霜毒死丈夫

1999年，辛西娅·萨默与海军陆战队中士托德结婚，此前她曾经历过一次婚姻并有三个孩子。喜爱玩乐，贪图奢华生活的辛西娅难以忍受丈夫每个月仅1700美元的津贴，于是在其价值25万美元的军人人身保险赔偿金上打起主意。

2002年2月18日，年仅23岁的托德在圣迭戈附近美国海军陆战队米拉航空站的家中突然身亡，当时医生诊断其死因为突发心脏病。辛西娅将丈夫的身体器官捐献给研究机构，遗体火化。不久后她领到了这笔巨额保险金。

办完丧事后仅两个星期，辛西娅便花费5400美元做了隆胸手术，并在家中举办盛大派对尽情玩乐。据朋友和同事证实，她在丈夫去世后的几星期内与多名海军陆战队队员发生性关系，此后还跑到美国墨西哥边境小城参加评比性感女郎的"紧身湿T恤衫"比赛。

一年多以后，研究人员在托德的肝脏中发现超出正常水平1020倍的砒霜，其肾脏中的砒霜含量也超标230倍，由此引发怀疑。

2005年12月，警方以涉嫌谋杀罪将辛西娅逮捕。

法庭调查直接证据

由七名女性和五名男性组成的陪审团经过三天深思熟虑，最终判定辛西娅犯有一级谋杀罪。但实际上截至2007年检察官还拿不出能证明辛西娅下毒的直接证据，既没有她购买毒药的单据，也没有下毒的工具。陪审团主要依靠证人证言等外围证据来定罪。

据检察官向陪审团提供的证据显示，在丈夫死后五个小时里，辛西娅曾四次打电话询问赔偿金事宜，如此着急想拿钱，必定有鬼。控方律师劳拉·冈恩说，托德一向身体很好，突然暴病死亡很离奇，辛西娅是唯一有杀人动机和有机会下毒

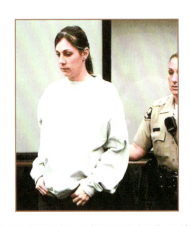

图58 警方以涉嫌谋杀罪将辛西娅逮捕

---

① 美国一军嫂为隆胸用砒霜毒死丈夫骗保. 重庆晚报，2007-02-01.

的人。

被告辛西娅已经向法庭提起上诉，对她的正式判决将在 2007 年 3 月 23 日公布。被捕前辛西娅已经与另一名海军陆战队员订婚。

6.4 中国煤气毒杀妻子骗保案

2003 年 10 月 24 日，王洪学、王洪武兄弟俩共同故意使被保险人一氧化碳中毒，并致被保险人死亡，其行为均已构成故意杀人罪。[1]

案件审理

法院审理查明：王洪武，现年 32 岁，系被害人桂永红丈夫；王洪学，现年 34 岁，王洪武之兄，案发前系汉正街个体经营业主。

2002 年 7 月，王洪学因资金周转不灵，遂决定采取制造被保险人意外死亡的手段，骗取巨额保险金。为此，王洪学先后向两家保险公司提出，为其妻姐秦某购买保险金额共计 704 万元的人身意外伤害保险，被保险公司拒保。

2002 年 10 月，王洪学出资 2.3 万元，让其弟王洪武为妻子桂永红购买了 164 万余元的人身意外伤害保险。

2003 年 1 月至 2 月期间，王洪学指使王洪武采用煤炉子熏等方式先后三次毒杀桂永红未果。

2003 年 2 月 23 日晚 10 时许至次日晚 8 时许，王洪学又指使王洪武诱骗桂永红服食安神药后，用灌了煤气的气球熏杀了桂永红。

王洪武于 2003 年 2 月 25 日要求保险公司赔付保险金。因保险公司提出质疑及公安机关及时侦破此案，王氏兄弟俩骗保未得逞。

2004 年 7 月 18 日，王洪学、王洪武兄弟俩被武汉市中级人民法院一审以犯故意杀人罪、保险诈骗罪，双双判处死刑、缓期两年执行，并各处罚金 5 万元。[2]

---

[1] 杀妻欲骗保 164 万　武汉王氏兄弟被判死缓. 法律教育网，2003-10-24.
[2] 人寿保险，煤气毒杀妻子骗保 164 万. 长沙保险网，2004-07-19.

6.5 美国"黑寡妇"为保险金毒杀丈夫、情郎案

2007年1月,朱丽娅·林恩·特纳被指控用抗冻剂①先后毒杀了自己的丈夫和情郎,以获取他们的保险金,她是佐治亚州历史上第二个女性死囚,还将是50年来佐治亚州的首位"黑寡妇"。②

案情始末

在美国佐治亚州,消防员兰迪·汤姆森和考柏县警官格伦·特纳彼此并不认识,但他们至少有一点共同之处,都与一个女人——朱丽娅·林恩·特纳很熟。林恩先是与格伦·特纳结了婚,后来又与兰迪·汤姆森同居。这一共同点让佐治亚州检察官相信这个女人在相距六年的时间里先后杀害了这两个男人,并从他们的死亡中得到了数量可观的保险金。

1995年3月3日,格伦·特纳在31岁时突然发病死亡。医生给出的原因是心动不规律。在丈夫格伦死后,林恩曾从他的保险和社保金中得到了超过15万美元的巨款。然而仅仅一个星期后,林恩就与男朋友兰迪·汤姆森住到了一起,其实,他们两人的关系早在几个月前就开始了。

2001年,兰迪·汤姆森也在大致相同的情况下蹊跷死亡,医院一开始也认为是心动不规律。男友汤姆森的死亡也给她带来了一份大约3.6万美元的"收益"。

2004年5月,38岁的林恩被指控谋杀丈夫格伦·特纳,被判终身监禁,后来假释③。

抗冻剂的发现

在林恩的丈夫死亡那天,有一位侦探曾经到过林恩·特纳的家里。林恩告诉侦探说,前一天晚上丈夫感到不舒服,就去了急诊室,回家后就上床睡觉了。不过后来她发现他又跑到地下室里想喝汽油。这个侦探就跟着她下到地下室,拍了一张汽油桶的图片。几年后,他才发现当时无意间还拍到其他的东西:一罐抗冻剂。

一位动物庇护中心的女员工萨曼塔·吉兰德说,1999年时,林恩·特纳曾经几次去过庇护中心,询问抗冻剂用在动物身上时的效果,还询问了庇护中心用来让猫安乐死的"紫色材料"的事情。

关键证人的证词

——考柏县医疗官布赖恩医生1995年对格伦进行过尸检,尽管当时他在显微镜下看到格伦的组织中有一些草酸钙晶体,但他还是认为格伦死于心脏问题。他在知道了兰迪的死亡情况后重新审视了最

---

① 抗冻剂,又称阻冻剂,低毒、低泡沫、无臭且黏度较小。一般使用的抗冻剂有甲醇、乙醇、乙二醇、水溶性酰胺和氯化钙、盐水等。世界上抗冻剂的系统中,约90%采用乙二醇及其衍生物作抗冻剂。
② 美又见夺命黑寡妇为保金毒杀丈夫和情郎. 信息时报, 2007-01-15.
③ 假释,是对被判处有期徒刑、无期徒刑的犯罪分子,在执行一定刑期之后,因其遵守监规,接受教育和改造,确有悔改表现,不致再危害社会,而附条件地将其予以提前释放的制度。

初的结论,就要求对格伦进行第二次尸检,结果得出了二甲苯中毒的结论。

——佐治亚州调查局法医克里斯·斯佩里做证说,看起来,兰迪·汤姆森在2001年1月20日去就医时,已经连续两天摄入了抗冻剂。由于回家时情况已经好转,克里斯说,根据尸检结果,他回家后可能又摄入了更多的抗冻剂。

——唐纳德·弗里曼是一名急救医生,曾于1995年3月2日接诊格伦·特纳。他做证说,患者表现出"一次性摄取了大量二甲苯"的症状,他推测说,格伦可能是在数天的时间内慢慢地摄入了少量的毒物。

——保险销售员文斯·特利跟陪审团说,1993年9月,格伦·特纳应林恩的要求,把保险受益人改为林恩。格伦死后,林恩获得了十几万美元的"收益"。

法庭审判

陪审团的选择工作从上周一开始,但是检察官佩恩不排除审判移到其他县以寻找陪审团的可能。林恩的第一次审判从考伯县移到休斯敦,也因为在当地寻找陪审团很困难。为了增加案件能继续在佛思县审理的机会,县里召集了创纪录的600名陪审员候选人,是普通谋杀案的三倍。单是选择陪审员就要两个星期,审判持续两到三周。

法庭调查两起案件相似之处,两个男人"死得很像"。在两起案件中,两个受害人被送到急诊室时都表现出了一些流感症状,都是离开医院后24小时之内死亡,验尸官最初给出的原因也都是心动不规律。不过两起案件的相似引起了当局的怀疑,格伦·特纳的尸体又被挖出来,进行了第二次尸检,检方把他的器官和汤姆森的进行了对比,结果发现两人的尸体中都有二甲苯的痕迹。这是一种无色、无臭,有点甜味的化学品,抗冻剂就是用它制成的。

更为"巧合的"是,两名受害人与林恩扯上关系时都是执法人员,两人"重病缠身",到医院就医时都是30岁刚出头,从医院回家时都说已经好多了,而后来也都是独自在家里神秘死亡。两人死亡时都是身穿短裤,身上盖着毯子。

直到格伦·特纳死亡六年之后,也就是汤姆森也意外死亡当局进行对比调查时才知道,两人还有着一个共同的联系:朱丽娅·林恩·特纳。

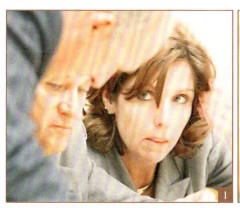 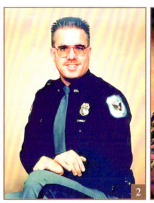 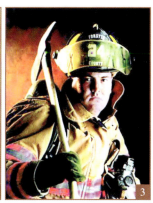

图59 林恩为保险金毒杀丈夫、情郎案(1. 在审判中,林恩和她的两位律师在一起,左为雷诺兹,中为贝里;2. 林恩前夫特纳;3. 林恩男友汤姆森)

2007年1月8日，朱丽娅·林恩·特纳被指控以杀害丈夫的同样方式谋杀了同居男友兰迪·汤姆森，被送上了美国佐治亚州的法庭。两位受害男人的家人因为面对共同的灾难而走到了一起，成了亲密无间的朋友。他们旁听法庭取证。朱丽娅·林恩·特纳的亲属和朋友也出席了审判。

社会影响

下毒、性乱、谋杀、金钱，这起案件因为这些名词而引起了巨大的社会反响，事发后，当地媒体蜂拥而至，纷纷在法庭外安排记者进行现场采访报道。由于受到的关注太大，当局不得不将案件移至其他地区审理，但受到的关注依然不减。林恩的辩护律师称，此次审判应该再次易地进行，因为公众的关注可能会对案件的审理造成影响。

林恩被指控用抗冻剂先后毒杀了自己的丈夫和情郎，以获取他们的保险金。林恩被判谋杀罪，成为佐治亚州历史上第二个女性死囚，还将是50年来佐治亚州的首位"黑寡妇"。50年前，梅肯市的莱尔思被指控谋杀了四位亲人，包括用砒霜毒死两任丈夫。在美国，"黑寡妇"一词也可以被用来指那些为了金钱利用女性魅力诱杀情郎的女性连环杀手。因为黑寡妇蜘蛛是一种具强烈神经毒素的蜘蛛，雌雄蜘蛛交配后，雌性蜘蛛往往会杀死并吃掉雄性蜘蛛。

第24卷

食物中毒案

本卷主编 史志诚 李建科

卷首语

人类的祖先尝试各种植物性食物时显然是付出了巨大的代价。当发生采食有毒植物引起急性中毒死亡的情形时，人们就立即知道了某种植物性食物有毒，不能吃，于是就记住以后不能吃这种食物，并延续到今天。

随着社会经济与科学技术的发展，特别是人们生活水平的日益提高对食品的需求，不仅植物性食品不断增加，而且许多动物性食品以及五花八门的加工食品源源不断地进入市场和每一个家庭。与此同时，由于不法分子和犯罪分子的违法行为，使食物中毒的发生仍然伴随着人类的现代生产生活，屡见不鲜。

不同历史阶段食物中毒的发生类型有所不同。原始农耕时期以植物性食物中毒和腐败食物中毒居多；细菌性食品中毒事件发生在各个时期；20世纪以来，食品添加剂引发的中毒事件呈现增加的趋势。

本卷在综述食物中毒案发生特点的基础上重点记述20世纪以来的重大食物中毒事件和中毒案例，诸如日本森永奶粉含砷中毒案、中国广东河源"瘦肉精"中毒案、中国三鹿奶粉含三聚氰胺中毒案、美国"毒菠菜"事件、日本雪印牛奶金葡菌中毒案、西班牙假橄榄油含苯胺中毒案、泰国肉毒素中毒事件、日本"毒饺子"中毒案、中国猪油有机锡污染中毒案等。鉴于许多食物中毒事件发生后，没有确定中毒原因的案例很多，加之食物中毒事件的复杂性、一过性，因此，本卷仅就21世纪校园食品四起中毒案例摘要介绍，以引起社会关注。此外，还介绍了饮料及饮用水不安全事件。陕西师范大学刘柳博士参与了部分资料收集工作。

食物中毒案件屡屡发生的历史表明，如何为民众提供安全可靠的食品，如何提高广大民众选择健康食品和自我保护意识，如何杜绝不法分子和犯罪分子的违法行为，如何强化政府的执法能力和公信力，在真正意义上实现食品安全的目标，是世界各国的食品生产与加工企业和政府监管部门都需要认真对待的一大问题。

1 食物中毒的历史

1.1 古今食物中毒的演进

人类发现有毒植物是一种偶然，可能是在做饭的时候发现了某些植物含有剧毒。由此可见，人类的祖先尝试各种植物性食物时显然是付出了巨大的代价。发生采食有毒植物引起急性中毒死亡事件时，人们就知道了某种植物性食物有毒不能吃，于是就记住以后不能吃这种食物。

久而久之，那些了解某些有毒植物和有毒动物以及某种毒药知识的人被尊为部落的术士。

自古以来，食物中毒伴随人类的生产生活，屡有发生。不同历史阶段食物中毒的类型有所不同。原始农耕时期以植物性食物中毒和腐败食物中毒居多，细菌性食品中毒事件发生在各个时期。

第二次世界大战后，日本依靠进口大米缓解国内大米短缺。研究者从这些进口大米中分离出两种青霉，这两种青霉与黄变米高毒性密切相关。由此发生了食用污染青霉大米的中毒事件，这就是举世闻名的"黄变米事件"①。

20 世纪以来，随着社会经济的发展和科学技术的进步，农药和环境毒物对食品的污染和食品添加剂引发的中毒事件呈现增加的趋势。1988 年，苏丹的一批奶酪被硫丹（Endosulfan）污染，致使 167 人中毒，2 人死亡，就是一个典型的农药污染中毒事件。

2001 年 3 月 18 日，《纽约时报》报道，虽然美国已经铲除了绦虫和肉毒中毒，而且发明了诸如冷冻干燥和照射法等新技术让食物变软，但是对于食品的多样选择和新口味的转变带来的却是人们比 50 年前更容易生病。报道援引美国疾病控制和预防中心的调查，在美国，每年的食物中毒导致 5000 人死亡，32.5 万人住院，760 万人生病。② 其原因之一，是人们越来越喜欢吃未经烹饪的新鲜水果和蔬菜，加大了细菌或病毒感染的机会。其次，越来越多的新品种食物出现，让政府检验人员无法逐一进行检验。

随着世界人口的不断增加，一些国家和地区往往出现食品短缺的情况，许多替代性食品的不安全性导致原因不明的食物中毒时有发生。1993 年，丁正琪③、钱成

---

① 黄变米中毒，是由黄绿青霉产生的黄绿青霉素、桔青霉产生的桔青霉素和岛青霉产生的岛青霉毒素，以及黄米毒素（即黄天精）污染大米引起的。这种大米呈黄色，故称黄变米中毒。中毒表现主要为黄绿青霉引起的下肢以及全身麻痹、呕吐、惊厥、呼吸障碍等神经毒症状，桔青霉素引起的肾脏损害，岛青霉毒素和黄米毒素引起的肝硬化等。

② 美国食物中毒严重：每年数千人死亡，数百万人生病. 中国日报，2001-03-19.

③ 丁正琪，盐城市大丰卫生职工中等专业学校副主任、高级讲师。

忠等编著的《古今食物中毒冤案》（上海医科大学出版社，1993）一书中搜集古今食物中毒冤案 60 则，用现代医学知识剖析造成冤案的毒物，探讨其病原。

总之，人类为了满足自己对食品的基本需求，曾经付出了沉重的代价。同时，随着人类社会的发展，食物种类和膳食结构的变化和演进，食物中毒的地区性、季节性、波状性也在发生相应的变化，这些变化促进了食品卫生学和食品毒理学的形成与发展。与此同时，世界各国为了预防食物中毒，正在完善相关的法律法规，建立健全相关的科学研究机构，培养相关的技术人才，开展国际和地区之间的学术交流，严格执法监督，打击违法犯罪活动，确保食品安全和社会安宁。

1.2 食物中毒的案发特点

食物中毒（Food Poisoning）即食源性疾病（Foodborne Illness, Foodborne Disease），指进食含有毒素或变质不洁食物，或食物加工不当所致，以腹痛、呕泻等为主要表现的中毒类疾病。按照致病源不同，食物中毒分为四类，即：化学性食物中毒、细菌性食物中毒、霉菌毒素与霉变食品中毒和有毒动植物中毒。

食物中毒发病为非传染性的急性、亚急性疾病，可区别于其他食源性疾病。1994 年中国卫生部颁发的《食物中毒诊断标准及技术处理总则》从技术上和法律上明确了食物中毒的定义。食物中毒既不包括因暴饮暴食而引起的急性胃肠炎、食源性肠道传染病（如伤寒）和寄生虫病（如囊虫病），也不包括因一次大量或者长期少量摄入某些有毒有害物质而引起的以慢性毒性为主要特征（如致畸、致癌、致突变）的疾病。

食物中毒的地区性特征

各个国家和各民族由于社会环境、生活条件和饮食习惯的不同，发生食物中毒情况也有所差别。就一个国家而言，每年食物中毒发生的情况亦有差异。

根据中国卫生部公布的重大食物中毒事件的信息，2003 年卫生部共收到全国重大食物中毒事件报告 379 起，12 876 人中毒，323 人死亡。[①] 食物中毒发生的主要原因，一是食品加工和保存不当。不正确的食品加工或保存方式导致食物被蜡样芽孢杆菌、副溶血性弧菌等致病性微生物污染，包括食品未加热到一定的温度和时间，某些食物中的致病因素未被彻底灭活等是导致食物中毒的常见原因。二是有些消费者缺乏预防食物中毒的基本知识和鉴别有毒动植物的能力，自我保护意识较弱。2003 年，因误食或食用毒蕈、河豚、蟾蜍等有毒动植物引起的中毒与 2002 年相比增长幅度明显，特别是毒蕈引起的中毒，全年共报告毒蕈中毒 32 起，315 人中毒，63 人死亡，为中毒致死原因的第二位。三是投毒或误食化学性有毒物质。2003 年因投毒导致的中毒事件起数与往年

---

① 朱玉. 卫生部：2003 年重大食物中毒明显增多. 新华网，2004-02-13.

相比明显增多，是引起中毒死亡的最主要原因。投毒的物质主要是剧毒急性鼠药（大多数为毒鼠强），高居中毒致死原因的第一位。2003年中国共报告重大剧毒鼠药中毒75起，1316人中毒，121人死亡，病死率为9.2%。四是学校食品卫生管理制度不健全，监督管理能力薄弱。

2005年，中国卫生部共收到全国食物中毒事件报告256起，中毒9021人，死亡235人，涉及100人以上的食物中毒18起；与2004年相比，食物中毒的报告起数减少35.5%，中毒人数减少38.2%，死亡人数减少16.7%。①

2005年中国各地上报的食物中毒事件中，微生物性食物中毒的中毒人数最多，占总数的43.0%，主要是由于食用了受细菌污染的食品而引起，与食品加工、销售、保存等环节卫生条件差，群众食品卫生意识淡薄等密切相关。化学性食物中毒报告起数和死亡人数最多，分别占总数的32.8%和45.1%；集体食堂中毒人数最多，占总人数的38.8%；家庭食物中毒的报告起数和死亡人数最多，分别占总数的48.0%和85.5%，特别是农村地区的家庭，成为发生食物中毒的高危场所。家庭食物中毒发生原因复杂，包括误食有毒动植物、食物加工不当、食品污染、投毒等；在农村地区，医疗救治条件有限，救治不及时，病死率也较高。学校2005年发生的食物中毒事件中，微生物性食物中毒的中毒人数最多，占学校食物中毒人数的34.2%；化学性和有毒动植物性食物中毒的死亡人数各占总死亡人数的50.0%，以剧毒鼠药、农药、亚硝酸盐中毒为主；中毒的主要原因包括投毒、误食、有毒化学物质管理不严格。学校集体食堂发生中毒的原因主要是食堂从业人员缺乏基本的卫生知识、操作不规范，学校卫生设施不健全等。

细菌性食物中毒居于首位

2003年，新西兰仅弯曲杆菌中毒的病例就增加了18%，达到创纪录的14 786例。受到弯曲杆菌感染后，会引起腹泻、胃痉挛、腹痛和发热。据统计，2003年每10万新西兰人中就发生368个食物中毒病例，这是澳大利亚2002年感染率的5倍，是加拿大的10倍。新西兰环境科学研究所的莱克医生指出，新西兰发生食物中毒率在所有发达国家中是最高的。弯曲杆菌是"潜在的流行病"，究其原因是动物和家禽业的卫生有问题。②

美国研究人员发现，一种普通的食品中毒病菌——李斯特菌，有可能潜伏在身体里并会无症状地扩散。该病菌在冷藏的食物里繁殖，尤其是在奶酪和肉类里。斯坦福大学医学院的研究人员指出，不知情的食品加工者可能会传播这种细菌。病毒可能在感染数周或数月后从隐藏状态重新出现，使受害人得病或者传染给其他人。李斯特菌病会导致人身体非常虚弱，并且由于免疫系统衰弱而死亡。在美国每年大约有500人死于此病，并且此病会导致流产。20%~40%的病患即使接受抗病菌治疗也会死亡。③

据德国食品风险评估研究所（BFR）

---

① 卫生部通报2005年全国食物中毒事件报告情况. 新华网, 2006-03-20.
② 新西兰食物中毒率"最发达". 青年参考, 2004-09-28.
③ 美研究表明食物中毒病毒会潜伏在身体里. 中医世家, 2004-02-12.

调查，2003年德国共发生有统计在案的食物中毒事故约20万起。其中引起食物中毒的细菌主要是沙门菌。①

食物中毒的季节性

每年6月份是食物中毒事件高发季节。据韩国保健福祉部和食品药品安全厅对集体食堂的安全检查结果，2004—2006年，每年5—6月是食物中毒的高发季节，5—6月的中毒患者占全年患者总数的一半左右。据统计，2003—2005年5月份和6月份食物中毒患者数各为5283名（22.0%）和5189名（21.6%），占患者总数（2.4008万名）的43.6%。2004年食物中毒患者总数为1.0388万名，其中6月份的患者人数为2826名（27.2%），是出现患者最多的一个月份。2005年食物中毒患者总数为5711名，其中18.6%（1062名）的患者中毒发生在6月左右。②

食物中毒多发生在集体食堂和家庭

据韩国保健福祉部和食品药品安全厅的调查，2003—2005年食物中毒事件中有2/3的患者是发生在学校、企业的食堂。2005年食物中毒患者有2304名发生在学校食堂，有1447名发生在企业食堂，占患者总数的65.7%。③

在德国，对经营食品的企业有严格的卫生规定，因此食物中毒多出自家庭。④

2010年南非世界杯期间共招募2万名左右志愿者投入到世界杯比赛各个环节，他们的工作属义务性质，但可享受国际足联和南非组委会提供的免费用餐或餐补。2010年6月18日，90名南非世界杯志愿者在位于南非普马兰加省首府内尔斯普雷特的世界杯体育场姆博贝拉球场内用过早餐后出现呕吐、腹泻等食物中毒症状，随后这批志愿者被紧急送往医院，医生诊断为食物中毒并按食物中毒病因加以治疗。⑤

儿童好奇是多发中毒的原因

葡萄牙每个月都有数百个孩子因吞下洗涤剂、化妆品、香水、香波或者药品而中毒。根据抗毒中心的统计，2006年共有9161个儿童中毒案例，2007年的数据显示上升趋势。其中一半中毒事件和药品有关。儿童们常常吞下了妈妈的药片、爸爸的抗生素，或者奶奶的糖浆。要避免意外非常简单，只需把药瓶子放在孩子们够不着的地方，并且使用安全瓶盖。另外还有一种情况，是父母在给孩子吃药时，给错了剂量或时间。⑥

此外，餐具洗洁精可能造成腹泻、呕吐和消化困难。漂白剂则更危险，可能引起肠胃烧伤受损。化妆品、肥皂、淋浴露或香水，也会给儿童的眼睛或肠胃带来伤害。

---

① 江本敏. 去年德国20万起食物中毒事故多发生在家庭. 新华网，2004-06-11.
② 6月份韩国食物中毒事件频发. 农博网，2006-06-09.
③ 韩国数千学生集体中毒震惊政府规模有史以来最大. 环球时报，2006-06-25.
④ 江本敏. 去年德国20万起食物中毒事故多发生在家庭. 新华网，2004-06-11.
⑤ 南非调查90名志愿者食物中毒严防再发生此事件. 人民网，2010-06-19.
⑥ 葡国每年有九千名儿童事故中毒. 欧洲华人在线，2007-08-23.

1.3 世纪之交的食品安全事件

20世纪末与21世纪之交,国际上食品安全恶性事件不断发生。继二噁英(欧洲)和大肠杆菌O157:H7(日本、欧洲、美国)之后,又出现了牛海绵状脑病(俗称疯牛病,欧洲和日本)、瘦肉精(中国)、毒奶粉(日本、欧盟、美国、中国)等影响食品安全的恶性事件,引起世界各国的广泛关注。

比利时二噁英污染事件

1999年3月底,比利时一些养鸡场突然出现异常,遂向保险公司提出保险赔偿,经农业部专家组展开调查,证明饲料受二噁英污染。在鸡脂肪及鸡蛋中发现有二噁英,且超过常规的800~1000倍,比利时的畜牧业及涉及畜产品的食品加工业顷刻完全瘫痪,世界各国都宣布停止销售其商品。

欧洲"疯牛病"事件

疯牛病(Mad Cow Disease),学名为"牛海绵状脑病"(Bovine Spongiform Encephalopathy, BSE),疯牛病最早被认为是牛的一种新神经系统疾病,具有传染性。

1985年,英国阿什福德的一个农场首次发现"疯牛病"。至1996年英国已有15万头牛患此病死亡。从1985年到1990年,英国一共出口了5.79万头牛到欧洲其他国家,其中至少有1688头染上了"疯牛病"。之后,爱尔兰、葡萄牙、法国等多个国家和地区发现了"疯牛病",致使这些国家和地区的牛肉及其制品销售遭受重创。

1989年,英国开始有人患了与"疯牛病"症状类似的克雅氏病,患者先是失去记忆,脑细胞大量坏死,呈海绵状,失去一切生理功能,很快死亡。这种病的潜伏期长达10~15年,发病前无法诊断,发病后又无法救治。死亡率几乎为100%。

"疯牛病"属人畜共患传染病,传播的主要途径之一是饲料中利用动物加工副产品制成的肉骨粉。目前尚无有效的防治办法。由于欧美各国纷纷用"牛肉骨粉"饲养菜牛,牛发生相同症状并导致大面积扩散,其致病原称"朊毒体""朊病毒"。朊病毒是小团的蛋白质,利用正常细胞中氨基酸排列顺序一致的蛋白进行复制,其过程尚不十分清楚。它是不同于细菌和病毒的生物形式,没有(不利用)DNA或RNA进行复制,目前仍无针对性的治疗办法。由于其结构简单之特性,朊病毒的复制传播都较细菌、病毒更快。

1996年3月20日,英国卫生大臣多雷尔在议会首次公开承认:英国迄今发现有10名患者的症状与"疯牛病"相似,不能排除该病与食用"疯牛病"牛肉有关。此言一出,立即在全球引起强烈的反应。欧盟的10个成员国纷纷发表声明,于1996年起禁止进口英国的牛肉,直至1998年才解禁。不仅如此,更致命的打击还将来自为彻底断绝"疯牛病"而可能采取的宰杀行动。迫于越来越大的国际压力,英国不得不考虑把总数1180万头牛中的400多万头宰杀并销毁,即使只部分

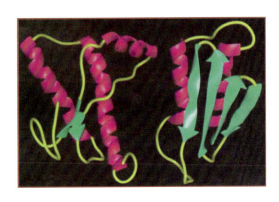

图60 "疯牛病"的致病原：普里朊（普里朊，即普利子蛋白〔prion〕的两种形式，正常〔左〕和变异〔右〕）

宰杀，英国政府也要向农民支付100亿美元的赔偿。据估计，英国为此次灾难要损失300亿美元。

"疯牛病"引起了世界范围的公众恐慌，也为世界敲响了饲料安全的警钟。目前，许多国家已经全面禁止在动物饲料中使用动物加工副产品制成的肉骨粉。

据统计，2000年欧盟国家共发现约18万头患上"疯牛病"的牛，因感染克雅氏症致死的患者已达84人。①

中国瘦肉精事件

21世纪之初，中国发生生猪添饲"瘦肉精"引起人的中毒，成为公共卫生事件的一个新热点。

事件经过

1998年5月，香港居民因食用内地供应的猪内脏发生"瘦肉精"中毒，造成17人中毒。

1999年，两名游泳选手在上海比赛前吃了含有"瘦肉精"的猪肉，尿样检查时被认定为服用了兴奋剂，被取消了比赛成绩。

1999年10月，浙江省嘉兴市57名村民因食用含有"瘦肉精"的水磨粉中毒。

2000年6月5日，上海姜盛箱包有限公司25名职工、上海澳星服饰有限公司12名职工在食用猪肝后发生"瘦肉精"中毒。②

2001年1月10日，杭州江干区发生了食物中毒；余杭市先后有63人中毒。中毒的食物样品经送浙江省疾病预防控制中心检测，元凶同为"瘦肉精"。

2001年4月，湖南长沙县路口镇有6人因食用"瘦肉精"催长的牛肉而发生急性中毒。

2001年4月25日，广东省发生首宗"瘦肉精"中毒事件。广州市防疫站证实，25日，广州王小姐一家6口因进食含有"瘦肉精"的猪肝而中毒。经过治疗6人康复出院。

2001年6月5日，上海市泛太制帽有限公司20多名员工食用了食堂里含有"瘦肉精"的酱爆猪肝发生中毒。

2001年8月，广东省信宜县北界镇发生含"瘦肉精"的猪肉毒倒530人的事件。

2001年8月23—31日，浙江省桐庐县188人因食用含有"瘦肉精"的猪肉和猪内脏中毒。

2001年11月7日，广东省河源市区发生多起群体"瘦肉精"猪肉中毒事件，

---

① 疯牛病恐慌再度席卷欧洲. 南方都市报，2000-11-21.
② 被告人浙江省平湖市张项观在与平湖市畜牧兽医站签订了《供沪生猪、肉品承诺书》后，在承诺不使用"瘦肉精"的情况下，仍在其饲养的生猪中悄悄地添加了"瘦肉精"，并将33头生猪出售给个体生猪小贩，得款19529.4元，致使有毒猪肉及内脏流入上海市金山区市场，发生此案。

2000多人就诊，而确诊中毒需要留院观察治疗的患者484人。警方侦查工作获重大突破，3名经销"瘦肉精"的嫌疑人被河源警方缉获归案。

2002年2月10日，杭州市发生大规模"瘦肉精"食物中毒，50多人到医院就诊。

2003年10月18日，辽宁省辽阳市发生食物中毒，39人中毒。检验结果表明猪肉中含有已被禁用的"瘦肉精"。

2011年3月15日，河南济源市双汇"瘦肉精"事件曝光之后，双汇在济源工厂生产并用于销售的各类产品已下架、收回。对"瘦肉精"问题猪进行捕杀并无害化处理。在双汇"瘦肉精"案件中，河南省已控制涉案犯罪嫌疑人32人，抓捕归案29人，正式立案8起，分布于养殖户、生猪经纪人、采购员等各环节。①

事件原因

"瘦肉精"（Clenbuterol, Spiropent, Planipart）即盐酸克仑特罗，是肾上腺类神经兴奋剂，临床上用作平喘药。20世纪80年代初，美国的一家公司意外发现，饲料中加入盐酸克仑特罗可明显促进动物生长，并增加瘦肉率。随后，这一发现被一些国家应用于养殖业。20世纪80年代后期，中国的一些科研单位将其作为开发项目向一些饲料加工厂、养殖专业户进行了推广，声称"瘦肉精"可以促进动物多长瘦肉少长膘。诱人的经济效益，使"瘦肉精"一时成为饲料加工企业和养殖专业户的"秘密武器"。但使用"瘦肉精"会在动物体内的肝、肺等内脏产生药物残留，人食用了带有药物残留的畜禽内脏，等于无病用药，就会导致中毒，引起人的心血管系统和神经系统的疾病，危害人的健康。

事件处置

2009年3月，广东省河源市"瘦肉精"猪肉中毒案在白云区法院开庭，邓云高、刘训尧、肖学庆三名被告人被控涉嫌销售有毒、有害食品罪。

2001年3月12日，农业部举行饲料安全质量情况发布会，通报在对12个省市区的抽样检测中，发现了18批违禁药物盐酸克仑特罗。随即于2001年3月25日出台了中国第一个饲料违禁药品的检测标准《饲料中的盐酸克仑特罗的测定》。

2001年8月7日，浙江省海宁市法院以销售有毒、有害食品罪，分别判处个体

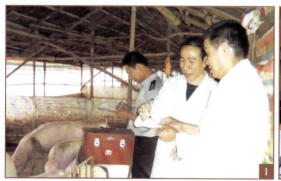 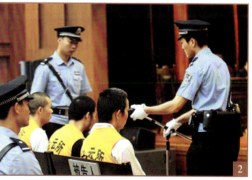

图61 广东省河源"瘦肉精"中毒案（1. 江海区动物防疫监督所执法人员深入猪场检测"瘦肉精"；2. 三名被告在白云区法院受审）

---

① "瘦肉精"来源成谜 禁令已颁布十年仍存在. 新华网，2011-03-24.

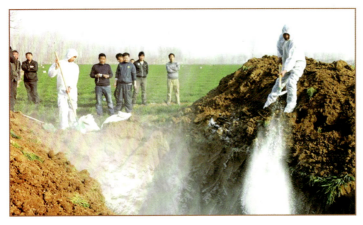

图 62 工作人员在河南省沁阳市崇义镇对"瘦肉精"问题猪进行捕杀并无害化处理（2011年3月17日，新华社记者 朱祥 摄）

养猪户魏益明、农民孙志福有期徒刑四年，并处罚金。

2001年11月30日，农业部公布了四季度第一次生猪生产中违禁药物的抽查情况，23家养殖场（户）被查出饲料中含有"瘦肉精"，检出率比以往有大幅度下降。

2011年3月23日，即双汇"瘦肉精"事件之后，农业部会同国务院食品安全办、商务部、卫生部等部门，从"瘦肉精"源头管理、生猪养殖、生猪贩运、生猪屠宰、肉品加工、肉品流通消费六方面，全力推进"瘦肉精"整治工作。

事件影响与历史意义

2001年中国食品行业十大曝光新闻中将猪肉中查出了"瘦肉精"列为第七条。顿时，全国哗然，"瘦肉精"事件为食品安全敲响了警钟。

2001年12月2日，北京市资源集团、北京鹏程食品公司两家以养殖、饲料和加工为主业的农业产业化龙头企业的负责人共同倡议：呼吁加强行业自律，自觉抵制使用"瘦肉精"，保证人民群众的身体健康。

中国"瘦肉精"中毒事件具有重要的现实意义和历史意义，成为中国食品安全立法的一个新起点。2003年，中国国家食品安全管理体制进一步调整为分段负责制度。2010年国务院专门成立了国家食品安全委员会，国务院副总理李克强担任主任。2012年，"瘦肉精"案在中国首次以危险物品危害公共安全罪进行判决，对主犯依法判处死刑，缓期两年执行，对其他犯罪分子也判处14年以上有期徒刑。该案被评为"2011中国十大案例"，对中国类似食品安全犯罪的判决起到了示范和导向的作用。对此，河南省高院院长张立勇认为："瘦肉精"案的判决是食品安全领域一个由乱到治的具有里程碑意义的判决。[1]

世界"毒奶粉"事件[2]

1999年，欧盟四国出产的奶品可能受到致癌物质"二噁英"污染，六个品牌的乳制产品在香港被禁售。

2000年，日本雪印公司奶粉、低脂肪牛奶、酸奶等三种牛奶制品被查出金黄色葡萄球菌毒素，造成1.5万名消费者中毒，所有产品被迫全部召回。

2000年6月，许多消费者在饮用了日本著名的雪印乳品公司生产的雪印牛奶

---

[1] 张立勇. "瘦肉精"案的判决是食品安全领域一里程碑. 大河网，2012-01-10.
[2] 毒奶粉编年史. 复兴论坛，2008-09-21.

后，相继出现呕吐与腹泻症状，食物中毒者超过1.4万人，酿成日本有史以来最严重的食物中毒事件。这起中毒事件导致日本雪印乳业公司关闭部分工厂、大幅裁员。

2002年，美国惠氏药厂（中国）有限公司生产的爱儿乐妈妈（S-26MAMA）孕产妇配方奶粉、爱儿素（Nursoy）婴儿豆基配方粉因坂肠杆菌超标被限令召回。

2002年，美国惠氏药厂（中国）有限公司紧急召回亚硝酸盐含量超标的批号为1S192的"学儿乐"奶粉（400克装）。该公司同时请求手中有该批号"学儿乐"奶粉的消费者及时与厂家联系，选择退货或者调换其他品牌的奶粉。

2002年，丹麦产荷兰"多美滋"奶粉受微小金属颗粒和润滑油污染，被全球性召回。

2002年，德国"美乐宝HN25"婴儿特别配方奶粉因被检出含有一种可能会导致初生婴儿肠脏及脑膜发炎的"阪崎氏肠杆菌"，而被香港食物环境卫生署要求召回。

2003年，美国亨氏奶粉疑与婴儿死亡有关，在以色列被召回。

2003年，比利时、荷兰、法国、德国等西欧四国奶粉、牛奶、黄油、冰淇淋等乳制品内被检测出与滴滴涕杀虫剂相当的致癌物质二噁英，暴发有史以来最严重的一次食品安全事件。

2004年，美国美赞臣奶粉因阪崎氏肠杆菌奶粉超标被判为不合格产品进行销毁，并对消费者进行赔偿。

2005年，美国雀巢"金牌成长3+奶粉"多批次被查出含碘超标，被迫进行大规模产品召回。

2006年，共计10万千克同一美国品牌的三批奶粉被连续检出亚硝酸盐含量超标而被北京市出入境检验检疫局做退运处理。

2007年，日本明治FU高蛋白较大婴儿配方奶粉，锌含量不符合标准被判为不合格商品，被要求立即下柜。

2008年，因密封不善而导致罐中奶粉被氧化，美国雅培召回两批特殊配方婴儿奶粉。

2008年，中国三鹿集团生产的多批次婴幼儿奶粉销售后，婴儿被发现患有肾结石，随后在其奶粉中发现化工原料三聚氰胺，之后进行大规模召回。此事件成为中国奶制品污染的一起重大食品安全事件。

2008年，新西兰恒天然集团旗下的恒天然中国公司发布公告，宣布召回在中国大陆销售的六个批次的安满智孕宝孕妇奶粉。

2
细菌性食品中毒事件

2.1 日本大肠杆菌O157:H7中毒事件

事件经过

1996年，大阪府市（约80万人）的学龄儿童中突然暴发一起肠出血性大肠埃希菌感染。报告病例大多是该市62所小学校的儿童，年龄在6—12岁之间。

这次暴发的中毒事件是从1996年7月12日晚开始，患者出现腹痛及腹泻（包括血便），以后几天患者迅速增加，到7月24日，感染儿童数已达到6259例，其中92例出现溶血性尿毒综合征，此外，在学校的教师及职工中有92人被感染，在542份患者的粪便标本中检出肠产毒性大肠埃希菌（肠产毒性大肠杆菌）"O157"的有287份。

该地有92所市立小学，共有小学生4.8万名及教师2288名。日本厚生省、市政府及大阪府政府建立了一个联合调查组，并与文部省协作，研究及制定防止二次感染及新的暴发流行的措施。

根据日本厚生大臣调查，认为大阪府集体食物中毒的小学生所感染的肠产毒性大肠杆菌O157可能来自该市出售的萝卜苗，事发后市场上已停售萝卜苗。

事件影响

日本这次大肠杆菌O157暴发流行不仅在大阪府一地。据报道，从1996年5月下旬在冈山县小学开始流行，到7月下旬蔓延到包括东京、大阪、京都等36个都府县。据不完全统计，到8月1日为止，患者累计达到9017人，其中7人死亡。世界卫生组织认为这是"创纪录的患者人数"。

1990—1995年，日本共发生八起由肠产毒性大肠杆菌O157引起的集体食物中毒事件，而此次在不到一个月的时间里，

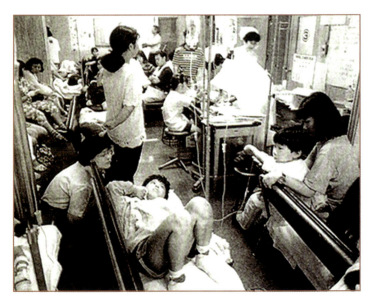

图63 日本大阪一家医院临时设立的"O157"急诊部（1996年8月31日）

日本各地相继发生了六起集体食物中毒事件，由于该病原菌从进入人体到患者出现症状需要 4~9 天的潜伏期，因此难以查明这一病原菌的确切感染途径。特点是患者多为突发起病，腹痛、血性粪便、低热或不发热，症状各异。

2.2 法国牛肉李斯特菌中毒事件

从 1999 年 12 月下旬开始，法国巴黎出现由于食物中毒导致死亡的情况，其中包括两名婴儿，一名胎儿在母体内感染，随后死亡。另有一名老人由于食用位于法国西北部萨尔特省（Sarthe）的古得雷公司生产的肉制品而死亡。法国官员怀疑是一种潜在的细菌污染了肉制品而引起的食物中毒。

2000 年 1 月 7 日，根据法国公共卫生监督署提供的信息又发现有四名中毒者，所有的病例都有类似一种潜在的致死性细菌——单增性李斯特菌中毒的表现。法国的农业部长称这次暴发像是一次严重的李斯特菌警报。

随后该公司的产品从超市的货架上撤走，农业部部长要求该公司关闭并进行全面消毒，直到各个方面满足卫生标准才可以重新营业。

截至 2000 年 2 月 29 日，在整个法国发现有 26 例李斯特菌病，其中 7 人死亡，随后两个月内病例仍有增加。此次食物中毒成为法国历史上较严重的中毒事件，给法国的食品业带来巨大的打击。

事件发生后，法国卫生部部长在记者招待会上指出，通过病例和对照的研究数据显示，猪舌是引起法国这次李斯特菌病暴发流行的罪魁祸首，巴黎巴斯德（Pasteur）研究院从食物中检测到了单核细胞增生性李斯特菌病的病原。在随后的检查中发现萨尔特省的工厂生产的猪舌、肉酱和浓味罐装猪肉（Rillette）小排中有李斯特菌。浓味罐装猪肉是一种制作粗糙的加有油脂的排骨，在法国是一种很普通的食品，这种食品很容易引起细菌的繁殖。

2.3 日本雪印牛奶金葡菌中毒案

案情始末

日本雪印乳业在 1955 年就曾因北海道工厂产品被金黄色葡萄球菌感染，造成一所学校全体学生中毒。雪印不吸取教训，时隔 45 年后又发生雪印牛奶金葡菌中毒案。

从 2000 年 6 月 26 日到 7 月 10 日的近半个月内，又发现因同样原因，造成包括京都、大阪在内的关西地区共有 1.4 万名消费者由于饮用日本雪印乳制食品公司生产的低脂牛奶而中毒发病，出现不同程度的上吐下泻现象。一名 84 岁的老太太，在喝了雪印牛奶中毒后引发其他疾病而去世。据统计，仅大阪府和京都府以及附近六县，中毒发病者已达 10682 人，其中有

155人被送往医院。

经检验,雪印公司奶粉、低脂肪牛奶、酸奶等三种牛奶制品被检出金黄色葡萄球菌毒素。

事件的最后结局是:雪印乳业信誉受损,经济上需承担巨额赔偿。由于信誉影响销量,雪印乳制食品公司资金短缺,不得不向银行贷款2.8亿美元,用于赔偿等危机的处理。2000年7月底,雪印乳业公司向受害者支付29亿日元的赔偿费。

案发原因

据化验,在工厂生产线的设备中,检查出金黄色葡萄球菌,工厂生产的一些乳制品中含有金黄色葡萄球菌,这种细菌可产生使人出现腹泻、呕吐症状的A型肠毒素。该厂乳制品染菌是生产设备没有按规定定期清洗而造成的。

经过查证,雪印问题牛奶的起因是生产牛奶的脱脂奶粉受到金黄色葡萄球菌感染。而奶粉之所以受到感染,是因为雪印公司大树工厂突然停电三个小时,造成加热生产线上的牛奶繁殖了大量毒菌。

事件处置

事发后,雪印乳制食品公司所有产品被迫全部召回,其中回收近期生产的约30万盒低脂肪牛奶。日本各地超市和食品店都已停止销售雪印牌乳制品,一些地方政府已下令禁止食用雪印牌食品。大阪雪印厂被当地政府勒令无期限停产,并且大规模回收6月下旬出厂的几种染菌食品。

7月1日,当事实真相搞清楚之后,雪印公司总经理石川哲郎会见记者时,向广大的消费者表示"深刻的道歉"。

7月2日,大阪市政府勒令雪印乳业公司大阪工厂无期限停产,并且要求该工厂自觉收回市场上所有由它加工和生产的食品。

日本雪印乳业食品安全事件曝光后,受害者依据《制造物责任法》,对生产问题牛奶的企业提出索赔。由于律师的帮助,受害者赢得诉讼,索赔29亿日元。

虽然雪印倒闭了,但受害者对雪印乳制食品公司的追讨并没有结束,围绕雪印事件的赔偿问题,受害者展开了一系列维权行动。

雪印牛奶赔偿案件的审判历时两年,在大阪地方法院的调停下,原告和被告进行了庭外和解。一位原告律师表示,根据和解协定,雪印乳制食品公司一共向8位原告提供110万日元的赔偿金额,8位原告将根据自己所遭受的病情分享这笔赔偿金。

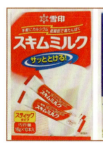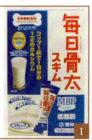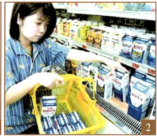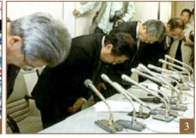

图64 日本雪印牛奶金葡菌中毒案 (1.雪印奶产品;2.日本商店正在清理雪印牛奶;3."雪印食品"的吉田升三社长等人在记者招待会上低头谢罪)

事件索赔

企业赔偿

事发后,公司为所有受害者提供医疗补偿费用。8月,由于受到经销商的抵制和停业的影响,雪印乳制食品公司的资金难以为继,不得不向银行借贷以解燃眉之急。据悉,雪印公司凭借信用一共向银行紧急借款约2.8亿美元,用于应对危机的处理。

雪印公司一位高管表示,贷款将主要用于对因饮用牛奶而住院的受害者进行赔偿,并补偿部分经销商的损失。据悉,雪印公司不仅为每位受害者承担医疗费用,并给予一定数量的赔偿。在政府的监督下,到7月底,雪印乳业公司已依法向受害者支付29亿日元的赔偿费。

受害者索赔

2001年,8名因食用雪印牛奶而中毒的受害者联名向大阪地方法院起诉雪印乳制食品公司。他们指出,依据日本的《制造物责任法》,雪印乳制食品公司"对卫生管理和危机管理敷衍了事,掩盖事故原因,致使很多人在身体和精神上受到了不该受的苦痛",要求雪印乳业向受害者赔偿6600万日元。

这是雪印牛奶事件后发生的首次民事诉讼,也是日本在第二次世界大战后第一次依据《制造物责任法》①提出的食物中毒诉讼案。对于这起案子,地方法院异常重视。尽管2001年雪印牛奶工厂已经倒闭,但雪印乳制食品公司还在,按规定,雪印乳制食品公司将负责对受害者进行一切赔偿。

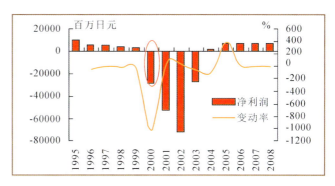

图65 日本雪印乳业食品安全危机(资料来源:雪印乳业公司年报。注:红圈为事件曝光时间)

事件影响

雪印奶粉,隶属于鼎鼎大名的日本奶制品生产厂家日本雪印乳业。总部设在北海道首府札幌市的雪印乳业公司是日本著名乳制食品厂家。该公司在全国共拥有35家工厂,其中21家工厂加工生产牛奶、牛奶饮料、酸奶等奶品。

雪印乳业曾经是日本最大的乳品企业,2000年度《财富》500强排名中排在第430位,市场占有率国内第一。中毒事件发生后,雪印问题牛奶在日本引发了持续性的恐慌,雪印乳业负责人引咎辞职,公司股价从6月27日的619日元跌到7月6日的405日元,跌幅达35%。日本几乎所有超市和食品店把多达五六十种的雪印牌食品撤下了柜台,东京、大阪、神户等地政府都下令公共部门不要购买雪印食品,市场占有率急剧下滑到第三位。

---

① 《制造物责任法》,是1994年获得通过的一部专门保护消费者的法律。该法第一条便规定:"为保护被害者,保障国民生活的安定及国民经济的健全发展,本法规定因产品缺陷而对人的生命、身体及财产造成损害时,制造商等承担损害赔偿责任。"

在危机发生后雪印一是未能迅速公布事实降低公众损失，二是未对中毒事件做完善解释，从而招致全国的批评和抵制。

雪印问题牛奶在日本引发了持续性的恐慌，雪印乳业的负责人不得不辞职谢罪，当年雪印乳制食品公司首次出现亏损，亏损总额高达475亿日元。此后，由于民间对雪印的抵制，第二年，雪印牛奶业务的经营并无改善，相关子公司不得不关门谢罪。其后雪印公司不再经营牛奶业务。雪印牛奶辛苦70余年积累的信誉就此烟消云散。

事件教训与社会影响

反应迟钝，召回不够及时，是这次事件的重要教训。大阪市政府是在6月23日收到五名来自大阪市天王寺区的小孩出现食物中毒症状的报告后，于6月24日开始检验"雪印乳业"生产的牛奶。直到6月29日下午4时，大阪市政府才公布怀疑食物中毒的消息，距离第一起雪印牛奶中毒事件已有三天之久。市政府官员对此解释说，由于他们不能确定雪印牛奶是否是导致腹泻和呕吐的原因，所以才推迟公布。中毒人数正是在29日至30日期间大幅增加，由于当局反应迟缓，才使事件日益恶化。这起罕见的中毒事件令"雪印乳业"十分震惊，6月29日，公司高层举行秘密会议，会后发表的声明指出，他们正在回收30万盒仍在市面销售的"雪印低脂乳"。然而，大阪市环境保健局的一名官员表示，自6月23日起，至少有1217名饮了有问题的雪印牛奶的人中毒。日本媒体披露，早在6月26日就收到有人在饮用牛奶后不适的报告，然而公司却在29日下午当事件愈闹愈大时才向外公布消息。

鉴于雪印公司的教训，日本厚生省向东京都、北海道和全国各县政府下达指示，要求对处理和加工牛奶的设施进行全面的卫生检查。雪印乳制食品公司在日本乃至海外都拥有相当大的市场份额，在卫生安全方面享有较高声誉。但是，其大阪工厂的乳制食品于1998年年初就引起过集体食物中毒事件，这次再次给消费者带来严重伤害，引起各界和新闻媒体对这家公司和工厂的强烈不满和谴责。

2.4 巴基斯坦"毒奶"中毒事件

2004年7月4日，巴基斯坦警方说，南部城市卡拉奇的默利尔贫民区发生集体食物中毒，大约200人在饮用了受污染的牛奶后出现呕吐和胃痉挛食物中毒症状。

巴基斯坦国立真纳医学研究中心收治了大约200名中毒患者，其中大部分已经出院，目前还剩下大约40人继续接受治疗，其中大部分为儿童。①

真纳医学研究中心的医生阿卜杜勒·拉扎克说，受害者出现呕吐和胃痉挛症状，他们大多是印度族居民，通常在餐后饮用牛奶。这些牛奶在饮用前没有经过适当处

---

① 巴基斯坦"毒奶"贫民区大规模集体食物中毒. 新闻晨报，2004-07-05.

理，食物中毒更是由牛奶中的细菌引发。

警方调查认定，一家奶牛场老板7月3日晚上从一头新奶牛身上挤出牛初乳后，免费赠送给默利尔区居民品尝。奶牛场老板阿斯加尔·阿里等三人接受警方质询，以查出牛奶如何受到污染。

据当地习俗，奶牛场老板通常在培育出新奶牛后会把第一次挤出的牛奶分给周围邻里，他们认为这样会让奶牛产更多的牛奶。

2.5 西班牙烤鸡污染中毒事件

2005年8月4日，西班牙卫生部宣布，2005年7月西班牙全国17个自治区中的15个自治区发生了食用烤鸡制品中毒事件，共有1208人中毒，1人死亡。引起烤鸡中毒的原因是袋装烤鸡中的调味汁被污染，已经从调味汁中发现了细菌。①

据西班牙报纸报道，7月10日，马德里自治区首先发现数十人出现腹泻和发热等症状，他们都是在吃了从超市买来的牌子为"萨达"的袋装熟烤鸡后中毒的。随后在全国其他地区陆续出现同样的情况。有141人住院治疗，一名老人因吃这种牌子的烤鸡而死亡。8月3日，西班牙各地又发现264例中毒者。其中，儿童和老人的症状比较严重。

事件发生后，西班牙有关部门采取紧急措施，以防止事态扩大。有关部门已经从全国各地商店将15万份污染烤鸡撤下货架。

2.6 泰国发生肉毒素中毒事件

事件起因

2006年3月4日，泰国北部难府有167名农民食用了当地生产的一种竹笋罐头出现呕吐、腹泻、吞咽困难、口干、肌肉乏力等症状，其中143名患者住院治疗。经医疗部门诊断，这些农民是肉毒素中毒。②

截至3月21日，仍有33名住院患者无法自主呼吸，需要借助呼吸机维持生命，另有36人严重呼吸困难。

事件处置

中毒事件发生后，泰国政府先后向联合国、美国和英国求援。之后，来自加拿大、美国、英国和联合国的专用抗毒素抵达泰国北部。

泰国有关部门于3月21日开始协调

---

① 姚国健. 西班牙发生烤鸡中毒事件1208人中毒1人死亡. 中国新闻网，2005-08-06.
② 凌朔，张秋来. 泰国调查集体肉毒素中毒事件. 新华网，2006-03-21.

各方力量，共同调查泰国北部难府出现的集体肉毒素中毒事件。

由于肉毒素（肉毒杆菌在繁殖过程中分泌出来的毒素）可以用于制造生物武器，因此泰国军方以及国际生物武器专家也参与了对这起中毒事件进行调查。调查此次中毒事件是否为恶意投毒。

社会评论

泰国疾病控制中心负责人塔瓦·孙塔拉占说，167人同时肉毒素中毒在泰国乃至全球疾病史上都属罕见，这很有可能是人类有史以来最大一次肉毒素中毒事件。

2.7 美国"毒菠菜"事件

事件经过

2006年，美国暴发"毒菠菜"事件。美国疾病控制和预防中心（CDC）宣布，25个州报告因使用新鲜菠菜感染大肠杆菌的病例，共有173人染病，其中92人入院治疗，3人死亡。受害者中有27人出现溶血性尿毒症综合征（HUS）。

2006年9月11日，美国疾病控制与预防中心接到紧急消息：威斯康星州暴发食源性疾病。两天之后，威斯康星州的公共健康官员根据流行病学分析，初步确定疾病暴发的根源是袋装菠菜。此时，受影响范围已经扩大到美国八个州，造成50人发病，其中1人死亡。

2006年9月14日，面对病例数量急剧增加，为了防止仍然存放在商店、餐厅、甚至是消费者冰箱里的袋装菠菜可能威胁公共健康并导致疾病进一步暴发，美国食品药品监督管理局（FDA）发布了菠菜禁食令，呼吁民众暂时不要吃袋装菠菜。第二天，又将禁食范围扩大到全部新鲜菠菜。自此，各商店迅速将袋装菠菜下架，餐厅也将其在菜单上除名。

美国卫生专家经过半年的调查，发现菠菜被大肠杆菌污染事件的污染源头来自美国加利福尼亚州中部地区一家养牛场。调查人员经过追根溯源，最终在加利福尼亚州中部的一家养牛场找到了与流行的O157∶H7型大肠杆菌病一样的病菌。从这家养牛场的牛粪、土壤和地表水中提取的样本里都发现了这种病菌。这家养牛场位于加利福尼亚州圣贝尼托县，饲养了约2000头牛。在养牛场附近，有一个50万平方米的菠菜种植基地。病菌通过牛的粪便流入菠菜地，造成菠菜被污染。

大肠杆菌是存在于人体内的一种常见细菌，通常无害。本次致病的大肠杆菌为O157∶H7型大肠杆菌是出血性大肠杆菌的主要类型，属于一种毒性较强的大肠杆菌，其产生的毒素可导致肾功能丧失。动物粪便中多带有这种病菌，患者和无症状携带者均可成为传染源，主要通过粪-口途径传播。

一起法律诉讼

2006年9月，受害人希拉将菠菜的供货商（一个自然选择食品公司）告上了法庭。希拉将家里剩余菠菜的样本送到了犹他州的卫生部门检验，并将检验结果提交法院。检验证实，菠菜里面含有致病的大肠杆菌。希拉希望自然选择食品公司赔偿儿子布雷登的医疗费、自己及家人的误工费等。2007年8月，希拉等来了判决结果。根据裁定，自然选择食品公司向她支付了总计4.27万美元的赔偿金。这其中，约有3133美元是布雷登的医疗费，1.1万美元是律师费①和误工费，余下的钱则将被放到一个信托账户中，等到布雷登18岁之后可以取用。

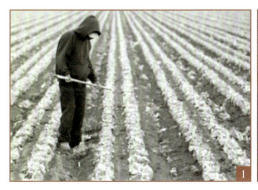
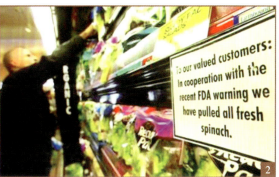

图66 美国"毒菠菜"事件 (1. 菠菜种植基地；2. 袋装菠菜下架)

2.8 智利嗜盐菌食物中毒

2007年2月1日，智利第五大区瓦尔帕莱索地方卫生厅宣布，由于食用了生海鲜或未充分加工的海鲜，连日来该大区已有400多人食物中毒，其中在旅游胜地瓦尔帕莱索省中毒的近300人。②

瓦尔帕莱索地方卫生厅指出，大部分人食物中毒是因为吃了不洁净的海产品，其中一些病例是副溶血性弧菌感染。副溶血性弧菌导致的食物中毒也称嗜盐菌食物中毒，是进食感染该菌的食物所致，海产品是主要带菌者，临床上以急性起病、腹痛、呕吐、腹泻及水样便为主要症状。

智利卫生部门提醒民众及游客，食用生海鲜有可能会导致食物中毒、腹泻等多种疾病，对老年人来说尤为危险。

---

① 美国公民的维权意识比较强烈，许多州都有私人的律师事务所，专门从事为人身受到伤害的索赔业务。这些律师事务所的承诺是"不打赢，不收费"。一家名叫"匹兹克在线"的律师事务所就在目录中显示，诉讼当事人仅为受到肉毒中毒、大肠杆菌、A型肝炎和沙门菌感染的受害者。

② 赵凯，许云鹏. 智利400多人食用海鲜后中毒. 新华网，2007-02-02.

2.9 约旦食物被污染中毒事件

2007年8月，在约旦首都安曼北部巴卡难民营附近的一家餐厅，顾客由于食用了该餐厅被沙门菌污染的食品沙威玛①，发生食物中毒，截至8月12日晚，已有177人出现食物中毒症状。②

事件发生后，约旦政府已在全国范围内禁止销售鸡肉沙威玛，并将等到"能确保公众安全时"再解除这一禁令。

约旦议会事务国务大臣兼代理卫生大臣穆罕默德·祖奈巴特指出，这177人是在食用了一家餐厅所售的鸡肉沙威玛后出现食物中毒症状的。食物中毒的原因确认为沙威玛内的鸡肉加工不当，存留了沙门菌。

警方拘留了该餐厅的负责人，相关部门就此事展开深入调查。

2.10 日本"问题大米"事件

事件经过

2008年9月5日，日本米粉加工销售企业"三笠食品"公司，被发现非法倒卖残留农药超标和霉变的"非食用"大米。

从2007年11月到2008年1月，三笠食品公司和下属公司"辰之巳"进口了110吨工业大米，再包装成食用米转卖给零售企业，经大阪府警方检测，这些大米含有高度致癌性曲霉菌和高于基准值量的甲胺磷农药。三笠食品还从越南进口了5.4吨大米，标注成国产米进行倒卖。

"问题大米"事件的涉及范围广泛，危害严重。据日本政府公布的调查结果，查明三笠食品公司"问题大米"流入的单位扩大到390家，覆盖东京、大阪、京都等共26个都府县，危害波及整个日本。其中日本"三笠食品"等公司涉嫌将工业用（残余农药超标及发霉）大米伪装成食用米卖给酒厂、学校、医院等370家单位。浅井公司倒卖的"问题大米"则涉及14家业者。岛田化学工业公司利用工业用米加工的淀粉被广泛利用于制成各类食品，其中一些被东京、岩手、福岛、山梨等11个都县的学校、保育园作为配餐提供给学生和幼儿食用，总计超过100万份。"问题大米"的流通渠道覆盖面极广，有烧酒、冷冻食品、点心等食品饮料制造公司，还有保育园、学校、养老院以及医院的配餐等。虽然农林水产省要求相关企业公司尽快回收问题产品，但绝大多数的有问题食品已被国民消费掉了。

---

① 沙威玛，是用面皮加鸡肉或羊肉做成，通常被称为"阿拉伯三明治"，是当地的一种常见食品。
② 胡浩，苏小坡. 约旦食物中毒事件已有177人出现中毒症状. 新华网，2007-08-13.

事件结局

2008年9月5日开始,"问题大米"事件进入日本媒体、市民视线,随着调查的深入,发现涉案单位越来越多,问题越来越严重。在案件调查过程中,"问题大米"事件逼日本农相下台,涉案代理商自杀谢罪。

2008年9月16日晚,作为"问题大米"中间商而被曝光的奈良县广陵町米谷销售公司的社长不堪重负,在家中二楼卧室利用吸尘器电线上吊自杀身亡。该社长曾将从三笠公司购买的进口"问题大米"伪装成奈良国产,然后贩卖给当地的点心生产厂家。

2008年9月19日,日本农林水产大臣太田诚一承认对该案处理不当,也引咎辞职。此前,农水省事务次官白须敏郎也已经辞职。

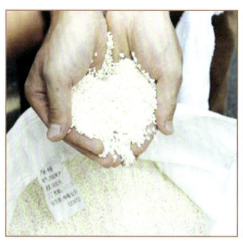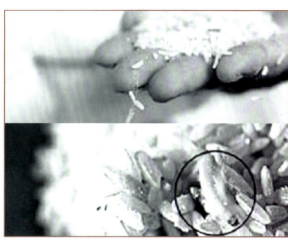

图67 日本"问题大米"事件(残留农药超标和霉变的"非食用"大米)

2.11 新加坡集体食物中毒事件

2009年4月5日,新加坡发生集体食物中毒,100余人中毒,其中一名马来族妇女经医治无效于4月6日死亡。[1]

新加坡卫生部和国家环境局联合调查,结果显示,中毒者于4月3日先后在新加坡一家路边临时摊位上食用了印度食物"罗惹"[2]后出现食物中毒症状。当时有137名食用了该摊位食品的顾客出现腹绞痛、呕吐和腹泻等不适症状,其中37人入院接受治疗。

---

[1] 张永兴. 新加坡发生集体食物中毒事件,1人死亡. 新华网,2009-04-06.
[2] 罗惹(Rojak,马来语),是由油炸的海鲜、鸡蛋以及肉汁搅拌烩制而成的特色小吃。

4月8日，又有一名59岁的中毒妇女不幸身亡。①

新加坡卫生部调查证实，6日和8日死亡的两名中毒者，4月3日都曾在新加坡这家临时摊位上食用了印度食物"罗惹"从而发生中毒。医生在已经死亡的两名受害者身上发现了呈阳性的菌群，这些细菌来自加工不彻底的"罗惹"中的海鲜食品。

卫生部已经关闭了这家路边摊位，并通知这家印度摊主及其助手到当地传染病中心接受食源性致病菌的扫描检查。有关方面对这起案件进行调查。

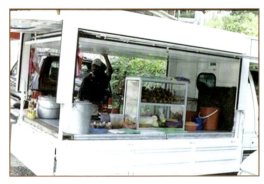

图68 新加坡一家路边摊位正在销售罗惹（资料图片）

2.12 美国"花生酱"事件

事件经过

2009年1月9日，美国明尼苏达州卫生和农业部门发表通告指出，两部门在对销往一些学校和医院的花生酱进行检测时，发现由俄亥俄州国王坚果公司生产的2.27千克重的罐装花生酱中含有沙门菌。

1月10日美国国王坚果公司召回可能受沙门菌污染的花生酱以来，美国越来越多的公司召回与花生酱或花生糊有关的产品，"花生酱"事件在美国持续发酵，其影响也越来越大。美国著名食品生产商家乐氏公司也卷入花生酱事件中。该公司宣布召回16种存在遭沙门菌污染风险的花生酱饼干。②

1月13日，明尼苏达州农业部门官员呼吁医院疗养院学校和餐馆抛弃国王坚果公司生产的5磅重罐装花生酱，以防沙门菌疫情在全美继续蔓延。

1月21日，美国食品药品监督管理局的官员表示至少有125种产品被召回，这些被召回的产品包括饼干、冰激凌以及狗粮等，原因是这些产品都使用了美国花生公司位于佐治亚州一家工厂生产的花生酱或花生糊。这些花生酱和花生糊最近都被检测出含有沙门菌。

1月23日，美国疾病控制和预防中心网站更新的数据显示，自2008年9月以来，美国已有43个州发生沙门菌疫情，染病人数达到491人。明尼苏达州一名感染沙门菌的80多岁女性于23日去世，使得美国死于沙门菌感染的人数上升到7人。调查发现，几乎所有感染沙门菌的患者都食用过花生酱，并且大多数人食用的都是国王坚果公司的2.27千克重的罐装花生酱。

沙门菌是美国常见的食品污染源。患

---

① 新加坡食物中毒事件已导致2人死亡. 新华社，2009-04-08.
② 任海军. 综述：美国"花生酱"事件持续发酵. 新华网，2009-01-25.

者感染病菌 12~72 小时内会出现发热、腹泻、腹部绞痛等症状，病情往往持续 4~7 天。

事件影响

事件发生后，美国民众担忧食品企业会受到打击。被检出含有沙门菌的花生酱的原料来自美国花生公司设在佐治亚州的一家工厂。尽管该公司并非美国举足轻重的花生酱原料供应商，但其产品仍分销给了全国各地的约 70 家食品公司。随着感染和死亡人数的逐步上升，美国部分民众对美国存在的食品安全状况颇为担忧。一些民众表示，将听从美国食品药品监督管理局的警告，暂时远离以花生酱或花生糊为原料的产品。

与此同时，美国不少食品加工企业都感受到了此次事件的压力，一些清白的公司不断在发表声明或公报，表明自己与问题花生酱无关。

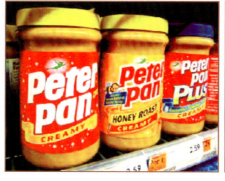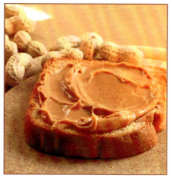

图 69 美国国王坚果公司罐装花生酱

"花生酱"事件也开始在美国以外产生影响。美国家乐氏公司 23 日表示，将在中美洲国家召回一些含花生酱的饼干类产品。马来西亚有关部门也已提高了对进口美国花生酱产品的检验等级，一些怀疑受污染的产品已经下架。

"花生酱"事件表明，如何为民众提供安全可靠的食品，是世界各国的食品加工企业和监管部门都需要认真对待的问题。

2.13 美国沙门菌鸡蛋事件

2010 年 8 月 18 日，美国疾病控制和预防中心宣布，在加利福尼亚州肆虐的沙门菌疫情正向其他州迅速蔓延，染病人数已达数百人。一些人在进食被污染的鸡蛋后出现肠炎等症状。

由于美国 10 多个州暴发的沙门菌疫情牵涉鸡蛋，美国卫生部门 2010 年 8 月 18 日扩大鸡蛋召回数量至 3.8 亿枚。如此大规模的召回鸡蛋，在美国社会中引起不安，食品安全问题再次受到关注。截至 8 月 30 日，全美回收鸡蛋数目已逾 5 亿枚。

自 2010 年 5 月份起，美国疾病控制和预防中心就注意到沙门菌感染病例明显增多，加利福尼亚州卫生部门 17 日宣布，加利福尼亚州多个地区暴发沙门菌疫情，自 6 月至 8 月接到 266 例患病报告。初步调查显示，多数患者食用鸡蛋后染病。这些鸡蛋可能遭沙门菌污染。明尼苏达州认定，至少 7 例病例与鸡蛋有关。美联社报道，其他州沙门菌病例也猛增。

患者此前吃过餐厅用生鸡蛋制作的沙拉，或是喝了放了生鸡蛋的汤。美国卫生

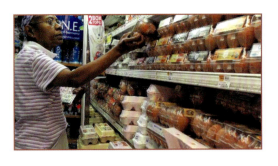

图 70 顾客在美国纽约一家超市挑选鸡蛋

部门已接到 2000 多个感染沙门菌可疑病例报告,其中一半确诊,没有死亡的报告。美国疾病控制和预防中心警告,沙门菌疫情可能比报告更严重,因为大多数沙门菌患者并未就医。感染上沙门菌后,患者在 12~72 小时内会出现发热、腹泻、腹部绞痛等症状。病情往往持续 4~7 天,免疫力不佳者,可导致死亡。

2.14 日本广岛发生千人中毒事件

2012 年 12 月 14 日,日本广岛县发生一起千人中毒事件。一家便当制造公司的便当中检测出感染性肠胃炎"诺瓦克病毒"。

据广岛市保健所指出,这家公司的分公司在 12 月 10 日和 11 日在广岛市内共销售 4700 个便当。食用了这些便当后,共有 1052 人发生呕吐现象,一名女性身体不适被送往医院治疗。①

广岛市保健所目前已经对该公司下达了责令停业的命令。日本当年冬季大面积流行感染性肠胃炎"诺瓦克病毒"。

日本厚生劳动省要求各地区,尤其是饮食业一定要注意在料理食物之前彻底消毒、洗手,对料理器具进行加热消毒。

---

① 日本广岛发生千人中毒事件. 日本新闻网,2012-12-15.

3
食品添加剂引发中毒事件

3.1 日本森永[①]奶粉含砷中毒案

案情始末

1955年6月开始,冈山县的医院出现婴儿奇病,患儿全身发黑、呕吐、腹泻、彻夜哭泣,这些患儿几乎都饮用过日本著名乳制品企业森永生产的奶粉。

事件曝光后,医院里挤满忧心忡忡的抱着孩子的父母,退货的人群排到了商店外,奶农把一桶桶的牛奶倒掉。受害儿童发热、腹泻、肝大、皮肤发黑,年纪稍大时,又出现痴呆和畸形的症状。

事故发生一年内,在家长们的强烈呼吁下,政府主管部门出面挑选专家,组成了专门委员会,研究受害者的诊断标准和赔偿方案。在金钱的作用下,两个由医学权威组成的调查组在三个月后先后得出结果:"不存在发生后遗症的隐患。"这个结论误导了医生。

14年后的1969年,大阪大学的丸山博教授证明这起中毒事件为砷中毒。此时,多数受害者有不同程度的后遗症,结果在日本社会再次引发了诉讼风潮。至事发20年后,森永公司再次承担约3亿日元的责任赔偿,并且原生产负责人被判了三年有期徒刑。

据2007年统计,日本27个府县相继出现的砷中毒患者达13 426名,共有130名婴儿先后不幸死亡。

案发原因

森永集团在加工奶粉过程中通常使用磷酸氢二钠作为调节pH值的稳定剂。但森永集团在德岛的加工厂使用了混入砷的劣质磷酸钠,结

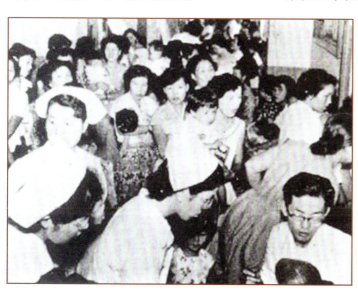

图71 森永毒奶粉事件(1955年,毒奶粉事件发生后,焦急的母亲抱着喝过森永奶粉的孩子在医院就诊)

---

① 森永乳业株式会社,是日本历史最悠久的奶类食品生产商之一,成立于1917年。

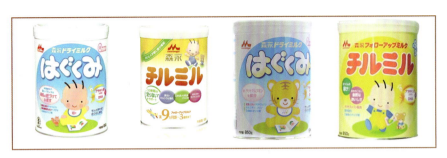

图72 森永婴儿奶粉

果导致日本国内暴发大规模的婴儿奶粉中毒事件。

1955年8月24日，森永乳业公司承认，在1955年生产的奶粉中，将有毒化合物当作乳质稳定剂添加到奶粉中，而这一添加物来自提炼铝矿石后的工业废弃物，在脱色和再结晶后生成了含大量砷的化合物。由于添加物是几经倒手的非食品用原料，奶品加工厂又未做检验，直接混进了奶粉中，从而导致了这次不幸事件的发生。

事件处置

1955年8月24日，冈山大学医学部证实森永是祸源，警告厚生省，厚生省立即停止森永奶粉销售。

事件发生后，森永公司支付每位死亡婴儿家属抚慰金25万日元、住院婴儿家属1万日元，并上门回收了喝剩的奶粉，还送去了森永其他批次的奶粉和饼干。森永设想的是通过一时的慰问金来与受害者做个了断。但是婴儿父母们担心的是，前所未有的毒奶粉中毒事件，会对孩子将来的成长带来哪些影响？会不会有后遗症？

消费者组织在维护消费者权益进程中发挥了重要作用。1955年森永奶粉砷中毒事件暴发后，受害婴幼儿的父母组成了日本"全国森永牛奶被害者同盟协会"（简称"全协"），与森永乳业就受害婴儿康复以及损害赔偿问题展开了异常艰难的交涉。在当时的社会条件下，全协被迫于1956年解散。除了"冈山森永奶粉中毒儿童保护协会"一直在开展活动外，各府县消费者联盟也依次被解散。

此后，日本厚生省组织五名专家组成"五人委员会"就此事件磋商和解方案，"五人委员会"出具了《关于森永牛奶中毒事件补偿等问题的意见书》。但是该意见书有关治愈的认定标准过于简单，受害儿的父母对于据此得出的"痊愈"结果和没有后遗症的结论心存疑虑。

14年后的1968年，大阪大学的丸山博教授证明这起事件是砷中毒并已使受害儿童产生了后遗症。结果在日本社会再次引发了诉讼风潮。1968年，大阪大学医学部的丸山博教授在日本公众卫生学会上发表了《第14年的访问》的调查，即著名的"丸山报告"。报告根据67名受害婴儿中，50人健康出现了不同程度异常的结果，认为受害婴儿极有可能留下后遗症。随后，日本全国各地展开体检，证实了多数中毒患儿会出现包括脑神经麻痹、智障、皮肤病变等后遗症。"丸山报告"之后，各地的"森永牛奶中毒儿童保护协会"（简称"保护协会"）再次轰轰烈烈地组织和发展起来。受害家庭除了通过保护协会提出民事赔偿主张以外，还在实现受害儿童康复和社会自立等后续问题上积极与森永奶业以及政府进行交涉。该协会得到了诸多专家和社会舆论的大力支持，协会活动大大推动了消费者以厚生省及森永奶业为被告的民事诉讼运动，特别是促成了政府出台专门针对该事件的"永久性对策案"。

1973年，日本政府、森永奶业和保护协会开始了三方对话，同年12月缔结了包括对被害者救济措施等五项内容的"永久性对策案"，并于1974年4月设立了一个公益财团法人——光明协会，针对森永奶制品受害者给予专门救济。根据该"永久性对策案"的约定，森永奶业集团负担全部营运资金，日本厚生省（现日本厚生劳动省）则对救济活动进行全面监督。该协会的理事包括保护协会推选的5名理事，以及10~15名有相关专业知识和经验的人士，负责有关森永奶品受害者的咨询、保健医疗、生活保障和援助，以及实现社会自立等所有事业。"光明协会"每年都要公布下一年度工作事项以及预算报告，时至2009年仍然在运营之中。35年间，森永已经累计支付了410亿日元的救助金。

案件审理

事件发生后，森永公司一直不认错、不道歉，只在事发15年后，森永才承认祸源来自其产品中的添加物。森永主张毒物来自原料供应商，森永也是受害者。

添加物供应商主张，他们供给的是合法工业原料，较食品添加物便宜，不知道森永会加入食品。森永在一审时被判无罪，受害者因此放弃民事诉讼。

日本政府不情愿承担受害者的余生照护责任，基于产业优先政策，如果承认毒物会产生各类后遗症，怕波及乳品业与畜牧业。因此中毒范围一直被界定为只限于西日本地区。此案刑事诉讼进行了18年，于1973年，法院二审判处森永奶粉德岛工厂制造科长有罪，判处3年有期徒刑。森永在政府部门主导下，继续生存。

社会影响与历史意义

日本政府汲取森永事件教训，于1957年大幅修改了食品卫生法，强化了食品添加物的有关规定。1960年后，出版了《食品添加物法定书》，其中对乳制品添加物做了新的限制。

2008年《国际先驱导报》记者在日本采访了这起恶性食品安全事故。53年过去了，当年的受害婴儿大多已经步入中年，有的卧床不起，有的长年失眠，有的骨骼发

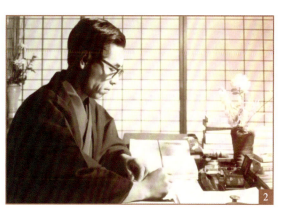

图73 "森永牛奶中毒儿童保护协会"（1.保护协会召开会议；2.保护协会会长、受害者家长代表冈崎哲夫）

育还停留在婴儿阶段。他们对于毒奶粉的痛苦记忆，仍然挥之不去。受害者们承认，事后他们再也不买森永的任何产品了。

2011年，"森永毒奶粉事件"已经过去整整56年，曾经在日本乳制业一直排名老大的森永公司，从"毒奶粉事件"之后，声誉一落千丈。而因为"毒奶粉事件"，50多年来森永公司一直背负着沉重的赔偿负担，每年超过10亿日元以上的巨额资金，都使用于对受害者的健康赔偿和生活照料上。

3.2 中国广东河源"瘦肉精"中毒案

21世纪之初，中国发生生猪饲料添加"瘦肉精"引起人的中毒，成为公共卫生事件的一个新热点。广东省河源市暴发大规模的"瘦肉精"中毒事件是其中的一个典型案件。

案情始末

2001年11月7日，广东省河源市暴发大规模的"瘦肉精"猪肉中毒事件。11月7日早上7时许，河源市市区某中心小学10名教师和1名学生因吃了学校食堂的"猪肉粥"后，出现头晕、呕吐、手颤等症状，随后入院。上午9时许，又有一些患者陆续来到医院，他们都称早餐后感觉不适，全身乏力、四肢颤抖、恶心、心跳加快。经检查，大多数患者心肌缺血、心跳加快，经医生询问，这些就诊的患者都吃了猪肉，医生高度怀疑因食物中毒引起。仅河源市人民医院，在近3个小时的时间里就来了15名同样症状的患者，他们中有12人（8男4女）是新市区文明路某金融单位的职员，而且中毒前均到单位附近的一家快餐店进食早餐，全都吃过猪肉。13时至午后，河源市的其他医院也有中毒者求医。

从11月7日上午到8日凌晨，市区4家主要医院有2000多人前来就诊，中毒表现为头晕、恶心、手脚颤抖、心率加快等症状，确诊中毒需要留院观察治疗的患者有484人。其中有不少人是听说发生中毒事件而引起心理惊慌赶往医院的。

案发原因

毒猪肉是这个市的肉联厂从养猪户处收购屠宰后供应市场的。此事是广东台山市中洋饲料有限公司非法生产含瘦肉精的饲料，河源市两名个体养猪户非法使用含瘦肉精的饲料喂猪而引发。

"瘦肉精"即盐酸克仑特罗，是肾上腺类神经兴奋剂，临床上用作平喘药。20世纪80年代初，美国的一家公司意外发现，饲料中加入盐酸克仑特罗可明显促进动物生长，并增加瘦肉率。随后，这一发现被一些国家应用于养殖业。20世纪80年代后期，中国的一些科研单位将其作为开发项目向一些饲料加工厂、养殖专业户进行了推广，称"瘦肉精"，可以促进动物多长瘦肉，少长膘，具有诱人的经济效益。猪肉用了瘦肉精，比没有用瘦肉精的猪肉，能够多获利30元。因此，它成为饲料加工企业和养殖专业户的"秘密武器"。

案件处置

案件发生后，河源市市长亲自任总指挥，主持卫生部门，全力抢救。经过三四天的紧急抢救之后未发生死亡患者的案例。

河源市农业局和河源市人民医院抽样猪肉、猪肝，委托农业部广州饲料质量监督检验测试中心检验，结果证实因猪肉含有"盐酸克仑特罗"而引起中毒。

11月8日，河源市对已查实的3个养猪场的118头毒猪集中统一销毁，并决定在全市范围内继续展开普查，对毒猪有一头销毁一头，一查到底，决不遗留隐患。

11月9日，公安人员缴获中洋公司生产的预混饲料7包，经检验含有"盐酸克仑特罗"。案发后，被告生产饲料的中洋公司和林清源交出人民币12万元支付中毒人员医疗费用。

11月10日，被告人林清源因涉嫌生产、销售有毒、有害食品罪被刑事拘留（12月7日被逮捕）。

11月12日，毒源侦查工作获重大突破，6名经销"瘦肉精"的嫌疑人先后被缉捕归案。

其中3人是给生猪喂食国家明令禁止添加使用的"瘦肉精"的私营养猪场负责人。

2002年3月1日，河源市源城区人民检察院指控中洋公司和林清源犯生产、销售伪劣产品罪，向源城区人民法院提起公诉。

2002年4月29日，河源市源城区人民法院一审判决，被告广东中洋饲料有限公司因犯非法经营罪被判处罚金15万元，公司法定代表人林清源犯非法经营罪被判处有期徒刑4年，并处罚金10万元。

法院审理查明，被告中洋公司没有取得主管饲料的农业部门颁发的经营许可证和批准文号。2001年年初，被告人林清源得知用一种F89原素（化学名称盐酸克仑特罗，俗称"瘦肉精"）加入猪饲料中，可以使猪增加瘦肉率，猪肉不滴水，且肉色鲜红。被告中洋公司及其直接责任人林清源为谋取利润，使饲料在市场上销售量更大，遂于2001年3月至9月，先后从江苏省金坛市的郭某、魏某处各购得F89原素11千克、10千克，并在广东台山市的饲料工厂进行非法生产，生产出一种含4% F89原素猪用复合预混饲料（中洋公司称该预混饲料为"大猪后期饲料"）共20吨，该预混饲料包装后无商标、无厂名、无使用说明。此后，被告中洋公司将该预混饲料陆续销售给河源市区金冠饲料店个体户陈某8吨，每吨5000元，得款4万元，销售给东莞市附城区个体户袁某3吨，每吨4500元，得款1.35万元。金冠饲料店陈某又将该预混饲料销售给养猪户张某3吨，还销售给其他养猪户。

社会影响与历史意义

2001年，中国食品行业十大曝光新闻中将猪肉中查出了"瘦肉精"列为第七条。顿时，全国哗然，"瘦肉精"事件为食品安全敲响了警钟。但由于事件处置过轻，未能引起各地重视，导致其他省份仍然连续发生"瘦肉精"中毒事件。[①]

[①] 2001年1月至11月，浙江、广东、长沙、上海、河南、北京先后发生"瘦肉精"中毒事件。2002—2003年杭州、苏州、广东、辽宁发生"瘦肉精"中毒事件。2009年3月，广州又发生"瘦肉精"中毒案。广州天河区动防所在天河牲畜交易市场查出来自河南新乡孟津的149头生猪中17头含有"瘦肉精"。

中国"瘦肉精"中毒事件具有重要的现实意义和历史意义，成为中国食品安全立法的一个新起点。2001年11月30日，农业部公布了四季度第一次生猪生产中违禁药物的抽查情况，23家养殖场（户）被查出饲料中含有"瘦肉精"，检出率比以往有明显下降。2001年12月2日，北京市资源集团、北京鹏程食品公司两家以养殖、饲料和加工为主业的农业产业化龙头企业的负责人共同倡议：呼吁加强行业自律，自觉抵制使用"瘦肉精"，保证人民群众的身体健康。

3.3 中国三鹿奶粉含三聚氰胺中毒案

案件经过

2008年3月以来，三鹿集团先后接到消费者反映，有婴幼儿食用三鹿婴幼儿奶粉后，出现尿液变色或尿液中有颗粒现象。6月中旬以后，三鹿集团又陆续接到婴幼儿患肾结石等病状去医院治疗的信息。9月8日至11日，甘肃、河北首先报道婴幼儿肾结石与三鹿牌奶粉有关。9月12日，甘肃等地报告多例婴幼儿泌尿系统结石病例，调查发现患儿多有食用三鹿牌婴幼儿配方奶粉的病史。同日，北京、湖北、湖南等地相继接到婴幼儿"肾结石"病例报告。北京市卫生医疗机构共接诊患泌尿系统结石婴幼儿25名这25名患儿均有三鹿牌婴幼儿配方奶粉喂养史，其中住院患儿9名。这25名患儿中，北京儿童医院接诊23名，北京首都儿科研究所附属儿童医院接诊2名。除1名患儿为北京儿童外，其余均为外地来京就医者。

2008年9月，中国三鹿牌奶粉含有三聚氰胺问题浮出水面后，国家有关部门对全国109家生产奶粉的企业进行了排查，共检验了这些企业的491批次产品，其中22家企业69批次产品检出了含量不同的三聚氰胺。

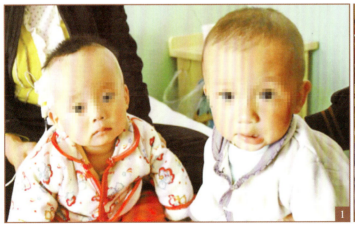
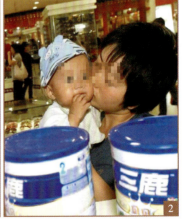

图74 三鹿牌毒奶粉中毒案（1. 2008年9月11日，一对来自甘肃省岷县的同患泌尿结石的双胞胎在甘肃省兰州市中国人民解放军第一医院接受治疗；2. 2008年9月17日，一名妇女带着孩子在银川市新华百货连锁超市东方红店内的三鹿奶粉召回点退货。新华社记者刘泉龙摄）

据国家卫生部通报，截至9月21日，各地报告因食用婴幼儿奶粉接受门诊治疗的婴幼儿逾5万人，住院接受治疗的"肾结石娃娃"高达12892人，其中有较重症状的婴幼儿104人，死亡3人。截至2008年12月27日，累计报告因三鹿牌奶粉和其他个别问题奶导致泌尿系统出现异常的患儿29万余人。住院患儿5.19万人，仍在住院的861人，收治重症患儿154例。死亡6人。

案发原因

三聚氰胺作为一种化工原料，并不在法定许可的食品添加剂行列。不法分子将三聚氰胺作为添加剂，可以使原奶在掺入清水后仍然符合收购标准，从中获利。石家庄三鹿集团股份有限公司所生产的婴幼儿"问题奶粉"就是不法分子在原奶收购过程中添加了三聚氰胺所致。婴幼儿食用含有三聚氰胺的奶粉导致泌尿系统产生结石。

据检验分析，三鹿牌奶粉每千克含有三聚氰胺2500毫克。甘肃省调查患儿摄入三鹿牌婴幼儿奶粉中三聚氰胺含量为2563毫克/千克，患儿是在食入三鹿牌婴幼儿奶粉3~6个月后发病的。

除了三聚氰胺超标问题之外，中国有关法律的缺失也是原因之一。农业部门只管农产品的食品安全，质检部门只管生产环节，工商部门只管销售环节。质检部门其实早在3月份就接到类似投诉，但最终却不了了之。不仅如此，还给三鹿牌婴幼儿奶粉戴上"免检"的桂冠。在质量管理方面，许多新化学品、新饲料添加剂都没有进行生态毒理学试验。加之传统生产方式，中国农户分散、个体经营规模小、生产过程标准化水平低、生产监控不周，形成了发生事件的"有利环境"。

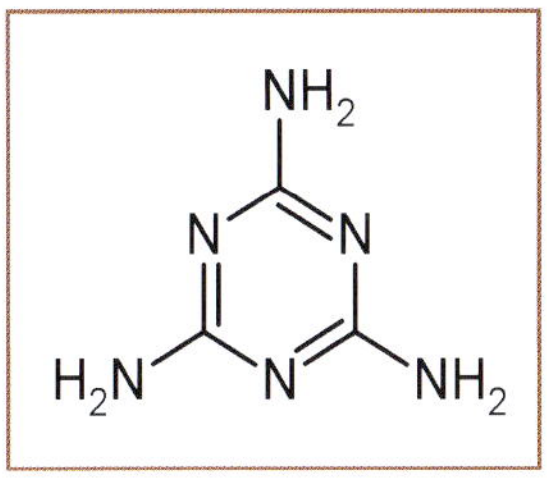

案件处置

案件发生后，企业立即召回产品。9月10日，三鹿集团封存问题奶粉2176吨，收回奶粉8210吨，还有700吨奶粉正在通过各种方式收回。

国务院总理温家宝召开国务院常务会议，迅速启动国家重大食品安全事故一级响应机制，成立专门应急处置领导小组，一方面全力对患儿开展免费医疗救治，另一方面治理整顿奶粉市场，并采取停止国家免检制度、召开《缺陷产品召回管理条例》立法听证会等措施建立完善食品安全和质量监管机制；特别是及时严肃地处理违法犯罪分子和处置问题官员，维持了社会公众的支持和信心。

国家成立"处理三鹿牌婴幼儿奶粉事件领导小组"，卫生部部长陈竺担任领导小组组长。在9月17日上午10时举行的新闻发布会上宣布："为了切实保证乳制品的质量安全，采取以下措施：

第一，对检测出存在三聚氰胺的22家企业的69个批次产品，没有出厂的就地封存，不得出厂。已经进入流通领域的，配合有关部门立即采取下架、封存、召回、销毁等措施。

第二，对这些有问题的企业，立即进行全面调查，查清问题，查清责任，依法严肃追究、处理。

第三，对检出三聚氰胺的22家乳品企业，凡是获得中国名牌国家免检资格的，一律撤销终止。获得国外卫生注册的，通知有关国家停止卫生注册资格。

图75 三聚氰胺分子结构式

第四，对所有婴幼儿乳制品生产企业实行驻厂监管。派驻1400个驻厂工作组，近5000人，对所有的乳制品企业生产的各个环节和出厂进行检验，督促企业进行严格有效的监管。

第五，尽快完成对所有乳制品企业、乳制品产品以三聚氰胺为主要内容的大检查，将检查的结果及时公布。

国家工商行政管理总局发出紧急通知，要求各地认真开展含三聚氰胺婴幼儿配方奶粉市场清查工作，对市场上含三聚氰胺的婴幼儿配方奶粉，立即责令经营者停止销售、下架退市。"

案件审理与行政处分

9月12日，石家庄警方传唤了78名嫌疑人。9月18日，河北省的18名犯罪嫌疑人被批准逮捕。

2009年1月22日，三鹿问题奶粉系列刑事案件在石家庄市中级人民法院一审宣判。原三鹿集团董事长田文华①以生产、销售伪劣产品罪，被石家庄市中院一审判处无期徒刑，并被罚款2468万元。原三鹿高管王玉良、杭志奇、吴聚生分别被判处有期徒刑15年、8年和5年。生产销售含有三聚氰胺混合物的张玉军、张彦章以危险方法危害公共安全案已经做出一审判决：张玉军被判处死刑，剥夺政治权利终身；张彦章被判处无期徒刑，剥夺政治权利终身。生产销售含有三聚氰胺混合物的高俊杰被判处死刑、缓期两年，剥夺政治权利终身；薛建忠被判处无期徒刑，剥夺政治权利终身；张彦军被判处有期徒刑15年，剥夺政治权利3年；肖玉被判处有期徒刑5年。

法院对向原奶中添加含有三聚氰胺混合物并销售给三鹿集团的耿金平等两人生产销售有毒、有害食品案做出一审判决：耿金平被判处死刑，剥夺政治权利终身；耿金珠被判处有期徒刑8年，并处罚金50万元。

此外，事件涉及的石家庄市市长冀纯堂辞职，一批官员被免职。国家质检总局李长江引咎辞职。

2009年3月20日，中央纪委监察部对三鹿毒奶粉事件中负有重要责任的质检总局、农业部、卫生部、工商总局和食品药品监管局的八位高官予以处分。

社会影响与历史意义

美国《时代周刊》将《中国三聚氰胺事件扩散》评为2008年度十大国际新闻之一。报道称："2008年，含三聚氰胺的奶粉导致6名中国儿童死亡。9月中旬，一家中国公司为此道歉。随后，恐慌情绪蔓延全球。"

这起事件直接推进了中国和世界卫生组织重申标准。中国卫生部、工业和信息化部、农业部、工商总局、质检总局，于2008年10月8日公布乳制品及含乳食品中三聚氰胺临时管理限量值。

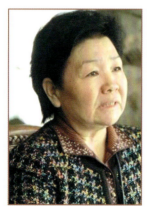

图76 原三鹿集团董事长田文华

---

① 田文华（1942— ），河北正定人。1966年8月毕业于张家口农业专科学校兽医专业，1968年开始从事奶业，历任石家庄市牛奶厂副厂长、石家庄乳业公司总经理，三鹿集团股份有限公司董事长、总经理。

第一，婴幼儿配方奶粉限量值为1毫克/千克。

第二，液态奶、奶粉、其他配方奶粉限量值为2.5毫克/千克。

第三，含乳15%以上的其他食品限量值为2.5毫克/千克。

世界卫生组织于2008年12月5日宣布：

第一，食品中含有微量三聚氰胺是不可避免的。

第二，设定每日三聚氰胺可容忍摄入量为每千克体重0.2毫克。

第三，按照这一标准计算，一个体重50千克的成年人，每日三聚氰胺可容忍摄入量为每千克体重10毫克。

中国进一步完善立法。国务院于2008年10月9日发布《乳品质量安全监督管理条例》。同时调整管理体制，食品药品管理局划归卫生部。全国人大修订《食品卫生法》，包括食品添加剂应按标准使用；取消食品免检制度；建立追回制度；依法惩办不法分子等。①

2009年2月12日，三鹿集团股份有限公司宣布破产。

这起毒奶粉事件不仅使中国奶业市场受到冲击，企业蒙受巨大经济损失，冲击了国际奶粉市场，而且也促进了中国乳品行业的整顿与改革。更为重要的是，中国三鹿奶粉含三聚氰胺中毒案，显示了中国社会转型与市场经济发展中存在的某些职业道德、社会良知、清廉政治和新闻监督的严重缺乏。政府、企业和民众都在思考未来经济改革的取向，提高社会职业道德水准的途径与策略，以及为食品安全、健康生活进一步完善法律法规的必要性。

3.4 中国台湾地区"塑化剂"案

2011年4月，中国台湾地区卫生部门例行抽验食品时，在一款"净元益生菌"粉末中发现含有塑化剂邻苯二甲酸酯（DEHP），浓度高达600毫克/千克。追查发现，邻苯二甲酸酯来自昱伸香料公司所供应的起云剂。此次污染事件规模之大极为罕见，在台湾地区引起轩然大波。

案件经过

2011年3月，"卫生署"杨姓技正②检验台南卫生局送检的减肥用"净元益生菌"粉末中是否掺西药的过程中，发现含塑化剂邻苯二甲酸酯。杨姓技正检出益生菌食品中的邻苯二甲酸酯浓度高达600毫克/千克。台湾地区相关部门决定循线查到源头。结果追查发现邻苯二甲酸酯来自昱伸香料公司所供应的起云剂。昱伸香料有限公司生产的食品添加物"起云剂"，违法掺入塑化剂邻苯二甲酸酯。

5月16日，"卫生署"追出塑化剂来自彰化县协成化工等公司，报请彰化"地检署"侦办。

---

① 2010年年初，发现2008年未被销毁的一批含三聚氰胺"问题奶粉"流入市场。2010年2月，国务院成立食品安全委员会，李克强副总理任主任，指出："问题奶粉"要全部销毁。

② 杨女士从事检验工作20多年，在台北医学大学药学所在职进修，取得硕士学位。

5月19日，彰化检方查出黑心起云剂来源于新北市昱伸公司，于是将昱伸公司负责人赖俊杰等羁押侦办；查出赖俊杰向日金童公司潘淑兰购塑化剂，调制黑心起云剂，并发现昱伸下游16家厂商和庞大的供货网。

5月23日，"卫生署"公布台湾地区最大塑化剂污染事件，随即展开查缉行动，并全面检验食品，含塑化剂者一律下架销毁。

5月27日，板桥检方查出宾汉香料公司贩卖黑心起云剂给统一、津津等公司生产饮料，将负责人陈哲雄夫妻等依诈欺等罪起诉。

5月31日，"卫生署"宣告终止黑心起云剂D-day行动启动。

6月13日，彰化"地检署"依诈欺等罪将赖俊杰、潘淑兰等人起诉。

7月6日，士林检方将昱伸下游制造浓缩果汁等大盘商金果王公司负责人陈阿和等起诉。

昱伸公司

昱伸公司供货的公司、农场和商行有近30家，可制造数十种食品贩售。台湾地区食品药品管理机构确认，悦氏、"Taiwan Yes"等运动饮料，及"Sunkist"粒粒柠檬果汁等，共16批饮料、冲泡饮品含邻苯二甲酸酯。

据报道，已回收近18吨受污染的果汁、果酱、浓缩果糖、水果粉等，以及近46万瓶饮料，同时销毁了13万余盒益生菌产品。

塑化剂邻苯二甲酸酯

起云剂是饮料中常用的一种乳化剂，可让饮料避免油水分层，看起来更均匀。但在起云剂中违法添加塑化剂①会危害人体健康，其中塑化剂邻苯二甲酸酯会危害男性生殖能力，促使女性性早熟。台湾地区将邻苯二甲酸酯列为第四类毒性化学物质，规定不得添加在食品里。

起云剂常见原料是阿拉伯胶、乳化剂、棕榈油或葵花油，祸首昱伸公司制造起云剂时偷梁换柱，用塑化剂取代成本贵5倍的棕榈油以图牟取暴利，与工业酒精勾兑、苏丹红、三聚氰胺事件类同，是极其恶劣

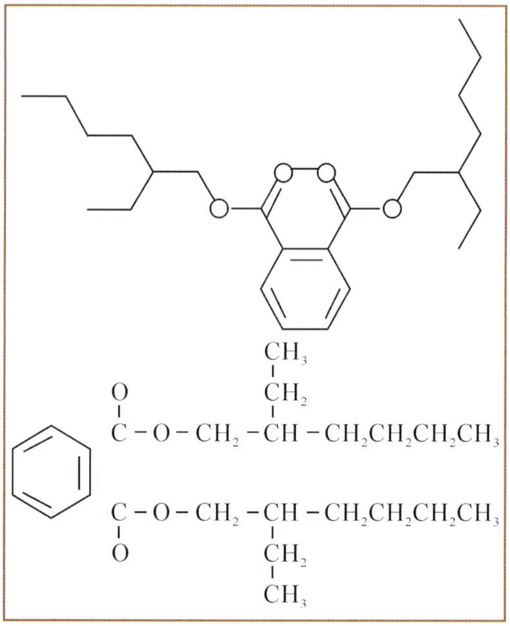

图77 塑化剂：邻苯二甲酸酯（DEHP）的分子结构

---

① 塑化剂即增塑剂，是生产塑料制品时所使用的一种化学添加剂，加入这种化学添加剂可增加塑料的可塑性和柔韧性，提高塑料制品的强度。增塑剂被普遍应用于玩具、食品包装材料、医用血袋和胶管、乙烯地板和壁纸、清洁剂、润滑油、个人护理用品（如指甲油、头发喷雾剂、香皂和洗发液）等数百种产品中，并可从这些产品中迁移出来，造成环境污染甚至人体的直接或间接暴露。目前塑料制品中添加的增塑剂多为邻苯二甲酸酯类物质，占增塑剂总量的80%以上，约17种。

的制假行为和严重的食品安全事件。

研究资料显示，邻苯二甲酸酯可通过环境暴露、膳食摄入和饮水等多种途径进入人体。进入体内的邻苯二甲酸酯等邻苯二甲酸酯类物质可以被人体排出。

邻苯二甲酸酯急性毒性较低。慢性毒性显示具有内分泌干扰作用，大量证据表明，啮齿类动物长期摄入该类物质可造成生殖和发育障碍，如：睾丸萎缩、精子生成受到抑制、精母细胞剥离、睾丸中的锌含量和睾酮水平下降、胎鼠平均体重降低、吸收胎数量增加、胎鼠骨骼畸形等。但目前尚缺乏临床案例及人类资料。虽然有动物实验结果提示，部分邻苯二甲酸酯类物质（如 DEHP）对大鼠和小鼠具有致癌效应（肝癌），但是到目前为止所有邻苯二甲酸酯类物质尚无一证据表明对人类具有致癌性。

世界卫生组织（WHO）基于大鼠的肝毒性效应，将邻苯二甲酸酯的人体每日耐受摄入量（TDI）制定为每日每千克体重 0.025 毫克；美国 FDA、美国 EPA、加拿大卫生部、经济合作与发展组织（OECD）及欧洲食品安全局（EFSA）设定的经口可耐受摄入量分别为每日每千克体重 0.04 毫克、0.02 毫克、0.044 毫克、0.04 毫克和 0.05 毫克。

联合国粮农组织和世界卫生组织下的食品添加剂联合专家委员会（JECFA）、欧洲食品安全局以及美国环境保护局（EPA）基于睾丸重量降低这一毒性特点，将邻苯二甲酸酯的人体每日耐受摄入量（TDI）制定为每日每千克体重 0.15 毫克。

事件处置

下架回收所有涉嫌产品

台湾地区"卫生署食品药物管理局"5月 26 日发布通知，要求只要使用过"昱伸"所生产的起云剂的产品，都须主动下架回收，自行将产品送验自清。27 日又要求全台超市、量贩、超商共 10700 多个贩卖点，将含有起云剂的五大类产品全面下架。29 日，台"卫生署长"邱文达宣示，31 日零时起，五大类含起云剂的食品都须检附安全证明，否则一律须下架回收，违者重罚。

全面追查事件负责人

5 月 23 日，台湾地区"卫生署食品药物管理局"首次发现塑化剂邻苯二甲酸酯，彰化"地检署"立即根据供应链搜索 17 家厂商，扣得 25 千克装的起云剂 127.5 桶，46 项食品原料 9906 千克，将昱伸负责人赖俊杰收押。27 日，新北市板桥"地检署"又查到"宾汉香料化学公司"违法添加塑化剂邻苯二甲酸酯。30 日，冻结昱伸、宾汉两家公司的负责人资产，而对于目前掌握已经被污染的食品，"卫生署""环保署"等单位将尽快公开销毁。

设点咨询，消除疑虑减少恐慌

5 月 24 日，台湾地区"消保会"公布相关退货措施，要求厂商无条件接受退货，消费者如遇刁难可以申诉。民众可持发票至原购买处退货，若无发票可至大卖场退货，甚至接受空瓶就可退货。为了让对食品有疑虑的民众可以安心，27 日，连续开放检测机构免费检测塑化剂，并设立 30 多处咨询中心，接受民众咨询，为民众把关。

控制扩散，召回岛外相关产品

台湾地区"卫生署"追查发现，含塑化剂的部分原料、食品已输出美国、菲律宾、越南及中国大陆，台湾地区"卫生署食品药物管理局"于 24 日深夜紧急通报世界卫生组织（WHO）及通过两岸食品安

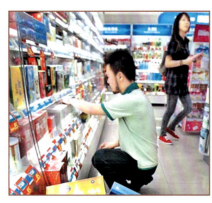
图78 台湾含塑化剂有毒饮料下架

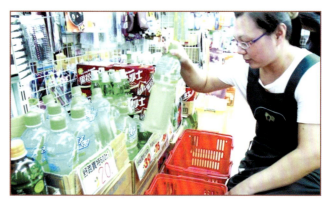
图79 高雄一超市工作人员将含有起云剂的商品下架

全协议窗口通知中国大陆。中国大陆、台湾、香港三地超市随即下架召回了相关产品。27日，经济部门也在生产制造源头进行管制，拟从生产制造端源头进行管制，把食品添加物业者也纳入食品产品生产质量管理规范（GMP）认证的自主管理对象，进行强制认证，通过改进行政作业手段，对食品进行更严格的把关。

专设小组，推动修法加大惩罚

按照台湾地区《食品卫生管理法》规定，涉案责任人只能罚款30万元新台币、判刑3年，民众对这种"轻罚"极为不满，台湾地区"法务部"为此让"高检署"成立专责小组侦办此案，拟对涉案者采用一罪一罚，被告合并可以达到30年；以该小组督导各"地检署"侦办相关案件，并透过媒体报道让民众了解此类事件的司法救济管道，如果权益或健康受损，可以提出民事诉讼。

案件审判

赖俊杰、简玲媛夫妇，从1996年1月4日到2011年5月16日，在新北市中和区永和路开设昱伸香料公司。二人明知含有塑化剂邻苯二甲酸酯的起云剂是"卫生署"公布的毒物，却冒充为合格的食品添加物，出售给下游厂商，导致不知情的厂商，将起云剂加入各式果酱、饮料内，流入市场，让消费者食用，造成对人体健康的重大危害。

一审将赖俊杰夫妻分别判刑18年、16年；二审审理后认为，赖、简都是专科化工科毕业，昱伸也经营18年之久，二人却辩称不知起云剂含塑化剂成分，显不足采，况且如果起云剂是真的无色无味的水果油，那为何他们在调配原料时，要戴上口罩？

2012年12月27日，台湾地区"最高法院"审理后认为，将塑化剂掺入起云剂及调制果酱贩卖的昱伸公司负责人赖俊杰、简玲媛夫妇，恶意诈骗下游厂商，

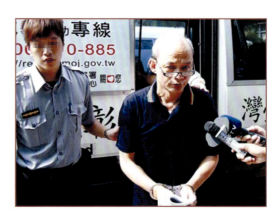
图80 昱伸公司负责人赖俊杰（CFP资料图）

"毒害"消费大众，案发后还饰词狡辩，依商业诈欺、诈欺利、违反食品卫生管理规定致危害人体健康等三罪，将赖俊杰判刑15年、简玲媛判刑12年、昱伸公司判罚金2400万元新台币。①

事件影响

塑化剂事件影响了岛内民众的消费习惯。许多民众不敢再喝浓缩果汁，因此水果摊的生意明显转好。此外，不少民众认为还是自己榨果汁比较安心，因此商场里的果汁机等也备受欢迎，业绩增长了一成五左右。

面对这次严重危机，有媒体呼吁：虽然食品业者短期内确实会受到冲击，但民众的健康更重要。为重建台湾地区的食品安全，食品、通路业者应痛定思痛，全力配合新政策并检视自家产品品质，让危机变成转机。

---

① 台湾塑化剂案终审 涉事企业负责人被判15年. 中国新闻网，2012-12-28.

4 含毒食品中毒事件

4.1 西班牙假橄榄油含苯胺中毒案

案情始末

1981年春天,西班牙一家经营工业用菜籽油的公司从法国购进682吨变质的工业用菜籽油。为牟取暴利,该公司在油中掺进少量苯胺以及葡萄籽油、豆油等,并加进一种工业颜料,装入不带商标的塑料壶,美其名曰"纯净橄榄油"。这批油由一批流动商人在马德里近郊廉价出售,对西班牙的普通家庭来说,黄油尚属稀有之物,橄榄油乃是煎炸烹炒及制作家庭糕点的必备品,更为需要。这些流动商出售的"纯净橄榄油"每升比通常的便宜35比塞塔(西班牙货币),所以购买者很多。结果造成了严重的中毒事件。中毒者全是家境不好的人。起初,人们并不知道是食用油中毒。由于它的初期症状与肺炎相似,医务界称之为"异型肺炎"。

5月1日出现了第一个死亡病例。一个8岁的小学生在送医院急救途中,死在母亲的怀里。之后,中毒者不断增加,死亡病例频繁出现。

中毒症状是,初期发高烧,呼吸系统和消化系统紊乱,出现皮疹、肌肉疼痛;中期血液循环系统紊乱,供血不足,四肢开始瘫痪,先是手脚变形、麻木、疼痛;皮肤干枯,失去弹性。晚期肺功能逐渐丧失,直到停止呼吸。症状严重者惨不忍睹。一个16岁的女性中毒者,看上去已年近半百,头发因脱落而变得稀疏,两眼突出,双颊鼓起,上面长毛。另一位妇女皮肤萎缩,面部变形,下巴隆起,饮食不能自理。

到1982年已造成256人死亡[①],17 800名中毒者的症状还在继续恶化,医务界对此仍束手无策,多数中毒者只能坐以待毙。

案件处置

政府卫生部门直至6月10日才确定是中毒事件。政府立刻用真正的橄榄油去兑换居民手中的假橄榄油。这时虽然已经晚了一个多月,但还回收了150万升之多。为了防止不测,政府公布了与之有关的20多种销售食品名单。

司法审理

司法部门将有关公司的负责人和一些流动商人共35人逮捕归案。但审判迟缓,由于法官有大量的证据需要复审,直到

---

① 据2002年11月11日报道,中毒患者超过20000人,死亡人数为402人。

1987 年才开始审理，1988 年 6 月 28 日结束。终审时，38 名被告被指控他们的被污染的食用油致使 600 多人中毒身亡。辩护律师说，造成如此多的人痛苦后死亡和严重残疾的"中毒综合征"，是由杀虫剂或美国空军基地的化学武器实验引起的。

案件影响

事件发生后，人们不清楚中毒有无遗传后果。当时有 80 名孕妇要求堕胎。中毒者当中，女性居多，死亡率也较高。人们猜测这可能与男子爱饮酒有关，所以许多男性中毒者每天喝一升水果酒，希望控制症状。这些不幸者在试用各种疗法，顽强地与这场"罕见的瘟疫"做斗争。第一个中毒而死的儿童的母亲在马德里一家医院说："为了自己，为了丈夫，为了孩子，我不死。虽然人们都断定我们必死无疑，但是我们要活下去！"她一半时间卧床，另一半时间跟同伴一起用酒椰叶编织肥皂盒。

然而，工业用的变质菜籽油与苯胺等混合后，究竟会产生什么致命毒物，人们至今不得而知，更谈不上找到有效的解毒药。维生素 E、激素都试用过，均告失败。不少女性因服用激素过量，四肢甚至是脸上都长了毛。许多经过治疗被认为已经痊愈的人，又复发住院。

中国《人民日报》在 1982 年 8 月 17 日以《奸商一何毒 百姓一何苦》为标题，就西班牙假橄榄油中毒事件造成几百人死亡，近两万人未脱离危险的情况进行了报道。

橄榄油在地中海沿岸国家有几千年的历史，在西方被誉为"液体黄金""植物油皇后""地中海甘露"，原因在于它有极佳的天然保健功效，美容功效和理想的烹调用途。可供食用的高档橄榄油是用初熟或成熟的油橄榄鲜果通过物理冷压榨工艺提取的天然果油汁，是世界上唯一以自然状态的形式供人类食用的木本植物油。由于市场销售供不应求，不法商人经常销售假橄榄油。美国营养咨询师雷蒙·福兰西斯发表《橄榄油丑闻》一文，揭露橄榄油市场存在丑闻。文章说：生产厂家经常用其他油类勾兑橄榄油。20 世纪最大的丑闻就是有充分的证据表明意大利的一些最著名的品牌曾经多年使用从土耳其进口的便宜的精炼榛子油勾兑橄榄油。尽管这一事实被瑞士和德国以及意大利的一些媒体披露，但仍被成功封锁以至于只有少数人知晓此事。涉案榛子油至少 1 万吨。一般橄榄油中可勾兑 20%的精炼榛子油而不会被消费者察觉。美国 FDA 于 1996 年进行的一次调研发现，在随机选取的标有 100%特级初榨的橄榄油中，高达 96%的橄榄油被发现掺杂了便宜的劣质油类。大多数的橄榄油并不是你想的那样有益健康。问题的关键在于此类橄榄油的供不应求。为了满足需求，国际橄榄油市场充满了欺骗，掺假现象比比皆是。卖出的橄榄油远高于实际产量。

4.2 日本"毒饺子"中毒案

案情始末

2008年1月5日,日本兵库县高砂市一家三口食用中国产冷冻饺子后出现中毒症状。日本警方调查确定饺子中混入有毒甲胺磷[1]。警方以杀人未遂罪嫌在日本国内展开搜查。

2008年1月30日,日本NHK电视台在晚间新闻报道称,自2007年12月底至2008年1月22日,日本千叶、兵库两县三个家庭共有10人,在食用了中国河北省天洋食品厂[2]生产的速冻水饺后,先后出现了呕吐、腹泻等中毒症状。

1月30日,日本厚生省就此事向中方通报。中国质检总局专家调查组紧急赶赴河北对相关企业进行现场调查。

1月30日下午,日本水饺进口商JT食品公司召开记者会,有毒水饺由中国河北省的天洋食品制造,公司回收23种中国制商品,日本警方也以杀人未遂罪嫌展开搜查。

2月4日,日本警方发现毒饺外包上有直径3毫米的小孔,怀疑甲胺磷是人为混入。

2月12日,石家庄市公安局专案组认为该事件可能是不满厂方待遇的人蓄意作案。

2月13日,中国国家质检总局副局长魏传忠表示,日本共同社的报道是未由质检总局或警方发布的猜测性的报道,将对调查工作和民众造成误导。

2月20日,中国国务委员唐家璇访问日本,与日方就"毒饺子"事件的有关问题交换了意见。

2月22日,第八次中日战略对话在北京举行,"毒饺子"事件成为两国战略磋商的议题之一。

2月25日,日本警察厅次长安藤隆春到北京,同中国公安部负责人就"毒饺子"问题的调查结果举行会谈。

2月28日,中国国家质检总局副局长魏传忠在国务院新闻办发布会上表示,这次发生在日本的"饺子中毒事件",不是一起因农药残留问题引起的食品安全事件,而是人为作案的个案。

2010年3月26日,中国警方宣布侦破此案。系生产厂天洋食品厂临时工吕月庭报复投毒。犯罪嫌疑人吕月庭被逮捕。

至此,认定日本"毒饺子"事件是一起投毒案件。

事件调查

事件发生后,天洋食品厂被责令停止生产,企业所有的产品被召回。中日双方的相关调查也随即开始。与此同时,中日

---

[1] 甲胺磷(Methamidophos),一种有机磷化合物,通常用作农药。
[2] 天洋食品厂位于石家庄,隶属河北省食品进出口(集团)公司,于1994年8月获得中国食品生产加工企业卫生注册资格,1995年8月起,获准对日本出口偶蹄类动物热加工产品。

双方互相派出政府调查团进行调查。

日方调查

"毒饺子"事件发生后，日本厚生劳动省分别向日本各都道府县政府下达通知，要求报告类似事例，同时公布了进口中国河北省天洋食品厂其他产品的19家公司的名称和产品名单，要求各地方政府勒令各公司停止销售这些产品，日本食品生产厂家、食品流通企业必须暂时停止使用从中国进口的食品原材料。

2008年1月31日下午，日本外相高村正彦与来访的中国外交部部长助理何亚非在外务省就此事举行了会谈。高村表示，"食品安全是日本国民最关心的问题，此次事件令人遗憾。日本将与中方展开合作，以防此类事件再度发生"，同时要求中方查明事件原因并采取彻底的预防措施。

2月1日下午，针对该事件，日本首相福田康夫在官邸对媒体表示，"中国政府已对此引起重视并采取了应对措施。今后将继续考虑该如何进行政府间对话"。

中方调查

2008年1月31日，国家质检总局曾派专家组急赴石家庄，从天洋食品厂抽取了涉事批次及相邻批次产品的30个样本，包括水饺、面粉、菜卷、空白包装袋、水饺包装袋等，同样委托中国检验检疫科学研究院进行检测，结果是"未检出甲胺磷"。

2008年2月2日，中国商务部新闻发言人就此事件发表谈话称：中方对近期日本消费者因食用中国河北天洋食品厂生产的冷冻饺子发生食物中毒表示真诚的关切，祝愿他们早日康复。中方已就此与日方沟通并开展调查，希望通过双方积极合作，尽快查明事实真相。

与此同时，中国政府迅速派出调查小组赴日本调查"毒饺子事件"。调查小组由国家质检总局进出口食品安全局副局长李春风率领，包括检验检疫科学研究院、国家认证认可监督管理委员会、商务部、河北省的相关负责人等共五人，调查组2月3日从北京出发，在日本做了为期四天的调查，并带回10袋水饺样品。

调查组于2月6日下午回京后，立即委托中国检验检疫科学院采用中日双方共同确认的检测方法和检测仪器，对从日本带回的水饺样品进行全面检测。2月10日，所有检测结果显示，均未检出甲胺磷和敌敌畏。此前，中方对日方通报的两批货物，即2007年10月1日生产的13克规格和2007年10月20日生产的14克规格的猪肉白菜馅水饺的留存样品进行了取样和检测，未检出甲胺磷。

在中国的调查组赴日的同时，由日本内阁府、外务省、厚生省和农林水产省的四名官员组成的日本政府调查团来到中国，并于2月5日、6日对河北省天洋食品厂的整个生产流程进行了详细的实地调查，最后他们表示，天洋食品厂车间整洁、管理完善，没有发现任何异常。在此之前，天洋食品的进口商和销售商也来调查过，同样没发现厂方使用过甲胺磷。

国家质检总局根据目前中日双方已有的调查结果，认为在日本发生的水饺中毒事件不是因为农药残留而引起的系统性食品安全事件，这一事件只属于个案。

关于运输过程的调查

经过对运输过程的调查，也未查出有漏洞。据河北省出入境检验检疫局局长程方介绍，饺子装入集装箱后，经天津港分别运往大阪港和横滨港，然后进入日本市场销售。对于天洋食品，天津港是验证放行，而不是验箱放行。

与此同时，日本对进口冷冻食品也免检。日本免检的理由有二：冷冻食品保鲜期短，海关没时间检查；饺子等带馅食品所用蔬菜种类繁多，但各种蔬菜的农药残留标准不一，没法查。农药残留问题，一般交给进口商把关。

关于甲胺磷的生产销售调查

2009年2月16日，日本警方发布消息称，经详细检测认定，千叶、兵库两县毒饺子所含甲胺磷不是日本制造。与日本产甲胺磷不同，该检测样品中含有大量不纯物质，怀疑是作为灭虫剂使用的农药。

甲胺磷在日本被禁卖，主要提供给研究机构，作为实验药品用于检测残留农药，纯度接近100%，几无不纯物质。日方据此认定，饺子发生在中国染毒可能性大为增加。但从2008年1月1日起，中国已明令禁止销售使用甲胺磷等五种高毒农药。

案件侦破

事件发生后，中国政府本着对两国消费者高度负责的态度，从全国抽调侦查、检验等各方面专家，成立了专案组。中国警方投入大量警力走访排查，克服了作案时间与案发时间相隔久、现场客观物证少等困难，开展了大量艰苦细致的侦破工作。最终查明，犯罪嫌疑人吕月庭[①]，因对天洋食品厂工资待遇及个别职工不满，为报复泄愤在饺子中投毒。吕月庭对投毒作案供认不讳。吕月庭供认：2007年七八月间，吕月庭利用工作之便进入冷库，用一支5毫升注射器向速冻饺子等产品中注射甲胺磷未遂；同年10月至12月间，吕月庭使用一支20毫升注射器，先后三次进入冷库向多箱速冻饺子内注射甲胺磷。作案后，吕月庭将注射器抛弃于天洋食品厂同一收水井中。

公安机关调查证实，被注射甲胺磷的饺子销往中国河北省承德市和日本千叶县市川市、千叶县千叶市、兵库县高砂市后，14人食用后中毒，其中13人身体受到不同程度损伤：1人重伤，6人轻伤，6人轻微伤。天洋食品厂全面停产，直接经济损失达人民币550余万元。

公安机关已提取到吕月庭作案用的注射器，并收集到大量的证人证言，最终查明此次中毒事件是一起投毒案件，并将犯罪嫌疑人吕月庭抓捕归案。

2014年1月20日，河北省石家庄市中级人民法院依法对石家庄"毒饺子"案做出一审判决并公开宣判。法院依照《中

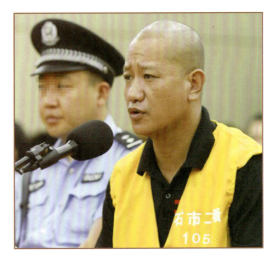

图81 犯罪嫌疑人吕月庭

[①] 吕月庭，男，汉族，1974年4月23日生，原籍河北省井陉县。1993年4月至2009年10月在河北天洋食品厂工作。因对该厂给其的工资待遇和个别职工不满，为报复泄愤，利用工作之便进入该厂冷库，采取使用注射器注射甲胺磷农药的方式向成品饺子投毒。

华人民共和国刑法》，以投放危险物质罪判处被告人吕月庭无期徒刑，剥夺政治权利终身。①日本驻华使馆官员、媒体记者及各界群众50余人旁听了宣判。

案件影响

有评论指出：日本地窄人稠，71%的食品依靠进口，自给率在国际上属于低水平。日本农水省的调查表明：如果仅靠日本自己生产的食品，日本人两天才能吃一小碗面条，九天才能吃一顿肉。日本进口中国食品，大约开始于15年前。中国食品所占份额仅次于美国食品，排名第二。其中，中国蔬菜和冷冻食品在日本占据绝对优势，市场份额达五六成。日本人爱吃的牛蒡、大葱、芋头，100%来自中国。毫无疑问，日本的厨房严重依赖中国的食品。

2008年7月，日本厚生省公布过一组数据：2006年五大食品进口国中，中国食品的合格率为99.42%，高于美国、澳大利亚、泰国，仅次于加拿大，位列第二。

日本问题专家认为：世界发展的趋势是全球化，有意思的是，各国间依赖程度增进的同时，民族情绪也会不同程度地反弹。近些年，中国经济快速增长。对于邻居的强大，日本人还不适应。两国间一旦出现问题，在彼此的信赖感与亲近感比较脆弱的当下，很容易被放大化、严重化。不过，"毒饺子"事件是坏事也是好事，有利于中国重新审视一些习以为常的问题，督促食品企业将食品质量置于关系到自身生死存亡的高度来看待。

日本《朝日新闻》发表社论称，中日双方能通力合作，不隐藏对自己不利的证据，尽力减轻事件的负面影响，是两国双边关系走向成熟的一大步。

4.3 泰国食河豚中毒事件

2007年8月，泰国发生食河豚中毒事件。8月23日，据参与救治工作的医生说，事件已经造成15人死亡，115人被送入医院接受治疗，其中一些人情况严重。

泰国政府在2002年已经下达禁令，禁止小贩出售河豚。但是之后随着其价格的下跌，食用河豚肉在泰国又开始流行了起来。泰国首都曼谷的权威医疗机构此前已经多次提醒广大国民谨慎食用河豚。但是，却有一些不良商贩将河豚鱼肉染色冒充三文鱼出售，造成多次中毒事件。

这次中毒的民众大都误认为他们吃的是三文鱼。一些小贩贪图利益而把河豚当作三文鱼出售，造成严重后果。②

河豚毒素中毒的发病一般很急，症状严重，一般进食后半个小时至四个小时内就会发病。发病时，会出现恶心、呕吐、腹痛、腹泻、口唇、舌尖会产生麻木感，继而全身麻木，严重者四肢瘫痪、呼吸困难，甚至昏迷，最后呼吸麻痹死亡。

因此，业内人士和旅行社一再叮咛前往泰国在饮食方面尤其要注意，避免在小贩处或小型餐馆购买鱼肉制品。

---

① 钟欣. "毒饺子"案投毒者获无期. 京华时报，2014-01-23.
② 泰国发生食河豚中毒事件造成15人死115人送医. 中国新闻网，2007-08-23.

4.4 新西兰有毒蜂蜜中毒事件

2008年3月30日,新西兰报联社报道,新西兰最近发生多起食用蜂蜜中毒事件,已确认有17人中毒,另有两起中毒事件正在调查中。有毒蜂蜜由新西兰北岛北端科罗曼德尔地区一家公司生产,商标名称为"品尝旺阿马塔产纯正蜂蜜"。[1]

经初步调查,这批蜂蜜遭到马桑毒素污染[2],人摄入这种毒素3小时内会出现呕吐、晕眩、昏迷和抽搐等症状,甚至可能危及生命。

新西兰出产的蜂蜜享誉世界,蜂蜜业也是新西兰重要出口产业。因此,事件发生后,新西兰食品安全局批评有关方面没有及时公布相关信息,并禁止在科罗曼德尔、北岛东海岸和马尔伯勒等可能出产有毒蜂蜜的地区继续采集蜂蜜。

4.5 也门含毒卡特中毒事件

事件及其原因

2001年7月22日,也门警方发言人在萨那宣布:"近日也门连续发生因嚼卡特(咖特)中毒事件,已有15人死亡,数十人严重中毒,目前正在抢救。"[3]

这位发言人说,中毒事故发生在距首都萨那西北100多千米的哈贾市。据初步调查,种植卡特的农民为了灭除卡特树的病虫害和催助植物更快生长,使用了禁用的剧毒农药和催助剂。这是造成消费者嚼食这种卡特后中毒的原因。

卡特是一种终年常绿的多年生灌木或乔木植物,呈冬青状,它的枝头和嫩叶具有麻醉作用。人们咀嚼的卡特是卡特树上的嫩叶。卡特能刺激人的大脑,具有提神、兴奋神经的作用。

嚼卡特已经成为也门人生活的一个部分。在也门上至军政要员,下至平民百姓都嚼卡特。很多人嚼卡特已成瘾。

社会影响

嚼卡特中毒事件成为一个社会问题,已经引起也门一些有识之士的关注。

卡特树生长期可达百年左右,本身具有抵抗多种害虫的能力,抗旱力强,并且因为卡特消费主要是消费其树叶,生长期短,管理简便,种植的第一年即可有收获,投入较少而利润回报丰厚,所以,也门卡特树的种植面积增长迅速,现已占全国耕地面积的百分之十左右。据也门中央统计局统计数据:也门卡特种植面积从1995年

---

[1] 黄兴伟. 新西兰发生多起食用蜂蜜中毒事件 造成17人中毒. 人民网·天津视窗,2008-03-31.
[2] 蜜蜂在有毒植物马桑生长的地区放养,蜜蜂一旦采集了马桑的花粉,其蜜中就会含有马桑毒素。
[3] 魏仁苗. 也门连续发生嚼卡特中毒事件 已有15人死亡. 新华网,2001-07-23.

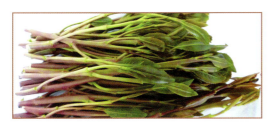

图 82 卡特树的嫩叶

的约 890 平方千米增加到 2000 年的约 1030 平方千米；产量从 1995 年的约 8.5 万吨上升到 2000 年的约 11 万吨；2000 年产卡特总价值约 642 亿里亚尔，约占全部农作物产值的 1/3，占国内生产总值的 4.2%。也门从事卡特种植的人员超过 100 万人，也门政府每年至少可从中获得 50 亿里亚尔的税收。最近几年，由于卡特种植大量使用一些国际上早就禁用的农药如甲胺磷等，嚼食卡特发生中毒甚至死亡的事件也时有发生，而发生肿瘤侵害淋巴系统、乳腺、胰腺和肝脏等的病例更是不胜枚举，也门的塔兹地区就是此类病例的高发地区，仅 2002 年上半年就有 198 个病例报道。

也门政府曾数次做出努力，颁布决定，试图阻止嚼食卡特现象的进一步发展，但均因遇到强大的社会阻力而不了了之，以致嚼食卡特现象愈演愈烈，嚼食卡特现象已成为也门社会的严重弊病。在充分认识到嚼食卡特现象的危害性后，也门政府也正决心和民间有关机构，通过开研讨会等方式积极探讨抑制嚼食卡特消费的有效途径，以赢得社会各界的支持，从而达到杜绝嚼食卡特现象对也门社会经济等各方面的消极影响的目的。

4.6 安哥拉含溴化物的食盐中毒事件

2007 年 11 月 22 日，世界卫生组织在日内瓦发表声明说，近来在安哥拉暴发一种主要表现为神经中毒症状的疾病，已导致至少 5 人死亡，发病人数达 400 多人，其中主要为儿童。患者已在卡瓜科市医院接受治疗。研究者在死者血样中发现了大量的溴化物，初步诊断为溴化物中毒。[1]

当地居民怀疑是当地的一家石化工厂造成的空气污染所致。世界卫生组织向安哥拉派出专家，帮助安哥拉尽早查出毒源，控制疫情进一步发展。

经调查，截至 2007 年 11 月 29 日，发生中毒的安哥拉罗安达省卡瓜科市有 468 例患者的体内查出溴化物，因此确定为溴化物中毒病。据慕尼黑（德国）和伯明翰（英国）毒理学实验室检验，发现患者血液样本中的溴化物含量非常高。另据日内瓦（瑞士）和慕尼黑实验室检验，发现从患者家庭中收集的食盐样本中的溴化钠含量极高（>80%）。以上检验结果清楚地表明，这起事件是溴化物中毒所致，毒物的来源是患者的家庭使用的被溴化钠高度污染的食盐。[2]

世界卫生组织继续为安哥拉卫生当局提供支持，以开展进一步的流行病学、环境、实验室分析、病例管理、风险宣传和包括盐置换的社会动员行动。

---

[1] 段秀杰. 安哥拉怪病病因初步确定为溴化物中毒. 国际在线专稿，2007-11-23.
[2] 王哲君. 安哥拉的群体溴化物中毒. 闻康资讯网，2010-06-11.

5 食品被化学品污染中毒案

5.1 中国桂花糕点中毒案

1925年5月16日,中国浙江省温州城大南门益美南货食品店出售当作白糖制成有毒的桂花糕,致120余人中毒死亡。

案情始末

1925年农历4月24日晨,温州城里发生一起特大惨案,120余位市民吃了"益美"店的桂花糕,全部命丧黄泉。市民李立中的两个天真活泼的小孩,边吃桂花糕边在庭院追逐戏耍,突然扑地而死;一位重男轻女的市民,从女儿嘴边夺回桂花糕转送给儿子吃,结果断送了儿子性命;黄顺和鱼店阿福的妻子怀孕数月,她和三个孩子吃了桂花糕,无一生还;花柳塘口肉铺阿喜,贪图白吃,不惜以生命与人打赌,连吃几块桂花糕,连命都搭了进去……这些市民怀着怨恨和不解,匆匆离开了这个世界。

时隔68年,一提起"桂花糕惨案",严琴隐(百岁,原籀园图书馆馆长)、陆雨之(85岁,温州工商界前辈)、汪远涵(82岁,温师院退休教师)以及大南门外许多耄耋老人,都是记忆犹新。陆老说,那时他只有10余岁,他那吸食鸦片的哥哥每天要他去买桂花糕当早点,每次他也可分得几块。"不知怎的,那天恰巧哥哥不叫我去买,否则,我也早已不在人间了。"汪老说,当年城南小学小卖部,每天清晨向"益美"贩进桂花糕,专供学生做早点。老人们回忆说:"益美"店开设于大南门土地堂巷口,原先是"叶德昌"的分店,后由陈心斋顶受。吃过该店桂花糕身亡的,以花柳塘、游嬉巷、荷花巷、龙泉巷、锦春坊等地居民为多。一时忙坏了温州棺材店,百余户人家披麻戴孝,扬幡招魂,那凄惨的哭声令人心碎!

案发原因

事发后,遇难家属纷纷涌进"益美"店问罪,老板陈心斋找出种种借口为自己辩护,并指责前来问罪者是"无理取闹"。医生王子云十分清醒,他责问:"为何中毒身亡者,无一不是吃了'益美'的桂花糕?"他肯定问题出在桂花糕上。接着,受难者家属联名向法院提出控告。年初刚

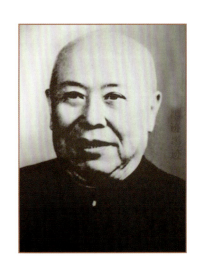

图83 瓯海道尹张宗祥

上任的瓯海道尹①张宗祥②，十分重视此案，当即责令将"益美"店查封，并将陈心斋以及账房、执事、技工等扣押审讯。

老板陈心斋慑于国法，支支吾吾地交代说："店里工人买来一袋'肥田粉'放在床下，我误以为工人偷白糖，就把'肥田粉'当白糖用，以致酿成大祸。"张道尹即令将桂花糕化验，结果证明：

第一，桂花糕内并无"肥田粉"成分，即使有，也不致毒死人。

第二，"肥田粉"呈灰褐色，易于辨认，其味苦涩难以入口。

当时，还令技工当场将掺有肥田粉的原料制成桂花糕丢给狗吃，狗吃后仍活蹦乱跳。至此，胡言乱语的陈心斋，不得不耷拉着脑袋，哑口无言。

终因陈心斋是工商界头面人物，又有一些豪绅在幕后为他献策，最后以"钱"了结此案，由陈心斋补偿每位遇难者百元。司法机关以"玩忽职守、过失杀人"罪，分别判处在押者4年至6年徒刑。此案虽已了结，但留给人们的疑虑并未就此消除。几年后，被押人员出狱，先后暴露了两个迹象：一是技工叶岩伦曾说，出事那天凌晨，当他向米粉中拌进白糖时，呈红色，当即请示执事曾琴荪，执事随口说："有红色，就改制桂花糕好了。"二是老板陈心斋出狱后，曾因贩制"红九"③被当局查获。

历史疑案

从以上迹象，人们对这起扑朔迷离的特大惨案做出以下判断：当年老板陈心斋因非法贩制"红九"，将海洛因等原料从外地运到温州时，将其混藏在白糖包中，时值霉季，毒液渗进白糖，以致铸成惨案。

尽管人们的分析合乎逻辑，但因时过境迁，无人细加追究，此案终成一起疑案。可怜120余条性命永远沉冤莫白！

---

① 瓯海，是浙江温州的别称。道尹是民国时期的官名。民国三年（1914）5月，袁世凯公布省、道、县官制，分一省为数道，全国共九十二道，改各省观察使为道尹，管理所辖各县行政事务，隶属省长。民国十三年（1924）6月，北洋政府内务部通令废道制，裁撤道尹。

② 张宗祥（1882—1965），浙江海宁人，当代学者、书法家、古籍校勘家、藏书家。1922年任浙江省教育厅厅长。任职期间，募捐经费，组织人力，补抄《四库全书》所缺之书。民国十四年（1925）调任瓯海道尹，任内创办平民识字夜校。民国十五年（1926）冬，张宗祥定居上海，专事抄校古籍。民国二十年（1931），赴汉口任平汉铁路局秘书。抗日战争期间随局内迁。后到重庆，任职于交通部。新中国成立后，1950—1965年任浙江图书馆馆长，还任浙江省文史馆副馆长、浙江省史学会名誉会长、中国美协浙江分会副主席、西泠印社社长等。著有《书学源流论》《清代文学史》《临池随笔》《冷僧书画集》《张宗祥论书诗墨迹》《张宗祥书画论丛》等。

③ "红九"疑似"红丸"，1933年法医毒理学家林几曾经对江苏高等法院第三分院送检的"金丹红丸"进行化验，结果分别检出吗啡、金鸡纳霜、士的宁和海洛因。于是认定"金丹红丸"为违禁麻醉品的配合丸剂。

5.2 中国猪油有机锡污染中毒案

1994年和1998年，在江西省赣州地区会昌县和龙南县、定南县先后发生两起猪油有机锡污染中毒案。

1994年会昌县猪油中毒案

1994年7月2日至14日，会昌县长岭乡农民从个体户经营的小店购买的猪油食用后，连续发生急性中毒。主要表现是神经系统损害，症状为头昏、头痛、乏力，随着病程的进展出现多语、记忆力减退、意识障碍、昏迷、抽搐、死亡。患者均无呕吐、腹泻等胃肠道症状。经流行病学调查证实，80人进食，35人中毒，4人死亡。调查发现，盛装猪油的容器为非标准食用油桶，根据桶贴英文商标"Methyltin Mercaptide"，直译为硫醇甲基锡，属有机锡化合物，由此证明该桶是盛装化工产品的工业废桶，它是导致猪油污染的原因。

1998年龙南县、定南县猪油中毒案

1998年12月上中旬开始，江西省赣州地区定南、龙南两县相邻地区陆续出现一批以头痛、头晕、记忆力减低及精神异常改变为特征的患者。12月25日，定南县卫生防疫站接到报告，汶龙镇石莲村的村民王月林全家患病，有头痛及哭闹等精神异常，所购猪油色味俱差，怀疑可能有毒。同日，本镇坳背村村民黄福秀住院后病情急剧变化，于27日凌晨死亡。防疫部门现场勘察后发现，两家所食猪油都是购自本镇个体食油销售店，为桶装批进，零售供应。此后，大批食用从此店所购猪油的村民发病，表现基本相似。12月27日县防疫站电询江西省食品检验鉴定所，该所李显英根据1994年处理会昌县猪油中毒病例的经验，提出可能为有机锡中毒。经检验，猪油中锡最高含量为1460毫克/千克，患者血液中锡最高含量为10毫克/升。12月28日地区防疫部门根据抽检的桶装猪油中总锡含量极高的间接证据，初步拟诊此事件为有机锡中毒。由于准确及时的早期诊断，救治患者及时，中毒病死率仅为0.57%，大大低于1994年的11.4%。据统计，截至1999年1月7日，人民医院已收治中毒患者526人，其中24人中毒严重，3人死亡。

中国中央电视台就此事件在1月上旬连续做了追踪报道，《人民日报》在1999年1月8日首次报道后也在上中旬连续追踪。卫生部于1999年1月12日发出严厉查处有毒猪油中毒事件的紧急通知，要求赣州地区积极治疗中毒病例外，各地卫生行政部门要采取严密防范措施，与有关部门配合，查源截流，以保证春节期间食品卫生安全。国家工商行政及技术监督部门分别发出通知，对有关责任人进行查处。公安部门也迅速取证后封存龙南、定南两县及深圳与本次事件有关的4000桶猪油。

1月中旬，当地政府邀请解放军307医院的专家到定南、龙南会诊并携样本回京进行毒物检测，结果在猪油中测出了三甲基氯化锡。龙南县公安局对一例死亡病例开棺验尸，取样送北京公安部二所做毒物鉴定，测出死者心、血及肝脏中均有三

甲基氯化锡。

专家组到封存猪油现场进行了实地调查，发现可疑油桶的油漆下隐约可见原包装的标签。辨认出原桶装物为硫醇甲基锡（Methyltin Mercaptide）[1]，标签上还有明确毒物警示标记及禁止在专业清洗前改装其他物品等说明。据此，专家组认为此次发病性质为猪油污染有毒化合物所致的中毒事件。

警方追查

经查，这些有机锡主要来自装猪油的桶内，而这些桶装猪油又是来自深圳一家叫作"深安贸易部"的私营企业。这个公司的老板叫林烈群。他从香港以每吨1000元的价格购进大批工业猪油囤积到这里，再以每吨3000元的食用猪油的价格，倒手卖到外地。当林烈群听说卖到江西的猪油出事后，便把所有的桶装猪油转到他地，自己逃之夭夭。深圳警方经过6天6夜的侦察，终于在龙岗区大光勘村和铁路北站一个仓库内查获转移来的2700多桶工业猪油。此时，江西警方也在江西龙南、定南查获卖到那里的工业猪油800多桶。加在一起一共3000多桶。于是，警方逮捕了在逃的林烈群等嫌疑人。

江西和深圳警方对嫌疑人经过几轮紧张的审讯后，嫌疑人终于供认，除了现已查获的这批工业猪油以外，他们还有一批从香港购进的工业猪油卖到了湖南、广西等地。按照江西、深圳警方和技术监督局提供的线索，湖南省先是在长沙市的一些粮店和食品店，发现了这些工业猪油的下落。在这些粮店，工业猪油已经被分散到更小的瓶瓶罐罐里，堂而皇之地向市民出售。当技术监督局的同志来到粮店，打开储藏室时，看到里面静静地立着几个盛猪油的大铁桶。桶上用英文写着"杀虫剂""小心中毒"。要是不懂英文的人们看了，也许还以为是原装的外国猪油。

据了解，南方许多地方有食用猪油的习惯，林烈群等不法分子恰恰是钻了这样一个空子，用价格比食用猪油低67%的工业猪油卖给老百姓，牟取暴利。

案件影响与历史意义

有机锡是包括烷基锡在内的所有烃基锡化合物的通称，工业用途很广，可用作舰艇涂料、农业用杀菌剂及塑料稳定剂等。商品中以三烷基锡化合物及二烷基者最为常见，而且时有中毒发生。江西赣南猪油中毒事件，促进了毒理学家对有机锡毒性的研究。

江西赣南猪油中毒事件的重大意义，还在于这一事件推动了中国第一个中毒控制中心（PCC）的成立。江西赣南猪油中毒事件发生后，有关卫生防疫单位通过电话询问的方式进行咨询，使中毒救治工作顺利进行。有关专家由此得到启示，并借鉴一些国家早在20世纪50年代建立中毒控制中心，应对中毒事件发生后应急处理系统的经验，建议国家建立"中毒控制中心"。这一建议得到国家卫生部的支持，于1999年4月23日，中国预防医学科学院成立第一个中毒控制中心。

---

[1] 硫醇甲基锡是热稳定剂，在制备过程中有毒性很强的三甲基氯化锡参与，其中含量为0.1%以上。

6 21世纪校园食品中毒案例

6.1 2005年菲律宾小学食物中毒事件

事件经过

2005年3月9日，菲律宾保和省马比尼市圣何塞小学的100多名小学生在食用当地小贩自制的一种零食（油炸甜木薯）后，开始出现不适症状，先是感到腹痛，然后便开始呕吐和腹泻。事故造成105人住院治疗，其中27人死亡。[①]

马比尼市位于菲律宾首都马尼拉东南约600千米的地方，市内距离圣何塞小学最近的一家医院也有30千米的车程。由于情况严重，许多学生在前往医院就诊的途中就已经不治身亡。在马比尼市的一所市立医院，许多痛哭流涕的家长把孩子的尸体用毯子裹起来离开医院。当地教堂里，一些家长悲痛欲绝地将遇难儿童的尸体殓入装饰着纸花的白色棺木，然后为他们做最后的临终祷告。

3月10日，菲律宾时任总统阿罗约乘坐直升机赶往出事地点并宣布9日发生小学生集体食物中毒事件的保和省马比尼市进入灾难状态。阿罗约决定从国家救灾基金中拨出150万比索（约合2.7万美元）给马比尼市政府，用于采购药品和其他设施，并帮助死者家属安葬他们的孩子。

阿罗约还命令将一些重病儿童转移到其他医疗设施更好的医院。阿罗约说："我希望警方和医疗机构能提交一份详细的报告给我，为什么会发生这样的不幸，让我们找出这一事件的根源。"

事件原因

木薯和树薯是热带作物，在亚洲有广泛的分布。在菲律宾许多贫困地区，木薯代替大米成为人们的主食。木薯通常的食用方法是煮着吃，也可将木薯磨成粉做点心。在当地，最受孩子们欢迎的就是油炸甜木薯。专家指出：木薯中含有一种氰化物，如果食用未经处理的木薯，对人体十分危险。

根据当地警方的实验室对小学生食用

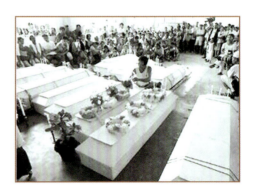

图84 菲律宾小学集体食物中毒事件（遇难儿童的尸体殓入装饰着纸花的白色棺木）

[①] 菲律宾小学发生集体食物中毒27人死亡105人住院. 中国饭网，2005-03-11.

的油炸甜木薯进行化验分析结果，马尼拉卫生部门于 3 月 10 日公布事件发生的原因，确定孩子们的中毒致死原因是"氰化物中毒"。

6.2 2005年中国海南学生"油豆角"中毒事件

2005 年 1 月 11 日，海南儋州市中和镇东坡中学发生了一起学生食物中毒事件，19 名学生因食用了没煮熟的油豆角而出现头晕、恶心、腹部隐痛等症状，经治疗，12 日上午中毒的学生全部痊愈出院。①

海南省疾病预防控制中心专家指出：中毒是因为没有将豆角煮熟引起的，任何豆类，只要没煮熟食用，都有可能发生食物中毒。这是因为所有生鲜的豆类蔬菜都含有皂角和植物凝集素，这两种物质对胃肠黏膜有较强的刺激作用，并对细胞有破坏和溶血作用，严重者还会出现出血性炎症，必须经过加热使其破坏掉才能食用。因此，豆角和豆类一定要煮熟再食用。

1 月 11 日上午，东坡中学学生食堂承包人将从市场上买回来的油豆角（当地称青豆）按照平常的方法进行烹调，学生大约于中午 12 时进食午餐，摄食人数 45 人。当日下午 3 时，两名学生出现头晕、恶心、腹部隐痛等轻微症状，但并未引起校方的注意。晚餐时，食堂继续给学生提供与午餐同样的食品，进食时间为晚 6 时，晚上 9 时先后有 17 名学生发生中毒，症状与上述症状相似。经调查，45 名学生中未进食豆角者没有此症状，19 名中毒者均进食该种豆角，并且与进食量有关（只吃了豆角者症状最重）。

引起中毒的东北油豆角是东北地区普遍栽培的大荚型菜豆的统称，又分为小油豆、大油豆、花皮豆角等品种。东北油豆角比一般南方常见的豆角大两到三倍，皮较厚，豆仁颗粒也较大，不容易煮透。有时在烹调中容易产生这样的现象，表面看已经烧熟了，但实际没有熟透，毒素未能完全去除。经实验室对这种东北油豆角验证，在 100℃的高温下煮 30 分钟才能将两种引起中毒的物质去除。

专家指出，预防豆角中毒的主要方法就是把豆角充分加热，彻底炒熟再食用。用大锅加工豆角时更要注意翻炒均匀，煮熟焖熟，使豆角失去原有的生绿色和豆腥味。判断方法为：豆棍由支挺变为蔫弱，颜色由鲜绿色变为暗绿，吃起来没有豆腥味。集体食堂最好先用水把豆角煮熟再炒，以确保安全。

---

① 张苏民，林少川. 海南发生油豆角中毒事件 19 名学生住院治疗. 人民网，2005-01-15.

6.3 2008年俄罗斯布拉茨克儿童中毒事件

2008年2月27日夜开始到28日,伊尔库茨克州布拉茨克第八十三幼儿园有109人患病,包括85名2至7岁的儿童和24名工作人员。发高烧和呕吐的儿童被送至医院,该市市长宣布进入紧急状态。

2008年3月3日,伊尔库茨克州消费者权益保护和监督局局长彼得·考罗夫宣布,布拉茨克第八十三幼儿园上周发生的儿童高烧和腹泻食物中毒的原因已经查明,是沙门菌。中毒者食用了用大米、猪肝和牛奶制成的丸子,事件的发生是该幼儿园违反备餐规定所致。①

发生中毒事件的第八十三幼儿园,违反了肝泥肉丸子的烹饪规定,以180℃的温度烹制肉丸子,而按规定必须达到的烹制温度为200℃。州消费者权益保护和监督局还查明,伊尔库茨克肝内带有引发病症的细菌。

根据消费者权益保护和监督局事后调查,有164人食物中毒,其中有153人得到安置。经诊断,大部分患者属中度病情。

伊尔库茨克州消费者权益保护和监督局向幼儿园管理机构和食堂处以罚款,该幼儿园的所有工作人员都须缴纳4000卢布的罚款。

依据中毒事件的事实,布拉茨克检察院根据刑事法典的相应条款进行刑事立案。违法者被判处2年以下监禁。

6.4 2010年新加坡体育学校学生食物中毒事件

2010年11月4日,新加坡体育学校发生集体中毒事件,总共有106名学生受影响,其中11人接受门诊治疗。②

针对106名学生中毒案件,新加坡卫生部、环境局和农粮与兽医局调查,结果表明,所有的病例都属于病菌性食物中毒导致的肠胃炎。

发生中毒事件与供应商所提供的饮料和鸡肉香肠有关。供应商用塑料桶装饮料,却没有在桶上贴标签。这样的作业方式提高了食品被交叉感染的可能性。与此同时,供应商中一名在体校服务的雇员,被检测出带有沙门菌。卫生部因此指示这名员工停止工作。经体检后,这名员工于11月7日已重返工作岗位。

供应商所使用的鸡肉香肠是由"炜坚食品实业有限公司"提供的。调查小组因此到制作场地观察并做了检测。调查小组提取了6个香肠样本进行化验,发现其中一个含有蜡样芽孢杆菌(*Bacillus Cereus*)。

---

① 俄罗斯布拉茨克儿童集体中毒原因已查明. 俄新网,2008-03-03.
② 新加坡:106名学生食物中毒 问题出在饮料香肠. 新明日报,2010-12-09.

炜坚食品实业有限公司虽然从未触犯食物安全准则，但农粮局依旧提醒该公司必须确保员工遵守食物处理规定。

环境局吊销了供应商 ISS Catering Services 在体校食堂的营业执照，并指示 ISS Catering Services 公司重新评估每个地点的作业程序。为了确保运作维持高度卫生，必须设立良好的作业系统、防止生病员工上班、加强处理食物的监督过程，以及提高监管熟食和外来食品的卫生素质。

事件发生后，体校决定更换食堂的食品供应商。从 2011 年 1 月起，体校将不再使用 ISS Catering Services 所提供的服务。

此外，ISS Catering Services 发出文告指出，继体校发生中毒事件后，公司已经聘请顾问审查作业程序。公司会按照顾问所提出的建议，改善所有营业地点的卫生处理程序。

7

饮料及饮用水不安全事件

7.1 1886—1903年可口可乐含可卡因[1]

最早的可口可乐含有可卡因

从1886年开始,至少到1903年,可口可乐里面一直都含有可卡因。开始,这种药品的含量是相当高的,而这在当时也是合法的,后来,药量慢慢地降了下去,最后完全没有了。

1886年,一个叫约翰·彭伯顿的上校是一位"半瓢水"药剂师,他酿造出了自己的专利药品——"可口可乐"。当时,彭伯顿往"可口可乐"饮料里倒进了一些可可叶的提取物,再加上糖和咖啡因混合,这一杯"可口可乐"就足以使彭伯顿的饮料风靡一时。

彭伯顿销售这种专利药品取的名字是"三效保肝丸",亦称之为"金酶草糖浆",可是,他最早的成功,来自他想制造一种特别畅销的欧洲饮料的举动,也就是含有可卡因的红酒,即凡马里安尼酒。

19世纪,是一个专利药品极其发达的时代,彭伯顿很想尽快利用当时流行的苏打喷壶热[2]赚取一大笔钱,因此,他降低了饮品中的酒精含量,加进了大量咖啡因。他仍然目标明确地针对着家庭治疗市场。

另一位名叫阿萨·格瑞格·坎德勒的药剂师,于1889年花2300美元购买到可口可乐的权利,并在一只铁罐中与他的另一种专利药品一起酿造。

在接下来的10年当中,可口可乐一直是作为一种药酒而名扬四海。但新闻界的人士担心,可口可乐中的可卡因,有可能会使一些"黑人"发生暴力。

坎德勒是位虔诚的浸信会[3]教友,他进一步减少了可可成分,只留下很少一部分以保持其商标名。1901年,可口可乐起诉美国政府,说这种饮料不应该支付一种新的专利药品印花税。美国政府需要证明可口可乐里面已经有足够多的可卡因(也就是药品),这样才能收税;该公司则需要证明,这只是一种花样软饮料。

阿萨·格瑞格·坎德勒宣誓承认,可口可乐里面的确有一些可卡因,但他的专家证人,乔治·潘因医生将其含量控制在每盎司一粒的四百分之一的范围内。陪审团认为,可口可乐的大部分为糖分和水分,因此,政府败诉了,并退回该公司29502美元。

值得注意的是,可卡因在当时并不是违法的。美国人可以到任何药店里,拿到含有这种成分的药品,包括廉价的哮喘药

---

[1] 扎克斯. 西方文明的另类历史. 海口:海南出版社,2002:74-77.
[2] 苏打喷壶热,指当时小苏打粉的神奇妙用,具有护肤、除皱、祛斑、消除疲劳、除异味等功效。
[3] 浸信会(Baptist Churches,又称浸礼会),基督教新教主要宗派之一。

和治疗精神衰弱症的药。

1903年：可卡因退出可口可乐

坎德勒越来越富有，也越来越虔诚，他觉得钱已经赚够了。他找到全国最大的可卡因供货商，也就是罗斯勒·哈斯莱切化学公司①，商讨要将可可提取物留在里面，但绝对要拿走所有的可卡因。路易斯·席夫尔医生将叶子捣碎，再与锯末混拌，将它们泡在苏打水里面，然后以甲苯（煤焦油溶剂）滤过，并以蒸汽蒸馏。这样，从1903年起，可口可乐中的麻醉剂可卡因就彻底拿掉了。

坎德勒的时机把握得很好，因为在美国，由于不断高涨的戒酒戒毒呼声，已经开始对一些物质进行法律查禁了。1906年，国会颁布《纯净食品及药品法令》，这是美国政府第一次以法令形式禁止美国公民滥用可卡因、鸦片和其他药品。不过，这些法令并没有起到作用，一些公司仍然可以生产一些含可卡因的药品，只要名字起得好，使其不越过政府政策线即可。如果抓到有人违犯上述法令，其罚金也是少得可怜，最多也不过200美元。

然而，在接下来的10年当中，美国几乎所有的州都颁布了某种类型的反可卡因法令。1914年，美国国会通过了一项麻醉剂法案，结束了美国以前禁毒不力的局面，并切断毒品供应线，逮捕一些使用禁药者。

至此，不含有卡因的可口可乐畅销全球，1996年的销量达到185亿美元，成为全世界可可叶的最大合法用户。

7.2 比利时可口可乐被杀真菌剂污染事件

事件经过

1999年6月，在比利时连续发生几起可口可乐中毒事件。100多名中学生在喝了可口可乐后出现恶心、头痛和高烧症状，被送往医院治疗。

事件发生后，比利时政府宣布全面禁止可口可乐公司的所有产品在市场上销售，作为预防措施，卢森堡和荷兰随后也做出了禁止销售可口可乐的决定。

事件原因

可口可乐公司立即着手调查中毒原因、中毒人数。一周后中毒原因基本查清，比利时的中毒事件是在安特卫普的工厂发现包装瓶内有二氧化碳，法国的中毒事件是因为敦刻尔克工厂的杀真菌剂洒在了储藏室的木托盘上而造成污染。

事件影响

参与可口可乐调查的人员认为，这次事件并不是非常严重的问题，对公众健康没有造成危险，因而并没有启动危机管理方案。尽管如此，可口可乐公司为此付出了巨大代价。比利时政府坚持要求可口可乐公司收回所有产品。消费者认为可口可乐公司没有人情味，开始拒买可口可乐的产品。最终，可口可乐公司收回了14亿

---

① 罗斯勒·哈斯莱切化学公司是生产杀虫剂的公司，1930年被杜邦公司兼并。

瓶可口可乐，并向消费者赔偿损失。这次中毒事故发生，可口可乐公司的股票价格便下跌了6%，造成直接经济损失高达6000多万美元。

7.3 印度可口可乐检出农药事件

事件始末

2003年8月5日，印度科学和环境中心宣布，经检测可口可乐12瓶饮料，在其中发现了农业杀虫剂林丹、二氯二苯三氯乙烷、马拉息昂和毒死蜱超标30倍。这些农药如果长期潜入人体会致癌和干预免疫系统。[①]

可乐中检出农药的消息一经公布，立即在印度引起轩然大波。议员们纷纷呼吁在印度国内禁止销售可口可乐和百事可乐。在北方邦的安拉阿巴德，数百名携带枪械的印度人攻击了当地一处可口可乐供货点及其附近商店，他们砸毁了数百瓶可口可乐公司生产的软饮料。

与此同时，可口可乐的销售迅速下降。不明真相的印度消费者虽然不清楚可口可乐到底有没有农药，但是宁可信其有不可信其无，而可口可乐并没有拿出有效的措施来证明自己的清白，半个月后的一份报道显示，可口可乐饮料销量明显下降了30%至40%。

为了尽快澄清事实和减少损失，可口可乐公司举行新闻发布会，否认产品含超标农药问题，并且驳斥当地关于两公司饮料中含有超标农药、推行双重质量标准的指责。

2003年8月6日，在议员的强烈要求下，印度议会一致通过决定，禁止可口可乐和百事可乐公司生产的12种饮料出现在会议桌上。[②]

事件影响

这次检出"农药"事件暴发在可口可乐受到印度政府的许可证重新审批的关键时期。印度内务部长阿卜杜拉称这家公司是在"左"派民主联盟政权时期获准经营的，现任政府要重新审核。审核包括可口可乐的各项生产标准，其中包括环保。

由于这次农药事件发生在印政府重新审批可口可乐在印的经营许可权之际，因此这次危机使可口可乐和百事可乐这两个老对手罕见地走到了一起，驳斥当地关于两公司饮料中含有超标农药、推行双重质量标准的指责。

可口可乐印度公司表示，公司已经委托新德里一家独立研究机构对从工厂内提取的新鲜残渣样本做了测试，发现其中的金属含量完全符合欧盟和印度制订的标准。但绿色和平组织表示，他们的实验室也证实了这种残渣中含有高浓度重金属物质。在两种截然不同的报告面前，可口可乐似乎很难在短期内解决在印度遭遇的这个麻烦。

---

① 印度曝光可口可乐和百事可乐农药量超标三十倍. 北京娱乐信报，2003-08-08.
② 印度销售的百事、可口可乐被证实含农药残留物. 上海青年报，2004-02-06.

第25卷

药物与农药中毒案

本卷主编 史志诚

卷首语

药品事关人们的健康与生命。近百年来，世界上发生的重大药害事件和药物中毒的历史，一再提示人们一个事实——药物能治病，也能致病；没有安全的药，只有安全的服药方式；任何药品只要过量都有可能造成生病和死亡，很多不需要医师处方就可以在药房直接买到的"非处方"药，往往也有潜在的危险。

药物中毒案的惨痛教训，使人们逐步认识到开展药物安全评价的重要性和交流药物安全信息的必要性。1997年WHO国际药物监测合作中心等国际组织在意大利西西里岛的埃利斯联合召开的由30个国家参加的发展药物监测信息交流国际会议，发表了《埃利斯宣言》，为促进世界各国药物安全信息的交流，提高临床安全用药水平，保障公众用药安全，预防灾难性的药害事件，维护公众身体健康，发挥了重要作用。

本卷在分析发生药物中毒的诸多因素的基础上，记述了重大药物与化学药品中毒案、药物溶剂二甘醇中毒案、农药与农药污染中毒案、药物被污染中毒案。此外，还简述了重大中药毒性案例及其争议。

鉴于历史上发生的重大药害与药物中毒事件成为一种人为的灾难，诸如最严重的"反应停"灾难、重大药害与药物不良反应事件、药理实验室的错误和事故、含毒药的日用品以及农药引发的药物灾难，因此，将在《世界毒物全史》第4册《毒性灾害史》第38卷《药害与药物灾难》中专卷记述。

值得指出的是，在记述药物中毒案的同时，对那些案件尚未结案、犯罪嫌疑人尚未确定和同类药物多案综合的，作为药物中毒事件也予以记述。

1
药物中毒与药品不良反应

1.1 药物中毒的诸多因素

药物能治病也能致病

近百年来，世界上发生的药物中毒事件不计其数，这些事件使医药界和公众认识到，药物并非绝对安全，动物试验和临床试验均不足以保证药物的绝对安全性，而加强临床药物不良反应信息的收集和交流对预防或减少药物的危害具有十分重要的意义。为此，促进药物安全信息交流的精神，加速药物不良反应信息的传播，为提高临床安全用药水平，保障公众用药安全，维护公众身体健康竭诚服务，是当今世界医药及相关行业的一大光荣任务。

19世纪以来，特别是20世纪中叶，随着西方医学与药学的发展，大量的化学药物涌向市场。与此同时，一些发达国家加强了药品管理。以美国为例，1862年，美国农业部下属的化学部门设专人管理药品；1901年更名为化学局；1906年，美国通过了《纯净食品和药品法》，化学局在担负科研任务的同时还担负起监管的职能；1927年，化学局更名为食品、药品和杀虫剂管理局；1930年，正式更名为食品药品监督管理局（FDA）。为了患者的用药安全，要求药物必须通过动物试验，特别是毒性试验再用于临床。

尽管如此，后来发生的许多药物中毒事件使人们经历了很多伤亡事件和惨痛的教训，大量患者病情加重，甚至死亡。例如1922—1934年，在欧洲和美国由于使用氨基比林退热，引起患者粒细胞缺乏症事件；1935—1937年，在美国使用二硝基酚减肥，引起服药者白内障、骨髓抑制事件；1937—1938年，在美国使用磺胺酏剂消炎，造成患者肾衰竭事件；1900—1940年，在欧洲和美国由于使用蛋白银做尿道杀菌，造成银质沉淀事件；1939—1948年，在英国威尔士，使用甘汞做泻剂、驱虫剂，造成患者肢端疼痛症事件；1950—1954年，在法国使用二碘二乙基治疗疮肿和葡萄球菌感染，造成患者视神经毒性，引起失明、中毒性脑炎事件；1950—1962年，在欧洲使用反应停治疗妊娠呕吐，造成畸胎、多发性神经炎事件；1965—1972年，在日本使用氯碘喹啉治疗肠道感染，引起患者亚急性脊髓视神经痛综合征事件；等等。这些药品不良反应事件的发生，引起了各国政府的重视，引起各国药政部门对规范的药品临床前研究的重要性的认识。20世纪70年代，许多国家陆续出台了药物非临床研究质量管理规范靶子（GLP）法规，加强对临床前药物毒理研究的监督管理。

发生药物中毒事件的原因

发生药物中毒事件的原因有内因和外因两种情况。

其内因，就是药物的不良反应所决定

的。药物不良反应包括副作用、毒性反应、后遗效应、变态反应、继发反应和特异质反应等。副作用是药物在治疗剂量时出现的与治疗目的无关的作用。可能给患者带来不舒适甚至痛苦。毒性反应，是由于用药剂量过大或用药时间过长，或机体对药物过于敏感而产生的对机体有损害的反应。大多数药物都有或多或少的毒性，因此大多是可以预知的。后遗效应是停药以后血浆药物浓度已降至最低有效浓度以下时残存的药理效应。变态反应是药物引起的病理性免疫反应，亦称过敏反应。反应性质各人不同，常见的变态反应表现为皮疹、荨麻疹、皮炎、发热、血管性水肿、哮喘、过敏性休克等。继发反应是继发于药物治疗作用之后出现的一种反应。例如长期应用广谱抗菌药后，出现的假膜性肠炎。特异质反应与患者特异性遗传素质有关，属遗传性病理反应。

值得指出的是，2000 年研究发现苯丙醇胺（Phenylpropanolamine，PPA，亦称去甲基麻黄素或去甲麻黄碱）的副作用有可能导致脑麻痹，使不少药厂立即停止了相关产品的发售。用含苯丙醇胺的药品制剂后，易出现过敏、心律失常、高血压、急性肾衰、失眠等严重不良反应。在美国，年轻妇女必须要有医生的处方才能购买这种药物。中国政府出于保护公民健康的考虑，于 2000 年 11 月 16 日发布了《关于暂停使用和销售含苯丙醇胺的药品制剂的通知》，宣布暂停销售含有苯丙醇胺的 15 种药品。

其外因，就是人为因素造成药物的污染、混入假劣物品以及不法分子和犯罪分子投毒等引发的药物中毒事件。最为突出的事例就是药物溶剂问题。历史上发生过多起以二甘醇替代丙二醇作为药物溶剂的中毒事件。1937 年，美国田纳西州的马森吉尔药厂采用二甘醇代替酒精，生产磺胺酏剂，用于治疗感染性疾病，结果造成患肾衰竭的患者大量增加，成为 20 世纪影响最大的药害事件之一。再如 2001 年，中国湖南省株洲市发生了严重的"梅花 K"中毒事件，是因为"梅花 K"中添加了过期的变质四环素引发了多发性肾小管功能障碍综合征。

1.2 药品不良反应与药品不良事件

药品使用中出现的问题分为药品不良反应（Adverse Drug Reaction，ADR）和药品不良事件（Adverse Drug Event，ADE），两者的区别在于：药品不良反应指的是药品在预防、诊断、治病或调节生理功能的正常用法用量下，出现有害的和意料之外的反应。它不包括无意或故意超剂量用药引起的反应，以及用药不当引起的反应。而药品不良事件是指超量用药（无论是有意还是无意的）、用药不当以及假冒伪劣药引起的对人的伤害。

因此，在研究和判断药物中毒案件的过程中，需要注意区别二者的不同性质以及问题发生的经过与细节，以准确科学定性。一般而言，药品不良反应性质则稍轻一些，因为任何药物在使用中都可能产生问题，例如各种副作用。而药品不良事件的包含面更宽广，主要是指药品标准缺陷、药品质量问题、用药失误、药品滥用、用药不当和假冒伪劣引起的问题，其性质更为严重。

1.3 药害事件与药物灾害

药害事件包括"药物不良反应"和"药品不良事件"，是指合格药品在正常用法、用量情况下出现的与用药目的无关的或意外的有害反应。

人们将那些发生突然、伤亡人数惊人、经济损失惨重、政治影响深远的重大药害事件，称为"药物灾害"。此外，药物灾害还包括重大的疫苗反应事件和农药引起的重大中毒事件。

药害事件与药物灾害往往造成严重的人员伤亡和重大经济损失。2009年10月5日，美国卫生统计中心公布的数据显示，药物中毒已成为造成美国人伤害死亡的第二大原因。从1999年至2006年，美国因药物中毒死亡的人数几乎翻番，由近2万人增加到3.7万人。2006年因中毒死亡的案例中，超过90%的案例与药物有关。造成美国药物中毒死亡人数大幅增加的"罪魁祸首"主要是阿片类止痛药和美沙酮镇静剂。1999年，美国因阿片类止痛药死亡的人数约占药物中毒死亡总人数的20%，但到2006年，这一比例增加到约40%。与美沙酮镇静剂有关的死亡人数也增加了近7倍，由1999年的790人增加到2006年的5420人。[1]

据世界卫生组织估计，每年有100万~500万例农药中毒事件，引起2万名农业工人中毒死亡，而这些中毒事件大部分发生在像加纳一样的发展中国家。2009年，加纳北部地区的农药用量达到1822吨，并且在不断增长中。2010年为2130吨，2011年为2248吨。由于滥用杀虫剂进而影响自身健康，滥用高毒农药进行狩猎及捕鱼增加了消费者的食用风险，喷施农药时防护不够或不当常常引起农药中毒。[2]

---

[1] 高原. 美国药物中毒死亡人数大幅增长. 新华网，2009-10-06.
[2] 加纳农药中毒事件高发. 世界农化网，2011-12-05.

2 重大药物与化学药品中毒案

2.1 英国对乙酰氨基酚中毒事件

事件经过

第一个病例报告

1966年,一名年轻男子被送进英国爱丁堡的一家医院。入院前7小时,他吞了大量对乙酰氨基酚,他自己估计有150颗,同时喝下四分之一品脱伏特加。接下来的24小时,他的情况不错,但有点暴躁;第二天在医院里,他抱怨腹痛和反胃;第三天,他呼吸不正常(换气过度),并且出现黄疸;第四天,他的情况恶化,终于在入院80小时之后死亡。

尸体解剖发现,他的肝及肾管严重受损,血中的对乙酰氨基酚含量很高,一切都符合对乙酰氨基酚剂量过高的症状。这名年轻男子死于肝受损和肾衰竭。尽管这名患者也曾服用其他药物,但服用过多剂量的对乙酰氨基酚是他唯一的死亡原因。

更多的病例报告

1966年,英国爱丁堡诊治的因为对乙酰氨基酚服用过量造成致命肝受损的案例,发表于《英国医学杂志》(British Medical Journal)。这是最早发表的对乙酰氨基酚中毒的案例之一。后来,对乙酰氨基酚服用过量中毒的案例,每年全世界都在数百件以上。

伦敦医学院附设医院(University College Hospital)的资深药理学讲师克里斯·欧文斯(Chris Owens)医师,研究了1965年54000名急诊患者。他发现其中有167例对乙酰氨基酚中毒事件,海洛因中毒事件则只有129件。英国全国一年跟这种药有关系的死亡人数超过500人。欧文斯医师认为,这样的数字等于是全国性的丑闻,"有这么多人死于不需要医师处方就可以买到的药,这应该值得我们注意"!

社会影响

医师建议管制对乙酰氨基酚

在止痛药对乙酰氨基酚造成中毒意外事件的次数创下纪录之后,多位医师要求管制这种"杀人"的对乙酰氨基酚药。

医师建议的对乙酰氨基酚正常剂量是1~2颗(每颗500毫克)。有些人只要服下10颗,就会造成一定的伤害。由于每个人新陈代谢能力不一样,所以对于对乙酰氨基酚的敏感度也会有所差异。其中最重要的影响因素就是看个人是否经常喝酒或服用其他药物。

研究表明,长期酗酒或是长期服用巴比妥酸盐药的人,在服用超过正常剂量的对乙酰氨基酚时,其面临的危险性会高于平常人,因为这些剂量中有更多比例会被转化成有毒物质,相当于服下更大量对乙酰氨基酚。长期酗酒者肝脏本来就已经因饮酒过度而受损,所以更容易受到伤害,它们解除对乙酰氨基酚毒性的能力也较低，体内保护性物质（如硫醇）的含量也可能较低。此外，其他药物也可能抑制新陈代谢和解毒。如果在服用对乙酰氨基酚的同时，喝下大量的酒，就会发生这种情况。研究还发现，每个人的对乙酰氨基酚代谢能力各自不同，最多可以相差十倍。因此，在服药过量后，对乙酰氨基酚造成的毒性影响也会因人而异。

事件促进了解毒剂的发明

幸运的是，科学家在美国先对动物进行实验，再对患者进行实验，终于了解到对乙酰氨基酚是如何对肝产生毒性，并因此发明出一种成功的解毒剂——N-乙酰半胱氨酸[1]。

当科学家发现对乙酰氨基酚是由麸氨基硫这种硫醇进行解毒后，最终发明了解毒剂。在剂量过量后，麸氨基硫并不能让患者直接服用，因此最初是拿多种类似的物质进行实验，希望可以从中找出合用的解毒剂，最后发现能够在肝中帮助制造麸氨基硫的解毒剂乙酰半胱氨酸。这种物质不会产生重大副作用，可以直接注射进入血管，如果在服药过量后不久（最长10或12个小时之后）马上注射，这种解毒剂通常很成功。

2.2 中国四咪唑[2]引发迟发性脑病事件

20世纪70年代至80年代，中国浙江省温州市发生四咪唑（Tetramizole）引发迟发性脑病事件。该病在温州市流行20多年，原因不明的"脑炎"达数百例。全国其他11个省市也报告了四咪唑和左旋咪唑引起"脑炎"300多例，经调查引起迟发性脑炎发病率（4.85/百万）虽不算高，但可致残致死。1982年国家卫生部宣布淘汰四咪唑后，"脑炎"发病率急剧下降。

2.3 中国株洲"梅花K"中毒案

2001年8—9月，中国湖南省株洲市发生了严重的"梅花K"中毒事件，先后有167人因服用"梅花K"中毒，幸好当时有关人员举报及时，才使更多人免受其害。

---

[1] N-乙酰半胱氨酸（英文名 N-Acetyl-L-cysteine），适用于大量黏痰阻塞引起的呼吸困难，如手术后的咯痰困难、急性和慢性支气管炎、支气管扩张、肺结核、肺炎、肺气肿等引起的痰液黏稠、咯痰困难、痰阻气管等；亦可用于对乙酰氨基酚中毒的解毒。

[2] 四咪唑（Tetramizole），别名驱蛔钩、左咪唑、左旋驱虫净，是一种广谱驱肠虫药，主要用于驱蛔虫及钩虫，能抑制虫体肌肉琥珀酸脱氢酶的活动，使肌肉发生持续性收缩而麻痹。目前试用于肺癌、乳腺癌手术后或急性白血病、恶性淋巴瘤化疗作为辅助治疗。

案件经过[1]

2001年8月20日，株洲市立一医院消化内科发现一妇女因服用"梅花K"引起药物中毒。

8月21日，同一病科又发现四起同类病症，引起医院注意。下午4时，株洲市立一医院向株洲市药品监察局汇报中毒情况。

8月24日，株洲市药品检验所对"梅花K"进行检验，初步认定"梅花K"为假药。有关部门开始着手调查"梅花K"中毒事件。

8月31日，国家药品监督管理局发出紧急通知，要求在全国范围内立即暂停销售使用"梅花K"黄柏胶囊。

9月6日，株洲市立一医院收治服用"梅花K"中毒的患者已达58名，其中3人病危。23岁的刘桂兰可能成为植物人，被护送到中南大学湘雅医院重症护理病房。

9月11日，广西半宙制药集团第三制药厂法人代表等5名有关责任人及3名驻株洲销售人员被警方抓获。此时，中毒人员增加至71人，其中6人昏迷。

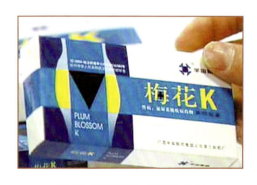

图85 曾经红极一时的梅花K

9月21日，"梅花K"中毒案告破。7名涉嫌制造销售"梅花K"者被收审，"梅花K"湖南总代理马小刚被通缉。

事件原因

经湖南省药检所检测，"梅花K"中添加了过期的四环素。变质四环素对肾小管的损害很大，它使人体大量地排钾和碱，造成严重的低钾和酸中毒。临床上表现为多发性肾小管功能障碍综合征，腹胀、乏力，以致呼吸肌麻痹、呼吸停止、脑缺血缺氧、昏迷或脑水肿。

因此，湖南药检所认为，送检的两批"梅花K"药品均存在以其他药品冒充正规药品的违法行为，而且存在其他不符合药品标准规定的情况。"梅花K"被定性为假药。

据调查，这批"梅花K"产自广西半宙制药集团第三制药厂，这是一次由正规药厂有意生产假药，药厂和经销商为了经济利益，合谋策划，更改处方，谋财害命的假药案件。[2]

事件处置

8月30日，湖南省药监局下令对销售此药的株洲庆云（金山）和华坤两个药店停业整顿，并做出行政处罚。

湖南省纪委、省医药纠风办责令株洲市政府严肃查处擅自发布"梅花K"广告的株洲电视台，追究有关负责人的法律责任。

9月2日，广西灵山县公安局将广西半宙制药集团第三制药厂厂长卢智、副厂长方党礼、生产科科长庞家林等五人刑

---

[1] 彭娜，刘涛. "梅花K"中毒案件始末. 新华网：湖南频道，2002-04-02.
[2] 陈海. 假药"梅花K"如何出笼 有关人士揭真相. 新华网，2001-09-30.

拘。株洲警方已抓获"梅花K"株洲市销售人员三人，同时，正在全力追捕其他涉案人员。

9月30日，国家药品监督管理局向全国发出紧急通知：暂停销售广西半宙制药集团第三制药厂生产的"梅花K"——黄柏胶囊。广西壮族自治区药监局也勒令该厂停产。"梅花K"的销售商程书群已被公安机关抓获。

事件发生后，先后查清销售到全国各地的"梅花K"共计188箱，涉及南京（18箱）、沈阳（33箱）、厦门（18箱）、哈尔滨（11箱）等全国25个城市，其中销售最多的地方是株洲，共计47箱。

案件审理

2002年2月4日，"梅花K"湖南总代理马小刚潜逃半年后在邵阳被捕。

4月2日，"梅花K"案开庭。七名被告分别是：第一被告广西半宙制药集团第三制药厂，第二被告广西半宙制药集团有限公司，第三被告株洲市药材有限公司，第四被告株洲市药业有限公司，第五被告株洲庆云超级购物中心有限责任公司，第六被告株洲广播电视总台，第七被告株洲市财贸职工医院退休院长张振录。

2002年10月，一审宣判：61名原告共获判赔4415375.93元。其中因服用"梅花K"变成植物人的沈智芳获判赔293.3万元。株洲市芦淞区法院下达的宣判书指出，根据查明的事实，原告因购买、服用"梅花K"黄柏胶囊造成身体损害的结果，系广西半宙制药集团第三制药厂在生产过程中，为追求利润而全然不顾消费者的利益，故意改变标准处方，违规掺加盐酸四环素，从而造成该药品有毒物质的含量远远超过国家允许的安全范围所致。据此，株洲市芦淞区法院认为，第三制药厂生产的"梅花K"黄柏胶囊应认定为假药，其行为属制假行为，严重侵害了原告的生命健康权。鉴于广西半宙制药集团第三制药厂经核准已变更为被告金健制药厂，故金健制药厂应承担全部责任。此外，"半宙"商标的拥有者广西半宙制药股份有限公司应依法承担连带赔偿责任。

2003年6月，株洲中院二审结案：赔偿总额为2818879.62元，其中仍呈植物人状态的沈智芳获赔160万元。陈桂兰、沈智芳等58名受害人均在签收调解书的同时拿到了由被告广西金健制药厂支付的赔偿款项。广西金健制药厂（原广西半宙制药集团公司第三制药厂）因犯生产、销售假药罪，判处罚金人民币14万元。七名被告人均构成生产、销售假药罪。程书群被判有期徒刑两年零六个月，并处罚金人民币10万元，原广西半宙制药集团公司第三制药厂厂长卢智、副厂长方党礼等六人也分别被判刑并各处罚金。

社会影响

2001年8月24日，株洲市商业银行娄志明的妻子服用"梅花K"后，娄志明怀疑妻子因服用"梅花K"而中毒，当即将妻子送进医院救治，并向株洲市药监局进行举报。当天，株洲市一医院消化内科主任医师陈维顺在为患者治疗中，经诊断，判定患者是服用"梅花K"中毒，及时向株洲市药监局反映情况。由于他们的及时举报，使这一震惊全国的"梅花K"假药案得到了及时控制和查处，防止了危害的进一步扩大。2002年"3·15"前夕，株洲市对娄志明、陈维顺两位举报者进行了表彰，以鼓励人们对假药进行监督举专家认为，药理学上，中药里加入西药是一大禁忌，后果可怕，因此对于犯罪嫌疑人应当从严重罚。

2.4 中国山西小学生碘丸中毒事件

2002年4月，中国山西省运城市盐湖区发生一起特大的碘丸中毒事件。

2002年4月10日至11日，山西省运城市盐湖区防疫站向该区安邑、姚孟等乡镇小学五年级以下的学生发放碘丸。每人两丸，收取3元钱。11日上午11时许，服用碘丸的大部分学生开始出现头晕、腹痛、呕吐、红眼等症状。到12日下午7时，中毒人数已达500余人。②

事件发生后，运城市盐湖区政府各级负责人迅速赶往现场，组织抢救。中毒学生被送到盐湖区医院和镇诊疗所检查后进行输液治疗。4月14日，大部分人病情好转，但仍有个别人出现流鼻血和便血现象。下午，又有20多名碘中毒小学生来区医院就诊。18时，该院还住着63名小学生。学生病情逐步好转，无一死亡。

2.5 日本达菲中毒事件

服用达菲后让人精神异常

达菲，是世界上唯一可以有效治疗禽流感的药物，但让人万万没有想到的是，这种稀缺药物虽然可以抵御禽流感，但却有一种可怕的副作用：让人疯狂。

春天是禽流感的高发季节，很多日本人开始服用达菲，而意想不到的悲剧也随之而来。一些十几岁青少年服用该药后行为异常，有人甚至跳楼自杀。

根据日本厚生劳动省的统计，在2006年10月底之前，日本共有16名未满16岁的儿童在服用达菲后死亡。

2007年3月22日，《朝日新闻》头版头条报道称，厚生省已经收到了15例青少年因服用达菲而发疯的报告。其中四人死亡。除此之外，厚生省还发现有七名成年男性在服用达菲后出现异常行动，其中三人已经死亡。

另据日本媒体3月25日报道，厚生劳动省日前接到报告，一名12岁男孩2月7日早晚各服用一次达菲后，出现凌晨光脚离家等异常行为，之后又从自家二楼跳下，造成右膝骨折；本月19日，同样是一名12岁男孩，在服用达菲后，深夜从自家二楼阳台跳下，造成右脚骨折。

---

① 举报"梅花K"有功　娄志明、陈维顺受表彰. 新华网湖南频道，2002-03-12.
② 山西运城发生五百名小学生碘丸中毒事件. 法制日报，2002-04-14.

事发原因

达菲生产商瑞士罗氏公司坚称这种药物是安全的。罗氏公司说,流感症状严重时能激发患者出现幻觉等精神方面问题,导致某些患者行为异常。

然而,达菲副作用问题的背后还隐藏着更大的丑闻。自2001年2月,达菲在日本开始销售,当时已经有专家指出,达菲具有副作用。可是厚生省却坚持该药没有导致人精神异常的副作用,并要求各个部门大量购买并囤积。

2007年3月14日,日本《朝日新闻》《读卖新闻》《产经新闻》等各家报刊,几乎同时报道了一则惊人丑闻。独家进口并经销达菲的中外制药公司竟然在2001年向受托研究达菲与异常行动之间关系的教授提供了1000万日元。该教授叫横田俊平,是横滨市立大学的教授。横田教授发表了对2800名服用达菲患者的调查结果,并称达菲与异常行动之间没有关系。

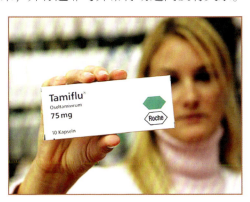

图86 治疗禽流感的特效药"达菲"

媒体分析说,横田教授的研究成果很可能因为这些钱而带有销售厂家的意向和希望。正是在媒体曝光了贿赂丑闻后,厚生省才在媒体的穷追猛打下,改变了态度。2007年3月19日,达菲受害者家属也向厚生省提出要求,必须让横田教授辞职。

事件处置

《朝日新闻》等媒体报道达菲中毒事件之后,安倍首相公开表示,必须详细调查达菲与服用后的异常行动之间的关系。

由于多次接到未成年人服用抗流感药达菲后出现异常行为的报告,日本厚生劳动省决定对达菲的安全性展开调查,同时要求10岁以上的未成年人"原则上不使用"达菲。①

事件影响

2007年3月13日,美国食品药品监督管理局(FDA)官员警告说,著名的抗禽流感药物"达菲"可能会在患者,特别是儿童中引起精神狂乱和幻觉等严重的副作用,甚至造成死亡。因此提议对美国境内的达菲说明书进行修改,并建议医生和患者仔细阅读说明书,并对服药后的患者进行密切观察。

3月23日,世界卫生组织发言人迪克·汤普森说,对达菲安全性的顾虑并未影响各国大量储备这种药物,但有关机构应更多研究达菲是否会引发患者精神方面的问题。

---

① 16名儿童服达菲后死亡 日调查达菲安全性. 新华网,2007-03-27.

2.6 巴基斯坦止咳糖浆中毒事件

事件经过

2012 年 11 月，在巴基斯坦第二大城市拉合尔，23 人喝了 Tyno 牌止咳糖浆后丧命。接着，于 2012 年 12 月 23 日至 25 日，巴基斯坦东部古吉兰瓦拉市又发生止咳糖浆中毒事件，26 日开始出现死亡，至 29 日死亡人数增加到 33 人。另有 54 人在医院中接受治疗。受害者年龄在 20 至 40 岁之间，大多数有吸毒史。他们在喝了不知名的止咳糖浆后中毒。①

据 29 日之前的统计，在不治身亡的 24 人中，17 人死在医院，7 人死在赶往医院的途中。另有 5 名受糖浆影响的患者在医院接受治疗。在中毒者当中多数人有吸毒史②。

事件原因

经调查，止咳糖浆含有镇咳成分右美沙芬（Dextromethorphan，别名：右甲吗喃、美沙芬）为中枢性镇咳药，主要抑制人脑的咳嗽中枢而发挥作用。大剂量服用含这种成分的止咳糖浆引发大脑损伤、失去意识及心律不齐等副作用。

发生止咳糖浆中毒的一个重要诱发原因，是由于止咳糖浆中一般都含有可待因、麻黄碱成分，可刺激中枢神经，从而达到镇痛、镇静、止咳的作用，过量饮用此类药水就会导致精神异常兴奋。因此，

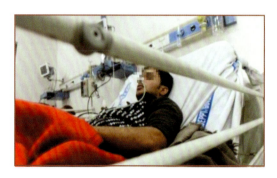

图 87 一名巴基斯坦止咳糖浆中毒患者正在接受治疗

中毒出现在将止咳糖浆当作毒品吸食的群体。

事件处置

事件发生后，巴基斯坦当地政府立即要求将这种止咳糖浆下架，警方关闭了三家药店和生产这种止咳糖浆的工厂，并逮捕了相关负责人。警方收集了当地药房销售的止咳糖浆样本，送交相关实验室进行检验。

社会影响与历史意义

关于右美沙芬的安全性问题，美国食品药品监督管理局曾经于 2010 年召集外部专家对其利弊进行评估。由于右美沙芬有产生迷幻感觉的作用，美国毒品管制局已要求卫生与公众服务部对右美沙芬做出医学和科学评估。美国境内销售的 100 多种非处方药中均含有右美沙芬。美国消费

---

① 朱丽. 巴有毒止咳糖浆致数十人死亡（据中央社巴基斯坦拉合尔 12 月 29 日电）. 参考消息，2012-12-31.
② 巴基斯坦 24 人因止咳糖浆中毒死亡 多人有吸毒史. 中国日报网站，2012-12-31.

者保健产品协会认为，右美沙芬是一种安全、有效的成分，不过应当进行立法，禁止向 18 岁以下人群销售含右美沙芬的产品。专家指出：右美沙芬有中枢镇咳作用，如果大剂量服用含有该成分的药物，可能对消费者产生大脑损伤、失去意识及心律不齐等副作用。

美国曾发生过五名儿童服用含右美沙芬的胶囊死亡的事件。因此，美国食品药品监督管理局于 2005 年发布公告说：对治疗咳嗽和感冒的综合药物成分之一的右美沙芬服用不当将有潜在危险。右美沙芬是瑞士罗氏公司的知名药物，1956 年被美国食品药品管理局列为非处方药。该药正常剂量和方法使用时对抑制咳嗽有明显作用，但是不当使用可能造成死亡或者其他负面作用。

2.7 印度儿童叶酸片中毒

2013 年 7 月，印度哈里亚纳邦各地区约 900 名学生因服用了国家抗贫血计划内发放的叶酸片而中毒。

7 月 24 日，印度教徒报官网周三报道，879 名儿童在服用叶酸片后出现腹痛、恶心和呕吐反应，并得到了救治。[1]

哈里亚纳邦政府指出，学生们出现的症状是服用叶酸后的罕见反应。约 160 万儿童在国家计划框架内服用了这一药物。

2.8 中国深圳正己烷中毒事件

事件经过

2001 年 7 月 18 日，中国广东省深圳市宝安区福永镇新日东电工厂一名员工一早起来就感到手脚酸软无力，四肢根本不听使唤，"病"得一瘸一拐。这种状况折磨她已有一段日子，于是到福永医院就诊。医生的诊断结果是化学药品正己烷中毒。

8 月 31 日，该厂已有 26 名女工表现出不同程度的中毒症状，其中 8 人在广东省职业病防治医院接受治疗，17 人每日分批前往福永镇福永医院输液、理疗，1 人回河南老家休养，另有约 200 余名员工存在中毒隐患。[2]

事件原因

福永镇新日东电工厂是一家专门生产手机配件的日资企业。中毒员工们所在车间为光学工厂受入检查车间，这个车间的员工的主要工作是对原材料进行检查，选出有"标示不良欠点"的液晶屏，在这个过程中，需要用布蘸上化学药品正己烷擦

---

[1] 印度近 900 名儿童因服用国家计划框架内药物中毒. 人民网，2013-07-24.
[2] 普德法. 深圳宝安区一工厂 26 名女工化学药品中毒. 南方网-南方都市报，2001-09-04.

净液晶屏上的灰尘。正己烷是一种低毒化学药品，过量吸入会引起周围神经损害，而女工们每天都要和正己烷打交道。早在2001年4月起，受入检查车间的员工开始莫名其妙出现相同病症：手脚麻木，两腿酸软，走路困难，一瘸一拐。当时以为得了风湿，买了一些药吃，但没有效果。直到7月18日诊断为正己烷中毒，员工们才大吃一惊。

据宝安区卫生防疫站劳卫科调查，车间内通风不良是导致女工集体正己烷中毒的主要原因。7月18日检测受入检查车间的空气中，正己烷的含量低于日本标准180毫克/立方米（中国目前尚无规定）。导致女工中毒的最大原因可能是正己烷用量增大，而车间通风不良。据了解，2010年12月开始，"新日东"便将受入检查车间的16张台位变成20多张，若员工加工到晚上10时，每人每天"正己烷"用量可达3瓶。在用量加大的情况下，受入检查车间只有两台空调抽风，严重不足。

特别是，宝安区在2010年7月起就发布了《预防电白油职业中毒管理指南》(电白油主要成分为正己烷)，并要求使用企业必须在作业场所设立警示牌，但"新日东"并没有实行。

此外，按规定使用正己烷等化学药品，必须给工作人员配备防毒口罩和防护手套，但新日东电工厂均未按照规定执行，酿成中毒事件的发生。

正己烷是具有高脂溶性和高挥发性的液体，属于限制性使用的有毒工业溶剂，接触工种主要有人工合成橡胶中的溶剂使用，手表、液晶显示器、印刷机用作清洁剂，制鞋的黏胶，以及用在轻工植物油提取、聚乙烯薄膜制品印刷、制造乙烯凉鞋的橡胶黏胶和生产某些化学试剂。如果滥用这种溶剂或劳动时卫生防护不好，就可能引起中毒。

正己烷中毒主要通过呼吸道、皮肤、消化道进入人体。其中毒类型可分急性和慢性两种。高浓度正己烷急性中毒，主要表现为咳嗽、气急、气喘等呼吸道刺激症状和中枢神经系统麻醉性抑制。慢性中毒，则主要是引发多发性周围神经病及神经衰弱综合征。表现为四肢远端指、趾对称性麻木感，触痛觉反应迟钝，四肢疲软无力，脚踝部痉挛，手腕、足出现下垂，重者下肢可瘫痪，肌肉萎缩，体重减轻，痛觉消失。同时还可出现头晕、头痛、乏力、食欲减退等类似于神经衰弱症和植物神经功能紊乱症的特征。

事件处置

中毒事件发生后，宝安区卫生防疫站组织了以劳卫科林炳杰主任为首的六人检查组，前往"新日东"检查，结果令人吃惊：该厂受入检查车间的20多名女工均表现出正己烷中毒症状，其余200名员工也存在中毒隐患。防疫部门当即要求厂方将女工送往广州职业病医院检查、治疗，并对车间工作环境进行改善。

事件发生后，厂方采取补救措施，改用毒性更低的异丙醇（IPA）代替正己烷作为液晶屏的清洗剂，并给受入检查车间增加几台排风扇，也为员工们新配备了防毒口罩和防护手套。

3

药物溶剂二甘醇中毒案

3.1 历史上的二甘醇中毒案

历史上的二甘醇中毒案[1]

近70年来历史上发生过多起二甘醇中毒事件。

1937年，美国田纳西州的马森吉尔药厂未经有关政府部门批准，采用二甘醇代替酒精，生产磺胺酏剂[2]，未做动物实验，全部投入市场，用于治疗感染性疾病。该药上市两个月后，即1937年9月至10月，美国南方一些地方发现患肾衰竭的病大量增加。调查证明这种情况与该公司生产的磺胺酏剂有关，共发现353名患者发生肾衰竭，死亡107人，其中大多是儿童。成为20世纪影响最大的药物中毒事件之一。

1969年，南非开普敦的7名儿童因发热服用了用二甘醇代替丙二醇的一种镇静剂，死于肾衰竭。

1986年，印度孟买的一家医院有14名成年人服用了含18.5%的二甘醇的甘油利尿剂死于肾衰竭。

1990年，尼日利亚一家医院47例6—23月龄的婴儿因皮肤大面积应用含二甘醇的磺胺嘧啶药膏突发肾衰竭死亡。

1990年1月到1992年12月，孟加拉国达卡地区的一家医院收治了339名不明原因的儿童肾衰竭患者，其中236名死亡。经过调查，这些孩子大多数都服用了一种退热净酏剂。这种退热净酏剂在生产过程中，厂家使用了比较便宜的二甘醇代替丙二醇。

1995—1997年，海地一家医药公司使用被二甘醇污染的原料制成退烧药，导致80多名孩子因肾衰竭死亡。

1998年春，印度新德里附近的某村镇发现有36名6岁以下的儿童严重肾衰竭，最后有33名儿童死亡。他们中大多数不足两岁，最小的才两个月。调查发现，这些孩子都服用了一种止咳糖浆，而这种止咳糖浆中被检测出含有17.5%的二甘醇。

2006年4—5月，中国广州中山医科大学第三附属医院使用了"齐二药厂"含有二甘醇的"亮菌甲素注射液"，引起11名患者发生急性肾衰竭，致9人死亡。经调查证明齐齐哈尔第二制药有限公司使用工业原料二甘醇代替药用的丙二醇。

2006年6—10月，巴拿马发现第一批服用被污染药物的患者死亡，被污染的药

---

[1] 蔡皓东. 1937年磺胺酏剂（含二甘醇）事件及其重演. 药物不良反应, 2006, 8 (3): 217-220.
[2] 该公司的主任药师哈罗德·瓦特金斯（Harold Wotkins）为使小儿服用方便，用二甘醇代替酒精作溶媒，配制色、香、味俱全的口服液体制剂，称为磺胺酏剂。事发后，因为受到牵连而自杀。

物是社会保险机构的制药厂利用从西班牙进口的材料生产的。截至2007年10月28日，巴拿马检察院收到700起服用含有二甘醇的药物中毒事件，已经造成107人死亡。制药公司的经理被逮捕，社会保险机构的10多名官员和那家公司的执行官员受到调查。负责调查此案的巴拿马特别检察院发布国际逮捕令，要求逮捕西班牙公司的法人代表克里亚多，指控他犯有袭击公共健康罪。[1]

有毒的药品辅料：二甘醇

二甘醇（Diethylene Glycol）是一种工业溶剂，又称乙二醇醚，无色、无臭、透明、吸湿性的黏稠液体，主要可用作各种用途的溶剂、天然气脱水干燥剂、芳烃分离萃取剂、纺织品润滑剂、软化剂、整理剂，以及硝酸纤维素、树脂、油脂和印刷油墨等溶剂，也用作刹车液、压缩机润滑油中的防冻剂组分，还可用于配制清洗剂，并在油墨等其他日用化学品中作分散性溶剂。

二甘醇的毒性，成人致死量为10毫克。而"齐二药厂"的假药案事后经检测，其二甘醇量竟达325.9毫克/毫升，可见二甘醇毒性之大，是一种不适合人消费的物质。

历史意义

1937年，美国二甘醇代替酒精做溶媒引发中毒事件后，美国于1938年修改了原有的《联邦食品、药品和化妆品法》，明文规定药厂不得采用二甘醇作为药品辅料。

3.2 阿根廷蜂胶中毒事件

事件经过

1992年8月10日，阿根廷拉布拉塔市一家医院首先发现三例"怪病"。患者像是患了重感冒，先发热，然后肝、肾和呼吸系统都出现病变。三名患者从发病到死亡均不到72小时。在以后的几天，首都布宜诺斯艾利斯和其他城市也发现类似病例。

8月17日，阿根廷卫生和社会行动部发表通告说，含毒的"维伦"牌蜂胶滋补液已使全国30人严重中毒，其中15人丧生。

后来的报道称，自1992年8月中旬以来，阿根廷因服用被污染的蜂胶药品已造成23人丧生，尚有16人住院治疗。

事件原因

巴西蜂胶胶囊具有降三高、抗衰老、保健养生作用，主要成分是蜂胶和丙二醇，每粒500毫克蜂胶，是巴西的重要出口商品之一。

经过阿根廷专家详细调查，终于发现死者均饮用了"维伦"牌蜂胶滋补液。调查报告指出，6月15日至7月15日阿根廷维伦制药厂生产的蜂胶滋补品含有剧毒二甘醇。

---

[1] 管彦忠. 巴拿马服用有毒物质污染药物死亡人数达107人. 人民网，2007-10-28.

调查显示，"维伦"牌蜂胶药品在生产过程中，用来溶化蜂胶的工业用酒精被剧毒物质二甘醇污染，因而引起中毒。

事件处置

事件发生后，阿根廷政府立即关闭了维伦制药厂，并通告全国禁止出售和使用标有"维伦"商标的任何药品。卫生部门明令停止出售这类药品，并提醒居民不要再服用。卫生和社会行动部向法院对维伦制药厂提出起诉。

这次中毒事件之后，阿根廷政府还通过法令，决定建立国家药品、食品和医用技术管理局。它将是一个财政上自给、执行卫生国务秘书处科学技术准则的机构，其职责是在全国范围内对药品、食品、卫生产品及有关技术和使用的原材料等的质量和卫生状况进行检查和控制。对违法者要进行处罚，维护生产者和消费者的合法利益，保护人民的健康。

事件影响

阿根廷利用蜂胶[①]做原料生产药品及牙膏、糖果等已有多年历史，蜂胶滋补品还出口到欧洲和亚洲地区。专家们的试验表明，蜂胶有50种治疗作用，主要用于治疗人体循环、消化和毛细血管等系统的疾病。因此，这次中毒事件在阿根廷引起强烈震动，不仅使阿根廷的蜂胶产业受到严重损失，而且惨痛的教训向人们敲响警钟。

中毒事件也暴露出更深层的问题。卫生和社会行动部部长阿拉奥斯指出，阿根廷人服用的药品有30%是非法生产的，从配方到包装数据都没有经过注册和批准。近20年来，国家对药品没有实行有效的控制，致使一些不符合质量标准的药品充斥市场，危害社会。国家的药品法虽然规定药品授权单位和制药厂必须对产品的纯度和合法性负责，但有关部门对此监督和控制不严。政府颁布的规定"所有制药厂的产品必须在卫生和社会行动部注册，否则药房不能出售"的法令，遭到了一些制药厂的抵制，它们甚至向政府施加压力，要求修改法令。

3.3 中国齐齐哈尔亮菌甲素假药中毒案

2006年4月底，广州中山大学第三附属医院的重症肝炎患者中，先后有11人出现急性肾衰竭症状[②]，其中9人因救治无效死亡。经过专家会诊，确定患者是使用了齐齐哈尔第二制药有限公司生产的含有二甘醇的"亮菌甲素注射液"引起的中毒事件（亦称为"齐二药"假药事件）。

[①] 蜂胶，是蜜蜂从植物新生枝芽上采来的一种胶质。
[②] 肾衰竭分为急性和慢性两种。急性肾衰竭是指各种原因引起少尿或无尿，肾实质急性损害，不能排泄代谢产物，迅速出现氮质血症、水电解及酸碱平衡紊乱并产生一系列各系统功能变化的临床综合征。肾衰竭的表现：身体不适、水肿、贫血等症状。

事件经过

亮菌甲素注射液是由亮菌中提取亮菌甲素，亦可人工合成，具有利胆、消炎、改善蛋白质代谢、调节肝功能等作用。一般用于急性胆囊炎、慢性胆囊炎发作，其他胆道疾病并发急性感染及慢性浅表性胃炎、慢性浅表性萎缩性胃炎。

2006年4月22日、24日，中山大学第三附属医院传染病科重症肝炎患者中先后出现两例急性肾衰竭症状。4月29日、30日，出现四例相同症状患者。31日，出现相同症状的肝病患者增加到了11人。于是，院方立即组织多学科的专家会诊，结果发现，所有出现不良反应的患者，都注射过同一种药物——齐齐哈尔第二制药有限公司生产的亮菌甲素注射液。这种药是从4月19日才开始在医院使用的。因此，怀疑可能是患者新近使用了"齐二药"生产的亮菌甲素注射液而引起了中毒反应。

调查认定，广东被注射过假药"亮菌甲素"的共有64人，出现中毒反应的11人，当中有5人已死亡。余下的53人中也有13人已死亡，其中4个死亡病例明显与注射假药有关。至此，假药已确定导致9人死亡①。

5月2日，这一信息报送到了广东省药品不良反应监测中心。广东省食品药品监督管理局稽查分局马上召集有关人员对该院药品的购进使用情况进行了核查。5

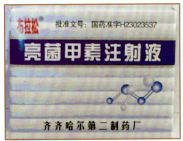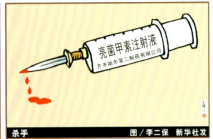

图88　2006年"齐二"假药事件（1.亮菌甲素注射液；2.事件的漫画）

月9日，广东药检所最终确定齐药二厂生产的亮菌甲素注射液里含有大量工业原料二甘醇，导致患者急性肾衰竭死亡。

事件原因

经药监部门调查确认，齐齐哈尔第二制药有限公司生产的亮菌甲素注射液里的工业二甘醇来自江苏泰兴一个叫王桂平的人。接着，王桂平被刑事拘留。

调查确认，"齐二药"假药事件是一起不法商人销售假冒药用辅料，"齐二药"采购和质量检验人员严重违规操作，使用假冒药用辅料制成假药投放市场进而致人死亡的恶性案件。在这起案件中，有关药品监管及工商行政管理部门监管不力，工作严重失职。

江苏省泰兴市不法商人王桂平以中国地质矿业总公司泰兴化工总厂的名义，伪造药品生产许可证等证件，于2005年10月将工业原料二甘醇假冒药用辅料丙二醇，出售给"齐二药"。"齐二药"采购员钮忠仁违规购入假冒丙二醇（以前，钮忠仁买的都是进口的丙二醇，价格在1.7万元左右，而江苏产的价格仅为6000多元），化验室主任陈桂芬等人严重违反操作规程，未将检测图谱与"药用标准丙二

---

① 广东：齐二药假药已致9人死亡.新华网，2006-05-23.

醇图谱"进行对比鉴别，并在发现检验样品"相对密度值"与标准严重不符的情况下，将其改为正常值，签发合格证，致使假药用辅料投入生产，制造出假冒的"亮菌甲素注射液"并投放市场。广州中山三院和广东龙川县中医院使用此假药后，11名患者出现急性肾衰竭，其中9人死亡。

事件处置

广东省食品药品监督管理局和卫生厅于2006年5月3日接获医院上报的情况后，立即采取了相关措施：一是积极抢救患者；二是由省药品不良反应监测中心向国家药品不良反应监测中心报告有关情况；三是省食品药品监督管理局药品稽查人员紧急出动，封存该院在该批患者治疗过程中使用的和药品供应商库存的"亮菌甲素注射液"，并抽样送检；四是由省药品检验所对抽取的样品进行检验、分析、查找原因；五是下发文件通知全省药品经营单位、医疗卫生机构，停止销售和使用齐齐哈尔第二制药有限公司生产的"亮菌甲素注射液"。

5月3日，国家食品药品监督管理局接到来自广东的严重药品不良反应报告，立即责成黑龙江药监局暂停了齐齐哈尔第二制药有限公司"亮菌甲素注射液"的生产，封存了库存药品，并派出调查组分赴黑龙江、广东等地进行调查，随后又赴江苏追踪调查生产原料的问题。同时，责成黑龙江、广东、陕西三省食药监局（该批产品的销售地）查封了该批产品。

5月9日，通过广东省药检所的反复检验和验证，初步查明"齐二药"生产的亮菌甲素注射液中，含有了该药中不应该含有的二甘醇。国家食品药品监督管理局立即向全国发出了对该药采取紧急控制措施的通知。

5月12日，国家食品药品监督管理局要求在全国范围内停止销售和使用"齐二药"生产的所有药品，要求各地药监部门在本辖区范围内就地查封、扣押。江苏省于12日要求紧急封存、停用中国地质矿业总公司泰兴化工总厂的丙二醇。截至5月12日18时，共出动药品稽查人员2769人次，检查药品经营、使用单位3258家，其中药品批发企业269家、零售企业1287

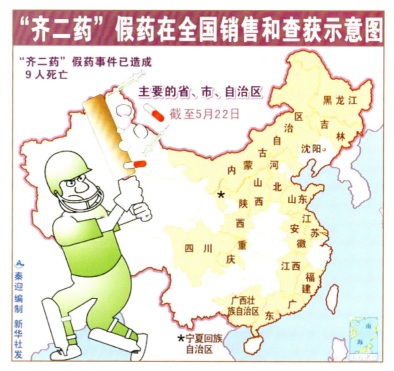

图89 "齐二药"假药在全国销售和查获示意图（据新华社，2006年5月23日）

家、医疗机构1702家，发现经营或使用该公司药品的单位2377家，就地查封扣押44个品种，共计1179940支。

5月17日，齐齐哈尔市警方透露，"齐二药"假药案件已从齐齐哈尔公安机关移交给广东省公安厅办理，移交前已有包括法人代表、厂长、副厂长、采购员、化验员、技术厂长、化验室主任在内的七名齐齐哈尔假药事件责任人被警方控制。

5月20日，黑龙江省食品药品监督管理局做出拟吊销"齐二药"《药品生产许可证》的决定，并于当日凌晨将行政处罚听证告知书送达齐齐哈尔第二制药有限公司。

7月起，有受害者以人身损害赔偿为由，将中山大学第三附属医院告上法庭索赔。

2007年4月12日，天河区检察院对"齐二药"总经理尹家德、副总经理朱传华及郭兴平、化验室主任陈桂芬、采购员钮忠仁五名被告人以构成重大责任事故罪向天河区人民法院提起公诉。

5月起，11名受害者以人身损害为由，向中山大学第三附属医院索赔2000多万元，后又追加了"齐二药"公司、金蘅源和省医保。

8月8日，齐齐哈尔第二制药有限公司原总经理尹家德，副总经理朱传华、郭兴平，化验室主任陈桂芬，药品采购员钮忠仁被控重大责任事故罪，在广州市中级人民法院受审。

8月10日，卫生部新闻发言人毛群安在例行新闻发布会上表示，中山大学第三附属医院是负责任的医疗机构，不应承担由不负责任的医药企业生产假药所造成的损害后果。

8月16日，"齐二药"系列赔偿案件最后一次开庭。

2008年1月23日，"齐二药"事件中索赔额最高的受害者任贞朝未能等到一审判决，遗憾离世。后法院解释，该案迟迟未判的原因是案情复杂，故申请了六个月的延期。

3月6日，任贞朝家属将索赔额从600万元更改为119余万元。

3月29日，天河法院对于该案再次向广州中院申请三个月延期。

4月29日，在"齐二药"事件中被指控刑事犯罪的相关责任人员，在广州市中院接受一审公开宣判。5名被告因犯重大责任事故罪分别被判处4年至7年不等的有期徒刑。

6月26日，"齐二药"系列赔偿案件一审宣判，四被告承担连带赔偿责任，共计赔偿350万元。

此外，广东省成立"亮菌甲素事件工作进驻小组"负责鉴定和理赔工作。广州多名律师成立"亮菌甲素事件"受害人权利维护律师团，全力帮助受害人通过司法途径获得惩罚性赔偿。同时，呼吁国家立法或司法确立惩罚性赔偿的法律制度。

法律诉讼

鉴于"齐二药"原总经理尹家德，法定代表人向东，副总经理郭兴平、朱传华，化验室主任陈桂芬，采购员钮忠仁，泰兴市不法商人王桂平，泰兴化工总厂法定代表人沙荣芳，南京正一联合会计师事务所副主任张忠仁，泰兴市祥瑞联合会计师事务所负责人李雪华等涉嫌犯罪，公安机关已经对上述10人立案侦查并采取强制措施。

经查，黑龙江省药监局、齐齐哈尔市药监局、齐齐哈尔市政府有关部门、黑龙集团、江苏省泰兴市工商行政管理部门的有关人员严重违反了政纪，监察部决定给予上述部门和单位的相关人员相应的行政处分。

国家食品药品监管局已责成黑龙江省食药监局依法吊销"齐二药"的药品生产许可证。调查工作组已建议江苏省有关部门对销售假冒药用辅料的企业和出具验资报告的中介机构依法给予吊销证照等严厉处罚。

历史意义

这起假药案件，暴露出药品生产和流通秩序存在的突出问题，也暴露出药品监管工作存在的某些漏洞，对进一步修改完善相关法律法规具有重要意义。

4

药品不良反应案例

4.1 中国哈尔滨"欣弗"不良反应事件

事发起因

2006年7月8日，刘思辰（6岁）的母亲带着相关材料来哈尔滨市药品不良反应监测中心反映情况称，孩子因为感冒，7月24日下午2点多开始静脉注射欣弗（克林霉素磷酸酯葡萄糖注射液），没想到不到20分钟，便出现高热等症状，于是立即将孩子送到黑龙江省农垦总医院抢救，但一直昏迷。25日上午，家人将刘思辰转到哈尔滨医科大学附属第二医院，虽然医生全力抢救，但最终没能挽救孩子的生命。27日晚，医院宣布刘思辰抢救无效死亡。

根据患者家长提供的情况、药品及相关材料，初步断定小女孩是由于体内被注射了批号为06062602的上海华源股份有限公司、安徽华源生物药业有限公司生产的欣弗而导致死亡的。

克林霉素磷酸酯葡萄糖注射液（欣弗）临床主要用于治疗敏感的革兰阳性菌引起的感染疾病，还用于厌氧菌引起的各种感染性疾病。该药的不良反应主要为胃肠道反应、过敏反应，也可出现肝、肾功能异常等。2003年12月，国家药品不良反应监测中心曾发布信息通报，提示欣弗可引起严重不良反应，提醒医生严格掌握适应证，避免不合理使用。

事件原因

经过调查，问题出自新换的消毒柜。据安徽华源生物药业有限公司工会主席骆华宇说，厂方怀疑问题出在生产工艺环节中，可能是由于新换了消毒柜以后，在消毒过程中引起的。因使用新的消毒柜后，消毒时间缩短了1分钟。

事件处置

8月3日，卫生部连夜发出立即暂停使用欣弗的紧急通知，要求停止使用上海华源股份有限公司安徽华源生物药业有限公司生产的欣弗（克林霉素磷酸酯葡萄糖注射液），同时召回华源药业6月后所产问题药液，原因是青海、广西、浙江、黑

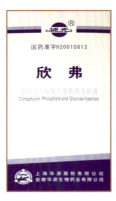 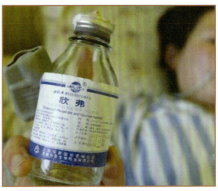

图90 欣弗（克林霉素磷酸酯葡萄糖注射液）

龙江和山东等省市自治区部分使用该药的患者，陆续出现胸闷、心悸、心慌、寒颤、肾区疼痛等临床影响。

8月3日至5日，在国家药监局通报青海、山东等多个省出现严重不良反应病例38例之后，各地连续报告发病死亡情况。哈尔滨市已出现15例疑似欣弗不良反应患者。哈尔滨医科大学附属第二医院证实，在医院接受治疗的疑似欣弗不良反应的患者已增加到13例，另有两例在其他医院接受治疗。湖北报告因使用欣弗发生不良反应11例，其中1人死亡。山东蓬莱4名患者使用安徽华源生产的欣弗后，出现严重不良反应。经全力抢救，均已脱离危险。各地报告已有5人死亡，其中哈尔滨一名6岁女孩因注射欣弗导致死亡；湖北宜昌1人死亡；河北沧州一名70多岁男性因注射欣弗死亡；陕西咸阳一名女子感冒注射欣弗，抢救无效死亡；湖南张家界市一名老教师注射欣弗后死亡。

8月6日，国家药监局通报，截至当天16时，全国欣弗不良事件报告数81例涉及10个省份，死亡5例。

与此同时，国家卫生部指示发生欣弗不良事件省份，组织应急处置和救治工作。

药厂应急

事件发生后，中国华源集团成立药品不良反应事件处理领导小组，配合国家、省、市食品药品监督管理局查找事故的真正原因。

药厂采取紧急措施，相关车间被责令暂停生产。安徽省食品药品监督管理局责令安徽华源生物药业有限公司在此次不良反应事件原因查明前，所涉问题的输液车间暂停生产。国家和安徽省有关部门派出多个调查组进驻企业进行调查。该厂召回6月1日后生产的欣弗53万余瓶，其中9.7万瓶正在召回途中，该公司库存约48万余瓶，6月共生产368万瓶。

据安徽省药监局调查，安徽华源公司6月份以后生产了约368万瓶欣弗，其中约318万瓶销往全国26个省、自治区、直辖市，而后控制了140多万瓶，还有178万瓶，不在控制范围内。

社会影响

欣弗是继齐齐哈尔第二制药公司生产的"亮菌甲素注射液"出现问题后，又一个被卫生部叫停的药物，引起了公众的不安和疑虑。欣弗事件，不仅为药监部门再次敲响了警钟，更为目前的药品市场又一次敲响了警钟。专家建议，患者应谨慎对待抗生素类药品，提高就医意识。

4.2 巴基斯坦免费药物不良反应事件

事件经过

从2011年12月开始，巴基斯坦东部城市拉合尔的旁遮普心脏病学研究所陆续向大约4万名心脏病患者免费发放了一批药物。服用这批药物以后，数百名患者出现不良反应，被送到了拉合尔的多家医院接受治疗。到2012年1月28日，旁遮普省已有109名心脏病患者死于因服用免费药物引起的不良反应，另有450名患者被紧急送到多家医院的重症监护室，还有2000多人的情况比较危急。①

事件原因

医院医生在治疗过程中发现，服药的患者大多数来自低收入群体，他们在服药后白细胞和血小板的数量急剧减少。医生起初无法断定这些患者的病因，怀疑这些患者患上登革热，但随后认定相关症状属于对药物的不良反应。

事件处置

事件发生后，旁遮普省首席部长谢里夫要求对药物中毒事件扩大调查范围，当地卫生部门则再从患者那里回收此前免费发放的被污染药品。

旁遮普省成立专门委员会负责调查这起事件。初步调查显示，患者所服用的一种药物受到了污染，并且没有通过分析检

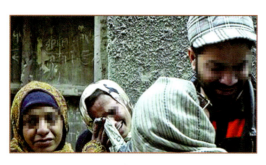

图91 遇难者家属悲痛欲绝

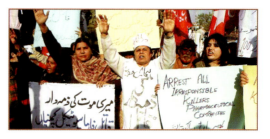

图92 1月27日，部分民众在巴基斯坦拉合尔街头举行抗议示威（新华社萨贾德摄）

测，就被发放给了心脏病患者。由于巴基斯坦不能对受污染的药品进行检测，相关的药品样本被送至英国和法国进行检测。

巴基斯坦联邦调查局调查人员在拉合尔一家法庭上说，这批药物的包装既没有标注生产厂商，也没有提示药品过期时间。调查人员怀疑，药物里可能含有超标微量金属，导致患者大出血。

由于旁遮普心脏病学研究所向当地制药厂商购买了这批药物，巴基斯坦联邦调查局的调查人员查封了三家相关制药公司，并且逮捕了相关责任人。

社会影响

事件发生后，愤怒的人们走上街头，他们认为自己受到了不公正的对待，抗议政府忽视穷人用药的药物质量。有些人甚至把亲人的尸体摆放在大街上，向政府讨说法。

---

① 孙伶俐. 巴基斯坦发生免费药物中毒事件已导致109人死亡. 中国网，2012-01-29.

5 药物被污染中毒案

5.1 尼日利亚止痛退热药中毒案

1990年8月,尼日利亚200多儿童服用受污染的止痛退热药后死亡,最终查明是服用了贴错标签的有毒化学物后导致肾衰竭。

事件发生后,尼日利亚政府卫生部宣布:禁止出售硝氨酚止痛药。

5.2 印度儿童注射被污染的维生素A中毒

2001年11月13日,印度官方报道,印度北部的阿萨姆邦数千名儿童由于注射被污染的维生素A出现高烧、恶心和胃痛等症状,已有五名儿童死亡。阿萨姆邦卫生部门发布的信息说,至少有1.5万名儿童出现药物中毒不良反应,五名儿童死亡。[①]

印度卫生部已在该地区各村落设立了医疗救护营,进行紧急抢救。阿萨姆邦三所医药大学的医学专家也率队赶赴现场。

维生素A一直是贫穷家庭防治眼盲的一种简单而有效的药物,人们从日常膳食中摄取的维生素A数量很有限,不能完全满足人体的需要。

5.3 美国类固醇注射剂污染案

2012年10月18日,美国联邦卫生官员宣布,在被污染的类固醇注射剂中发现的真菌与造成全国脑膜炎暴发并导致20人死亡的真菌一致。[②]

调查证实了类固醇注射剂的生产商是位于马萨诸塞州弗雷明汉的新英格兰合成药物中心,所有受害者都曾注射过该公司生产的类固醇,大多数是为了治疗背痛。联邦卫生官员在该公司50多瓶未开封的注射剂中发现与这次脑膜炎暴发有关的真菌,但需要进一步化验来确定是何种真菌。

美国食品药品监督管理局(FDA)证

---

① 印度1.5万儿童注射被污染的维A中毒. 华商报,2001-11-14.
② 美确认污染药物引发脑膜炎疫情 含有致命真菌注射剂正被召回. 新华国际,2012-10-20.

实，真菌是在 8 月生产的一批类固醇中发现的。美国疾病预防和控制中心（CDC）证实，所有病例都与同一批注射剂有关。负责此次化验的 CDC 的玛丽·勃兰特说，联邦卫生官员在注射剂中发现的真菌是罕见的嘴突脐孢菌，与 40 名真菌性脑膜炎患者体内查出的真菌一样。嘴突脐孢菌与禾本科植物、腐木有关，常见于脏物和草地，但很少引起疾病，以前从未被发现引起脑膜炎。脑膜炎起因于脑膜发炎，而脑膜是保护着大脑和脊髓的一层膜，受污染的类固醇经脊椎注射会直接将真菌带入身体的这一部位。潜伏期一般在注射后的一到四周时间，但也可能是两个月甚至更长。

FDA 和 CDC 调查，约有 1.4 万名患者接触过可能受到污染的新英格兰合成药物中心的类固醇，之后联系上了其中约 97%的人。

事件发生后，新英格兰合成药物中心发表声明说：该公司"真诚地致力于与有关机构一起寻找这种瓶装产品受到污染的原因——迅速、专业地对进入销售环节的所有新英格兰合成药物中心的产品实施召回"。该中心召回自 5 月以来生产的三批类固醇，之后关闭了工厂，并召回所有药品。最初召回的是发送到 23 个州各个诊所的 1.77 万瓶单次剂量类固醇。大约 1.4 万人注射了上述三个批次的药物。

6 农药与农药污染中毒案

6.1 中国河北省藁城的农药中毒

据中国河北省《藁城县志》记载，20世纪50—80年代曾经发生多起农药中毒事件，造成严重损失。

1952年7月，藁城县发生"1605"农药中毒事件，11人中毒，死亡6人。

1974年5月8日，该县锁家寨大队第七生产队用"1605"剧毒农药除治菠菜潜叶蝇。5月9日该队一名王姓农民私自割菠菜数斤，送予亲戚。同日又一名项姓农民私自割菠菜数斤食用，造成28人中毒，1人死亡。

1978年，该县南宋大队第五生产队一名学生误将拌有"3911"农药的用作底肥的花生饼，拿去一块带到学校与同学分吃，造成43人中毒，3人死亡。

1981年7月13日至15日，该县土山大队第三生产队将"3911""敌敌畏""1605"农药分发给承包棉田户自行喷洒除虫，由于技术指导不力，忽视安全防护，任意加大药液浓度，3天内有11人中毒，1人死亡。

6.2 哥伦比亚农药中毒事件

2007年8月，哥伦比亚中西部金迪奥省发生农民使用禁用农药集体中毒事件，截至8月3日已有155人中毒，其中1人死亡。[1]

金迪奥省卫生部门官员证实，中毒事件是由于当地农民使用了一种剧毒杀虫剂引起的。这种农药由于毒性过大自2001年起就在哥伦比亚等国被明令禁止使用。而该省一些地区的农庄主让雇佣的农民打药除虫时，未提供防毒面具等设备，结果导致中毒事件发生。

6.3 柬埔寨进口蔬菜农药残留中毒事件

2011年9月，柬埔寨多个省份发生多起居民食用进口蔬菜农药中毒事件，导致数人死亡，200多人住院治疗。[2]

柬埔寨日常蔬菜供应90%依靠向周边

---

[1] 哥伦比亚发生使用禁用农药事件百余人中毒. 新华网, 2007-08-04.
[2] 蒙鸣明. 柬埔寨进口蔬菜农药残留致人死亡. 中国新闻网, 2011-09-21.

国家进口，由于该国没有检验检疫机构以及检测设备，大量进口蔬菜不能够检测出农药残留是否超标。

中毒事件发生后，柬埔寨农林渔业部通过常年在当地从事农业技术推广的中国广西福沃得农业技术国际合作有限公司向广西官方发出求援信函，希望中国能够向柬方援助检测蔬菜农药残留的设备和技术。

广西农业厅向柬埔寨赠送有关农药残留的检测设备，并无偿培训检测技术人员。

专家指出：柬埔寨及其周边国家地处高温热带，农作物种植极易发生病虫害，农民通常会喷洒大量农药。进行农药残留物的检测虽然非常必要，但根治的办法是运用生态技术建立现代农业，减少农药的使用，从源头上进行治理。

6.4 印度农药污染中毒事故

事件经过

2013年7月16日，年龄介于4岁到12岁的学童在印度比哈尔邦萨兰地区一所乡村学校吃了校方提供的免费午餐，结果因食物中毒导致23人死亡，30名儿童在巴特那的医院接受治疗。据报道，这些学童中毒的原因是盛饭用的容器曾用来存放剧毒农药久效磷。①

中毒原因

久效磷（Monocrotophos），别名纽瓦克，是一种高效内吸性有机磷杀虫剂，具有很强的触杀和胃毒作用。杀虫谱广，速效性好，残留期长，对刺吸、咀嚼和蛀食性的多种害虫有效。主要用于防治棉花、水稻、大豆、森林等作物上的多种害虫。此外久效磷对鱼类及水生动物有毒，对鸟类毒性高，对蜜蜂高毒。

事件处置

事件发生后，该校女校长和涉事厨师逃逸。警方在这名女校长的家中搜出供给学生午餐的食材和油。

7月24日印度警方逮捕了涉及东部比哈省学童食物中毒事件的女校长。

比哈尔邦首席部长尼迪什宣布，给每名死者赔偿3000美元。

事件影响

这起事件引发民众对省政府的不满，数以百计的民众因此发动示威抗议。

7月30日，联合国粮农组织（FAO）发表声明：久效磷被世界卫生组织（WHO）和联合国粮农组织列为高危农药。许多发展中国家的经历说明，这类剧毒产品的销售和使用常常会给人体健康和环境带来严重风险。鉴于印度发生的农药污染学生餐导致23名儿童死亡事件，发展中国家应加快从市场清除高危农药的步伐。

---

① 印度小学生农药中毒事故涉事女校长向警方自首. 中国新闻网，2013-07-25.

7 重大中药毒性案例及其争议

7.1 比利时减肥中药中毒事件

1990 年至 1992 年间,比利时的一家减肥诊所给当地妇女用含中药防己、厚朴的减肥制剂,导致了接二连三的肾脏中毒病例。患者从 23 岁至 65 岁不等,临床呈渐进性贫血,轻度肾小管蛋白尿,最后肾衰竭。停药后,肾衰进程仍持续数月至数年,以致一半患者需透析治疗,先期发现的 48 例中有 18 例做了肾移植手术。病理上发现肾小管坏死、萎缩、消失。少数可见不典型肾乳头癌。

经科学分析和验证,马兜铃科的防己有木防己与广防己之分,比利时减肥药中的防己是有毒的广防己,可引起马兜铃酸中毒。1993 年首次在医学杂志《柳叶刀》(Lancet) 报道。比利时的一家减肥诊所前后发现中毒病例超过 80 人,被命名为"中草药肾病" (Chinese Herbs Nephropathy,CHN)。这一减肥悲剧,在国际上给中草药造成了严重的负面影响,对中药安全性的质疑被提到了前所未有的高度。

专家认为,比利时减肥中药中毒事件的发生是由于无毒的木防己与毒性极大的广防己误用,以及不加辨证,不讲配伍地中西药混用,久用而致。

7.2 日本的小柴胡汤中毒事件

1990—1993 年,日本发生了小柴胡汤引发药物性肺炎(间质性肺炎)的风波。患者多为中老年(60 岁以上居多),慢性病毒性肝炎者,连续服用小柴胡汤(或柴胡、黄芩类方药)2~3 个月之后,出现发热、干咳、呼吸困难的症状。胸片显示"间质性肺炎"的弥漫阴影,停药后好转。用激素治疗有效。

科学家用小柴胡汤或柴胡、半夏、黄芩等拆方做淋巴细胞刺激实验呈阳性反应,其中以黄芩最敏感。这种所谓"小柴胡汤药物性肺炎"三年报告出 35 例,引起了医学界的重视。

小柴胡汤有如此大的毒副作用,在历史上也是首次发现。这是直接毒性,还是变应性原因,尚有争论。如果不讲炮制,不讲辨证的日式中药西用方法,却是难辞其咎的。

7.3 新加坡发布黄连毒性法令

1978年10月6日,新加坡卫生部依该国"药物咨询委员会"的建议,发布《1978毒药法令》,宣布"黄连及其所含小檗碱为毒物,禁止买卖及临床使用"。认为黄连能使葡萄糖-6-磷酸脱氢酶（G-6-PD）缺乏者的红细胞破坏,产生核黄疸脑损伤。这一法令的依据是黄学文等的"新加坡之核黄疸病"等研究报告,认为母亲产前用过中草药的华人血统新生儿血胆红素高于母亲未用过中草药者,以及另一个体外试验:黄连煎液加入新生儿脐带血清的离体系统中,发现黄连可置换出与血清白蛋白结合的胆红素,从而升高了血清中的游离胆红素。有"加重新生儿核黄疸的危险性"。

《1978毒药法令》中关于黄连毒性问题引起学术界和中药界的争议。尽管拿不出大规模临床观察之病例统计及直接的动物实验证据,尽管中国学者通过直接的人体、动物实验证实黄连对新生儿无毒,但新加坡《1978毒药法令》中关于黄连毒性问题,没有指出剂量与毒性的关系,因为任何药物无限剂量地应用都会有毒。尽管新加坡中医药界强烈抗议,但至今还是个法令。

这个事件从反面告诉人们,中医药立法必须建立在科学的基础之上。黄连与新生儿黄疸到底有无关系,将会有国际共识。

7.4 美国麻黄听证会提出建议

麻黄是中医临床常用药之一,因疗效高,美国食品和药物管理局已批准麻黄、麻黄碱及其盐类作为非处方药用于感冒、哮喘及呼吸道过敏的治疗。但后来发现其有较多的副作用,如升高血压（重者可诱发中风）、失眠、肝炎（升高转氨酶）、腹泻、皮炎、疲劳等。

由于对应用麻黄投诉增加,美国有关当局于1995年年底在华盛顿举行了专家听证会,对麻黄的使用由专家提出了三项建议:

第一,标签警告。标签内容包括过量使用的危害,在无专业医师推荐下不得连续服用超过七天,不得售给18岁以下患者。

第二,成品形式防范。主要是指含麻黄的食品补充剂,防止因食饮该类产品而误服过量麻黄碱。

第三,推荐剂量。麻黄的摄取剂量规定,总麻黄碱为25毫克/次;麻黄碱为20毫克/次,每天最多服4次。按中草药麻黄的麻黄碱含量为2%计,麻黄的日最大量是4克。这与中医临床配伍应用每日三钱（10克）有较大差距。所以,西方应用之中成药,成分中见不到麻黄。

第26卷

毒酒中毒案

本卷主编 史志诚

卷首语

　　早在 2000 年前人类就发明了酿酒技术，并不断改进和完善其工艺。现在市场上各种浓度、各种香型的食用酒和各种含酒精的保健饮料，琳琅满目。然而，酒精中毒成为仅次于吸烟和缺乏运动的第三大可预防的致死因素。

　　由于酒的盛行，不法分子先收购名酒酒瓶，然后购进检验单、合格单、商标标签，再用数种低档酒勾兑调制，灌装到真酒瓶里，封盖后"假酒"摇身一变成了价格不菲的"高档"酒，从中牟取高额利润。更有甚者，犯罪分子用有毒的甲醇、工业无水乙醇以及其他有毒化学品勾兑的"毒酒"假冒食用酒，导致大批不知情的无辜的饮酒者中毒、失明，以致死亡。由此可见，毒酒中毒的实质就是甲醇中毒和高酒精度的无水乙醇中毒。

　　本卷从世界上成千上万个毒酒中毒案中，选择并记述了死亡人数较多、经济损失惨重、社会危害严重的大案。其中酒中掺入甲醇的中毒案 29 个，酒中掺入工业酒精的中毒案 11 个，酒中掺入化学毒物中毒案 1 个，成分不明的假酒中毒案 5 个，有毒啤酒与葡萄酒中毒案 5 个，共 45 个案例。希望将这些"毒酒大案"作为反面教材，警示人们警惕不法分子和犯罪分子的违法行为，强化政府的执法职能，并向那些低收入的只能购买低价散酒的人们普及鉴别假酒和健康饮酒的科学知识。

1

毒酒中毒案及其危害

1.1 食用酒、假酒与毒酒案

酒与食用酒

酒是以粮食为原料经发酵酿造而成的。早在2000年前人类就发明了酿酒技术,并不断改进和完善,现在已发展到能生产各种浓度、各种香型的酒及各种含酒精的饮料。食用酒是一种保健饮料,能促进血液循环,通经活络,祛风湿。

酒的化学成分是乙醇,一般含有微量的杂醇和酯类物质,食用白酒的浓度一般在60度(即60%)以下(少数有60度以上)①。

健康饮酒

饮酒如同饮食和饮水,有很多的讲究和学问,如果学会正确科学地饮酒,不仅不会伤害身体,而且还有利于健康。一天中上午不宜饮酒。因为在上午这段时间,胃分泌的分解酒精的酶(酒精脱氢酶)的浓度最低,在饮用同等量的酒精时,更多地被人体吸收,导致血液中的酒精浓度较高,对人的肝脏、脑等器官会造成较大伤害。饮酒的最佳时间是每天的下午14时以后,饮酒对人体比较安全,尤其是在下午15—19时最为适宜。此时不仅人的感觉敏锐,而且由于人在午餐时进食了大量的食物,使血液中所含的糖分增加,对酒精的耐受力也较强。所以此时饮酒对人体的危害较小。另外,人在空腹、睡觉前或在感冒时饮酒,对人体也有很大的危害,尤其是白酒对人体的危害较大。

酒有很多种类,比如白酒、啤酒、黄酒、葡萄酒等。从人体的健康角度说,众多酒类中以果酒之一的红葡萄酒对人的健康最为有利。据研究发现,红葡萄酒含有一种被称为槲皮酮的植物色素成分。这种色素具有抗氧和抑制血小板凝固的双重作用,可以保持血管的弹性与人体血液畅通,因此不易导致心脏缺血,所以经常饮用红葡萄酒可以减少心脏病的发病率。荷兰一位医生观察805名男性发现,常饮红葡萄酒患心脏病的危险会降低一半。而法国人少患心脏病即得益于此。白葡萄酒虽与其"同宗",但因在酿制过程中槲皮酮丧失殆尽,故几乎无保护心脏的作用。

饮酒的最佳饮量应当因人而异。人体肝脏每天能代谢的酒精约为每千克体重1克。一个60千克体重的人每天允许摄入的酒精量应限制在60克以下。低于60千克体重者应相应减少,最好掌握在45克

---

① 酒的度数表示酒中含乙醇的体积百分比,通常是以20℃时的体积比表示,如50度的酒,表示在100毫升的酒中,含有乙醇50毫升(20℃)。

左右。换算成60度白酒为50克。如果适量地喝酒，又有点好菜，心情舒畅，往往会化害为益，收到意外的好处。因为酒精经肝脏分解时需要多种酶与维生素的参与，酒的酒精度数越高，机体所消耗的酶与维生素就越多，故应及时补充。新鲜蔬菜、鲜鱼、瘦肉、豆类、蛋类等均可作为佐菜。而咸鱼、香肠、腊肉等食品，因含有色素与亚硝酸盐，与酒精反应不仅会伤害肝脏，而且易造成口腔与食管黏膜的损害，所以，不宜过多用以佐菜。

假酒与毒酒

市场上出现的假酒主要包括两类：一类是小酒厂为了销售业绩而仿冒名酒，这类假酒主要发生在大城市或城镇地区；另一类是用甲醇勾兑食用白酒销售，主要发生在农村。

由于酒的盛行，不法分子先收购名酒酒瓶，然后购进检验单、合格单、商标标签等，再用数种低档酒勾兑调制，灌装到真酒瓶里，封盖后假酒摇身一变成了价格不菲的"高档"酒。

含有甲醇、工业酒精（酒精度75%以上）、无水乙醇（酒精度99.5%以上）以及其他有毒化学品的假酒，就称为"毒酒"，发生这种假酒的中毒案称为"毒酒中毒案"。

假酒和劣质酒中含有高浓度的甲醇，如果误服甲醇或吸入甲醇蒸气、饮用这类假酒就会导致中毒。

甲醇的毒理学

甲醇，别名木醇或木酒精，是一种无色透明、易燃烧的液体，容易挥发，能与水、乙醇、乙醚、苯、丙酮等许多其他有机溶剂相混溶。甲醇是重要的化工原料之一，主要用于制造和合成各种有机化学品。由于甲醇的化学性质、物理性质，特别是气味、滋味、比重等和乙醇相似，仅凭感官鉴别难以区分。

甲醇吸收至体内后，可迅速分布在机体各组织内，其中以脑脊液、血、胆汁和尿中的含量最高，眼房水和玻璃体液中的含量也较高，骨髓和脂肪组织中最低。甲醇在肝内代谢，经醇脱氢酶作用氧化成甲醛，进而氧化成甲酸。甲醇在体内氧化缓慢，仅为乙醇的1/7，排泄也慢，故有明显蓄积作用。未被氧化的甲醇经呼吸道和肾脏排出体外，部分经胃肠道缓慢排出。推测人吸入空气中甲醇浓度39.3~65.5克/立方米，30~60分钟，可致中毒。人口服5~10毫升，可致严重中毒；一次口服15毫升，或两天内分次口服累计达124~164毫升，可致失明；如果一次口服30毫升，即可致死。

甲醇对于神经系统具有明显的麻醉作用，可引起脑水肿。对视神经和视网膜有特殊的选择作用，易引起视神经萎缩，导致双目失明。甲醇蒸气对呼吸道黏膜有强烈刺激作用。以前认为毒性作用主要为甲醛所致。新的研究表明，甲醛很快代谢成甲酸，急性中毒引起的代谢性酸中毒和眼部损害，主要与甲酸含量相关。甲醇在体内抑制某些氧化酶系统，抑制糖的需氧分解，造成乳酸和其他有机酸积聚以及甲酸累积，而引起酸中毒。因此，认为甲醇的毒性是由其本身及其代谢产物所致的。

乙醇的毒理学

乙醇是一种有机物，俗称酒精，是带有一个羟基的饱和一元醇，在常温、常压下是一种易燃、易挥发的无色透明液体，它的水溶液具有特殊的、令人愉快的香味，并略带刺激性。

饮酒后，乙醇很快通过胃和小肠的毛细血管进入血液。一般情况下，饮酒者血液中乙醇的浓度（Blood Alcohol Concentration，BAC）在30~45分钟内将达到最大值，随后逐渐降低。当BAC超过1000毫克/升时，可引起明显的乙醇中毒。

摄入体内的乙醇除少量未被代谢而通过呼吸和尿液直接排出外，大部分乙醇需被氧化分解。在乙醇的代谢过程中乙醇脱氢酶（Alcohol Dehydrogenase，ADH）起着至关重要的作用，它主要分布在肝脏，胃肠道及其他组织中也有少量分布。乙醇通过血液流到肝脏后，首先被ADH氧化为乙醛，而乙醛脱氢酶则能把乙醛中的两个氢原子脱掉，分解为二氧化碳和水，在肝脏中乙醇还能被CYP2E1酶分解代谢。

乙醇代谢的速率主要取决于体内酶的含量，其具有较大的个体差异，并与遗传有关。

人体内若是具备这两种酶，就能较快地分解酒精，中枢神经就较少受到酒精的作用，因而即使喝了一定量的酒后，也行若无事。在人体中，都存在乙醇脱氢酶，而且大部分人数量基本是相等的。但缺少乙醛脱氢酶的人就比较多。乙醛脱氢酶的缺少，使乙醛分解较慢，在体内存留时间较长，所以严格地说酒精的代谢速度是没法用一个准确的速度来描述的，因人而异。

乙醇为中枢神经系统抑制剂。首先引起兴奋，随后抑制。急性中毒多发生于口服。一般可分为兴奋、催眠、麻醉、窒息四阶段。患者进入第三或第四阶段，出现意识丧失、瞳孔扩大、呼吸不规律、休克、心力衰竭及呼吸停止。慢性影响：在生产中长期接触高浓度本品可引起鼻、眼、黏膜刺激症状，以及头痛、头晕、疲乏、易激动、震颤、恶心等。长期酗酒可引起多发性神经病、慢性胃炎、脂肪肝、肝硬化、心肌损害及器质性精神病等。

1.2 毒酒中毒案造成的危害

肯尼亚：毒酒中毒案频发的国家

1996年，肯尼亚曾发生一次大规模假酒中毒事件，造成24人死亡、6人失明。1998年和1999年，肯尼亚曾因饮用一种名叫"昌嘎"的土酒引发多起酒精中毒事件，造成数百人死亡，其中1998年死亡90人。2000年11月17日，肯尼亚首都内罗毕发生一起假酒中毒事件，400多名中毒者被送进肯雅塔国家医院抢救，80余人失明，128人死亡，创下了一次假酒中毒死亡人数最多的纪录。肯尼亚警方逮捕了22名制造假酒的嫌疑犯。一场打击非法配制和销售假酒的活动在肯尼亚全国展开。[①] 2005年6月25日至28日，肯尼亚马查科斯地区发生饮用添加甲醇的私酿

---

① 蒋建平. 肯尼亚假酒害人令人瞠目. 中国防伪. 2001（1）.

酒中毒事件，当地医院已收治164名病人，其中50人因抢救无效死亡，14人双目失明。①

为了打击日益猖獗的假酒，肯尼亚政府曾颁布了多项禁止销售假酒的法令，但始终收效甚微。原因之一是一些假酒商对长时间拿不到工资的部分警察和地方官员进行贿赂，从而换取地方政府和警方对贩卖假酒的默许。

东非国家乌干达毒酒案造成重大伤亡

世界卫生组织在2005年的一份报告中将乌干达列为人均酒精饮料消耗量最高的国家之一。2006年9月，乌干达多个地区40余人因饮用掺有甲醇的假酒丧生。2007年2月发生的一起假酒事件也导致40余人身亡。2009年8—9月，乌干达西部与中部多个地区先后有27人因饮用当地制造的假酒而出现甲醇中毒，其中19人不治身亡。2009年9月，乌干达杜松子酒中毒案死亡19人，政府已决定暂时中止所有杜松子酒厂商的生产。②2009年11月1日至3日，乌干达北部的古卢行政区有10人因饮用勾兑工业用甲醇的假酒身亡，另有20人在医院接受治疗，其中部分中毒者已经失明。③

萨尔瓦多的毒酒中毒事件

2000年，萨尔瓦多发生甲醇中毒案，死亡人数达122人。事件发生后，萨尔瓦多警方在全国各地的32家酒类零售店中查获了28万箱假酒，但仍然没有控制住受害人数的增加。④2001年10月份萨尔瓦多共有8人因饮用家庭制作的含有甲醇的白酒中毒死亡，使当年以来因饮用这种酒而中毒死亡的人数上升到23人。⑤2008年2月，萨尔瓦多中部圣维森特省发生一起集体酒精中毒事件，造成19人死亡。当地警方在全省13个区市的32家酒类零售店查封了近28万箱假酒，以防止再次发生酒精中毒事件。⑥

印度的毒酒中毒事件

在印度，1991年11月5日，为庆祝印度一年一度的灯节，穷人以廉价的"药酒"代替食用酒，结果导致185人丧生，200余人住院治疗。1992年奥里萨邦发生的假酒案，造成超过200人死亡。2000年印度南方喀拉拉邦发生一起不法商贩销售假酒事件，造成34人死亡，近300人住进医院治疗。2008年班加罗尔假酒案导致180人死亡。2009年，印度古吉拉特邦发生的假酒案导致了136人死亡。2011年12月13日，印度西孟加拉邦一村庄村民由于购买并饮用掺有甲醇的假酒发生中毒，截止到当地时间16号凌晨，已经有143人死于假酒案。⑦2012年2月6日，印度奥迪萨邦发生假酒中毒案件，

---

① 梁涛. 肯尼亚假酒害死50人. 北京晨报，2005-06-30.
② 田野，陈静. 乌干达假酒事件致19人死亡. 新华网，2009-09-05.
③ 田野，陈静. 乌干达10人因饮用勾兑工业甲醇假酒身亡. 新华网，2009-11-04.
④ 萨尔瓦多甲醇中毒事件死者增至122人. 中新社网站，2000-10-12.
⑤ 萨尔瓦多发生"白酒中毒"事件 死亡人数已达23人. 新华网，2001-11-02.
⑥ 萨尔瓦多发生集体酒精中毒事件. 大洋网新闻，2008-02-23.
⑦ 王超. 印度西孟加拉邦假酒案已造成143人死亡. 环球资讯，2011-12-16.

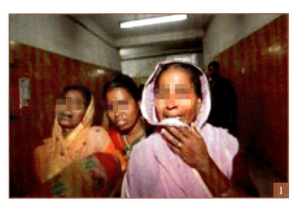 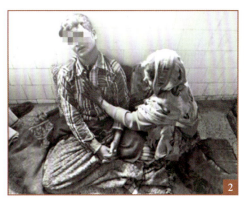

图93 印度西孟加拉邦毒酒案 (1. 2011年12月因毒酒案失去亲人的悲伤家属;2.12月15日,在印度西孟加拉邦首府加尔各答南部的一家医院,一名假酒受害者在亲属的陪伴下等待治疗,据新华社)

导致29人死亡,另有50余人因中毒住院治疗。

假酒在印度一直有生存的空间,与印度的酒税制度有关。由于一些宗教和社会习俗原因,饮酒在印度被视为非常不好的行为,政府采取的措施就是对酒精类饮料课以重税,同时严格控制酒类饮料经营许可证的发放。所有酒精类饮料还需要额外支付20%的税,这样就导致酒类价格非常高昂。而印度收入不高的贫苦人群想喝酒,又喝不起正规酒店出售的酒,这样假酒贩子们的生意自然就好起来了。因此,假酒在印度是一个暴利行业,他们不用交税而且销量巨大。这些非法酿酒厂隐藏在家中、废弃的厂房中甚至是森林之中。假酒盛行的另一原因与许多地方的警察、税务人员以及当地政府执法部门收取假酒贩子们的贿赂有关,对违法销售假酒的行为不予干预。

毒酒中毒案频发的俄罗斯

在俄罗斯,假酒中毒事件频发,仅从2006年8月份开始的假酒中毒事件已波及12个地区,中毒人数已超过2900人,死亡118人,"重灾区"伊尔库茨克州、普斯科夫州、彼尔姆州已宣布实施紧急状态。俄紧急情况部的机动救护队常常忙于抢救大量的酒精中毒者。俄《独立报》惊呼:"俄罗斯每年有4.2万人死于酒精中毒……"有关资料显示,俄罗斯男子平均寿命排在全球第136位,酗酒是继自杀和交通事故之后的第三大元凶。据俄罗斯卫生部的统计,俄罗斯1/3的成年男子和1/7的成年女子"喝酒上瘾"。全国平均每天有100多人死于酒精中毒事件,每年30万起交通事故中死亡人数的70%死于酒后驾车。[1]

俄罗斯频发假酒中毒事件并非偶然,它与俄罗斯人嗜酒如命的民族性格是分不开的。传说当年基辅罗斯大公弗拉基米尔曾表示:"喝酒是俄罗斯人的乐趣,没有酒他们就活不下去。"在历史长河中,俄罗斯人与酒的缘与怨也有着一段长长的故事。

俄罗斯人的酒风自成一派,从不劝酒,而是习惯于自斟自饮,与朋友聚会喝酒时也不用劝,而是拿起来便一口闷,经常一

---

[1] 俄罗斯假酒中毒事件频发 酗酒带来社会问题. 东方网,2006-11-09.

喝就是一个通宵，一醉方休。喝伏特加酒时，很多俄罗斯人都有一起喝水和饮料的习惯，因为这样不容易醉倒，可以将"过瘾"的时光放长。事实上，俄罗斯人虽然好喝酒，但酒量其实并不大，不喝则已，一喝就多。俄罗斯医学专家认为，俄罗斯人体内的一种酶对酒精的分解速度很慢，因此俄罗斯人比其他民族的人更容易喝醉。

禁酒是摆在俄罗斯领导人面前的一道大难题。俄罗斯历史上曾发动过多次禁酒运动，然而每次禁酒都会在民间遭遇强烈的反弹，禁酒措施越是严厉，假酒越是泛滥成灾，往往会陷入一个"越禁越滥"的怪圈。1985年5月，戈尔巴乔夫颁布了《关于消除酗酒的措施》，从而成为俄罗斯（前苏联）历史上第一个下令禁止饮用伏特加的领导人。没有料到的是，禁酒随即导致全国性的食糖短缺。人们抢购白糖是为了在家里私酿白酒。乡村的私人酿酒更是遍地开花。这种私人的烧锅技术设备简单，许多有害的物质不能过滤干净，对人体的损害很大。为了解馋，甚至有人开始饮用古龙水、洗甲水等含有酒精的有毒液体。最后，戈尔巴乔夫不得不放弃了他的禁酒令。

禁酒之所以难以实现，除了因为俄罗斯人实在是太爱喝酒之外，还有着背后的利益因素。俄罗斯酒类市场潜力巨大，伏特加在俄罗斯国内的销售额每年高达90亿美元。2003年全国共卖出22亿升这种烈性酒，相当于全国老少每人喝掉15升。在过去5年里俄罗斯的啤酒销量翻了一番，达到每人年均64升。生产伏特加的工厂一般都控制在当地政府或有势力的人手中，成为巨大的财富来源。制酒业的高额利润也吸引了很多不法分子铤而走险，于是假冒伪劣的伏特加便充斥市场，资料显示，将近一半的伏特加来自地下酒厂。俄罗斯黑社会组织也乘机插手私酒的酿造和销售，导致大量税款流失。

2006年的大规模的假酒中毒事件再次引起俄罗斯政府的高度重视，俄总理弗拉德科夫责成相关部门要在三天内缓解危机，查出并惩办有关犯罪人员。俄国家杜马主席格雷兹洛夫指出，应该实行烈性酒精饮料的国有专卖制度，由国家统一收购和销售酒类。由此可见，俄罗斯与酒的斗争还将长期持续下去。

中国毒酒中毒案

20世纪90年代，在中国经济转型时期，一些地方的不法分子上下串通，非法套购工业酒精，私自兑制散装白酒出售，致使假酒中毒事件屡屡发生，有的双目失明，有的抢救无效而死亡。

据不完全统计，1980年以前，中国未发现一例因假酒致死人事件。但自1980年专卖停止以后，到1998年发生假酒中毒案650多起，中毒人数逾6000多人，死亡260多人，双目失明或留下种种后遗症者不计其数，仅1998年山西朔州假酒案涉嫌网点118个，白酒113吨，其中已有3万多千克售往全国各地，后果令人不寒而栗。[1]

为防止中毒事件发生，各地政府加强了对甲醇生产、经销企业的监督检查；强

---

[1] 唐敏. 从假酒案思考酒类管理何去何从. 瞭望新闻周刊，1998，12：22-23.

化对食用酒精的生产许可证管理；依法查处无证生产销售的违法行为。此外，通过媒体，对用甲醇和非食用酒精勾兑的假酒危害性进行广泛宣传。

印度尼西亚频发毒酒中毒案

2001年11月，印度尼西亚北苏拉威西省有31人因混合饮用当地酿造的酒和其他饮品，中毒身亡。2009年6月，印度尼西亚度假胜地巴厘岛发生饮用含甲醇的酒中毒事件，造成包括四名外国游客在内的25人死亡。[①] 2010年4月23日，印度尼西亚中爪哇省一座村庄发生假酒中毒事件，造成至少22人死亡、约300人中毒。

---

① 印度尼西亚发生假酒中毒事件 已造成25人死亡. 中国新闻网，2009-06-03.

2

酒中掺入甲醇的中毒案

2.1 1950年美国亚特兰大假酒中毒案

1950年10月22日，在佐治亚州亚特兰大市，出售违禁威士忌酒的商人杰克·豪威尔为了节约蒸馏提取威士忌的费用，在300加仑威士忌中加进了将近一酒桶的甲醇。然后将这些有毒的酒由他的10名推销员分别在整个黑人居住区出售。

在假酒出售以后的几天中，亚特兰大的格拉迪医院里挤满了数百名饮用含甲醇威士忌酒的受害者。他们自诉有胃痉挛、呼吸困难和减弱等症状。大量的患者涌向医院，以致医学院的学生和实习护士都不得不出来接诊。假酒事件造成433人中毒，其中39人在一星期内先后死亡，7人失明。

假酒制造商杰克·豪威尔受到追踪并被逮捕，被判终身监禁。

在美国南方各州的许多地区，有些穷人无钱出高价和高税购买合法出售的威士忌酒，而习惯于购买非法酿造的威士忌酒和违禁出售的饮料，结果给自己带来了痛苦、失明和死亡。

2.2 1972年印度新德里毒酒中毒案

1972年1月23日，在印度新德里，几百名参加婚礼的人中至少有100人因饮用了婚礼中提供的酒而集体中毒身亡。

官方调查证实，这些人是由于喝了大量含有甲醇和清漆的液体而丧生的。警察局查出了把假酒出售给婚礼主办方的酒贩子，并在街道清洁工和皮匠居住的一间贫民窟中找到了他。但这个酒贩子以及他的母亲、弟弟都已死亡，原因是他们也参加了婚礼，喝了他们自己酿制的致命的"苦水"。

2.3 1986年中国贵阳含甲醇酒中毒案

1986年9月28日，中国贵州省贵阳市发生因饮用含有高浓度甲醇的散装白酒引起特大中毒事件，到9月29日晚，已发现饮用这种酒中毒的有1000多人，死亡20人。

经查明，散装白酒是贵州省织金县余正刚等人非法用工业用酒精兑制的。公安机关从余正刚处查获工业酒精675千克和剩余的白酒 2000 多千克，查封了制酒场所，拘捕了余正刚等六人。

事件发生后，贵阳市政府采取了紧急措施，对市内现存的来路不明的散装白酒，一律予以封存检查。增设临时医疗点抢救和医治中毒者。

2.4 1993年四川什邡县含甲醇假酒中毒事件

1993 年 10 月 12 日，中国四川省什邡县卫生防疫站接到受害者家属报案，称云西乡部分农民饮用了一种散装白酒后发生中毒现象。防疫站食品卫生科当即对尚未喝完的酒进行检测，认定酒中含有高浓度甲醇。

据县医院提供的材料表明，从 10 月 5 日以来，这家医院先后收治了 18 名饮用过工业酒精兑制的"白酒"而引起甲醇中毒的患者。至 10 月 17 日，中毒者已有 5 人死亡，4 人双目失明，9 人出现不同程度的视力障碍。

事件发生当天，什邡县政府有关部门迅速查明，勾兑出售这种假酒的是承包这个县云西乡槐树村酒厂的刘邦云及他的帮手黄开洪。什邡县卫生防疫站于 10 月 12 日下午封存了槐树村酒厂尚未售出的 13 坛约 2000 千克白酒。经综合抽样检测，这批假酒中甲醇含量超过标准 250 余倍。

公安机关依法逮捕了此案的假酒制造者，由检察机关侦查审理。

2.5 1996年肯尼亚假酒中毒案

1996 年 8 月 19 日，肯尼亚山脚下的恩布镇发生一起毒酒案。据肯尼亚警方 8 月 22 日提供的数字，这起毒酒案造成 20 多人丧生。

恩布镇以家酿烈性啤酒和其他土饮料闻名。8 月 19 日中午，做完礼拜的人们聚到"达拉斯"小酒馆喝了起来，饮酒的人很快就出现了中毒症状——有人走了几步便一头栽倒；有人躺在地上抽搐；有人哭喊着眼睛看不见了，小酒馆顿时变成了停尸房。在现场死去的就有十几个人，之后死亡人数逐渐增加。

肯尼亚医疗部门对发生问题的饮料进行化验，结果表明其中含有大量的甲醇。据此，警方逮捕了两名嫌疑犯。

据后来的报道，这次毒酒中毒事件中，有 24 位贪杯者死于非命，5 人双目失明，数十人留下了头晕、胃痛、视力减弱的后遗症。[1]

肯尼亚有很多人由于家境贫寒，只能买廉价的家酿酒以解酒瘾。这种酒的质量没有保证，致使毒酒案频频发生。

---

[1] 刘润山. 1998肯尼亚发生假酒害人命案. 北京青年报，1998-08-25.

2.6 1996年中国云南省会泽县假酒中毒案

案件侦破

1996年6月,中国云南省会泽县发生假酒中毒案,先后有36人死亡,100余人中毒致伤。该案经过调查侦破,于1997年1月25日经云南省高级人民法院终审,经最高人民法院核准,李荣平、蒋红梅、尹广才、彭传云、陈建武等五名嫌犯分别被判处死刑。[1]

犯罪事实

罪犯李荣平、蒋红梅夫妇,原系云南省会泽县者海镇六村农民。1995年7月至1996年2月间,李荣平、蒋红梅在没有生产经营执照的情况下,雇用尹广才等人,用食用酒精兑制劣质散装白酒进行销售牟利,被工商管理机关查封并罚款。李荣平、蒋红梅为牟取暴利,明知甲醇有毒而用甲醇兑制"白酒"销售。1996年6月15日,李荣平、蒋红梅从某化工公司购买甲醇3300千克,李荣平指使尹广才等人兑制成散装白酒1万多千克,由蒋红梅、尹广才等人销往本县的大井、者海等乡镇,造成33人饮用后甲醇中毒死亡,100余人因此伤残。

罪犯彭传云,原系会泽县者海镇范家村农民,1996年2月曾因用食用酒精非法兑制劣质白酒销售牟利,被工商管理机关查封并罚款。1996年6月15日又向李荣平购买食用酒精用于兑制白酒销售牟利。

李荣平便将其购买的甲醇卖给彭传云510千克。彭传云即用此兑制成散装白酒2000余千克进行销售牟利,造成16人饮后中毒,其中2人死亡。

罪犯陈建武,原系会泽县罗布古镇农民。1996年7月上旬,陈建武购进82千克用甲醇兑制的散装白酒进行销售。李荣平假酒中毒案发生后,工商部门和办事处干部通知其所经销的这种酒已毒死人,不准再卖,但陈建武只将店内的散装白酒指认封存。事后无视政府禁令,将隐藏在卧室内的散装白酒取出继续销售,造成1人饮用后中毒死亡。

云南省曲靖地区中级人民法院审理认为,李荣平、蒋红梅、尹广才、彭传云、陈建武等五人为牟取暴利,无视国家法律和群众生命健康,用非食用原料甲醇兑制、销售有毒假酒,造成36人饮后中毒死亡、100余人重伤的严重后果,其行为均已构成生产、销售有毒食品罪。在犯罪活动中,李荣平、蒋红梅是组织者、指挥者;尹广才积极参与李荣平、蒋红梅的犯罪活动,共同造成33人死亡等严重后果;彭传云兑制假酒受到工商机关处罚后不思改悔,继续非法制售有毒假酒致2人死亡、2人重伤,后果严重;陈建武无视政府禁令,继续销售有毒白酒,造成1人饮后死亡的严重后果。上述五犯均应依法从重处罚。依照全国人大常委会《关于惩治生产、销售伪劣食品犯罪的决定》和《中

---

[1] 会泽假酒中毒案审结李荣平被枪决. 糖酒快讯,2009-01-25.

华人民共和国刑法》有关规定，以生产、销售有毒食品罪，分别判处李荣平、蒋红梅、尹广才、彭传云死刑，剥夺政治权利终身；以销售有毒食品罪判处陈建武死刑，剥夺政治权利终身。

一审宣判后，李荣平、蒋红梅、尹广才、彭传云、陈建武不服，提起上诉。云南省高级人民法院二审认定，原判决定准确，量刑适当，审判程序合法。裁定驳回上诉，维持原判。并依法报请最高人民法院核准。本案涉及的其他犯罪分子，也分别受到法律制裁。

2.7 1998年中国山西朔州假酒中毒案

1998年1月26日，中国山西省朔州市发生了一起特大假酒中毒案，打破了新春佳节带来的欢乐祥和。几天之中，就有295人中毒，27人死亡，严重危害人民群众的生命及健康。1998年3月8日，山西朔州假酒案王青华等六名主犯被判死刑，四人无期徒刑，其他九名被告人分别被判处5至15年有期徒刑。

案件经过

1998年1月26日，山西省朔州市平鲁区人民医院接诊一例36岁的男性患者，患者的症状为咳嗽、胸闷、气短伴头晕、乏力，查体未发现阳性体征，胸片见肺纹理增粗，以支气管炎予以治疗。但患者病情迅速恶化，短时间内出现恶心、呕吐、头疼、视物不清、呼吸困难，再次就诊，询问病史才得知患者于1月25日晚餐，饮散白酒50毫升，检查发现双侧瞳孔散大、对光反射消失，之后相继出现烦躁不安、昏迷，终因呼吸衰竭抢救无效，于当晚8时死亡。当天另有5名出现类似症状的患者先后在入院后不久不明原因死亡。随后发现与第一例死者同桌饮酒的两人也出现类似症状，由此医生怀疑饮酒中毒。经调查，得知他们在发病前分别饮用散白酒150~300毫升不等。检测发现，死者饮用的酒中每升含甲醇361克，超过国家标准902倍，结合其临床表现，确诊为甲醇中毒。

调查发现，这起假酒中毒事件波及朔州、平鲁、灵丘三县（市），中毒患者共295例，其中男性占96.61%，平均年龄40.73岁，死亡27例。

案发原因

根据当地公安部门抓获的犯罪嫌疑人交代，此批假酒是按100千克甲醇兑1吨白酒的比例，搅拌成63度左右的散白酒。这与医院对中毒患者的诊断吻合，故确定为甲醇中毒。

1998年1月，山西省文水县农民王青华从太原市南郊程广义处购买了2400千克甲醇，随后和妻子武燕萍在甲醇中加入

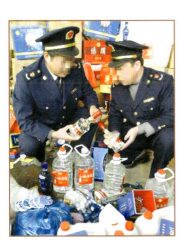

图94 警方查处假酒

回收来的酒梢子，勾兑成散装白酒。他们用34吨甲醇加水后勾兑成散装白酒57.5吨，出售给山西朔州个体户批发商王晓东、杨万才、刘世春等人。这些人明知道这些散装白酒甲醇含量严重超标，但为了牟取暴利，铤而走险，置广大乡亲生命于不顾，自1998年的1月26日开始，短短数日内，因喝了王青华制售的假酒，27人死亡，295人中毒入院接受救治。

案件处置

事件发生后，当地公安部门在查明了假酒的来源后，抓获35名犯罪嫌疑人。根据犯罪嫌疑人交代的线索，公安部门很快查明了假酒流向，迅速在全省各地查封散白酒销售点100多个，并通知各医院发现类似病例立即上报，并按甲醇中毒处理。采取这些措施后，有效控制了中毒的蔓延。

1998年3月8日，山西省吕梁地区、朔州市、大同市三个中级人民法院经过公开审理，对生产、销售有毒假酒案做出一审判决。人民法院依照《刑法》的有关规定，以生产、销售有毒食品罪判处王青华、王晓东、武保全、高世发、王瑞、杨万才等六人死刑，立即执行，剥夺政治权利终身。以生产有毒食品罪，生产销售不符合生产标准的食品罪分别判处武燕萍、贾建有、刘世春、朱永福等四人无期徒刑，剥夺政治权利终身。以上各被告人均被并处罚金或没收财产。其他九名被告人分别被判处5年至15年有期徒刑。

此外，相关政府管理部门人员也受到了行政处理。

2.8 2000年孟加拉国毒酒中毒案

2000年2月15日，孟加拉国费尼县发生酒精中毒事件，至18日，死亡人数43人，另外还有近百人在医院接受抢救，其中多人病情严重。

中毒者是在饮用了当地不同店铺出售的蒸馏酒精后中毒的。缺乏商业道德的商贩为了牟取暴利，在蒸馏酒精中混加了甲醇，酿成了这起严重的中毒事件。救护人员指出：饮用30毫升以上混有甲醇的蒸馏酒的中毒者，可能会在12天内医治无效身亡，有人即便幸存，也难逃双目失明之厄运①。

2000年2月17日，孟加拉国首都达卡市东部一个小镇上的村民，因大量饮酒，造成30人死亡，另50人生命垂危。中毒者被送往距达卡市130千米的菲尼医院。

村民饮用的酒中加入了大量的甲基化酒精。甲基化酒精是乙醇的同系物，常被用作溶剂或燃料。贫困的村民因买不起高档酒，常在自酿酒中加入甲基化酒精，以增加酒的醇香。在孟加拉国的穆斯林村落，酒精是不允许公开出售的。警方关闭了出售甲基化酒精的摊位并逮捕了业主②。

---

① 孟加拉发生酒精中毒案. 国际新闻，2000-02-19.
② 文君. 达卡市30人饮劣酒死亡. 中国环境报，2000-02-26.

2.9 2000年萨尔瓦多甲醇中毒案

从 2000 年 10 月 2 日起，萨尔瓦多中部及北部地区的一些村镇接连发生饮酒者突然死亡事件，受害者饮用了商店出售的掺有甲醇的假酒，而甲醇一般用作汽车防冻剂。

这起甲醇中毒事件首先发生在萨尔瓦多中部圣维森特省，死亡人数达 35 人。随后，萨尔瓦多其他省份也有一些人因饮用假酒而中毒死亡，其中卡瓦尼亚斯省 57 人，拉巴斯省 17 人，查拉特南戈省 5 人，其余各省 4 人。各地还有近 60 人正在医院中抢救。截至 10 月 12 日，萨尔瓦多甲醇中毒事件中的死亡人数达 122 人。[1]

事件发生后，萨尔瓦多警方于 10 月 4 日在全国各地的 32 家酒类零售店中查获了 28 万箱假酒。两名私藏大量假酒的妇女被抓获。

2.10 2000年巴西毒酒中毒案

2000 年 10 月，巴西萨尔瓦多市发生了离奇的酒精中毒，10 月 10 日，中毒死亡人数上升至 58 人。[2]

事件发生后，萨尔瓦多当局突击检查了 49 个小酒吧、地下酒精生产商和出售医药酒精的药店，并对整个地区下达了出售酒精禁令。但警方未能找到有毒酒精的生产地。巴西警方介入调查，并在 10 月 6 日对尸体进行了解剖检验，发现死者身体里含有甲醇。甲醇是主要致死原因。

巴西卫生部部长指出，甲醇是一种有毒的工业酒精，经常和汽油混合作为燃烧剂使用。萨尔瓦多主要从墨西哥和美国进口工业甲醇。

2.11 2000年肯尼亚假酒中毒案

案件简介

2000 年 11 月 17 日，肯尼亚首都内罗毕发生一起假酒中毒事件。400 多名中毒者被送进肯雅塔国家医院抢救，80 余人失明，128 人死亡，创下了一次假酒中毒死亡人数最多的纪录。同一天，肯尼亚又有 37 名受害者因饮用假酒中毒而被送进了医

---

[1] 萨尔瓦多甲醇中毒事件死者增至 122 人. 中新社网站，2000-10-12.
[2] 钱娥芬. 巴西酒精中毒死亡人数升至 58 人. 美亚网络，2000-10-10.

院。受害者中的一些人在抵达医院时已经处于半昏迷状态，其中 21 名饮用了假酒的患者已经永久性失明。

据肯尼亚警方 21 日公布的数字显示，内罗毕贫民区内因饮用假酒而死亡的人数已经上升到了 134 人，其中包括 111 名男性和 23 名女性，另外还有 524 人中毒。①

案发原因

假酒在肯尼亚横行有着独特的背景。肯尼亚目前正在经历自 1963 年摆脱英国殖民统治独立以来最严重的一次经济危机，民众的消费水平大幅度下降，2900 万人口中至少一半人的日平均消费能力在 1 美元以下。同时，肯尼亚政府长期对酒类产品课以重税，一瓶普通的啤酒在肯尼亚的售价高达 40 美分，令普通消费者望而却步。

这种百姓贫穷、酒价高的局面间接导致该国涌现出了许多炮制假酒的手工作坊。这些手工作坊使用发酵的谷物和高粱，以及椰汁和蔗糖等多种成分作为造酒的基本原料，然后再用高辛烷值的溶剂勾兑甲醇炮制出假酒。由于假酒的售价只有每瓶 12 美分，而且其酒性极烈，因此在肯尼亚的贫民中相当有市场。

案件处置

肯尼亚首都内罗毕市的警方于 11 月 21 日扣留了一辆运送可疑化学制剂的槽罐车，车上装载的化学制剂可能是酿造假酒的原料。

警方于 11 月 21 日夜在内罗毕以东 40 千米处的锡卡地区发现了一辆载有数千升不明化学制剂的槽罐车，因为怀疑它与假酒有关，于是当场将其扣留。警方对化学制剂做取样，并将样品送往研究机构做鉴定。

警方抓获了至少 22 名涉嫌参与制造和贩卖假酒的嫌疑人，假酒中毒事件发生后，警方已逮捕了涉嫌此案的制造和贩卖假酒的嫌疑人 22 人，其中有一家小型化学药品公司的老板。这家公司提供了酿造假酒的化学原料。还包括两名化工厂负责人和七名配制和销售假酒的人。

由于内罗毕郊区的一些村镇也发生了假酒致死人命事件，警方在调查中毒案的同时，在全国范围内开展打击非法配制和销售假酒的活动，又有 18 个涉嫌制造假酒的人被警方逮捕。

2.12 2001年爱沙尼亚毒酒中毒事件

2001 年 9 月 10 日，爱沙尼亚皮亚尔努市警察局通报说，该市及其一个郊县 9 日晚发生集体酒精中毒事件，造成 15 人死亡，至少 19 人严重中毒的后果。②

据调查，几名不法分子把甲醇灌装在塑料瓶内充当好酒，在皮亚尔努市和一个郊县广为出售，从而造成了此次酒精中毒事件。

---

① 何静. 肯尼亚假酒源头追踪记. 新民晚报，2000-11-22.
② 刘传锦. 爱沙尼亚发生集体酒精中毒 15 人死亡 19 人生命垂危. 中国新闻网，2001-09-10.

中毒事件发生后，爱沙尼亚政府立即从首都塔林等地向上述两地派出医务人员，抢救中毒人员，并用直升机将一些中毒者送往塔林抢救。

爱沙尼亚警方已对此事进行立案侦查，并拘捕了四名嫌疑人。

2.13 2001年印度尼西亚饮自酿酒中毒案

从2001年11月10日，印度尼西亚北苏拉威西省首府万鸦老市发生因饮用从棕榈树蒸馏而来的烧酒引起的中毒事件。这种蒸馏酒的甲醇浓度为66.4%。截至11月29日中毒身亡的人数累积达到34人，另有几十人病情严重。其中一些中毒者因这种酒的副作用而致残或者失明。[1]

2.14 2003年中国云南元江"12·7"假酒中毒案

2003年12月7日，中国云南省玉溪市元江哈尼族彝族傣族自治县发生农民喝假酒中毒事件，死亡5人，中毒79人。12月10日仍有27名中毒者在玉溪市人民医院治疗，40多名中毒者在元江县人民医院和县中医院接受观察治疗。[2]

据调查，这起中毒事件的起因是一个名叫叶木夏的福建人从昆明市场上购得工业酒精后，于12月3日转卖给符龙泉商店店主张秀华，张秀华和儿子杨福祥一起把5千克水兑在20千克酒精里。12月5日到7日恰逢当地集市，这批工业酒精就从符龙泉商店流向了社会。许多甘庄分场一队和大新田村的村民购买了这种毒酒，最终酿成了重大中毒事件。叶木夏、张秀华、杨福祥等三名犯罪嫌疑人已被依法批捕。

中毒案发生后，元江县四位县级领导在第一时间赶到现场，查明了中毒原因，并将结果上报，从而最大限度地减少了当地群众的伤亡。同时，派出347人组成的工作组，在青龙厂镇和甘庄农场拉网式排查喝过酒的人员。县政府还拨出3万元专款购买了一批优质瓶装白酒，与当地群众兑换其家中散装白酒，从源头上控制了假酒的蔓延。至12月11日，全县中毒人群无扩大迹象，中毒人员情况正逐渐好转，当地群众情绪稳定，各种生产秩序井然。[3]

此外，云南省、玉溪市和元江县政府除拨出10万元专款用于中毒农民的抢救治疗外，元江县还连续开展了食品安全大检查，并对每户死者家属给予1000元的丧葬补助。

---

[1] 印度尼西亚34人饮自酿酒中毒身亡. 新华网，2001-11-29.
[2] 陈明昆. 云南元江假酒中毒事件：已有5人死亡79人中毒. 中国新闻网，2003-12-10.
[3] 王北城. 云南元江12·7假酒中毒案续：三毒酒贩子被批捕. 生活新报，2003-12-12.

2.15 2004年哥伦比亚假酒中毒案

2004年5月12日,哥伦比亚社会保障部宣布,5月9日在哥伦比亚北部城市巴兰基亚发生假酒中毒事件,10人死亡,另外有20人仍然留置医院观察,其中12人病势严重。

5月9日母亲节期间,在巴兰基亚市三个街区发生了严重的假酒中毒事件,至少50多名居民因饮用街头私人制造贩卖的假酒后中毒而被送进医院急救,大部分人呈现剧烈头痛和呕吐不止等急性中毒症状,其中最大的中毒患者年龄为76岁。调查显示,这些假酒大部分是用工业酒精兑制,其中对人体危害严重的甲醇含量极高。[1]

假酒中毒案发生后,当地政府发表公告,禁止私人制造和贩卖各类酒精饮料,警方还逮捕了七名涉嫌制造和贩卖假酒的嫌疑人。另外当地政府还请求周围省市政府派遣医务人员携带解毒药品前来支援抢救工作。

2.16 2004年中国广州假白酒中毒案

2004年5月,中国广州市白云区发生"假白酒中毒"事件,不法分子竟然用甲醇勾兑出散装白酒残害饮酒者。致14人购买假白酒中毒身亡,另有41人饮酒受伤。

案件经过

5月13日,广州市白云区发生群众饮用散装白酒后疑似甲醇中毒15人,其中8人怀疑因饮用有毒米酒致死(法医鉴定4人为甲醇中毒致死、4人待化验结果),另有7名有症状的患者在医院接受治疗。[2]

经公安部门追查,不法商人李立春(江西人)将工业酒精销售给广州市天河东圃化工城不法商人程才明(广西人),程才明又转手销售给广州越秀区仁济路36号首层前座晋业化工物资公司的易新灵(广州人),易新灵又卖给易祖启、易辉发等"地下酿酒作坊"业主,作坊业主将其勾兑成有毒散装米酒,后分别流入钟落潭镇和太和镇等地市场,造成群众误饮中毒伤亡。

案件处置

有毒散装白酒中毒事件发生后,从5月12日开始,广州市组织工商、质监、药监、卫生等部门开展联合行动,共封存散装白酒161.02吨、半成品6.2吨、原材料(食用酒精)3.4吨、工业酒精39吨、

---

[1] 刘连祥. 哥伦比亚北部发生假酒中毒案 已造成10人死亡. 新华网,2004-05-13.
[2] 李美仪. 有毒米酒疑夺8条人命12涉案嫌疑人被刑拘. 南方日报,2004-05-15.

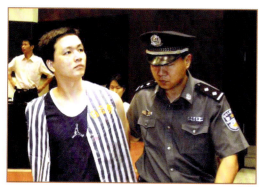

图95 "毒酒案"供货商程才明被判处死刑

查出了涉案的家庭网络版式制酒作坊三个。涉案嫌疑人中已有四人被逮捕。

5月16日，由国家食品药品监督管理局牵头，国家卫生部、国家工商行政管理总局、国家质量监督检验检疫总局参加的国务院调查组到案发现场察看了地下作坊、售卖场所，并到市第十二人民医院详细了解患者的救治情况。对广州发生有毒散装白酒中毒事故后快速启动应急机制，反应迅速，措施得力，效果明显，最大限度减少人员伤亡，给予充分肯定。①

5月14日，佛山市酒业协会副会长罗玉波通过《南方都市报》牵线为入住广州市第十二人民医院的甲醇中毒患者送上了5万余元捐款。因为此次甲醇中毒的患者中多数是贫寒的外来务工人员，这笔捐款缓解了他们的经济负担。②

法庭审判

2005年5月17日，广州市中院在第一大法庭对2004年震惊广州、引起社会广泛关注的"毒酒案"进行公开宣判，被告人程才明是巨禾公司法定代表人，以工业酒精假冒食用酒精销售的危险方法危害公共安全，致人死亡，构成销售有毒食品罪，被判处死刑，并处没收个人全部财产。③

同案的程世豪，巨禾公司员工，被判处4年有期徒刑；莫海荣，巨禾公司员工，被判处3年有期徒刑；易新灵，晋业化工物资公司法定代表人，销售不符合卫生标准的食品罪，被判处13年有期徒刑；易祖启，"地下酿酒作坊"业主，生产、销售不符合卫生标准的食品罪，被判处12年有期徒刑；易辉发被判处11年有期徒刑；易耀学被判处9年有期徒刑；郑光月被判处10年有期徒刑。

2.17 2005年斯里兰卡私酿酒中毒案

2005年12月10日，斯里兰卡卫生部门证实，斯里兰卡南部城市马塔勒有10人因饮用一种受污染的酒而中毒死亡，另有48人目前在医院接受治疗。马塔勒医院从12月8日起陆续收治一些因饮用被污染的酒而中毒的患者，9日已有6人死亡，10日又有4人死亡。④

经警方调查，认定这种污染酒是当地

---

① 冯怡驹. 9人死亡53人住院国务院调查组抵穗调查毒酒事件. 南方日报，2004-05-18.
② 刘曼. 广州"假酒"案：中毒者激增 实行每日上报. 南方都市报，2004-05-15.
③ 余亚莲. "毒酒案"供货商程才明一审判死. 新快报，2005-05-18.
④ 陶晨. 斯里兰卡发生污染酒中毒事件. 无锡日报，2005-12-12.

一个女商人所售，此人此前因为出售劣质酒问题被审查过。警方拘捕了这名女商人。

2005年12月12日，中毒死亡人数增加至14名，其中一名是斯里兰卡税务官员。另有74人被送往医院就医。①

据调查，斯里兰卡南部海边城镇马特勒的一些居民通常是用糖、淀粉和酵母酿造酒的，但他们为了削减成本会添加甲醇。如果喝了这种含有甲醇的私酿酒就会出现视觉障碍。

这种私酿的威士忌酒在斯里兰卡农村地区十分流行。在那里，许多人每天赚不到2美元，而这样一瓶酒价格在60美分左右，远远低于合格威士忌酒的成本。

2.18 2005年肯尼亚私酿酒添加甲醇中毒案

自2005年6月25日至28日，肯尼亚马查科斯地区发生饮用添加甲醇的私酿酒中毒事件，当地医院已收治164名患者，其中50人因抢救无效死亡，14人双目失明。查科斯地区卫生官员西蒙·姆科指出，实际死亡人数可能更多，因为一些患者可能没到医院接受治疗而死在家中。②

经调查，这些私酿酒中被掺入了甲醇。愤怒的当地居民冲击了销售这种私酿酒的多家店铺，并发现了一些私酿酒。警方追捕毒酒制造者和销售者，逮捕了13名嫌疑人。

这起事件震惊了肯尼亚全国。27日，肯尼亚总统齐贝吉向此次事件中的死者表示哀悼，并发出命令，要求在全国范围内对私酿酒行为进行严厉打击，以防止类似事件再次发生。肯尼亚卫生部发出通知，要求消费者不要购买私酿酒。

2.19 2006年尼加拉瓜假酒中毒案

2006年9月10日，尼加拉瓜卫生部宣布，截至当日下午，因饮用假酒中毒而死亡的尼加拉瓜人已增至43人，仍有5人生命垂危。

这次假酒中毒恶性事件发生在尼加拉瓜西部莱昂市附近的海滩。9月3日到海滩度周末的一些人喝了一种散装的白酒后感到不适，从9月4日起陆续到医院接受治疗。到9月10日为止，当地医院已总共收治了417名中毒患者，其中30名重病患者被转送首都马那瓜的医院抢救。③

经鉴定，制假者在掺有甲醇的水中加入少量甘蔗酒后假冒散装白酒出售，使当地很多喜欢喝甘蔗酒的人上当受骗。

---

① 王亮亮. 斯里兰卡发生私酿酒中毒事件 14人死亡74人住院. 中国日报，2005-12-12.
② 梁涛. 肯尼亚假酒害死50人. 北京晨报，2005-06-30.
③ 杨文正. 尼加拉瓜假酒中毒事件死者增至43人. 新华网，2006-09-11.

假酒中毒事件发生后，尼加拉瓜卫生部与当地政府宣布莱昂市所在的莱昂省处于"卫生紧急状态"，并宣布在当地暂时禁止销售、饮用散装白酒，还关闭了几十家小酒店，没收了近6万升散装白酒。

为协助尼加拉瓜尽快解救中毒患者，美国军队南方司令部派出的一个医疗小组于9月10日抵达莱昂市。世界卫生组织紧急捐赠的一批解毒药剂也运抵尼加拉瓜。

2.20 2007年蒙古国含甲醇假伏特加酒中毒案

2007年12月30日，蒙古国首都乌兰巴托新年前夜在巴嘎诺尔地区发生假酒中毒事件，至少11人因饮用假伏特加酒死亡，另有21人入院治疗。

2008年1月2日，蒙古国副总理恩赫包勒德指出：首都乌兰巴托巴嘎诺尔区新年期间发生饮用伪劣白酒中毒事件，已造成11人死亡。经调查，有52人在饮用同一厂家生产的白酒后出现中毒症状，酒中甲醇含量严重超标。除死者外，其余41名中毒者在医院接受救治，其中3人病情严重。政府已查封酒厂，并禁止在巴嘎诺尔区出售白酒，质检机构对乌兰巴托市场上出售的酒精类饮料进行检查。①

乌兰巴托市政府随即采取紧急措施，包括关闭巴嘎诺尔地区全部店铺和中断当地新年庆祝活动。

美联社援引乌兰巴托市政府办公室一名官员的话说，化验结果显示假伏特加酒含有甲醇。假伏特加酒产自同一厂家，该厂家生产的各种伏特加酒普遍含有约30%的甲醇。②

2.21 2009年印度尼西亚假酒中毒案

2009年6月2日，印度尼西亚警方宣布：在过去两周内印度尼西亚度假胜地巴厘岛发生饮用含甲醇的酒中毒事件，已经造成25名游客死亡。其中包括来自美国、荷兰、爱尔兰和英国的四名外国游客。③另有51人在当地医院治疗。

印尼警方逮捕了当地一名涉嫌用甲醇酿酒的男子，他用含有甲醇的酒精酿造了这些有剧毒的饮料——棕榈酒，再售卖给顾客。警方调查了他的作案动机。

据报道，印度尼西亚当地饮料——阿拉克，是一种蒸馏过的棕榈酒，经常与甲醇混合销售。

---

① 郝利锋. 蒙古国发生饮用伪劣白酒中毒事件11人死亡. 新华社，2008-01-02.
② 蒙古发生假酒中毒事件11人死亡. 深圳特区报，2008-01-02.
③ 董玮. 印度尼西亚警方：甲醇酒中毒事件已致25人死亡. 沈阳晚报，2009-06-03.

2.22 2009年乌干达甲醇假酒中毒案

2009年11月3日,乌干达警方证实,在过去三天,位于该国北部的古卢行政区已有十人因饮用勾兑工业用甲醇的假酒身亡。十名受害者为四男六女,另有20人在医院接受治疗,其中部分人的中毒情况较重,已经失明。

警方已经采取行动,在当地禁售一种成为假酒仿制对象的散装烈性酒,并收缴了312桶散装酒。逮捕那些违令继续销售散酒的商贩,同时通过电台警告民众切勿饮用散酒。①

乌干达警方北部地区发言人基拉马指出,这种假酒所仿制的散装烈性酒主要产自该国西部地区。世界卫生组织在2005年的一份报告中将东非国家乌干达列为人均酒精饮料消耗量最高的国家之一。受经济利益驱使,近年来不法商贩私自勾兑假酒牟取暴利,造成假酒中毒事件不断出现。2009年9月该地区曾发生假酒致死19人事件,政府随即下令在全国范围内禁售这种酒。不过,由于散酒价格便宜,广受欢迎,因此仍有私商铤而走险。

2.23 2010年印度尼西亚村庄假酒中毒案

2010年4月16日,印度尼西亚中爪哇省一座村庄发生假酒中毒事件,已造成至少22人死亡、约300人中毒。②

受害者是在一座村庄购买的酒精饮料,不少人在随后两天出现甲醇中毒迹象,一些人已入院治疗且病情严重,死亡人数可能进一步上升。

中爪哇省沙拉笛加警察局逮捕了因涉嫌制造及销售假酒的一名41岁男子。

2.24 2010年肯尼亚含甲醇酒中毒案

2010年7月26日,肯尼亚内罗毕17人因饮酒中毒而身亡,另有数十人失明。③

事件发生在内罗毕最大的基贝拉贫民窟。许多人在喝了家酿的酒后出现严重的

---

① 田野,陈静. 乌干达10人因饮用勾兑工业甲醇假酒身亡. 新华网,2009-11-04.
② 印尼村庄发生假酒中毒事件致22人死亡. 新华网,2010-04-24.
③ 肯尼亚17人饮酒中毒死亡另有数十人失明. 中国新闻网,2010-07-27.

中毒症状，一些受害者被发现在家中暴毙，而另一些人则在送往医院的途中死亡。

警方在这种酒中发现含有致命的甲醇。当地一名妇女被指酿制了这些酒而遭警方逮捕。

2.25 2011年土耳其酒中毒案

2011年5月，一批120名俄罗斯游客在土耳其乘船出海旅游，抵达旅游胜地博得鲁姆附近海域时，发生酒中毒事件。入院接受救治的30名中毒者中，14人中毒严重；四名死者包括一名男性和三名女性。其中，两人在土耳其南部安塔利亚省死亡，另一人在俄罗斯首都莫斯科死亡。警方在俄罗斯游客所乘船只上找到一些威士忌酒，里面含有甲醇。[①]

2011年6月6日，土耳其又发生酒中毒事件，死亡四人。其中有一名28岁的俄罗斯人亚历山大·泽波科夫，他在土耳其西部代尼兹利省的一家医院死亡。

2.26 2011年乌干达假酒中毒案

2011年5月1日，乌干达媒体报道，过去两周内，乌干达中部地区已有至少40人因饮用私酿的伪劣杜松子酒而中毒死亡。

乌干达卫生部监察官安布罗斯·克雅里苏那指出：这种伪劣杜松子酒中含有大量甲醇，为使酒性更烈，一些不法商人甚至加入化学物质。这种酒在饮用后会引发剧烈头痛、胃痛、失明以及意识丧失等症状，甚至会导致死亡。

当地警方指出：这种袋装的劣质酒每袋为25毫升或30毫升，售价仅为0.06美元。乌干达中部地区的一些酒吧和商店已被禁止销售此酒。

2.27 2011年印度西孟加拉邦假酒中毒事件

2011年12月13日晚，印度西孟加拉邦大约有300名村民饮用了附近某非法造假窝点购买的假酒之后，于14号凌晨相继出现呕吐等中毒反应，随后陆续被送往医院进行治疗。由于中毒较为严重，当中的很多人在临床上出现了心肺功能衰竭，

[①] 土耳其酒精中毒4人身亡. 新华网，2011-06-08.

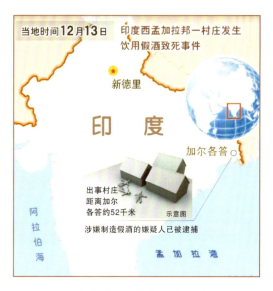

图96 2011年印度西孟加拉邦假酒案（新华社记者：崔莹编制）

进而导致了死亡。据印度西孟加拉邦当地卫生官员证实，截止到2011年12月16日凌晨，已经有143人死于假酒案，另有100余人在医院接受治疗。[1]

当地官员将假酒样品送到相关部门进行检验，发现导致中毒的物质是甲醇。西孟加拉邦警方逮捕了八名涉嫌向村民们供应假酒的商贩。另一名名为巴德沙的大假酒贩子已经进入警方视野，警方将进行更大范围的侦查与抓捕工作。

案件发生后，西孟加拉邦政府宣布赔偿每名死者20万卢比（约合人民币2.4万元）。

2.28 2012年捷克甲醇中毒案

事件始末

2012年9月14日，捷克东部波希米亚-摩拉维亚地区发生一起甲醇中毒死亡事件，22人因饮用非法销售的伏特加和朗姆酒死亡。

11月15日，捷克国内因假酒中毒所致的死亡人数已上升至34人。自9月以来，捷克全国甲醇中毒人数已达90余人，其中多数已经失明。这是捷克近30年来最严重的一次群体性毒酒中毒事件。[2]

事件处置

事件发生后，捷克警方找到了出售假酒的商店，并对商店的主人进行调查。

捷克政府于9月14日发布禁酒令：酒吧、饭馆、商店、超级市场禁止销售酒精度达到或超过20度的酒。与此同时，捷克政府呼吁民众在饮用酒精饮料前应仔细检查产品产地及瓶子上的印花税票。

社会影响

2012年9月18日，斯洛伐克政府宣布，禁止进口和销售邻国捷克生产的酒精饮品，防止发生更多酒精中毒事件。斯洛伐克农业部部长决定，在捷克当局有效控制局势前，斯洛伐克将维持对捷克酒的禁令。

与此同时，9月16日，波兰宣布针

---

[1] 印度发生一起假酒中毒事件已造成143人死亡. 国际在线，2011-12-16.
[2] 捷克假酒中毒死亡人数已升至34人. 环球网，2012-11-15.

对捷克酒的类似禁令。9月21日，俄罗斯消费者权益保护机构禁止从捷克向俄罗斯进口酒精饮料。11月初，俄罗斯撤销了禁止从捷克向俄罗斯进口生产于2012年9月26日之后的浓度超过20%的酒精饮料的命令。

2.29 2013年利比亚毒酒中毒案

案发经过

2013年3月10日当晚，利比亚首都的黎波里等地发生因饮用私自酿造的酒致死事件。送入医院的患者中有4人死亡，随后死亡人数不断上升。3月11日，死亡人数迅速增加到36人，另有370人住院治疗。[①] 36名死者中有两名为女性，另外还有一名阿尔及利亚人。大部分患者在的黎波里市中心的扎维耶中心医院接受治疗。3月16日，利比亚"毒酒"危机处理委员会主席贾利勒宣布，发生在利比亚首都等地的劣质酒中毒事件导致87人死亡，1044人出现不同程度的中毒症状。[②]

案发原因

据利比亚卫生部调查，波及众多民众生命安危的肇事酒是利比亚当地的非法自酿酒，一个廉价品牌"布哈"（Bokha）[③]，酒中含有甲醇和其他有毒化学物质。的黎波里医学中心卫生部门负责人华费说："初步检验显示，中毒症状是饮用了含甲醇的私酿酒。"中毒造成肾衰竭、失明、甚至死亡，目前饮用这些有毒饮料者的年龄从19岁到50岁都有。根据医院的医生诊断，死者都是因甲醇中毒所致，许多患者都在接受肾透析治疗。

利比亚信奉伊斯兰教，禁止饮酒，但由于利比亚战争后松散的边境管理以及恶化的安全形势，不少年轻人青睐大麻等毒品和酒类饮品用以麻痹自己。一些不法商人也因为暴利铤而走险通过突尼斯、埃及、马耳他、阿尔及利亚等国走私酒类产品进入利比亚，但饮用自酿酒中毒事件在利比亚尚属首次。

案件处置

事件发生后，利比亚国民军部署在扎维耶中心医院，对进出医院的人员进行严格控制。来自突尼斯的医疗队协同利比亚卫生部救治患者。

利比亚内政部官员侯赛因·阿姆里称，特种部队包围了这个酿酒厂，如果酒厂不从当地迁走，内政部将不排除使用武力应对。

[①] 才扬. 利比亚毒酒 致36人死亡370人住院治疗. 新华网，2013-03-11.
[②] 才扬. 利比亚"毒酒"毒害千余人. 新华网，2013-03-17.
[③] 也译为"卜海"。

3

酒中掺入工业酒精的中毒案

3.1 1998年肯尼亚"凯茅耀"假酒中毒案

1998年8月，肯尼亚西部裂谷省纳库鲁和纳罗克一批贪图钱财的奸商用工业酒精掺水制造了一种名叫"凯茅耀"的假酒，并用酒罐车拉着在市场上散售，使数百人中毒住进医院。截止到8月23日，已有40余人死亡，8人生命垂危，上百人双目失明，还有一些饮酒者死在家中没有被统计在内。①

据肯尼亚报纸报道，这次假酒中毒案是自1996年以来发生在肯尼亚的第二起因假酒酿成的惨剧。制造和贩卖假酒活动之所以屡禁不止，其根本原因，一是假酒可以带来暴利；二是假酒价格便宜，满足了普通人的消费要求；三是肯尼亚有关部门在执行国家的禁酒法律方面不够严格，有些官员在接受贿赂后甚至亲自参与了制假与贩假活动。

事件发生后，肯尼亚政府要求裂谷省省长亲自督办此案，将所有违法犯罪分子捉拿归案并严惩不贷。

3.2 2002年马达加斯加毒酒中毒案

2002年3月28日和29日，马达加斯加首都塔那那利佛近郊阿纳西洼洼卡区发生酒精中毒事件，40多人住院，21人死亡。②

发生酒精中毒的受害者都是在该区一家酒吧喝了一种散装的朗姆酒后中毒的。朗姆酒是这家酒吧的老板按照自制的配方，用工业酒精配制的。这种自制的朗姆酒毒性大，饮者喝后很快感到浑身无力，双目失明，一旦昏迷便无法抢救。

警方拘留了这家酒吧的老板和他的儿子。朗姆酒立即被送往当地巴斯德研究所化验。

---

① 刘润山. 1998肯尼亚发生假酒害人命案. 北京青年报，1998-08-25.
② 马达加斯加21人死于酒精中毒. 新华网，2002-03-30.

3.3 2006年俄罗斯假酒中毒案

事件始末

2006年10月以来，俄罗斯频繁发生假酒中毒事件，截至11月中旬已有9660人因饮用假酒而中毒，其中406人丧生。

假酒中毒事件波及俄罗斯12个地区，"重灾区"伊尔库茨克州、普斯科夫州、彼尔姆州已宣布实施紧急状态。俄罗斯紧急情况部的机动救护队紧急动员抢救大量的酒精中毒者。

俄罗斯政府官员证实，饮用掺有工业用途成分的伏特加酒而中毒死亡和受伤害的案例多到令人震惊的程度。仅在伊尔库茨克地区，就有100多人死亡，大约1000人因肝功能衰竭而住院治疗。伊尔库茨克地区以及周边的数十个村镇进入紧急状态，全面查禁可置人于死地的假酒。

俄罗斯主管酒精市场的官员证实，6月之前市场偷偷出售的假酒原料都是工业用酒精，但从8月份开始上市的假酒都是由含有防腐剂、杀虫剂的酒精制造。正是这批假酒导致了大批的伤亡事件。医疗人员指出，这种防腐剂做成的假酒，中毒后引发肝脏发炎，对人体组织造成破坏，严重的就会死亡。

10月28日，俄罗斯总检察长下令在13个地区立案调查，严厉侦办假酒致死事件的犯罪嫌疑人。

10月31日，俄罗斯卫生部部长朱拉波夫向媒体发表谈话指出，假酒很有可能是故意制造的，因为这些假酒原料是从北高加索地区的北奥塞梯流入俄罗斯市场的。有人怀疑，不排除是恐怖分子的新伎俩——用假酒来制造新的恐怖事件。

事件原因

据调查，假酒中毒事件之所以大规模蔓延，与俄罗斯政府当年采取的整顿酒类市场的举措有关。2006年1月1日起，俄罗斯政府开始在酒类市场实施"国家统一管理信息系统"，规定含有酒精的饮料都要贴上新的酒类印花税才能上市出售，6月1日起，旧的酒类印花税一律作废。俄罗斯政府的这项政策规定对整顿酒类市场起到了重要作用，但也给不法商贩以可乘之机，大量假酒流入到黑市上兜售。其原因是这项政策出台之后，由于印花赶制不及，使得市面出现有钱买不到酒的情况，酒类价格一度上涨，一瓶中低档伏特加的价格大都在65卢布（约合人民币6.49元）以上，"普京"牌伏特加一瓶售价150卢布，至于高档的"斯米尔诺夫"伏特加更是价格不菲，这样的价格让俄罗斯许多穷

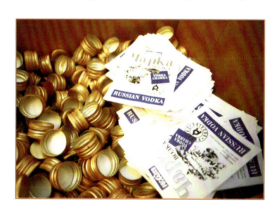

图97　2006年11月9日在俄罗斯普斯科夫收缴的假酒瓶盖和商标

人负担不起。同时，由于俄罗斯和格鲁吉亚、摩尔多瓦产生冲突，使得两国生产的有"好喝不贵"美誉的葡萄酒无法进入俄罗斯市场，造成了俄罗斯本国产葡萄酒价格猛涨。为牟取暴利，一些不法商贩用工业酒精简单兑水制成伪劣的伏特加，而一些丧尽天良的酒类制造商甚至还利用除冰剂、防锈剂、玻璃清洁剂等为原料来制作假酒。在南部城市沃罗涅日，警方就查获了600吨制造假酒的工业溶剂。为了解馋，买假酒喝的人不在少数。

事件影响

俄罗斯《独立报》惊呼："俄罗斯每年有4.2万人死于酒精中毒，这比当年在阿富汗战争中阵亡的人数还高两倍，苏军在占领阿富汗的10年间死亡了1.4万人。"《莫斯科共青团员报》的标题更是触目惊心："俄罗斯人怎么了？他们正在死亡！"

这次大规模的假酒中毒事件给俄罗斯政府再次敲响了警钟。总理弗拉德科夫责成相关部门要在三天内缓解危机，查出并惩办有关犯罪人员。11月1日，俄罗斯议会下院（国家杜马）召开一次紧急会议讨论此事，这是俄罗斯政界首次就假酒案召开专题会议商讨对策。俄罗斯总统普京下令探讨新的措施，其中包括可能实施严格的国家专卖制度，同时允许生产较便宜但安全的伏特加供民众消费，以避免再次暴发大规模的假酒中毒事件。

3.4 2007年孟加拉国酒精中毒案

2007年3月20日，孟加拉国东部库米拉县发生一起酒精中毒事件，造成7人死亡。这7人20日从库米拉县布里长乡的一家医药商店买来蒸馏酒精，喝完后相继死亡。警方逮捕了这家医疗商店的医生。[1]

3.5 2008年萨尔瓦多集体酒精中毒案

2008年2月2日，萨尔瓦多中部圣维森特省近日发生一起集体酒精中毒事件，造成19人死亡。当地警方调查证实，受害者是饮用了商店出售的掺有工业酒精的假酒而中毒的。许多人在医院接受抢救，死亡人数将进一步增加。[2]

圣维森特省地方当局全力抢救中毒者，并在全省13个区市的32家酒类零售店查封了近28万箱假酒，以防止再次发生酒精中毒事件。

---

[1] 黄亚男. 孟加拉国发生酒精中毒事件7人死亡. 新华网，2007-03-21.
[2] 萨尔瓦多发生集体酒精中毒事件. 大洋网，2008-02-23.

3.6 2009年印度假酒中毒案

印度西部古吉拉特邦是"圣雄甘地"的出生地，也是印度唯一的一个实行禁酒法令的省份，在该省制造销售和消费酒精都是犯罪行为。

2009年7月初，印度古吉拉特邦暴发假酒中毒事件。7月9日，死亡的人数升至71人，另有5人在医院接受治疗，病情严重。7月10日死亡人数增加到107人。7月11日死亡人数达122人。另有194人在当地医院接受治疗。许多妇女在墓地哀悼因饮用假酒而死亡的亲人。

假酒中毒事件后，印度警方加紧追查假酒来源，并有多名地方高阶警官因涉嫌查禁私酒不力，已被停职处分。另有800多名"私酒贩子"被逮捕。

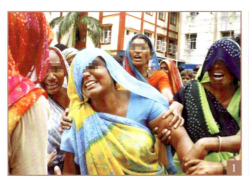 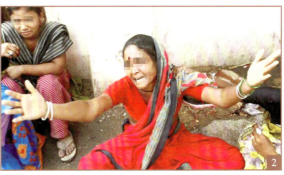

图98 2009年印度假酒中毒案（1.7月9日，古吉拉特邦艾哈迈达巴德地区，人们听到亲属因饮用假酒死亡的消息后悲痛不已；2.7月11日，在印度西部古吉拉特邦艾哈迈达巴德一处墓地，妇女哀悼因饮用假酒而死亡的亲人。新华社）

3.7 2010年孟加拉国酒精中毒案

2010年8月21日，孟加拉国西北部地方官员宣布，当地锡尔赫特县博拉甘杰乡8月19日发生一起酒精中毒事件。19日晚，博拉甘杰乡一些居民饮酒后出现中毒症状。三人当场死亡，六人被送到医院后不治身亡，两名中毒者生命垂危。[①]

在穆斯林居多数的孟加拉国，在市场上卖酒属非法行为。人们要想喝酒必须到酒吧或一些俱乐部购买，但大多数穷人因没有条件出入这些场所，不得已购买非法酿制的酒饮用，结果酿成恶果。

---

① 黄亚男. 孟加拉国发生酒精中毒事件9人死亡2人生命垂危. 新华网，2010-08-21.

3.8 2011年海地酒精中毒案

2011年1月26日，距离海地首都太子港以西50千米的巴普蒂斯特镇发生一起严重酒精中毒事件，已造成至少12人死亡，另有10多人住院治疗。[1]

26日，当地居民在小镇上举行节日庆祝活动，有30多人因饮用了一种用甘蔗制作的劣质白酒而中毒。中毒者被送往医院救治，警方已对有关涉案人员展开调查。

3.9 2012年柬埔寨酒精中毒案

从2011年10月28日至2012年1月31日，柬埔寨发生9起酒精中毒事件，造成49人死亡，318人住院治疗。这9起酒精中毒事件分别在菩萨省、波罗勉省、桔井省、暹粒省、磅湛省、西哈努克省和金边市发生。[2]

柬埔寨卫生部感染病局及相关单位官员立即对各地人民进行宣传教育，让他们了解预防酒精中毒常识。

3.10 2012年印度奥迪萨邦假酒中毒案

2012年2月6日，印度奥迪萨邦的村民因喝了小贩售卖的发生假酒中毒案件，29人因喝了用药物并掺了工业酒精制成的假酒而死亡，另有50余名中毒者住院治疗。[3]

据调查，这批假酒是由不法商贩使用止咳糖浆等药物偷偷制造的，里面还掺了工业酒精。售卖者巴哈尔·波伊（Baidhar Bhoi）售卖这种假酒已多年，他本人也因喝了这种酒而身亡。警方逮捕了他的妻子和两个儿子。

奥迪萨邦首席部长纳文·帕特奈克下令，对此次中毒案件进行司法调查。调查人员已经在假酒的非法制造点发现了大批止咳糖浆药瓶，并有8人被捕。

---

[1] 刘国强. 海地发生酒精中毒事件至少12人死亡10多人住院. 新华网，2011-01-28.
[2] 柬埔寨百日发生9起酒精中毒事件导致49人死亡318人住院治疗. 金边晚报，2012-02-15.
[3] 印度假酒中毒案已致29人亡. 三秦都市报，2012-02-10.

3.11　2013年印度劣质酒中毒案

2013年10月18日晚，印度阿扎姆加尔发生饮用非法制造劣质酒导致的集体酒精中毒事件，截至20日已造成42人死亡，仍有40人在医院接受治疗。[1]

印度警方调查，北方邦阿扎姆加尔区的村民18日庆祝印度传统节日，在饮用了廉价劣质酒后，开始出现中毒症状并相继死亡。一些人在北方邦阿扎姆加尔地区亚当布尔村一家商店购买了廉价劣质酒，饮用后不久身体不适，随后被送往当地医院。受害者大多为贫苦劳工，一些人由于酒精中毒出现失明症状。警方已经逮捕了贩卖这些劣质酒的店主，那名店主的儿子同样死于中毒。

在北方邦阿扎姆加尔地区，许多贫苦工人在当地贩酒商那里购买廉价劣质酒。这些劣质酒的酒精含量达90%以上。

中毒事件发生后，警方已逮捕了32名非法生产和贩卖假酒的人。此外，当地政府对数名官员进行停职调查，以确定他们是否在阻止劣质酒流入市场方面存在失职行为。

---

[1] 印度劣质酒中毒事件致42人死数名官员被停职. 中国新闻网，2013-10-20.

4 有毒啤酒与葡萄酒中毒案

4.1 英国曼彻斯特含砷啤酒中毒案

1900年,英国曼彻斯特一家啤酒厂发酵中误将含砷(砒霜)的葡萄糖添加其中,导致酿出的啤酒含有大量的砷,饮用这种啤酒引起7000人中毒,短短几天内死亡71人。之后慢性中毒患者陆续死亡,死亡人数高达1000人。

4.2 印度掺有木醇的啤酒中毒案

1992年5月6日晚上,印度东部奥里萨邦克塔市发生一起严重饮啤酒中毒惨祸,受害的都是穷人,他们是喝了掺有甲醇的啤酒后中毒的。中毒者症状表现为呕吐、失明和全身酸痛,直至死亡。5月9日死亡人数超过200人。截至5月11日仍有125人留在医院治疗。[①]

4.3 阿根廷葡萄酒含甲醇中毒案

案件起因

1993年2月,阿根廷发生葡萄酒中毒事件,引起社会公众的震惊。截至2月24日,已有21人丧命,80多人住院治疗,其中10人处于危险状态。[②]

这次中毒事件发生在占全国人口1/3的布宜诺斯艾利斯省,此外,在科尔多瓦、圣菲、恩特雷里奥斯等省也出售这种假酒。假葡萄酒酒产自圣胡安省一家酒厂,是"我是库约人"和"曼塞罗"两种牌子的葡萄酒散装酒。在阿根廷生产的葡萄酒中含有0.35毫克甲醇对饮用者无害,但这次引发中毒的葡萄酒每升含甲醇5克左右,毒性极大。

案件处置

事发之后,全国葡萄酒业协会已禁止

---

① 1992年印度啤酒中毒二百人丧生. 法制日报, 1992-06-04.
② 管彦忠. 假酒中毒震惊阿根廷. 人民日报, 1993-03-25.

在全国出售"我是库约人"和"曼塞罗"两种牌子的葡萄酒,各地尚未售出的这类假酒予以没收,并开始进行调查,向司法部门提出起诉。全国葡萄酒业协会对圣胡安生产这两种牌子葡萄酒的厂家提出指控。但工厂董事会成员认为他们没有责任,称出厂的酒是合乎标准的,因为在工厂附近地区出售后未发现问题。这批酒出厂后还有分装、销售等环节,各环节中都可以掺假害人。

阿根廷卫生和社会行动部长阿拉奥斯说:"葡萄酒掺假是犯罪行为,应根据刑法给予审判和惩处"。

案件影响

阿根廷人喜吃牛肉,爱喝葡萄酒,1992年人均消费葡萄酒达50千克。阿根廷是世界上重要的葡萄酒生产国和出口国。全国葡萄酒业协会负责人认为,这次"灾难"将打击酿酒工业,使葡萄酒的销售额下降,同时也将危及近年来阿根廷在国际葡萄酒比赛中多次获奖后树立的良好信誉。

4.4 土耳其茴香酒含甲醇中毒案

2005年2月底,土耳其首次出现有人因饮用假茴香酒中毒死亡的事件,此后,因饮用假茴香酒中毒死亡的人数不断上升。截至3月7日已经造成19人死亡,另有数十人住院接受治疗。①

根据土耳其有关部门的检测结果显示,造假者在制酒过程中加入了大量工业用甲醇,使得假酒里的甲醇含量超出正常标准2000~3000倍。一旦饮用这种假酒,人首先会出现头晕、恶心和呕吐等症状,随后神经系统受损,继而昏迷,严重者会死亡。

茴香酒虽称"茴香酒",却是一种以葡萄为原料、经蒸馏酿造而成的烈性白酒,饮用时需兑入白水,兑水后酒色由透明转为乳白色。它是土耳其人经常饮用的"国酒"。

事件发生后,土耳其警方在全国范围内展开了大规模的搜查行动,在伊斯坦布尔、安塔利亚、萨卡里亚、伊兹米尔等多个省查获数千瓶假茴香酒,并抓获10多名地下制假者。

为防止假酒继续毒害消费者,梅伊酿酒公司已经宣布收回市场上所有该公司生产的700毫升瓶装的"新"牌茴香酒。该公司首席执行官约尔甘哲奥卢表示,目前在市场上大约有300万至500万瓶"新"牌茴香酒,回收行动预计10天内完成,此举将造成公司数百万美元的经济损失。为防范假冒该品牌的地下假酒,公司将在以后生产的茴香酒瓶盖上采用新的防伪标识。

---

① 王健. 土耳其发生假茴香酒中毒事件 已经造成19人死亡. 新华网,2005-03-08.

第27卷

贩毒大案与毒枭

本卷主编 史志诚

卷首语

　　毒品犯罪不仅指非法生产、提炼、配制、兜售、分销、出售、交付、经纪、发送、过境发送、运输、进口或出口麻醉药品和精神药品，以及种植毒品原植物的行为，而且包括为上述活动的预备行为及与之有关的危害行为。

　　贩毒即贩卖毒品。毒品的贩卖是毒品从制造到消费过程的主渠道和中心环节，是毒品犯罪中数量最多、涉及范围最广的一种犯罪。由于世界毒品非法贸易的利润已超过石油利润，因此，具有跨国性质的贩毒集团不仅对毒品生产和走私活动进行垄断和控制，而且拥有复杂的组织和一定的武装，是严重危害社会稳定的一种罪行，已成为全球性问题。

　　本卷重点记述那些在国际禁毒领域影响巨大的金三角贩毒集团、哥伦比亚贩毒集团、墨西哥贩毒集团及其大毒枭；同时介绍美国、中国、意大利、阿富汗、英国、俄罗斯等国家破获的贩毒以及走私与制造毒品的部分大案。

　　值得指出的是，20世纪80年代以来，世界一些地区出现了大大小小的贩毒集团，以及铤而走险的毒品犯罪分子，尽管禁毒有国际法，各国有相应的禁毒法律，但毒品犯罪形势依然十分严峻。

1

金三角贩毒集团及其大毒枭

1.1 "金三角"鸦片大王坤沙

坤沙（Khun Sa，1933—2007），是缅甸军阀，因组织坤沙集团武装生产贩运毒品而闻名于世，为"金三角"①有名的毒枭之一。

坤沙其人

坤沙（也译为昆沙）于1933年2月17日出生在缅甸掸邦莱莫山弄掌大寨，属有中国血统的缅甸掸族。他有三个名字，中文名"张奇夫"（张启福、张西夫），缅甸名字为"关约"，"坤沙"则是泰国名字，是他年轻时到泰国闯荡时所取的假名。坤沙自称五岁丧母，由祖父母抚养成人②。坤沙于20岁当了土司③，纠集一帮亡命徒，成立企图脱离缅甸的"掸邦解放运动"。

1996年1月5日，坤沙向缅甸政府军投降，随后前往仰光，开始了被软禁的晚年生涯，2007年10月26日，坤沙因糖尿病和肺气肿在缅甸仰光的寓所病逝，终年74岁。

贩毒罪行

20世纪50年代初，坤沙学会了一些军事常识和技术。后来，他拉了一支专门护送毒品的小型贩毒武装。1959年，他打着"掸邦联合军"旗号，靠劫掠"金三角"毒贩的鸦片来维持生计。

1962年，坤沙向缅甸政府宣誓效忠，被任命为"弄亮地区民众自卫队指挥官"，

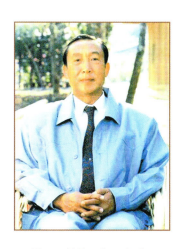

图99 坤沙（摄于贺蒙）

---

① "金三角"（Golden Triangle），是指位于东南亚泰国、缅甸和老挝三国边境地区的一个三角形地带，因这一地区长期盛产鸦片等毒品，是世界上主要的毒品产地，而使"金三角"闻名于世。
② 一说由其父亲的一个名叫昆山的亲戚抚养成人。
③ 土司有广义与狭义之分。广义的土司既指土人在其势力范围内独立建造的且被国家法律允许的治所（土衙署），又指"世有其地、世管其民、世统其兵、世袭其职、世治其所、世入其流、世受其封"的土官。狭义的土司即专指这种"土官"。也有解释为：土——土人，即当地人；司——管理；土司——任命当地头人为管理者，负责当地行政、赋税、官司、招兵等责任。

坤沙得到此合法身份，一方面，在自己的控制区大力发展罂粟种植，并设关建卡，征收毒品过境税，建立吗啡和海洛因提炼厂，直接生产和销售毒品；另一方面，他击败和收编各地小股贩毒武装，扩大自己的势力，逐渐地成为"金三角"最大的毒贩。

1967年6月，坤沙组织了被人们称为"世纪商队"的由500名武装人员组成的贩毒队伍，护送300头骡马和16吨鸦片到老挝，出售给当时老挝王国政府军总司令温·拉迪功少将①。

1969年，坤沙被缅甸军方诱捕，被监禁两年后，坤沙的参谋长张苏泉②指挥绑架了两名援缅甸的苏联医生，要求交换坤沙，震惊世界，后在泰国斡旋下，坤沙被释放。

1971年，坤沙利用民族情绪号召掸族革命，竖起"掸邦独立建国"大旗，将部队改组成"掸邦解放军"，迅速成长为缅甸一支强大的反政府武装。在当地华人的描述中，掸邦从此成为张奇夫（坤沙）、张苏泉"二张"的独立王国，其部队被称为"张家军"。总部设在掸邦东北部泰缅边境的贺蒙（Homong）。

1976年，坤沙继续他的贩毒事业，并于泰国北部夜丰颂省边境设立了贺蒙基地。

1978—1981年，"金三角"罂粟的产量平均每年达600吨，成为世界上最大的毒品基地。而坤沙就控制了"金三角"70%的鸦片和大部分贩运业务，其制毒工厂每年提炼的高纯度海洛因为全球"瘾君子"一年总吸食量的两倍。③

20世纪80年代中期，海洛因的加工提纯使"金三角"逐渐成为世界毒品中心，坤沙事业崛起。

1985年，掸邦三支武装（SSA，SURA，SUA）合并为MTA，称为蒙泰军（掸邦摆夷山）阿尔毕（军队），又名"掸邦解放军"。之后，蒙泰军力达2.5万余人，民兵近2万，成为继缅共之后，金三角地区军事实力最强的民族武装。

据新西兰记者报道，1987年，坤沙地

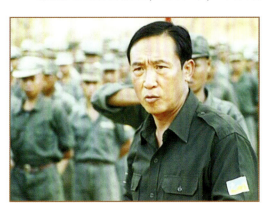

图100　1987年在缅甸莱莫地区组建蒙泰军

---

① 当时，坤沙的骡马队主队由缅甸境内的永弄起程，向着100多千米外的老挝境内的班广进发。当这支队伍经过国民党军残部控制区时，双方发生了武装冲突。此时，在温·拉迪功少将建议下，装备有飞机的老挝王国政府军对正在激战的双方发动突然攻击，致使坤沙军退回缅甸，国民党军残部退往泰国，而温·拉迪功却捡到了16吨鸦片。温·拉迪功就此变成了霸占泰、老边境一带的鸦片大老板。他把加工出来的"双狮地球"牌海洛因供应给驻扎在越南的数十万美军过瘾。1971年，案情败露，这位王家军队总司令被迫辞职。

② 张苏泉，辽宁庄河人，是国民党特种部队培养出来的年轻军官，当他出道的时候，国民党军已经逃向台湾，朝鲜战争的爆发，奉命前往滇缅地区，训练撤退到那里的国民党军残部。在中国人民解放军和缅军的猛烈夹击之下，国民党军残部溃不成军，多数人撤到台湾，少数人留在当地，张苏泉留下来了，他和莱莫山土司的后裔坤沙结成莫逆，开始了纵横天下的毒枭生涯。

③ 张国良."金三角"毒枭——坤沙. 参考消息，1985-02-10.

盘上的鸦片产量可达到800吨至1000吨，这些鸦片能够提炼出80吨至100吨4号海洛因（纯度为85%~95%）。每700克海洛因在泰国边境重镇清迈的售价即达4000美元。因此，坤沙有足够的金钱来为自己争取时间，巩固地位。

1989年"金三角"毒品贸易达到最高峰时，坤沙控制了整个金三角地区毒品贸易的80%。美国曾悬赏200万美元捉拿他。

20世纪90年代初，坤沙事业如日中天，蒙泰军走私翡翠、宝石、贩运军火；采取措施鼓励当地人种植鸦片，征收鸦片税；在辖区内开设关卡，征收各种税费。为维持军费，坤沙每年征收的保护税高达40%。1988年就收取了2亿的保护税，1989年的保护税为4亿。

走向衰落

"金三角"将毒品输往世界各地，引起各国禁毒机构的注意。特别是随着"金三角"地位被阿富汗逐渐取代以及国际社会的打击，坤沙的事业开始走下坡。

在政治上，缅甸开始走向内部统一。1992年，缅甸军政府"恢复法律与秩序委员会"提出解决民族分裂武装的最后通牒，开始向佤族、掸族施加压力。

1993年，坤沙公开宣布成立掸邦共和国，自任总统。但其组织内部开始走向瓦解，后被迫卸下"国家主席"和"军队总司令"的头衔。1995年，蒙泰军内出现分裂，佤联军集结1万余人部队，在泰缅边境摆开决战架势，同时政府军三个作战师也做好进攻准备。

1993年11月，缅甸政府军开始对坤沙领导的蒙泰武装发动攻势，先后占据了坤沙的一些据点。此时的坤沙年事已高，开始无心恋战。61岁时，坤沙曾表示愿意向缅甸政府投降，并放言说，自己想隐居乡里，养鸡种菜，安静地度过余生。当时，美国正悬赏200万美元缉拿他。1995年12月，政府军对坤沙采取了新的军事行动。

1996年1月5日，坤沙领导的蒙泰武装开始向政府投降，1月18日，共有9749人向政府缴械，共交出轻重武器6004件，其中包括地对空导弹。当天，他出席在洪孟举行的受降仪式。此后，坤沙便隐居于仰光。

2007年10月26日，坤沙在仰光去世①。

社会影响

坤沙并非不知道毒品问题的严重性，也不是不知道自己声名狼藉。他不无夸张地说："如果我能够重建我的祖国（指所谓'掸邦独立'），那么八百万掸族人民会欢天喜地；但是如果我能够解决毒品问题，则全世界人民都会谢天谢地！"从新西兰记者的上述报道可知，"鸦片大王"坤沙及其贩毒集团活跃在"金三角"，并且打着"争取民族解放"的旗号来进行非法的活动。

1995年，罗伍著《金三角大毒枭坤沙传》（青海人民出版社），全书共19章，系统揭示了坤沙贩毒集团称霸"金三角"，种植、制造和武装贩毒的罪恶事实。

---

① 也有缅甸官员透露坤沙是于10月28日逝世，死后被火化。

1.2 缅甸"鸦片将军":罗兴汉

罗兴汉(Lo Hsing-Han,1934—2013),曾被美国政府称为"海洛因教父"的前东南亚大毒枭。

罗兴汉其人

罗兴汉生于1934年,缅甸掸邦果敢[①]人,罗兴汉是他的中文名字,他的缅甸名字叫"畏蒙"。罗兴汉出身大户人家,是村中首富。他的曾祖父祖籍中国江西,罗家就一直住在果敢,故一直被认为是华裔后代。

1948年罗兴汉考入果敢县官立小学,毕业后进入中国国民党93师在果敢开办的军事进修班[②]。毕业后,任当地杨家家族武装的分队长,又开办了一个专门销售大烟的公司。由于这个家族武装的头子吉米·杨受到缅甸政府军的围攻,所以他们又投入逃来缅甸的中国国民党残军的羽翼之下,其时罗兴汉加入了"国军"。1961年5月"国军"第二次撤回台湾后,杨家家族武装被政府军击溃,四处逃散。罗兴汉自己统领一部分"杨家兵",回到果敢地区,专门替鸦片商人长途贩运充当保镖。不久,他被缅甸政府逮捕,释放后,罗兴汉利用政府的"尚方宝剑",趁机击溃和瓦解了杨家武装。

20世纪六七十年代,得助于杨二小姐的赏识,罗兴汉成为全球知名的大毒枭,拥有数千匹骡马的马帮从事毒品贩运,还自建很多个海洛因提炼工厂和毒品仓库,发展成了"金三角"地区第一代"鸦片大王"。罗兴汉的毒品生意越做越大,缅甸政府遭受到来自国际反毒的压力,决定解散罗兴汉的私人武装。罗兴汉不从,率领私人武装退到泰国。

1973年,在国际合作之下,罗兴汉在泰国北部被诱捕,并被转交给缅甸政府。缅甸政府先判其死刑,后又改判无期徒刑。

1980年,罗兴汉在大赦中被释放。获释后,罗兴汉突然又转向禁毒,他自称是缅甸第一个提出禁毒的人,一心要摆脱"鸦片大王"的称号。

2013年7月6日,罗兴汉在缅甸仰光家中辞世,终年79岁。

贩毒罪行

"鸦片将军"

20世纪60年代,罗兴汉依靠当时撤到缅甸的残余中国国民党军和一些地方家

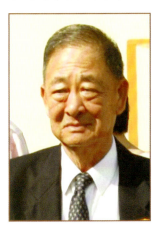

图101 罗兴汉

[①] 果敢,全名缅甸掸邦第一特区,果敢位于缅甸东北部毗邻中国云南省,是以果敢族为主体的自治区。
[②] 20世纪40年代末,中国国民党93师残部从云南逃到缅甸果敢,在果敢开办了军事学校,招兵买马进行军事训练,种植罂粟并贩运鸦片,成为当地最大的一支鸦片武装。

族武装,在果敢地区为鸦片商人长途贩运充当保镖,生意很红火,势力越来越大。"掸帮独立运动"中,他被奈温政府逮捕,认为他卷入了独立运动。罗兴汉在狱中连声喊冤,声称自己历来效忠政府,并不关心"独立"。奈温政府很快将其释放,并配给他人马枪支,委托他为果敢自卫队队长,让他回果敢镇压"叛乱"部队。罗兴汉趁机击溃和瓦解了杨家武装,自己取而代之,当上了"果敢县人民主席"。

当时,由于奈温实行军人独裁统治,使得反政府武装骚扰不断。作为一种对策,奈温允许掸邦民众组织自卫队,规定20人以上的私人武装必须效忠联邦政府,这种"以毒攻毒"的办法表面上收编了各路"绿林",实际上却给鸦片走私发放了"通行证"。因为,在这穷乡僻壤中,拉得起私人武装的多是鸦片贩子。奈温拉拢罗兴汉,作为自己的政治玩偶。当时政府当局虽然缴获了罗兴汉集团走私的大量鸦片,但缅甸军方情报机关暗中与罗兴汉交涉,只要罗兴汉武装愿意改编成忠于政府的地方自卫队,政府便可以归还他们被没收的鸦片,同时自卫队在掸邦还有权使用政府控制的公路和城镇走私毒品,条件是必须同该地区的反政府叛军作战,罗兴汉接受了这个条件。每年指挥两次运输量在200吨左右的鸦片倒卖,收入甚丰,总在八、七百万美元之间。罗兴汉拥有数十匹骡马的马帮从事毒品贩运,他还自建若干个海洛因提炼工厂,有许多巨大的毒品仓库。在罗兴汉手中,鸦片产供销组成了一条龙,他此时成了"金三角"地区第一代"鸦片大王"。

1973年,缅甸政府下令,解散所有地方自卫队,上交一切武装。罗兴汉此时羽翼已丰,他拒绝政府的命令,带起自己的武装,同中国国民党残部订立秘密协定,互不干扰对方的走私活动,重新与政府军展开对抗。

1973年下半年,缅泰两国政府在美国的军事援助下,采取联合行动,围剿罗家军,扫荡了他的老巢。罗兴汉逃亡泰国,不久在夜丰颂府落入法网。尔后又被引渡回仰光,判处死刑。其原因不是因为他贩毒,而是因为他与反叛分子有牵连,阴谋颠覆政府。罗兴汉旋即越狱潜逃。1974年,他在马来西亚再度被捕,以后下落不明。由于遭到当局的通缉,他只好隐姓埋名,四处躲藏。从此罗家军土崩瓦解,大部分人投奔了坤沙贩毒集团。

1980年,罗兴汉获得大赦,并得到了200万缅甸元(约30万美元)的退赔款,他很快重整旗鼓,东山再起,在腊成和南泡附近重建地方武装,取代七年前被解散的自卫队。仰光当局"放虎归山"的计谋同以前一样,给罗兴汉以好处,允许其使用政府控制的公路走私毒品,条件是必须同叛军开战。此举再次给了罗兴汉以重操旧业的机会,但使坤沙集团十分不安,他们意识到政府在打罗兴汉这张牌,企图利用罗兴汉的实力,与之火拼,从中渔利。这样随着罗兴汉势力的再度扩大,坤沙集团与他的矛盾加深了。仰光政府扶植罗兴汉是"项庄舞剑",意在分化贩毒集团。

贩毒手段

罗兴汉非法的毒品生意主要依赖非法手段。

一靠反动武装保护。罗兴汉自建的罗家军,虽然成分复杂,但武器精良,战斗力强,连缅甸正规军也不敢小视。反动武装又有赖于毒品收入来维持。由于罗家军势力的膨胀,政府当局对此深感不安。

二靠贿赂官员。他大都以金钱贿赂泰

缅老的政府要员、军队长官、海关职员以及法庭官员，为其贩毒扫清道路和关卡。因此，他的鸦片生意不仅仅局限于"金三角"，而且在泰国、缅甸、新加坡、马来西亚他都设有分部。

三靠罗氏兄弟合谋贩毒。罗兴汉的弟弟罗兴民（Lo Hsing-Minh）曾在缅甸政府军中任职，专门负责与叛军的谈判事宜。罗氏兄弟合谋贩毒，如虎添翼。罗兴汉有其弟做内应，也就有恃无恐，频频得手。

从"毒枭"变"商人"

1988年是罗兴汉从"毒枭"迅速变身为一个"商人"的关键之年。1988年9月，缅甸的军政府——国家法律与秩序重建委员会在枪杀了数千名示威者后夺取了政权，并软禁了昂山素季，在缅甸大力推行市场化政策，开放本国经济。在缅甸实施新市场经济的过程中，罗兴汉说服了同族军阀与军政府达成了停火协议，借此与军政府达成了一个背后的协议，得到了在缅甸的伐木和采矿权，从此迅速发展成为一个庞大的商业帝国，罗兴汉也成了一名合法商人。

1992年，罗兴汉金盆洗手成功转行经商，他和儿子史蒂芬创立"亚洲世界"集团，在缅甸从事经济贸易。他转身一变成为缅甸首屈一指的商业大亨，获政府批出多项营运港口、高速公路及机场的合约。不仅如此，罗兴汉还活跃于缅甸华人社团界，成为当地知名的大侨领。他办学校、修路，还帮助提高当地华人的国民待遇问题，帮助当地华人取得公民身份。

尽管如此，罗兴汉仍被美国政府称为"海洛因教父"，美国政府称"亚洲世界"集团是一个毒品交易的空壳公司。2008年，美国财政部还将他们父子俩的名字列在金融制裁名单之上。

社会影响

在今天的缅甸，似乎没有人不知道罗兴汉的名字。他控制着一个庞大的经济帝国，业务包括集装箱运输、港口建设、公路建设以及红宝石、翡翠开采。这样一个大亨巨贾，在缅甸无人不晓，人们知道他不是因为他的财富，而是因为他的另一个称号——鸦片将军，这是美国销路最广的杂志之一——《读者文摘》在20世纪给他的"荣誉"。

2

哥伦比亚贩毒集团及其大毒枭

2.1 麦德林卡特尔贩毒集团首脑：巴勃罗·埃斯科瓦尔[①]

巴勃罗·埃斯科瓦尔，哥伦比亚大毒枭，麦德林卡特尔贩毒集团的首脑。被控为走私、贩毒、勒索、洗黑钱及谋杀的罪犯。

埃斯科瓦尔其人

巴勃罗·埃斯科瓦尔于1949年12月1日出生在麦德林（Medellin）城西南约20千米的小镇思维加多的一个农民家庭，父亲是个普通农民，母亲当过小学教员，家境十分贫寒。埃斯科瓦尔是三兄弟中的老二。

他从事的第一份工作是为哥伦比亚最大的纺织工业公司老板胡利奥当卡车司机。1963年的一天，他突然对母亲说："总有一天我会比胡利奥先生还富有。"此后不久，他便参加了麦德林的黑道世界，干起了偷窃墓碑、

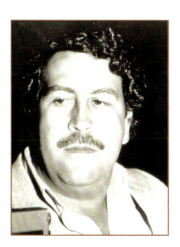

图102 巴勃罗·埃斯科瓦尔

盗窃汽车和充当雇佣杀手的勾当。

埃斯科瓦尔的劣迹是从偷窃墓碑开始的，他把人家的墓碑偷来将碑文刮掉，然后以低价卖出，但这个"生意"赚不了几个钱，他便从巴拿马走私消费品到哥伦比亚倒卖。后来，埃斯科瓦尔找了个汽车推销员的差事。每月20美元的工资根本不够挥霍，他灵机一动，利用职业之便，既销售汽车，又盗窃汽车。1974年，他因三次偷车而受到法庭指控。之后，又做起了倒卖房地产生意。20世纪70年代中期，哥伦比亚的贩毒活动迅速蔓延，埃斯科瓦尔经历了一个时期的枪手训练后，参与了毒品走私活动。

1976年，埃斯科瓦尔因藏有20千克可卡因在麦德林被捕，但他不仅没有受到应有的审判，而且连逮捕他的警察和审理他的案子的法官都被他的同伙刺杀了。之后没过多长时间，哥伦比亚法院存放的有关埃斯科瓦尔贩毒的罪证和案卷的密室突然发生了火灾，所有材料均被焚毁，由于证据不复存在，法庭自然无法审理，埃斯科瓦尔便大摇大摆地走出了拘留所。但事实是，这是埃斯科瓦尔的"可卡因美元"创造的"奇迹"。

1981年12月2日，年仅31岁的巴勃

[①] 巴勃罗·埃斯科瓦尔（1949—1993），又译为巴布罗·艾斯科巴。

罗·埃斯科瓦尔被推举为麦德林卡特尔贩毒集团的魁首。

1993年12月2日，埃斯科瓦尔终被军方击毙，终年44岁。

贩毒罪行

种植古柯

20世纪80年代以后，一直作为麦德林市支柱产业的纺织工业急速衰落，失业率高达80%左右，创造了历史上的最高纪录。同时，安第斯山区大量农田荒芜，许多农民涌入麦德林市，使这座本来就萧条的城市陷入了瘫痪状态。埃斯科瓦尔抓住这一有利时机，深入到麦德林周围的各个农场，教当地农民种植古柯，使可卡因[①]的产量以惊人的速度增长。经过埃斯科瓦尔的精心组织，原来每年最多只能收获两次的古柯，可以收获四次。埃斯科瓦尔把城里的失业者和农村的盲流都吸收为古柯农场和可卡因加工厂的工人和职员。据估计，他至少雇佣了5万人。埃斯科瓦尔利用他的"可卡因美元"一个接一个地购买了麦德林的旅店、餐馆、超级市场、游乐设施和豪华公寓。

组建贩毒集团

1981年12月2日，年仅31岁的巴勃罗·埃斯科瓦尔被推举为麦德林卡特尔贩毒集团的魁首。麦德林卡特尔贩毒集团，组织严密，精通黑道，曾一度拥有大小头目250人，杀手3500余人，毒贩25000余人。该集团的核心成员是被称为"五虎将"的五名大毒枭：头号毒王巴勃罗·埃斯科瓦尔，第二号毒枭豪尔赫·奥乔亚，第三号毒枭奥乔亚家族[②]的元老法维奥·奥乔亚，第四号毒枭毒品大王列德，第五号毒枭是有着"哥伦比亚黑手党教父"之称的卡洛斯·莱德尔。在埃斯科瓦尔的经营下，大量的毒品加工厂都具有现代化大企业的规模和经营手段。他网罗了一批具有高度专业知识和魔术师般头脑的走私专家，采用高新技术改造了贩毒工具，改进了不少新的贩毒手法。

20世纪80年代，埃斯科瓦尔的毒品集团已控制多个邻近国家毒品市场，他们从秘鲁和玻利维亚采购毒品原料，然后贩卖到墨西哥、波多黎各、多米尼加等美洲国家，甚至远销亚洲国家。

建立贩毒武装

埃斯科瓦尔被推举为麦德林卡特尔贩毒集团的魁首后，他进一步健全了麦德林集团的贩毒组织和机构，壮大它的力量。与此同时，埃斯科瓦尔专门建立了一支装备精良的武装贩毒军队。而他本人则长期生活在深山老林里，无人能够了解他的行踪。他通过使用非常特殊的通讯器械指挥着他那支庞大凶恶的贩毒大军。据报道，他拥有4万人组成的私人军队，装备精良；他的专机叫"云雀"，是一架战斗直升机，原属哥伦比亚海军，配有多管火箭筒及响尾蛇导弹，号称"空中坦克"。埃斯科瓦尔出动三架战斗机把"云雀"迫降在自己的机场，成为他的私人专机。

贿赂与暗杀

埃斯科瓦尔为首的麦德林卡特尔以贿赂和暗杀来对付政府的缉查和打击。他在集团内专门设有负责贿赂、警卫和暗杀的

[①] 古柯叶经烘干进行化学反应便生产出一种粉状物品，即可卡因。
[②] 据新华社2001年9月1报道，自巴勃罗·埃斯科瓦尔被军方击毙后，奥乔亚家族的贩毒集团控制着哥伦比亚的毒品走私，平均每月向国际毒品市场贩卖25~30吨可卡因。

部门及培训杀手的学校。为了更加顺利地进行贩毒活动和有效逃避法律的制裁，埃斯科瓦尔不惜重金贿赂政府官员、法官和军队高级官员，以求他们网开一面，并成为麦德林卡特尔贩毒集团的保护伞和支持者。

为逃避法律的制裁，埃斯科瓦尔以巨款收买了多名政府官员、法官和政治人物。1987年，他的兄弟奥乔亚被捕。负责审判的哥伦比亚最高法院院长先后辞职，司法部长不得不取消逮捕令。因此，埃斯科瓦尔成为有史以来最嚣张的大毒枭。

埃斯科瓦尔热爱体育，出钱为麦德林市兴建棒球场，并赞助多支球队。他也以金钱和礼物扶助贫民，俨如一名大"慈善家"，因此在美国和哥伦比亚政府到处搜捕他的时候，有不少人甘愿帮助埃斯科瓦尔逃避追捕。埃斯科瓦尔在一次被捕后，被关进了私人监狱。由于害怕会被引渡到美国受审，他于1992年7月22日成功越狱。

据哥伦比亚官方统计，从1981年到1991年的十年间，哥伦比亚已有2万多人死于毒贩之手，有157名法官和3500名禁毒官被杀害。仅1991年的头5个月，就有4000余人惨遭杀害。其中由埃斯科瓦尔直接策划的爆炸事件达300起。他指使杀害了50多名法官、2名部长级官员、25名记者以及数百名警察和司法人员。

警方缉毒

美国政府一直想除掉埃斯科瓦尔。1984年3月，在美国军事顾问的指挥下，5000名哥伦比亚政府军乘坐大力神运输机直捣麦德林集团的老巢。在数十架美制F-16战斗机和阿帕奇直升机的空中支援下，打死150名毒贩，俘虏了上千人。

1989年，美国航天局动用最先进的"大鹏"侦察卫星和红外热像仪确定了麦德林集团的准确位置，哥伦比亚政府发动了有史以来最大规模的缉毒行动。这次行动由美国训练的200名特种队员直接空降虎穴，国防军精锐第14旅的数千名官兵左右两侧合围，切断陆地和海上逃亡路线，最后由50架F-16战斗机组成轰炸机群，对麦德林基地进行毁灭性轰炸。但是，埃斯科瓦尔和他的手下还是奇迹般地逃了出来，继续跟政府军纠缠。

1991年，哥伦比亚政府接受了埃斯科瓦尔提出的三项招安条件：保证他的个人财产合法化；惩办侵犯过毒贩及其家属人权的警察；建一座由正规部队看守的专门监狱以确保他们的生命安全。

1992年，哥伦比亚警方成立了一支特别行动组，目的就是追踪、逮捕或杀死埃斯科瓦尔。

1993年12月2日，埃斯科瓦尔终被军方击毙。

社会评价

巴勃罗·埃斯科瓦尔是哥伦比亚大毒枭，也是史上最大的毒贩。他靠偷运可卡因进入美国境内致富，在1989年的《福布斯》富豪榜中，埃斯科瓦尔排名全球第七。在毒品犯罪中，埃斯科瓦尔被称为毒品世界的"王中之王"和"杀人魔王"。

美国毒品管制局前局长威廉·尤特对麦德林贩毒集团做了如下评论："他们是世界上有史以来最凶恶、最危险、最残暴、最大胆，但也是最有钱的犯罪组织。与这个集团相比，美国的黑手党就像小学里的学生，日本的山口组就像教堂里的唱诗班。他们的所作所为正危害着全世界人民的健康与幸福。"

2.2 卡利贩毒集团头目希尔韦托·罗德里格斯

希尔韦托·罗德里格斯（1939— ）是哥伦比亚卡利贩毒集团的头目。

罗德里格斯其人

罗德里格斯于1939年出生在哥伦比亚托利马省，父亲是制图员，也是个不成功的画家。他15岁辍学，25岁开了一家药店。没人知道他什么时候开始贩毒，但到了20世纪70年代，他已是哥伦比亚有名的大毒枭了。

罗德里格斯不爱抛头露面，喜欢交朋友，惯于金钱开道而非诉诸武力。他自称是"家庭型男人"，喜欢运动，酷爱诗歌，甚至连警察都称他为"卡利集团的绅士"。

罗德里格斯最初与麦德林集团合作，但随着羽翼丰满，他对老二的地位渐渐不满。20世纪90年代初，罗德里格斯开始暗中支持政府打击毒品犯罪，暗杀了埃斯科瓦尔手下60多名干将。1993年12月在埃斯科瓦尔被警方击毙、麦德林集团一蹶不振之时，罗德里格斯和他的弟弟米盖尔·罗德里格斯组织了卡利贩毒集团。几年后，卡利集团一跃成为世界毒品走私的"龙头老大"，鼎盛时期一度控制着世界的可卡因交易，美国境内80%的可卡因及海洛因都由该集团供应。

1995年6月，罗德里格斯被捕。2004年被引渡到美国接受审判。

贩毒罪行

长期以来，希尔韦托·罗德里格斯同弟弟米格尔·罗德里格斯一直是卡利集团的第一和第二把手，他们利用正当生意掩盖贩毒罪行，并通过行贿等手段在哥伦比亚政坛和社会各界营造了一张庞大的关系网络。在罗德里格斯兄弟二人的"经营"下，卡利集团成为继麦德林集团后，哥伦比亚第二大贩毒团伙。根据美国毒品管制局的统计，20世纪90年代，卡利集团经手的可卡因贸易占到世界可卡因贸易总量的80%，每年从中获利高达80亿美元。而希尔韦托也成为被美国列为全球头号通缉和引渡要犯。

毒品市场垄断者

20世纪70年代，罗德里格斯以哥伦比亚第三大城市卡利市为活动中心创建了卡利集团，并很快在哥伦比亚贩毒行业站稳了脚跟。

卡利集团拥有一个庞大的贩毒网络。它在亚马孙丛林深处种植了大批古柯树，建立户外实验室，专门从事毒品的研发，可卡因从这里被源源不断地"输送"到世界各大城市。

1993年，哥伦比亚麦德林集团头号人物巴勃罗·埃斯科瓦尔被警方击毙后，麦德林集团覆灭。希尔韦托乘机收买了该集团的漏网余党，继承了其部分海外贩毒网

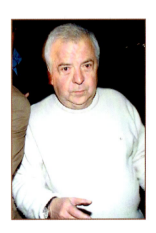

图103 希尔韦托·罗德里格斯

络，扩充势力，从而使卡利成为继麦德林之后的新的"毒品之都"。

当时，流入美国毒品市场的可卡因，有70%是卡利集团生产的；它在欧洲毒品市场上占有90%的毒品销售额。后来，他们"主攻"欧洲和日本市场。在欧洲的一次大搜捕中，德国警方从卡利市进口的果汁饮料桶中，一次就查获可卡因2600多千克。

在罗德里格斯的指挥下，卡利集团创造了一套奇特的贩毒和管理方式。卡利集团喜欢用缓慢但安全的商船运送毒品，把大量的毒品藏在堆积如山的待运商品中，并通过第三国转运。此外，卡利集团还经常把毒品藏在巧克力和一些化学药剂中走私入境。1993年，美国海关人员从卡利市运来的120吨巧克力中查获2000多千克可卡因。

此外，卡利集团还是当时世界上最强大的犯罪组织，他们有专业知识、有武装实力，组织严密，外人几乎无法打入。

罗德里格斯的毒品交易获得了高额回报。1995年，据美国毒品管理局估计，希尔韦托兄弟的总身家高达2050亿美元。希尔韦托因此成为世界著名的毒品市场垄断者。

贿赂手段

罗德里格斯对哥伦比亚诗歌和足球有浓厚兴趣，在哥伦比亚政界、文艺界和体育界有着良好的人缘。虽然身在贩毒集团，但罗德里格斯并不热衷暴力，他善用的方法是行贿。通过不断地行贿，罗德里格斯跟哥伦比亚很多官员建立了良好的关系，这使卡利集团有了良好的政府关系。

贿赂的手段让罗德里格斯结交了很多哥伦比亚高官，甚至有媒体报道称，当时的哥伦比亚总统桑佩尔在竞选中也收过希尔韦托的"政治献金"。

狱中遥控

1995年，罗德里格斯被捕后只被判处15年徒刑。

根据美国财政部的调查，尽管罗德里格斯蹲了近10年的监狱，但他仍然在狱中遥控着一个秘密的贩毒网。哥伦比亚数十个公司仍然处在罗德里格斯的控制下，成为其遥控贩毒网络并进行"洗钱"的工具。

警方缉毒

为了抓获罗德里格斯两兄弟，哥伦比亚政府曾经出动大约2万名军警在全国各地展开搜捕行动，甚至连美国中央情报局特工和美国毒品管理局的缉毒人员也出动了。但经过2300多次搜捕，哥伦比亚军警均无收获。

从1995年开始，哥伦比亚政府开始了一个规模空前的"消除毒品计划"，对位于卡利市的卡利集团巢穴进行了多次空袭，并悬赏百万美元捉拿卡利集团头目。从此，罗德里格斯走上他的逃亡之路。

1995年6月，警方终于在罗德里格斯寓所的壁橱中将其抓获。法官判处他15年徒刑。由于哥伦比亚法律对贩毒罪量刑较轻，2002年11月，法庭因罗德里格斯在狱中的"良好表现"而将其刑期减轻到7年，随后又将其提前释放。

2003年3月，在美国的压力下，罗德里格斯因"其他未判决的罪行"再度被捕。

2004年，经哥伦比亚总统阿尔瓦罗·乌里韦批准，希尔韦托·罗德里格斯被引渡到美国接受审判。

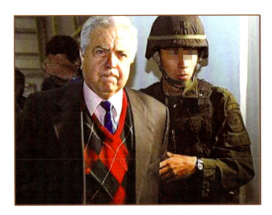

图104 希尔韦托·罗德里格斯被引渡到美国受审

社会评价

从哥伦比亚总统阿尔瓦罗·乌里韦签署引渡命令，到罗德里格斯离开哥伦比亚，仅仅用了几个小时的时间。然而为了这一时刻，美国却付出了十多年的努力。

美国和哥伦比亚高官都对这次引渡行动表示欢迎。哥伦比亚司法警察负责人奥斯卡·纳兰霍将军说："（哥伦比亚和美国）两国的司法合作越来越有效，越来越令人瞩目……这意味着犯罪者将找不到任何机会逃避法律的制裁。"

美国司法部长约翰·阿什克罗夫特说："那些违犯联邦毒品法律的人再也不要认为他们向美国境内走私毒品后，可以逃过美国法律的制裁……希尔韦托·罗德里格斯现在就要因为他的所作所为而接受审判。"负责希尔韦托·罗德里格斯案件的美国检察官马科斯·丹尼尔·希门尼斯说："这是美国反毒品战争的转折点。"

2.3 北方卡特尔贩毒集团头目迭戈·蒙托亚

迭戈·莱恩·蒙托亚·桑切斯，外号"唐迭戈"，是哥伦比亚北方卡特尔（北山谷）贩毒集团的主要头目，因向美国走私数吨可卡因而被通缉。2007年9月被抓获，12月12日被引渡美国受审。

贩毒罪行

自1993年麦德林贩毒集团被捣毁后，蒙托亚以哥伦比亚考卡山谷省为主要据点，领导北方卡特尔贩毒集团。美国联邦政府2004年一份起诉书显示，此前14年间北方卡特尔从哥伦比亚经墨西哥向美国输出超过500吨可卡因，总价超过100亿美元。

据哥伦比亚警方和军方调查，蒙托亚与哥伦比亚游击队组织、准军事组织等反政府武装有密切联系，并得到对方的支持。

蒙托亚是美国联邦调查局（FBI）"十大通缉要犯"之一，指控他犯有制毒、贩毒、洗钱等多项罪行，悬赏500万美元捉拿他。他长期在逃且行动诡秘。被捕前，哥伦比亚政府当局已收缴他的地产、房产

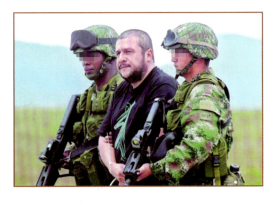

图105 逮捕迭戈·蒙托亚（2007年9月10日，在哥伦比亚首都波哥大的机场，大毒枭迭戈·蒙托亚〔中〕被士兵押下飞机）

等各种财产127项，总价值达2亿美元。

2007年9月10日，哥伦比亚总检察长马里奥·伊瓜兰宣布，哥伦比亚陆军部队于当天清晨从哥伦比亚西部考卡山谷省一座农场中逮捕了美国联邦调查局（FBI）"十大通缉要犯"之一的哥伦比亚毒枭迭戈·蒙托亚，他当时未做抵抗。当天，FBI发言人说，FBI在调查他的指纹，并与哥伦比亚政府合作确认了他的身份。

2007年12月11日，哥伦比亚总统乌里韦11日签署行政决议，同意将美国联邦调查局"十大通缉要犯"之一、哥伦比亚大毒枭迭戈·蒙托亚引渡到美国接受审判。12月12日，在哥伦比亚首都波哥大，大毒枭迭戈·蒙托亚在引渡文件上签字，随后被引渡到美国。

社会评价

哥伦比亚政府成功逮捕哥伦比亚毒枭迭戈·蒙托亚，称为自1993年的14年来"缉毒战中的又一次最大的胜仗"。

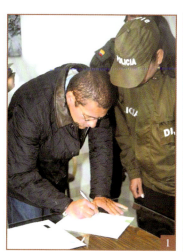
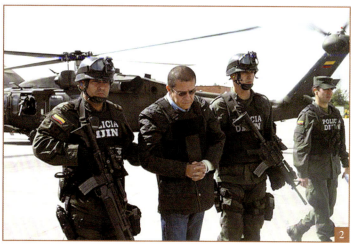

图106 引渡迭戈·蒙托亚（1. 2007年12月12日，在哥伦比亚首都波哥大，大毒枭迭戈·蒙托亚〔左〕在引渡文件上签字；2. 迭戈·蒙托亚〔左二〕走向美国缉毒署的直升机，被引渡到美国。据新华社稿，哥伦比亚国民警察总局提供）

3

墨西哥贩毒集团及其大毒枭

3.1 锡那罗亚贩毒集团头目乔奎恩·古兹曼

乔奎恩·古兹曼（1957— ），是南美洲最大的墨西哥锡那罗亚贩毒集团头目，专门从哥伦比亚进口可卡因走私到美国。

古兹曼其人

乔奎恩·古兹曼于1957年4月4日出生在墨西哥一个贫穷的家庭，身高仅1.55米，外号"矮子"。他很小的时候就被脾气暴躁的父亲赶出了家门，没读过多少书。后来古兹曼成为墨西哥贩毒集团"教父"加拉多[①]的一名手下。1989年加拉多被捕后，古兹曼接管了他的一些领地。他曾经多次被捕，但都成功逃脱。1993年被捕并被判20多年监禁，但于2001年成功越狱。2007年古兹曼迎娶了18岁的"乡村选美皇后"埃玛（第三任妻子）。

《福布斯》杂志[②]"全球十大通缉犯"名单中，恐怖大亨本·拉登位列榜首，墨西哥头号大毒枭古兹曼和印度恐怖分子易卜拉欣分列第二、三位。这十大通缉犯均拥有武器，极度危险，行踪诡秘，各国政府难以将他们抓捕归案。

贩毒罪行

创建贩毒集团

20世纪80年代，古兹曼创建了自己的贩毒王国，取名"锡那罗亚"，来源于墨西哥的锡那罗亚州，并迅速在墨西哥17个州建立组织。该贩毒集团专门从哥伦比亚进口可卡因，然后走私到美国。

古兹曼的贩毒集团在墨西哥西北部山区活动，控制着一个5亿英镑的贩毒帝国，控制了从墨西哥到美国的毒品交通走廊，每年将价值数十亿美元的毒品输入美

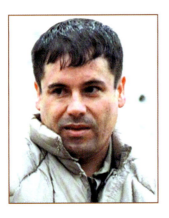

图107　乔奎恩·古兹曼

---

① 墨西哥"贩毒教父"米盖尔·安格罗·菲利克斯·加拉多，墨西哥锡那罗亚州人，17岁时自愿加入警察。1971年开始违法贩毒，被指控走私毒品。随后的18年中，他建立了墨西哥最大的毒品走私帝国，甚至直接与哥伦比亚著名大毒枭巴勃罗·埃斯科瓦尔合作贩运可卡因。加拉多还在墨西哥自己种植毒品原料大麻和鸦片。1989年墨西哥警方抓获加拉多。他在自传体《日记》中，详细讲述了自己从警察到毒枭的传奇经历。

② 《福布斯》（Forbes），是一本美国历史最悠久的商业杂志之一，由苏格兰人迈尔康·福布斯于1917年创办。《福布斯》全球版的发行量高达100万份，在全球拥有近500万高层次的商界读者。2003年，福布斯集团发布了《福布斯》中文版。福布斯的宗旨是："创业精神、创富工具"。

国，成为墨西哥最大的毒品大亨。古兹曼还有一支上千人的"突击队"，只要一声号令，"突击队"立即就会扑向政府军。墨西哥警方认为，古兹曼应对至少2000人的死亡负直接责任。他是南美洲最大毒品组织老大，美国政府曾悬赏500万美元捉拿他。

贿赂警察

墨西哥政府军对古兹曼黑帮的清剿毫无作用的原因是，古兹曼经常给警察发工资，并用金钱和暴力控制了地方政府。在墨西哥，黑帮势力做大，政府却束手无策。老百姓都生活在恐惧之中，每天都有可能被抓走或被打死。

1993年，古兹曼被捕。但沦为阶下囚的古兹曼通过贿赂狱警，多次利用亲人见面等机会，继续掌管生意——让手下把毒品装进灭火器或者辣椒瓶里进行走私。他一度吹嘘自己每月花费500万美元贿赂那些狱警。墨西哥联邦调查局进行调查后，先后逮捕了71名狱警。

财富巨大

墨西哥警方曾在某一天突袭了西北部锡那罗亚州库利亚坎市贩毒集团的一处住宅，当场收缴贩毒赃款2600万美元（约合人民币1.78亿元）现金，这是该国收缴的第二大笔现金赃款。美国《福布斯》杂志2009年的全球富豪榜中，古斯曼以10亿美元身家名列第701位，在墨西哥富豪中排位第十。

杀人魔鬼

锡那罗亚州毗邻太平洋，是古兹曼的"老巢"，是南美洲毒品进入美国市场的重要途径之一，墨西哥总统卡尔德隆2006年任后展开了"毒品战争"，他改派军队扫毒，2.5万名士兵压在墨西哥的国境内，但"毒品战争"问题让墨西哥民众信心全失。一项民调指出，高达53%墨西哥民众认为这场仗毒枭会赢，仅24%民众对政府有信心。

古兹曼还是墨西哥血腥毒品战的重要人物，是打响墨西哥贩毒集团之间战争第一枪的人，据统计，直接或间接死在他手上的人约有3.8万。

2011年本·拉登被击毙后，他在《福布斯》全球十大恶人榜中"晋升"至首位。

贩毒结局

2008年年初，墨西哥特种部队活捉了锡那罗亚组织的头目阿尔弗雷多·贝尔特兰·莱瓦[1]，给这个南美洲头号贩毒集团一记重击，这被认为是美墨两国携手缉毒至今所取得的最大战果。

2001年，墨西哥法庭裁定将古兹曼引渡至美国，但他却利用一辆运输洗涤衣物的货车成功越狱。墨西哥将他列为头号通缉犯，悬赏500万美元缉捕他归案。从那时起他一直处于在逃状态。古兹曼越狱后为逃避追踪，几乎每天都更换手机号码，同时他致力于控制另一条利润丰厚的走私路线。

2014年2月22日，古兹曼在墨西哥锡那罗亚州海滨城市马萨特兰的一次联合行动中落网。[2]

---

[1] 莱瓦，是古兹曼的伯伯，担任该组织的头号副手，是所有行动的直接负责人。莱瓦杀人不眨眼，非常狠毒。据有知情者透露，莱瓦有一特别的"嗜好"，喜欢听被折磨者的惨叫。另一个习惯是，每当他下达杀人令之后，他要求杀手一定要把死者的两只耳朵带回来，然后冻在冰箱里，不时地拿出来"欣赏"。

[2] 曾涛. 全球头号毒枭古兹曼落网. 参考消息，2014-02-24.

社会评价

《福布斯》指出，古兹曼是美国可卡因市场的最大供应商之一。该杂志高级编辑路易莎·克罗尔指出，墨西哥和哥伦比亚贩毒团伙去年走私毒品的利润估计在180亿到390亿美元之间，以获利两成计算，古兹曼的财富足以超过10亿美元。墨西哥警方认为，古兹曼应对至少2000人的死亡负直接责任。从一个侧面可以看出古兹曼在贩毒组织中的地位。

3.2 华莱士贩毒集团头目：阿马多·卡里略·富恩特斯

阿马多·卡里略·富恩特斯（？—1997）是墨西哥大毒枭、华莱士贩毒集团的头目。

贩毒罪行

卡里略出生于锡那罗亚州瓜穆奇利托。早年在一个犯罪组织——瓜达拉哈拉集团里混饭吃，主要负责监管可卡因的装船出货工作。在此期间，他学到了一些毒品走私的"操作方法"。此后，"从基层做起"的卡里略凭借着自己的狡诈、阴险逐渐在贩毒界混出了名堂，成为墨西哥北部最大的贩毒集团华莱士的头目，外号"天主"。

华莱士贩毒集团曾控制着墨西哥、美国两国60%的可卡因交易。卡里略做买卖的一大特点就是"气派大"，而且喜欢招摇过市：他投资2000多万美元，创建了一支拥有22架私人喷气飞机的空中运毒"舰队"，开辟了将哥伦比亚的可卡因运向各大城市机场的"毒品航线"。这一"创举"使他获得了"天空之主"的"美誉"，也使他的毒品利润如滚雪球般迅速膨胀，他的贩毒集团控制着美国和墨西哥60%的可卡因交易。美国缉毒署称，卡里略在毒品交易中所获的利润高达250亿美元。正因为如此，墨西哥和美国警方一直对他进行不遗余力地追捕。

罪犯的结局

卡里略为此不得不经常驾着私人飞机四处寻找避难所。频繁的逃亡使他决定必须做一次整容手术以摆脱如影随形的警察。

1997年7月3日，卡里略化名在墨西哥城的圣莫尼卡医院进行整容手术，想要实现他"永远消失"的计划。但谁也没有想到，这位大毒枭居然死在手术台上，终年41岁[①]。

卡里略死后，葬在他的出生地锡那罗亚州瓜穆奇利托。

---

① 据当时墨西哥的报纸上的一些离奇揣测，有的说卡里略是被他的保镖用枕头活活闷死的，有的说手术前他已经死了，整容手术只是用来掩人耳目的。

4 美国破获的贩毒大案

4.1 美国破获边境贩毒大案

历时三年的行动

美国边境的腐败问题早已是国内民众忧虑的焦点。美国国内担心,墨西哥境内财势雄厚的毒品走私组织会逐渐腐蚀美国政府机关和边境的军队。为此,2003年中央情报局成立了一个反贪污特警队"绿色行动"(Operation Lively Green,OLG)。其下属的联合作战单位包括毒品管制局、移民海关执行署和图森警察局。2004年,联邦政府召开联合会议,开始加大对边界反腐败的打击力度。

从2003年至2005年,反贪组织历时三年破获了一起最大的毒品腐败案。

一起毒品腐败案

2005年5月12日,美国司法部抓获由公职人员组成的墨西哥边境可卡因走私团伙。被捕的16人全都是美国执法人员和美军士兵。这是发生在美国和墨西哥边境的一起毒品腐败案。

案件发生在美国和墨西哥边境。5月10日,美国中央情报局探员在亚利桑那州南部图森城拦截一列身穿军队制服、开着美国军车的车队,逮捕了车上的16名毒品走私嫌疑人。

美司法部指控这16人分别隶属于不同的国家机关,包括美国陆军、亚利桑那州国家警卫队、美国监狱局、亚利桑那州改教所、美国移民局等与边境和军队有关的政府部门。这些被告从墨西哥走私毒品,以亚利桑那州为据点,向芝加哥、菲尼克斯等其他城市兜售海洛因。其中15人走私毒品560千克,并从中牟取非法利益22200美元。

被告利用手中职权,私自放行走私车辆,从中抽取贿赂。有的则直接从事毒品交易。被告之一约翰·卡斯蒂略现年30岁,是美国移民局的督察员。2002年4月12号,他明知一辆卡车中载有40千克可卡因仍然挥手放行。几个月后,他又向便衣FBI探员倒卖假移民文件。其他被告则直接驾驶着装有毒品的国家警卫队军车,在各个关卡、哨所通行无阻。其中一个被告则开着国家警卫队的悍马军车,穿过边境的沙漠地带,把60千克的海洛因送到菲尼克斯,然后从化装成毒品商贩的FBI探员手中接过现金。

按照美国的法律,每个被告面临5年的刑期和25万美元的罚款。

社会评价

世纪之交,在美国政府内部边境走私受贿非常严重。几乎每个边境部门都有类似的案例发生,其中就包括执法部门、移民局、海关、当地警察局以及美国军队。圣迭戈的一个边境巡逻官员和他的妻子帮助非法移民偷渡;一个移民官被指控与麻醉品走私商相勾结；另外两个森林巡逻骑兵被指控从亚利桑那边境走私大麻。

腐败不仅导致毒品泛滥，更加严重的是由此带来的恐怖威胁，这是美国边境上一个十分严重的问题。美国司法部副部长说："在现在这样的特殊情况下，美国比任何时候都需要一个廉洁的边境。一个充斥着贪污腐败的边境会给中国的国防安全带来莫大的威胁。"

4.2 美国破获特大贩毒集团

2007年2月28日，美国司法部长冈萨雷斯宣布，美国方面近日破获了一个特大贩毒集团，已经逮捕400余人，并查获18吨毒品，总价值达4500万美元。①

冈萨雷斯说，为期20个月的"帝王行动"摧毁了该集团。这个贩毒集团从墨西哥等地向美国走私可卡因、甲基苯丙胺（一种中枢兴奋药）和大麻等毒品。除了毒品外，美国探员还缴获了100件各式武器。冈萨雷斯在加利福尼亚州圣迭戈的新闻发布会上宣布："此次执法行动显示出国内外执法者针对共同的敌人采取联合行动时，才获得的巨大成果。"

4.3 美国破获校园贩毒案

圣迭戈州立大学是美国加利福尼亚州规模最大的大学之一，约有3.4万名学生。该校有活跃的学生联谊会和女生社团网络。2007至2008年，警方卧底调查破获了该校一起校园贩毒案。

校园吸毒致死事件引警方卧底调查

2007年5月至2008年2月，位于洛杉矶以南约120千米的圣迭戈州立大学，曾发生两名大学生因吸毒过量在校园内死亡的事件。第一起因可卡因服用过量致人死亡的案件促使当局展开了为期数月的调查，有96名犯罪嫌疑人遭到逮捕，其中75人为圣迭戈州立大学的学生，有六家兄弟会被关闭。而就在调查工作继续的同时，该校又发生了第二起服用毒品过量致死案件。随后，警方对学校展开了卧底调查。

警方缉查

2008年5月6日，美国加利福尼亚州圣迭戈警方对九个可疑的毒品藏匿地点进行了搜查，其中包括一个名叫"西塔奇"的兄弟会，他们在现场共缴获了2千克可卡因，350粒摇头丸、大麻、迷幻药、甲基苯丙胺（一种中枢兴奋药），3支手枪以及至少6万美元的现金。共有29名犯罪

---

① 美国破特大贩毒案，逮捕400余人缴毒品18吨.深圳新闻网，2007-03-01.

嫌疑人被逮捕，其中18人涉嫌向便衣侦探贩卖毒品①。在秘密侦查行动中，大学警方与联邦毒品探员共同配合实施了这次行动。

兄弟会操纵贩毒

警方在一次毒品清剿行动中发现圣迭戈州立大学的一些兄弟会成员有公开从事毒品交易的行为。调查人员发现这些涉嫌参与毒品交易的兄弟会成员大部分都知道"驻地里存在着有组织的毒品交易行为"。一些便衣侦探向这些兄弟会成员们购买了可卡因，他们证实这些组织为贩卖毒品牟利而进行了明确的分工。此外，"西塔奇"兄弟会的成员还向他的"老客户"们发送手机短信，利用短信进行可卡因"促销"，并发布"大减价"的价格。

"兄弟会"和"姐妹会"是美国大学生的一种联谊组织。学生缴纳一定会费便可自由入会，参加会内各种社交活动。此次涉案大学生多属于各个兄弟会组织。"西塔奇"兄弟会成员公然兜售毒品，甚至群发短信做起了可卡因广告。"西塔奇"全国负责人戴尔·泰勒说，分支机构发生这样的事情，他感到"非常震惊和难过"。在侦查中，130多起毒品交易是在"兄弟会"、停车场和学生宿舍里进行的。探员们深入七间"兄弟会"，发现毒品交易在会员中广为传播。

社会影响

这些嫌疑犯的交易所得用来经营兄弟会，在被捕的大学生中还包括两名即将获得刑事司法学学位及国土安全部的硕士学位的学生。毒品管制局圣迭戈分局负责人拉尔夫·帕特里奇说："令人悲哀的是，他们被捕时还问我，是否会影响他成为司法人员。"

这起案件中数量如此之多的大学生因涉嫌贩毒被捕，这在美国历史上实属罕见。美国毒品管制局发言人加里森·考特尼指出：这起事件可称为小型贩毒集团。这件事情发生在校园里，（毒品）面向校园里的人群出售，令人震惊。在学校里，组织如此复杂且具一定规模的贩毒活动十分罕见。

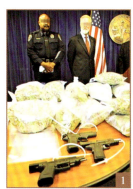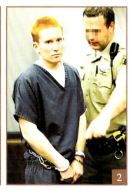

图108 美国惊现校园贩毒案（1.警方缴获贩毒集团的毒品和手枪；2.贩毒集团成员之一大学生郝利〔左〕被捕）

---

① 董楠.美国惊现校园贩毒案 75名大学生涉嫌贩毒被捕.人民网，2008-05-08.

4.4 美国海岸警卫队查获7吨可卡因

2008年9月18日，美国海岸警卫队抓获了一艘形似潜水艇并拥有尖端的导航设备的船只，这艘船只的船体装载有7吨可卡因。

当美国海军飞机侦察出这艘潜艇后，美国海岸警卫队派出了一组特别探员乘坐小船出奇制胜。当毒贩们意识到探员们在他们的甲板上，他们便猛烈晃动船体，试图将探员们丢进大海。但这一企图失败，他们服从了命令，没有开启将船只下沉的舱门盖。这组特别探员在甲板上逮捕了四名哥伦比亚走私者。

这艘被截获的船只载有37大包可卡因，市值约为1.87亿美元。

4.5 美国破获跨国贩毒案

2010年6月1日，美国纽约检方宣布，美国政府破获一起跨国贩毒阴谋。毒贩企图贿赂利比里亚总统之子，不料对方竟是协助美国调查的"卧底"。

案件背景

进入21世纪，南美贩毒组织更多利用西非沿海国家作为走私大量可卡因的中转站，那些毒品随后被运往欧洲或非洲其他地区。

破案经过

毒贩企图利用三艘船将可卡因先从委内瑞拉运至利比里亚，然后运至美国。其中一艘船载有4000千克可卡因，案值1亿美元。另外两艘船共载有2000千克可卡因。为使运毒船获准停靠利比里亚港口并免遭政府查处，毒贩打算贿赂利比里亚政府高层官员，包括总统埃伦·约翰逊·瑟利夫的儿子。利比里亚总统之子为利比里亚国家安全局主管，他和副手与美国毒品管制局合作，充当"卧底"，骗过毒贩，破获了这一案件。[1]

美国检方指出，七名贩毒嫌疑人在利比里亚被逮捕，其中包括塞拉利昂人、俄罗斯人和加纳人。一名哥伦比亚籍嫌疑人在西班牙遭逮捕；另一名哥伦比亚人在逃。

---

[1] 美国破获跨国贩毒案，利比里亚总统之子当卧底. 新华网，2010-06-03.

4.6 美国破获一国际贩毒网络

2011年，美国亚利桑那州执法部门破获一个大型团伙贩毒案，逮捕70名贩毒嫌疑人，查获数以千磅计的毒品，没收大量金钱、武器、弹药和防弹衣。①

2011年10月30日，参与破获国际贩毒网络贩毒案调查行动的一名官员告诉路透社记者，在过去17个月内，地方、州和联邦执法人员实施三次突袭，破获这个"组织严密的国际贩毒网络"，逮捕美国籍和墨西哥籍贩毒嫌疑人。这些贩毒嫌疑人与墨西哥锡那罗亚州的贩毒集团有关联。

---

① 美国破获一大型团伙贩毒案. 时代商报，2011-11-01.

5
中国破获贩毒、走私与制造毒品案

5.1 2006—2008中国十大毒品案

2008年6月25日,中国国家禁毒委员会办公室公布了2006—2008年中国公安机关破获的十起毒品大案。

新疆"10·30"跨国贩毒案

2007年10月30日,新疆乌鲁木齐市公安局根据群众举报,在乌鲁木齐市某仓库一批从哈萨克斯坦运输入境准备运转广州的682块纤维板中,查获海洛因67.5千克、大麻4848千克。先后在中国北京、新疆、江苏、广西等地抓获哈利勒拉赫曼·阿卜杜勒·拉希姆(男,49岁,阿富汗籍,化名黑力力·热赫曼,系该团伙组织者)等犯罪嫌疑人六人,斩断了一条由"金新月"地区经中国向加拿大的贩毒通道。

新疆"3·18"地毯贩毒案

2008年3月18日,新疆乌鲁木齐海关在巴基斯坦空运至乌市的一块地毯中发现白色可疑物质,经快速检验为海洛因。经公安机关缜密侦察,于3月19日在乌鲁木齐机场抓获前来取货的Absamad Noor Geldy(男,阿富汗人)等七名犯罪嫌疑人。在缴获的100条地毯中,发现32条藏有毒品,共查获海洛因47.847千克。

三块看似平常的手工编织地毯,绒面平整,底面编织均匀,破拆后发现其中穿插织入了许多细长的柱状针织物,剥开最外层的羊毛,露出直径约3毫米、长40多厘米的塑料管,而塑料管内,却是毒品海洛因,总重达5230克。

滇渝"1·31"贩毒案

2008年1月31日,公安部禁毒局获悉,一个重庆籍贩毒团伙长期在云南边境地区进行贩毒活动,遂立案侦查。3月5日,在公安部禁毒局的统一指挥协调下,滇渝两地公安禁毒部门同时出击,在云南、重庆分别抓获刘少波(男,46岁,重庆人)、万正飞(男,49岁,重庆人)等犯罪嫌疑人七名,缴获海洛因12千克、其他毒品5.422千克,斩断了一条由西南境外经云

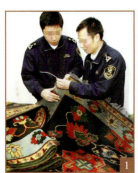
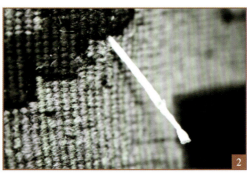

图109 新疆"3·18"地毯贩毒案(1.海关人员拆开地毯,发现毒品。雷虹摄。2.毒品装入管中编入地毯纤维。雷虹摄)

南至重庆的贩毒通道。

云南"10·08"贩毒案

2007年10月8日，云南省保山边防支队获悉，一家族式贩毒团伙拟购买一批毒品入境，遂立案侦查。后经半年多缜密侦查，发现该团伙将于2008年5月11日将毒品运至怒江江边，准备在保山市交易。5月19日，公安机关将正在进行交易的蒋天余（男，45岁，云南省保山人）、董银林（男，46岁，云南省保山人）等七名犯罪嫌疑人当场抓获，缴获海洛因53千克、其他毒品3.5千克，并同时在两人家中查获"五四"式军用手枪1支、子弹57发。

中美"2·16"跨国走私贩卖可卡因案

2008年2月，中国公安部禁毒局与美国司法部缉毒署合作，对一个从委内瑞拉寄往中国江苏的国际快递邮包开展跨国控制下交付行动，在中国江苏、上海、浙江等地成功收网，共缴获可卡因779克、大麻276克、其他毒品600余克，抓获Augustus Abiodun Olajuwon（男，36岁，尼日利亚籍）、徐鹏飞（男，30岁，杭州人）、Kingsley Madueke（男，26岁，尼日利亚籍）等犯罪嫌疑人四名，成功打掉一个以非洲籍毒贩为主、长期在上海活动的跨国贩毒团伙，截断了一条利用国际快递邮包从南美至中国走私贩卖可卡因的跨国贩毒通道。

广东房光才特大制贩毒案

2008年2月，广东省东莞市公安局接群众举报，称一贩毒团伙长期在东莞市活动，贩毒数量巨大。东莞市公安局立刻立案侦查。经过三个多月的缜密侦查，摸清了该制贩毒网络，掌握了该团伙的主要犯罪事实，确定了制毒窝点的具体位置。6月3日，在广东省公安厅禁毒局的协调下，抓获房光才等犯罪嫌疑人30名，捣毁了制毒窝点4个，缴获氯胺酮400余千克，扣押毒资500余万元、汽车7辆。

四川"3·10"制造毒品案

2008年2月，四川省成都市公安机关发现一小区单元房内常有可疑人员出入，几天后房间清空但留有化学品刺激性气味。经公安禁毒部门勘查，初步判断该房间曾用于制毒，即立专案调查。经严密监控，公安机关于3月26日抓获张永红等三名犯罪嫌疑人，捣毁制毒加工点1个，缴获氯胺酮196.33千克，以及滑膛枪2支、仿"六四"式手枪2支、猎枪子弹5发、"五一"式子弹1发和大量制毒工具。

福建陈华政特大跨国贩毒案

2006年9月，福建省公安厅禁毒总队获悉福建籍人员陈华政涉嫌从国内走私冰毒至日本，即立专案侦查。经一年多缜密侦察，公安机关逐渐掌握了主要犯罪嫌疑人的犯罪活动，于2008年5月9日收网，抓获犯罪嫌疑人四名，其中两名为日本籍。缴获冰毒7千克、摇头丸4千克，切断了一条中、日两国间的海上贩毒通道。

辽宁"11·30"特大跨国走私、贩卖毒品案

2007年11月，辽宁省公安禁毒部门对一起走私、贩卖毒品案件线索立案侦查。经严密侦控，摸清了该贩毒团伙分布在辽宁、吉林、黑龙江和云南中缅边境等地的情况。2008年3月15日，在云南、缅甸警方的大力协助下，在中缅边境成功

抓获主犯并押解回国，同时，其他战场也相继收网。共抓获毒品犯罪嫌疑人18名，缴获冰毒片2千克，收缴运毒车辆6台、毒资110余万元，摧毁了一条由缅甸经云南向东北三省贩毒的通道。

上海"2·27"特大贩毒案

2008年年初，上海市公安局缉毒处发现了一条跨省贩毒的案件线索，即立案展开调查。经缜密侦察，摸清了该团伙贩毒网络，掌握了一起团伙内大宗跨省交易的情报，并锁定了主要犯罪嫌疑人。3月15日，上海和四川两地公安机关同时行动，一举摧毁了该贩毒团伙，捣毁位于四川的藏毒窝点1个，抓获犯罪嫌疑人7名，缴获冰毒9千克、海洛因3.5千克以及毒资210万元、涉毒车辆2台。

5.2 中国缉捕制造毒品犯林棋桐

林棋桐其人

林棋桐（1933—2003），1933年3月3日生于福州市，1956年毕业于南京华东药学院（现为中国药科大学），1956年9月分配到广西南宁制药厂工作，担任化验员、技术员，20世纪70年代被提为技术科长、生产科长和化验室主任，1985年被提为广西南宁市制药企业集团公司总工程师、高级工程师，1996年退休。林棋桐曾参加开发的葫芦素、葡萄糖酸锌及其制剂、复方氨基酸输液获得自治区科技成果奖；1959年，他获得"南宁市青年社会主义建设突击手"称号；1992年，荣获"南宁市首批科技拔尖人才"奖；将制维生素C反应过程的时间从24小时缩短至10小时，较大地提高了生产效率，获得广西科技成果三等奖。曾获1992年国务院表彰的有突出贡献科技人员，是享受政府特殊津贴的专家。就是这样一位在科学技术方面做出过突出贡献的高级知识分子，本该享享清福、安度晚年了，但他却策划、组织、指使其助手李雪岚研制冰毒，走上了一条不归路。[1]

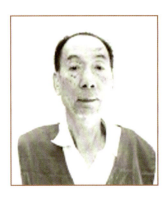

图110 林棋桐

犯罪事实

1995年11月，陈文艺[2]、杨国柱（均在逃）请求林棋桐和李雪岚[3]帮助解决用麻黄碱提炼冰毒（甲基苯丙胺）过程中产生大量有毒红色浓烟的问题。12月月初，

---

[1] 于任飞. 林棋桐参与制毒被判死刑. 金羊网，2003-01-24.
[2] 陈文艺（1965—　），外号"番薯"，香港居民，是香港黑社会成员，从1995年5月开始策划制造冰毒。而伍其昌则是他手下的"小兄弟"，外号"肥昌"，1966年出生于香港，曾因抢劫、盗窃被香港警方抓获，入狱4年。
[3] 李雪岚（1964—　），1987年大学化学制药专业毕业，分配在南宁市制药厂工作。后来在广西医药科技开发公司任经理助理，为制药工程师。

林棋桐、李雪岚应陈文艺等人要求，到东莞市石龙镇陈文艺等人的制毒窝点，经过反复试验，解决了上述问题。

与此同时，林棋桐提出用化学合成的方法制造冰毒。1996年3月，陈文艺交给林棋桐、李雪岚5000元，用于研制冰毒。同年5月，李雪岚研制出通过化学合成制造晶体状冰毒的方法。林棋桐借用南宁市华盛制药厂一车间，由李雪岚将用化学合成的方法制造冰毒的过程演示给陈文艺、伍其昌等人看。同年6月初，陈文艺和伍其昌交给林棋桐、李雪岚人民币13万元，要求二人制冰毒。此后，由李雪岚、林棋桐指导，李雪岚、伍其昌等人具体操作，陈文艺、李常生（另案处理）等人观摩学习，共制成冰毒约5千克。

从1996年9月至1997年5月，李雪岚又先后收取陈文艺140万港币，伙同他人制成冰毒390千克。

法庭审判

公安机关从林棋桐处缴获人民币363859元、港币36948元、美元486元；从李雪岚处缴获人民币11679元、港币456361元、房产一套（已拍卖，折合人民币28万元）。李雪岚在为陈文艺等人制毒过程中，共收取过陈文艺等人港币约140万元、人民币13万元。除了购头制毒所需原料、设备外，李雪岚从中赚取了60多万元，用其中30多万元在南宁买了一套高级商品房。

据查，林棋桐共参与制造冰毒35千克，李雪岚参与制造冰毒395千克，伍其昌参与制造冰毒925千克，惠州市中级人民法院据此一审以制造毒品罪判处林棋桐、李雪岚、伍其昌死刑。但伍其昌在二审期间，向司法机关检举揭发境外同案犯的基本情况，有立功表现，故广东省高级人民法院终审改判伍其昌死刑，缓期两年执行。

案发后，年近古稀、后背微驼的林棋桐满脸悔恨之意，他请求法庭给其一个将功赎罪的机会，用他正在研制开发的抗癌、抗毒、抗艾滋病的三种特效药来将功赎罪。

2003年1月23日上午，广东省高级人民法院委托惠州市中级人民法院，对曾经轰动全国的"10·8"特大研制冰毒案进行终审宣判，以制造毒品罪判处林棋桐、李雪岚死刑，伍其昌死刑、缓期两年执行。宣判会结束后，林棋桐、李雪岚被押赴刑场，立即执行枪决。

社会评价

因金钱的诱惑而自甘堕落，是林棋桐、李雪岚犯罪的真正根源。

李雪岚，这位年仅36岁、有着美好前途的高级知识分子，在人生的黄金时期误入歧途，积极、主动研究出用化学合成方法制造大量毒品的技术，并将配方提供给制贩毒分子，生产出大量的冰毒，对社会造成极大的危害。

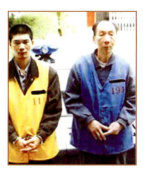

图111 犯罪分子林棋桐和李雪岚

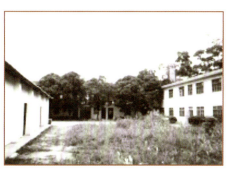

图112 犯罪分子制造冰毒的工厂

5.3 中国内地与香港警方破获制售冰毒案

2001年12月25日,由中国内地及香港警方联手破获的一起迄今为止全球最大的制售冰毒案在深圳宣判,14名被告人中,庄楚城、黄颜成等八人被判处死刑,曾运贵等三人被判处死缓,黄良惠等三人被判处无期徒刑。法院认定,从1996年6月到2000年7月间,庄楚城组织他人在南宁、惠州、武汉、东莞等地共制造、加工冰毒31.125吨。①

2000年下半年,内地与香港警方采取联合行动,摧毁了一个庞大的冰毒集团,抓获了40多名嫌疑犯(其中有一半是香港人),深圳警方现场查获了17吨冰毒,案值约56亿港元,而1999年全球查获的冰毒总量也只有16吨。据香港禁毒机构估算,这批冰毒足以让全香港的"瘾君子"服用约200年。

制售冰毒的犯罪分子的销售手法十分狡猾,不仅在中国内地自产自销,而且通过渔船将冰毒走私到海外,通常会先运到菲律宾,再由当地的国际贩毒集团负责把冰毒转销到欧美等地。

香港警方1999年就开始注意到这个犯罪集团在香港的活动。他们一直跟踪该集团。2000年三、四月间,菲律宾警方在当地查获一批约300千克的冰毒。信息很快反馈到中国国内,立即引起了中国公安部国家缉毒中心的高度重视,迅速在多个省市成立专案组。2000年7月29日,深圳市公安机关经过侦查,将庄楚城等15名犯罪嫌疑人全部抓获。

5.4 中国与俄罗斯侦破跨国贩毒案

2006年10月24日,中国公安部和俄罗斯禁毒局经过11个月的合作侦查,成功破获了共同关注的"2005·12·21"跨国走私、贩毒大案,抓获涉案犯罪嫌疑人27名,其中俄罗斯籍三名,缴获冰毒1112.7克、冰毒片32片。该案共涉及毒品冰毒4.3千克,冰毒片和摇头丸6250粒,氯胺酮120克,案值人民币130.8万元。此案是2005年中、俄两国部长级会议签署《打击中俄边境地区毒品犯罪议定书》之后,两国禁毒警方共同破获的首例跨国走私贩毒案件。②

---

① 全球最大制售冰毒案在深圳宣判11死刑3无期.中国新闻网,2001-12-25.
② 孙英杰,李凡成,文天心.中国与俄罗斯联手侦破跨国贩毒案抓获犯罪嫌疑人27名.东北网:黑龙江日报,2006-12-07.

代号"2005·12·21"专案

2005年11月，在俄罗斯哈巴罗夫斯克市举行中、俄禁毒部长级会晤期间，俄阿穆尔州禁毒局局长库奇门科向中国黑龙江省禁毒办主任、省公安厅副厅长王小溪通报了一件走私摇头丸的案件线索，提出联合作战，共同侦查破案。王小溪回国后责成黑龙江省公安厅禁毒总队会同黑河市公安局立案侦查。2006年2月20日，省公安厅禁毒总队和黑河市公安局与俄阿穆尔州禁毒局进行会晤，决定成立专案组，对这起走私摇头丸案件立案侦查，代号"2005·12·21"专案。

2006年3月2日，中俄双方高级禁毒警官直接指挥俄罗斯"线人"，从犯罪嫌疑人包立波手中购买了摇头丸10粒。此次交易之后，专案组马上找出了他的"上线"关辉。据掌握，关辉原系黑河市物价局司机，现年33岁，是黑河市公安局在侦的一个吸毒网络的核心人物。专案组围绕关辉开展深入侦查，又使他的"上线"李菲浮出水面。关辉的"货"大部分是他从广州等地调取的。李菲是桦南县人，住在大连市中山区，在沈阳和大连两地经营烧烤城。专案组推断，在广州－黑河－俄罗斯之间存在一个毒品通道和跨国分销网络。

2006年10月2日，关辉从黑河给在大连的李菲汇款28万元，约定购买毒品冰毒1千克。李菲接到汇款后，立即联系广州的毒贩子"调货"。

两国展开收网行动

2006年10月9日，两国警方采取统一行动，决定在中俄两国三省同时设四个战场，全线开展收网行动。第一战场在黑河市，在毒品交易成功后对关辉贩毒团伙成员实施抓捕，并以最快的速度将其"下线"及有关人员捕获归案；第二战场在大连市，抓捕"上线"李菲及其同伙；第三战场在广州市，抓捕李菲的"上线"庄宏滨；第四战场在俄罗斯阿穆尔州，由阿穆尔州禁毒局负责对走私毒品的"下线"达尼亚和瓦洛佳进行缉捕。

10月20日以后，关辉、李菲等毒贩子的活动十分频繁，在锁定关辉等一批拟捕对象的位置和行踪后，又摸清了1千克冰毒可能到达的时间、地点和接货人。黑龙江省公安厅禁毒总队和黑河市公安局协调辽宁和广东两省公安禁毒部门，对拟捕对象进行布控。

10月24日，黑河警方在黑河一家配货站将关辉的"马仔"、前来配货站取"货"的张绍平抓获。随后，又在关辉的情人陈琦家，将正在等待分装毒品的关辉、单延海、陈琦三人擒获，在他们四人的住处缴获毒品冰毒1112.7克、麻古32片、毒资1.2万元、管制刀具6把及大量吸毒工具。随后，涉案人员关振兴、包立波等人相继到案。

同日，大连和广州方面的抓捕组在当地禁毒部门的积极配合下，李菲、庄宏滨于10月24日先后落网。11月5日，另一重量级犯罪嫌疑人黄波在北安市落入法网。至此"2005·12·21"专案已经抓获中方涉案及犯罪嫌疑人24名。

中国警方的行动全线告捷，俄罗斯阿穆尔州禁毒局的抓捕行动也同时启动，将事先锁定的走私毒品犯罪嫌疑人瓦洛佳和达尼亚等三人拘留。

"2005·12·21"贩毒内幕

经审讯，关辉和张少平关系甚密。

2004年夏天，按照关辉的授意，张少平前往广东省珠海市，以 3800 元购买摇头丸 100 粒，后又两次以 3.6 万元购买摇头丸 300 粒、K 粉 120 克，通过邮寄方式运至黑河市陈琦的单位，由陈琦转交关辉。

2004 年 1 月至 2005 年 8 月，关辉仍通过张少平，多次从北安市的黄波及哈尔滨市的一个毒贩子手中累计以 12 万余元购进毒品冰毒 10 克、摇头丸 3000 粒。

2005 年 6 月，关辉与李菲相识，并取得李菲的信任后，于 2005 年下半年至 2006 年 10 月之间，先后在黑河、大连两地多次安排张少平给李菲汇款 90 余万元，仍然采取邮寄方式，然后从李菲手中购买毒品冰毒 2 千克、麻古 200 粒。

2006 年 10 月初，哈市香坊区无业人员庄宏滨在广州市打工时，关辉又通过庄宏滨找李菲在广州购进 1 千克冰毒。

此案中国国内的 24 名涉案和犯罪嫌疑人中，已批捕 12 人，取保候审 5 人，行政处罚 6 人，另案处理 1 人。

5.5 中国破获"3·30"国际贩毒案

2002 年 4 月 5 日至 10 日，在中国公安部统一指挥协调下，在泰国、缅甸警方和美国缉毒署的配合下，中国内地和香港警方、海关通力合作，成功侦破"3·30"国际贩毒案，先后在广东深圳和云南思茅缴获藏匿在木材中准备运往香港的海洛因 356.95 千克，分别在中国、泰国和缅甸抓获贩毒犯罪嫌疑人胡育光等 13 名。①

破案经过

2002 年 1 月 19 日，云南思茅地区公安局获悉：以许连科、邵思国（男，缅甸大毒枭谭小林的主要合伙人之一）、王祖光和泰国人派蓬为首的贩毒集团，使用木材掏空藏匿毒品的办法，从缅甸购买毒品后要经中国云南、广东向香港贩运海洛因，此前该集团已贩毒得手多次，数量巨大。由于该案是一起典型的跨国贩毒大案，不仅数量多、危害大，作案时间长，而且还涉及几个国家和地区。香港警方、海关以及泰国警方和美国缉毒署对该案也十分关注，并对此案的有关线索也在开展工作。

为了共同对付国际贩毒集团，3 月 29 日，中国公安部禁毒局副局长陈存仪带人与海关总署走私犯罪侦查局的同志赴广州，成立了联合指挥部，并于 3 月 30 日在深圳召开了中国内地和香港警方、海关及美国缉毒署等部门参加的案件协调会，提出了"以中方为主战场，各方密切配合"的运作机制，并就各方互通情报，紧密协作，统一协调破案行动等事项达成共识。

4 月 2 日晚，运送毒品的货车抵达广东省佛山市南海市郊一停车场内。中国公安机关调兵遣将，与之巧妙周旋三天三夜，掌握了大量的有关线索，控制和发现了涉

① 王雷鸣，沈路涛. 国际大毒枭的覆灭"3·30"特大国际贩毒案侦破纪实. 新华网，2002-05-09.

案人员及犯罪分子交接毒品的详细计划，为下一步的成功破案奠定了扎实基础。

4月5日凌晨，犯罪分子经过反复观察试探后开始行动，调用大型平板拖车将毒品装车后驶出，中国参战民警在统一指挥下，沿途严密监控，驱车数百千米，跟踪至第二个仓库——深圳市龙港区一废品收购站内，将前来看货的香港毒贩胡育光等抓获，当场缴获车内藏匿的毒品70千克。破案后，中方及时向泰国、美国和中国香港有关部门通报了相关情况。当天，云南在思茅地区截获正行驶的第二辆装有毒品的货车，当场缴获海洛因286.95千克；泰国警方在曼谷立即拘捕了毒枭派蓬。其他贩毒集团成员逃往缅甸藏匿。为尽快将贩毒集团成员一网打尽，云南省公安厅禁毒局和思茅地区公安局负责人根据公安部的指示，并经国家禁毒委员会授权，要求缅方采取措施抓捕藏匿在缅甸的犯罪嫌疑人，并移交中方处理。4月9日下午，缅方将在逃的涉案主犯——中国香港籍犯罪嫌疑人王祖光、许连科等11人抓获并送交给中方，并在抓捕中击毙两名犯罪嫌疑人。

至此，这起横跨四个国家和地区、贩运毒品356.95千克的特大贩毒案成功告破。

社会影响

这起特大国际贩毒案的侦破书写了国际间合作打击毒品犯罪的成功范例。"3·30"特大国际贩毒案的成功告破，再次表明了中国政府打击毒品犯罪的决心和信心。同时也向世人昭示，中国政府和警方将坚决打击和遏制毒品发展蔓延的势头，为彻底铲除毒害做出贡献。

5.6 中国台湾破获货机走私毒品案

2013年11月17日，中国台湾警方宣布破获史上最大货机走私毒品案，查扣600块海洛因砖，净重200多千克，市价高达90亿元（新台币）。①

这起毒品走私案破获，历经了一年多的监听、搜证，警方与多个部门合作，最终于11月17日凌晨在桃园机场采取行动。警方登上一架从越南抵台的货机，并出动缉毒犬，在航空货柜的12个音箱内，查获600块高浓度的海洛因砖。每个音箱内有50块海洛因砖，每块毛重375克，总重200多千克。

警方逮捕了曾担任仓储公司员工的翁姓主嫌，以及在仓储公司担任"内应"的朱姓男子、负责掉包货物的吴姓男子等七人。

---

① 董会峰，叶小刚. 台破获史上最大货机走私毒品案查扣海洛因价值超18亿. 中国新闻网，2013-11-17.

6

其他国家贩毒大案及其毒枭

6.1 意大利毒王：路西亚诺

路西亚诺（？—1962），是第二次世界大战前后意大利黑手党的重要头目，后来从事海洛因供应与销售，成为意大利"毒王"。

路西亚诺其人

路西亚诺是第二次世界大战前后意大利黑手党的重要头目，曾因帮助美军成功地解放西西里打败法西斯而获得"战争英雄"的称号。这个战争中的幸运儿，帮助美国黑手党创立了最高权力机构纽约委员会，并做了很有成效的工作。返回意大利后，他努力振兴新旧交替中的黑手党，并为黑手党开辟了麻醉品生意，成功地建立起世界性的海洛因供应与销售网。

路西亚诺虽然是美国犯罪团伙的军师、美国黑手党的"开山祖师"和意大利黑手党中的"中兴元勋"，但具有嘲讽意味的是，美国人后来又导致了西西里黑手党的死灰复燃，从而促使世界上最错综复杂的贩毒网诞生。此后，世界各国便深受这些犯罪集团之害，而美国则首当其冲。

贩毒罪行

组织海洛因供应与销售网

在意大利期间，路西亚诺一直致力于建立起一个错综复杂的海洛因供应与销售网。第一步，先将从罂粟中提取出来的吗啡碱从中东地区（主要是从贝鲁特）携带入境，继而在欧洲（主要是坐落在马赛和西西里）的实验室内提炼成海洛因，然后将之运至美国。

路西亚诺最初的供货来源是一家意大利药行——希亚帕莱里药行。当时，由于对海洛因药用生产的控制松懈，因而，路西亚诺不费吹灰之力便贿赂了该公司的总经理，在四年多的时间里就搞到了700多千克的海洛因。联邦麻醉局最终揭穿了这个阴谋集团，向意大利政府施加压力，使其加紧了对药物的控制管理。

路西亚诺在寻找可供选择的供应来源方面转向世界上实力最雄厚的吗啡碱供应商萨米·艾尔·柯侯瑞，在贝鲁特与上层建立了有政治联系的黎巴嫩人。在那里，在黎巴嫩海关、贝鲁特麻醉剂警察分局及贝鲁特机场总裁的积极配合下，他们将高质量的粗炼鸦片从土耳其走私入境，再出口到西西里岛和马赛。

建立海洛因的实验室

路西亚诺在巴勒莫的一间糖果厂建立了一个重要实验室，从1949年开始生产，提炼出的海洛因通过各种渠道从西西里流入美国。路西亚诺利用米兰、汉堡、巴黎和马赛，将海洛因隐藏于水果、蔬菜或橄榄油这类货物中运出去，或者让信使携带，更多的是利用意大利侨民，他们常常意识不到他们携带的是何物。在欧洲，海洛因要么直接装运，要么经由加拿大或古巴这两个国家运往北美市场。

由于利用了最杰出的化学家与实验室生产最上乘的海洛因，路西亚诺及其党羽成为世界毒品市场的中坚力量。

中毒身亡

在西西里，黑手党战争犹如一座长期郁积一朝爆发的火山，周期性地循环往复。这种永无休止的冲突应归咎于西西里家族间的仇杀传统：死亡与耻辱必须雪耻。西西里人常常会对敌人做出和平的假象，然后在其最不防备的时刻干掉他。西西里岛有句家喻户晓的谚语："复仇是一道最好搁凉了再吃的菜肴。"

1962年1月22日晚，路西亚诺死于那不勒斯机场。那天晚上，路西亚诺正在机场等候会晤一位好莱坞电影制片人马温·戈尔斯奇，此人正筹划拍摄一部有关他的影片。他在喝过一杯咖啡之后便一命归西了。很可能是"喝苦咖啡"中毒身亡①。此时，国际刑警组织麻醉品署的特工人员们还在机场等候着他。尽管官方判定他死于心力衰竭，但谣言四起，说黑手党将他灭口是由于影片一事以及防止一旦他被捕以后泄露内情。

实际上，在此之前路西亚诺的美国黑手党朋友们对他想利用电影宣传自己的生涯留名青史一事提出异议，并且警告过他再拍这部片子便会产生悲惨后果。

路西亚诺曾全力以赴地为黑手党的麻醉品生意铺石筑路。他死了以后，由维托·杰诺维斯和他的密友麦那·兰斯基来接管他的毒品王国。维托·杰诺维斯后来因被指控贩卖海洛因而在亚特兰大联邦监狱服刑，刑期15年。

6.2 意大利与美国缉捕跨国贩毒集团案

2014年2月11日，意大利警方和美国联邦调查局展开联合行动，分别在意大利南部卡拉布里亚地区突袭有组织犯罪集团"光荣会"，在美国抓捕黑手党家族成员，两地共逮捕26人。被捕的26人均涉嫌参与国际毒品贩运活动。他们的目标是开辟一条从拉美到欧洲的可卡因贩运通道，起点为圭亚那，终点为意大利卡拉布里亚的港口城市焦亚陶罗。黑手党试图开辟这条新通道，将隐藏在菠萝汁或椰汁易拉罐中的毒品运进欧洲。②

卷入此案的嫌疑人有40人。当天被捕的意大利"光荣会"家族成员，涉及在意大利、美国、加拿大及中南美洲参与毒品交易，并与美国的黑手党家族合作参与南美贩毒集团的有组织犯罪活动。当天在美国被捕的主要为纽约五大黑手党家族之一的甘比诺家族成员。这些嫌疑人被起诉的罪名包括组织黑帮活动、毒品贩运、毒品交易和洗钱等。

此外，意大利警方曾在2008年与美国联手打击意大利西西里的黑手党组织，

---

① 在黑手党中，喝下了有毒的咖啡被称作"喝苦咖啡"。
② 王星桥. 意大利与美国联手打击黑手党跨国贩毒集团. 新华网，2014-02-12.

逮捕了大约 80 名参与国际贩毒的巴勒莫黑帮家族成员和纽约甘比诺黑帮家族成员。意大利南部的"光荣会"从那时起逐渐成为在国际有组织犯罪活动中最有影响的黑手党组织。

6.3 玻利维亚可卡因大王苏亚雷斯

罗伯特·苏亚雷斯·戈麦斯（1932— ），是玻利维亚贩毒集团头目，他因支持一次"可卡因政变"而闻名于世，故被称为"可卡因大王"。

贩毒罪行

罗伯特·苏亚雷斯·戈麦斯于 1932 年出生在拉巴斯城的北部。他的家族在 19 世纪末的时候控制了橡胶贸易，以"橡胶界的洛克菲勒"而著称。但是在橡胶贸易转移到马来西亚的之后，他们的生意便趋于平稳，苏亚雷斯家族便开始找其他事干。罗伯特·苏亚雷斯想到了种植古柯的主意，并很快种植扩大到 1.2 平方千米，成为国内最大的古柯膏商人——此时正是哥伦比亚人对古柯膏能买多少就买多少的时期。他同另外两个具有类似想法的有钱的朋友约瑟·罗伯托和班赛尔·奥杰比都认为这个机会太好了，决不能错过。既然有现成的跑道和飞机可用，他开始把古柯膏大量运到哥伦比亚，然后在哥伦比亚同逐渐崛起的麦德林集团接触。

之后，他采取贿赂加暴力的手段生产、加工、贩卖可卡因，并发动"可卡因政变"从中获得最大的非法利益。

1988 年 7 月 20 日，罗伯特·苏亚雷斯被玻利维亚警察逮捕。

贩毒结局

1982 年，他的儿子在瑞士因持假护照被捕，美国人随即指控他犯有贩毒罪，并立即将他引渡到美国。此时，苏亚雷斯写信给时任美国总统里根，请求释放他的儿子，并愿承担玻利维亚欠美国的全部债务，否则，将让美国的法官付出代价。在国内的种种压力下，美国将他的儿子引渡到玻利维亚，回国后他的儿子很快被"无罪释放"。

1988 年 7 月 20 日，特工人员潜伏一个多月后在其庄园中发现罗伯特·苏亚雷斯，当晚便将他逮捕。7 月 22 日，玻利维亚内政部部长宣布：鉴于玻利维亚司法部已对苏亚雷斯的贩毒罪做过缺席判决，缉毒部队将他转交给拉巴斯市圣佩德罗监狱服刑。由此，他将在监牢里度过他最后的日子。①

社会影响

在南美几个毒品大国，由于殖民统治遗留下来的种种严重的社会问题未获解决，民主制度发展的不完善，国家管理社会的能力严重不足，加之经济和文化不发

---

① 徐斌. 二十世纪震惊世界的十大毒枭. 哈尔滨：黑龙江人民出版社，1998：217-244.

达，给毒品的种植、加工和贩运留下了巨大的空间，并逐渐形成了由"毒王"们控制的国中之国，这些国中之国几乎能把整个国家玩弄于股掌之上。据禁药取缔机构估计，在班赛尔总统就任的期间，玻利维亚每年可生产1.18万吨的古柯。

6.4 阿富汗鸦片王努尔扎伊

努尔扎伊其人

阿富汗的"鸦片王"哈吉·巴希尔·努尔扎伊（1959—　），是子承父业走上贩毒道路的大毒枭。其父是阿富汗南部部族地区的一名大地主，同时也是一个大毒枭。父亲死后，努尔扎伊继承了大片土地，也接过了制毒、贩毒的"接力棒"。

1979年，入侵阿富汗的苏军，剥夺了阿富汗地主们的土地。20岁的努尔扎伊初次尝到了无地无房的滋味。他怀着对前苏联的刻骨仇恨，投靠了"圣战组织"，成为抵抗力量的一员。1989年，苏军撤出阿富汗。努尔扎伊随之"改行"，靠帮美国中情局回收流落在民间的"毒刺导弹"，赚到了"第一桶金"。随后，他返回家乡，买回了失去的土地，并重操祖业，种罂粟，制鸦片。四年后，他的"生意"越做越大，甚至连美国缉毒署都开始将其视为"知名国际毒贩"。

1996年，塔利班夺取阿富汗政权。努尔扎伊率其部族全力支持奥马尔。因而，尽管日后塔利班在全国严打毒品交易，但努尔扎伊的"生意"并未受到影响，反而成为塔利班特许的四大罂粟种植与鸦片制造商之一。1997年，美国缉毒署特工吃惊地发现，在短短一年时间内，努尔扎伊竟将570千克海洛因偷运到了纽约。

从2001年至2004年，努尔扎伊一直周旋于阿富汗复杂的政局中，直到2004年8月，他因贩毒的罪名被抓获。

放虎归山成大患

2006年年初，美国不知何故释放了努尔扎伊。一回到阿富汗，他就消失得无影无踪。不久，他发表声明："从此与背信弃义的美国人不共戴天！"

重获自由的努尔扎伊所做的第一件事，就是疯狂种植罂粟，大量制造鸦片，并通过与军阀们的合作，侵吞其他毒枭的"生意"。不到一年的时间，他就垄断了阿富汗南部和巴阿边境的鸦片"生意"。2006年，阿富汗鸦片的产量创下了6100吨的纪录，占全球供应量的92%，其中相当一部分就出自努尔扎伊的"工厂"。努尔扎伊每年数十亿美元的贩毒所得，几乎抵得上阿富汗一年的国民生产总值。他凭借巨额财富，拉起了一支近万人的私人武装，武器装备也换成了最新的美制武器。更重要的是，他加大了对塔利班和"基地"组织的支持，并从2008年起，与"基地"组织和塔利班联手，集中力量破坏北约派驻阿富汗军队的补给线，给北约联军造成了沉重打击。

2009年2月8日，北约盟军司令约翰·克拉多克上将透露：驻阿富汗北约联军将打响2009年的第一枪。此番作战对象不是拉登和塔利班头目奥马尔，而是阿富汗大大小小的毒枭和军阀，其中最大的目标是"鸦片王"努尔扎伊。

社会影响

谈及努尔扎伊的"成功之道"，阿富汗前任总统卡尔扎伊的侄子贾迈勒说："努尔扎伊很有领导天赋，有军事指挥才能，很大方，广交朋友，会理财，擅长谈判。这让他在阿富汗黑白两道如鱼得水。"

由于努尔扎伊拿着贩毒赢得的钱大肆贿赂阿富汗政府官员，美国缉毒署负责人道格·汪克尔认为，这个"鸦片王"已经威胁到了阿富汗的民主进程。

美军情报机构认为，"要想剿灭'基地'组织和塔利班成员，先得断其财源；而要断其财源，就必须除掉努尔扎伊"。

6.5 阿富汗破获特大贩毒案

破案案情

2005年3月31日，阿富汗内政部证实，阿富汗安全部在北部地区破获了一起特大贩毒案，共缴获10吨鸦片、86千克海洛因和吗啡，同时捣毁了七座提炼毒品的秘密作坊。[①] 这是塔利班政权倒台以来阿富汗安全部门破获的最大一起贩毒案。

阿富汗内政部的公报说，缉毒刑警是3月29日在偏远的巴达赫尚省缴获这批毒品的。如果经过提炼，10吨鸦片可制成1吨海洛因。同时，警方还缴获海洛因和吗啡86千克，查处部分化学制剂和武器。现场被捕的三人在阿富汗首都喀布尔接受审讯。

社会影响

2004年，全球87%的鸦片都出自阿富汗。与此同时，阿富汗也是大麻树脂的一个主要来源国和非法毒品的消费国。2004年，阿富汗的非法药物生产和相关活动已经达到了空前的程度，并正在威胁着国家的稳定。

阿富汗内政部长阿里·艾哈迈德·贾拉利说："这次行动再次向贩毒分子表明，阿富汗政府有决心铲除一切毒品交易并逮捕毒贩。"

总部设在维也纳的国际麻醉品管制局3月初发表的2004年度报告指出，为打击非法毒品走私和滥用，阿富汗正在采取有效措施。目前阿富汗已通过了一项国家禁毒战略，目标是在10年内铲除非法作物，消灭麻醉药品、精神药物的非法贩运活动。

---

① 阿富汗破获特大贩毒案　捣毁7座提炼毒品的作坊. 新华网，2005-03-31.

6.6 英国拘捕贩毒集团头目莫汉·费尔罗克

英国的重大有组织犯罪调查署（SOCA），自2009年起调查英国的一宗大型贩毒案。

调查机构在西米德兰发现一个贩毒的网络之后，在以数月时间搜集情报的基础上，于2010—2012年采取行动，拘捕贩毒集团成员，包括组织头目莫汉·费尔罗克夫妇，并截获来自巴基斯坦的藏在食物包装之中的海洛因，市值逾3亿英镑。①

莫汉·费尔罗克于2013年6月被判入狱29年，其妻亦因洗黑钱被判囚9个月，连同早前被捕的17人总共被判囚232年。

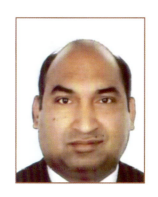

图113 贩毒组织头目莫汉·费尔罗克

6.7 英国破获跨国贩毒案

2011年8月3日，英国边境管理局宣布，警方在英南部沿海的南安普顿一艘价值百万英镑的豪华游艇上起获了1.2吨A级可卡因，总价值3亿英镑，为英国破获的案值最大贩毒案件。②

这些A级可卡因被非常巧妙地隐藏在豪华游艇上，警方花了六天时间才查出所有可卡因，其纯度为90%，而此前英国警方起获的可卡因纯度一般只有63%。

这些毒品原产地为南美洲，计划经英国运往荷兰，在英国协助下，荷兰警方已经逮捕了一个犯罪集团的六名嫌犯。今年5月游艇抵达加勒比海时，法国警方得到线报，之后游艇被追踪到了英国南安普顿。

---

① 英国最大贩毒案19毒犯共囚232年. 中化新网，2013-10-08.
② 李文云. 英国破获迄今最大跨国贩毒案. 人民网，2011-08-03.

6.8 英国曼城机场查获贩毒案

2014年6月11日，英国媒体报道，4月份英国曼城机场查获市面价值500万英镑的海洛因。毒品被"织"入了手工编织的地毯中。这批46件地毯是从巴基斯坦白沙瓦经迪拜运抵曼城机场的。在从中查获50千克的A级毒品后，两个人被警方逮捕后取保候审。英国边检局专门训练的嗅毒犬首先发现了毒品。将海洛因"织"入地毯的复杂和巧妙，证明了贩毒分子为了躲避稽查无所不用其极。①

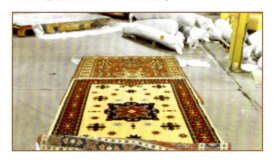

图114 贩毒分子将海洛因"织"入地毯

6.9 俄罗斯破获大型毒品案

据俄罗斯"自由媒体"新闻网2013年11月21日报道，俄联邦安全局成功破获大型毒品案，查缴毒品总量达170千克。②

11月21日凌晨，俄联邦安全局斯维尔德洛夫斯克州分局执法人员，在叶卡捷琳堡拦截到一辆装有毒品的面包车，警方在车内音乐器材中发现了7千克毒品，这些毒品本欲运往其中一名毒贩在乌拉尔的公寓。之后，警方立即前往该公寓，搜出39千克毒品，并逮捕另外一名毒贩。根据该毒贩供认，警方又在俄罗斯乌法、莫斯科等六个大城市的毒贩藏匿处搜查毒品。

这次破获的毒品案最终共搜缴170千克毒品。涉案人员已经逮捕归案。

6.10 俄罗斯边防军破获特大贩毒案

2002年7月14日，俄罗斯边防军发言人亚历山大·孔德拉少校宣布，俄罗斯军队于7月13日晚在阿富汗与塔吉克斯坦边界与一伙武装毒品走私犯发生交火，俄罗斯边防军击毙了四名毒犯，并缴获约200千克的海洛因。③

---

① 英国一机场查获新贩毒案毒品被"织"入地毯.中国新闻网，2014-06-11.
② 马恩玲，翟潞曼.俄罗斯破获大型毒品案共搜缴毒品170公斤.环球网，2013-11-22.
③ 俄罗斯边防军破获特大贩毒案击毙4名武装毒犯.合肥报业网-江淮晨报，2002-07-15.

塔吉克斯坦边境地区是阿富汗毒犯通过中亚与俄罗斯向欧洲输送毒品的主要通道。俄罗斯在塔吉克斯坦驻守了大约2.5万名士兵以帮助阻止来自阿境内的毒品和武器走私。

6.11 六国警方破获国际贩毒集团案

2007年12月13日，澳大利亚警方宣布，六国警方联手捣毁一个重大国际贩毒团伙，逮捕100多人并查获大量可卡因、冰毒和摇头丸。澳大利亚亚洲共同犯罪小组总警察约翰·莱曼说，这个贩毒团伙的总部设在加拿大，在澳大利亚、新西兰、中国、日本和美国从事贩毒活动。此次查获的毒品包括600千克可卡因、111千克冰毒、83千克摇头丸和1200千克用于生产冰毒和摇头丸的原料。①

加拿大警方同时宣布，在加拿大、中国、日本、澳大利亚等六国警方联合协作下，破获一个跨国贩毒集团案，并在全球逮捕100余名嫌犯，查获毒品的市价高达1.4亿美元。这个贩毒集团是以温哥华为主要根据地，并在北美洲、亚洲和大洋洲的多个国家都建有行销管道。

---

① 六国警方捣毁特大国际贩毒集团据称首脑为华裔. 中国网，2007-12-14.

第28卷

核走私及施毒杀人犯

本卷主编 史志诚

卷首语

  本卷分为两个部分，前一部分主要记述国际上核材料和放射性物质的走私案，包括哥伦比亚核材料走私案、法国核材料走私案、格鲁吉亚跨境核材料走私案、格鲁吉亚核材料黑市走私案和中国贫化铀"走私"案。这些案件显示了自 20 世纪 90 年代以来，国际上的恐怖分子和黑社会走私核材料的犯罪行为愈加猖獗。由于核材料是制造核武器的核心原材料，其一旦用于犯罪目的，就会对人类和平和安全造成极大的威胁。目前，全世界 40 多个国家共有 130 余个研究性反应堆在使用高浓缩铀。如何有效防止核物质外流，如何严厉打击核材料和放射性物质的走私犯罪，成为当今国际社会普遍担心的重大问题之一。

  后一部分介绍施毒杀人犯与战争施毒罪犯。其中介绍了中世纪法国女巫凯瑟琳·佛伊辛施用所谓的"爱粉"和"春药"教唆那些心怀叵测的女人毒杀她们不喜欢的丈夫；还有美国毒杀恶魔护士奥维尔·林恩·马约尔斯和查尔斯·卡伦；纳粹时期专门毒杀病残儿童的玛丽安娜·裘尔克，最后介绍的是日本地铁毒气事件首犯麻原彰晃、战争施毒杀人的纳粹女战犯凯特·哈克巴特、纳粹德国罪犯约翰·德扬尤克、日军细菌战犯山田乙三和石井四郎。

  回顾过去，不忘历史，提高警惕，防止悲剧重演，是全世界人民在追求幸福生活的今天，所必须牢记的。

1

核材料和放射性物质的走私

20世纪90年代以来，特别是前苏联解体之后，国际上的恐怖分子和黑社会集团走私核材料的犯罪行为[①]已不鲜见，而且愈加猖獗。由于核材料[②]是制造核武器的核心原材料，其一旦用于犯罪目的，就会对人类和平和安全造成极大的威胁。走私核材料，不仅是对国家对外贸易管制制度的严重破坏，还侵犯了国家的核材料管理制度，严重威胁国家安全和广大人民群众生命健康的安全，各国政府都在采取措施予以严厉打击。

1.1 核材料走私屡禁不止

在俄罗斯，核材料一向被认为是国家财产。但俄罗斯原子能工业部副部长伊万诺夫承认，自从前苏联解体以来，部分核材料被有关企业使用，不少核材料流失严重。从1991年到1995年，高富铀先后25次失窃。[③]

1994年，震惊世界的法兰克福核材料走私案的主角是一名哥伦比亚商人。当年8月10日，德国警方在这名商人的行李中找到0.283千克的武器级钚-239。之后，意大利、瑞士、保加利亚和德国警方先后破获多起核材料走私贩卖案件。国际原子能机构发言人戴维·凯伊德评论说："被发现的绝大多数是铀，其中2%~3%来源于前苏联各共和国。"

2001年，格鲁吉亚港口城市巴统的警察接到线报，有人欲以10万美元的价格出售一批几磅重的高浓缩铀。经过一番周密调查，当地警方于7月20日在一家小旅馆里抓获了四名核材料走私分子，其中一人竟然是格鲁吉亚军官、陆军上尉绍塔·格拉茨。警方在他们的房间内找到了一个用塑料材料包裹的玻璃罐子，其中装有近1.8千克高浓缩铀-235。这起案件是

[①] 根据《中华人民共和国刑法》关于"走私核材料罪"的释义，本罪是指违反海关法规，逃避海关监管，非法从事运输、携带、邮寄国家禁止、限制进出口的核材料，破坏国家对外贸易管理的行为。

[②] 根据《中华人民共和国核出口管制条例》附件"核出口管制清单"第一部分的规定：核材料系指源材料和特种可裂变材料。其中：源材料系指天然铀、贫化铀和钍，呈金属、合金、化合物或浓缩物形态的上述各种材料；特种可裂变材料系指钚-239、铀-233、同位素铀-235或铀-233或兼含铀-233、铀-235其总丰度与铀-238丰度比大于自然界中铀-235与铀-238的丰度比的铀，以及含有上述物质的任何材料。

[③] 俄罗斯核材料失窃严重. 凤凰网, 2000-09-30.

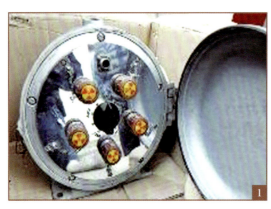 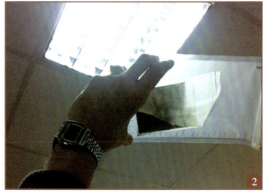

图115 核材料走私的证据 （1.格鲁吉亚内政部公布的照片显示部分缴获的装有核材料的容器；2.格鲁吉亚黑市被曝售卖高纯度浓缩铀）

格鲁吉亚近两年里查获的第三起核材料走私案。这些被破获案件表明，走私分子已经开始将包括土耳其和高加索地区在内的中亚地区作为新的核材料转运站。①

据土耳其原子能机构发表的报告，在过去八年中，土耳其有关方面共发现了104起企图将核材料运进该国的走私活动。1998年9月，土耳其警方逮捕了8名走私分子，他们企图将核材料从俄罗斯通过土耳其走私到某国。警方共查获了约4.5千克铀-235和3.12千克钚混合物。1999年5月，土耳其警方还逮捕了一名携带少量高浓缩铀-235的本国人。②

2000年3月，在距离乌兹别克斯坦首都塔什干30千米处的乌哈边界检查站，检查人员依靠检测设备查获一辆走私核材料的卡车。这辆卡车表面上装的是废旧金属，实际上却运载了10个手提箱大小的容器，里面全是放射性物质。乌兹别克斯坦方面随后将这些核材料送回了哈萨克斯坦，以供对方有关方面进行调查。但不久以后，哈萨克斯坦方面却报告说这些核材料不翼而飞，而且没人因为走私而被逮捕。哈萨克斯坦政府解释说，车上根本没有所谓的10箱放射性物质，只是这些废旧金属在以前曾受到程度较低的放射性污染。③

根据国际原子能机构提供的材料，在1993年到1995年世界各地破获的104起核材料走私案中，只有四起发生在中亚地区，而从1996年到2001年上半年，全世界总共破获了72起核材料走私案，其中中亚地区16起。此外，这些走私案还只涉及铀、钚和钍这三种能制造核武器的材料，其他的核材料走私案还没有包括在内。④另据国际原子能机构第49届大会"防止非法贩卖数据库"提供的信息，自1993年以来，该数据库登记在册的国际核物质走私事件总计662起，其中大部分涉及低级核物质，包括用于核反应堆的核燃料、天然铀以及广泛用于工业和医学领域的放射源等。而2003年至2004年的两年内，该机构成员国申报的核材料和放射性物质盗窃、非法占有、运输和交易事件达到121起，其中2004年发生93起，是该数据库自1993年建立以来成员国申报核物质走私事件数量最多的一年。⑤

---

①②③④ 核走私猖獗，中亚成了核材料走私转运站. 中国青年报，2001-09-13.
⑤ 宋国城. 国际核物质走私日趋严重，大量核材料被盗. 新华网，2005-09-30.

1.2 核材料走私后果严重

在所有案件中没收的铀或者其他核武器原材料，虽然离制造一枚核炸弹所需的量相去甚远，但如果0.283千克的铀或者钚真正落入恐怖组织或者极端分子的手中，仅仅是投入饮用水系统或者燃烧后释放到空气当中，都可以置数百万人于死地。更可怕的是，如果有足够的制造核武器的材料，加上互联网上现有的技术资料，那么某人或某个组织想要制造出最原始的核弹也不是不可能的！

国际原子能机构认为，从国际防扩散和反核恐怖主义的意义上说，大部分事件涉及的核物质数量都很小。但这些事件表明，大部分以赢利为动机的核走私活动源于国际黑市对核物质的广泛需求，成员国在核物质和核设施的监控、保护方面存在漏洞。

为了更为有力地打击核材料和放射性物质走私活动，2011年12月，美国和塔吉克斯坦共同签署了联手打击核材料和放射性物质走私协议。根据协议，美塔两国政府将加强合作，提高塔吉克斯坦在防止、发现和有效应对核材料和放射性物质非法走私方面的能力。美方将在必要时向塔吉克斯坦提供打击核材料和放射性物质走私所需的资金支持。[1][2]

据国际原子能机构统计，1993—2008年，全球共发生经确认的核材料或其他放射性材料被偷窃、丢失或非授权占有等事件1500余起，而已证实的走私核武等级高浓缩铀或者钚的案件有15起。

目前，全世界40多个国家共有130余个研究性反应堆在使用高浓缩铀，如何有效防止核物质外流，将成为国际社会普遍担心的重大问题之一。[3]

---

[1] 美国和塔吉克斯坦将联手打击核材料和放射性物质走私. 国际在线，2011-12-14.
[2] 塔吉克斯坦北部有几座中大型铀矿，在前苏联时期曾被大规模开采，目前已废弃。塔吉克斯坦现有多个放射性废料堆放场所，但由于资金和技术有限，防护设施尚不完善。塔吉克斯坦是目前第12个与美国签署相关协议的国家。此前，美国已经与亚美尼亚、阿塞拜疆、阿富汗、格鲁吉亚、哈萨克斯坦、吉尔吉斯斯坦、乌兹别克斯坦和乌克兰等国签署了此类协议。
[3] 格鲁吉亚破获跨境核走私案. 荆楚网-楚天金报，2010-11-09.

2

核材料走私案

2.1 哥伦比亚核材料走私案

2001年4月，哥伦比亚警方从一名宠物商家的洗澡间搜出了价值100万英镑的浓缩铀。尽管这名商人一再声称他搜集浓缩铀纯粹是为了满足自己的"科研兴趣"，但哥伦比亚和美国联邦调查局确定这是走私贩卖核武器国际犯罪集团行动的一部分。[1]

宠物商人的洗澡间居然是核材料实验室

波哥大宠物食品商阿方索·桑多瓦尔的家从外表看，完全是郊外一幢非常不起眼的普通住房：上下两层，楼下车库杂物间，楼上家居的小楼是当地居民典型的住家。可当波哥大警方搜查到洗澡间时，发现洗澡间已被改成了实验室：一台高功率先进电脑赫然立在桌子中央，实验台上摆满了各种各样稀奇古怪的测量仪器，其中包括一台铀元素纯度测量仪。而在洗澡间的一个角落里则摆着两个容积为11盎司的小罐，罐子上有国际通用的放射性核原料警告说明，其中一罐铀的纯度为63%，另一罐为74%。

哥伦比亚当局断定是国际核材料走私

尽管桑多瓦尔本人解释说，这些铀都是他捡来的自然铀。但哥伦比亚警方认为，桑多瓦尔说这些铀是捡来的显然是撒谎，因为自然铀根本无法达到如此高的纯度。虽然在桑多瓦尔洗澡间里发现的这些铀，纯度确实没有达到制造核武器所需的90%纯度，但这种浓缩铀已经达到了海军核潜艇或者核破冰船使用的标准。

哥伦比亚政府官员认为，从桑多瓦尔家搜出的两小罐浓缩铀其实是给潜在客户看的样品。桑多瓦尔在2000年2月突然访问俄罗斯，访问的原因迄今为止都不清楚。

警方认为，桑多瓦尔是打算出售这批浓缩铀。他把洗澡间改成测定铀浓缩程度的实验室的目的是为了测定铀的品质，然后把铀售往外国市场。

这起核材料走私案成为拉丁美洲地区首例核材料走私案

这起案件是拉丁美洲地区首例核材料走私案。桑多瓦尔并非第一个因涉及走私贩卖核武器相关原材料被逮捕的哥伦比亚公民。1994年，震惊全世界的法兰克福核材料走私案的主角也是一名哥伦比亚商人。警方对在哥伦比亚发现核走私案并不感到奇怪，因为游击队和犯罪集团横行的哥伦比亚最可能成为一些想获得核武器的国家或者恐怖组织秘密购买核武器相关原材料的理想场所。

---

[1] 洗澡间中搜出浓缩铀，哥伦比亚惊曝核材料走私案. 新闻晨报，2001-04-30.

2.2 法国核材料走私案

据法国《星期日报》2001年7月22日报道，法国警方一周前在巴黎逮捕了三名走私核材料的嫌疑犯，从他们身上共搜出了5克可用于制造核武器的浓缩铀。这是法国境内首次截获走私的有用核材料案件。[1]

这三名嫌疑犯包括一名法国人和两名喀麦隆人，搜查出的浓缩铀放在一个包有铅外套的玻璃瓶中。警方从其中一个嫌犯的公寓里发现了前往东欧国家的机票以及很可能是用俄文书写的核分析记录。

法国原子能委员会发言人说，这件案子已交由内政部处理。法国原子能委员会的一名物理学家说，造一颗核弹需要10千克的铀-235。前苏联解体后，在一些国家已经发生了好几起核材料走私案。

2.3 格鲁吉亚跨境核材料走私案

2010年，格鲁吉亚破获一起跨境走私核武等级浓缩铀的案件，两名不法分子将高浓缩铀通过火车运入格鲁吉亚境内。11月7日，格鲁吉亚法庭以涉嫌走私核物质罪判处两名亚美尼亚人有罪。[2]

案情经过

据格鲁吉亚检察官介绍，这两名被判有罪的亚美尼亚人分别是商人苏姆巴特·托诺亚恩和物理学家赫兰特·奥哈亚恩。托诺亚恩和奥哈亚恩将18克高浓缩铀装入一个内衬有铅层的烟盒，以骗过边境线上的辐射感应器。然后，他们乘坐火车从亚美尼亚首都耶烈万前往格鲁吉亚首都第比利斯。

在两名亚美尼亚人出发之前，格鲁吉亚反恐情报机构就已截获相关情报。有线人爆料称，有关地区的黑市在出售高浓缩铀。格鲁吉亚情报部门通过调查，锁定了托诺亚恩和奥哈亚恩两人，并监控了他们的行踪。

为了获取两名亚美尼亚走私者的犯罪证据，格鲁吉亚情报部门的一名特工假扮极端组织头目，通过网络和电话联络上了托诺

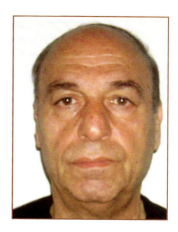

图116 亚美尼亚商人托诺亚恩

---

[1] 法国警方首次截获走私的有用核材料. 新华网，2001-07-23.
[2] 格鲁吉亚破获跨境核走私案. 荆楚网-楚天金报，2010-11-09.

亚恩和奥哈亚恩，表示想买一批浓缩铀，而且必须是"高质量的"。经过一段时间的洽谈，这名卧底特工取得了两名走私者的信任，"核交易"由此谈定。双方约定在第比利斯接头并交货。

在托诺亚恩和奥哈亚恩前往第比利斯途中，格鲁吉亚情报人员一直尾随在后。两名走私者来到与卧底特工约定的交易地点时，格鲁吉亚情报人员将他们秘密逮捕。两名亚美尼亚籍走私者随后很快供认，他们当时以为自己是在与极端组织做交易。

案件审理

为了保护格鲁吉亚反扩散部门的行动机密，格鲁吉亚法庭在秘密情况下对两名亚美尼亚籍走私者进行了审判。据悉，两名疑犯兜售的核材料，是数年前失窃的。美国方面进行的测试表明，其浓缩程度达89.4%，而这一纯度已经足够制造出核弹头了。

两名亚美尼亚嫌犯被捕时，从他们身上只缴获了18克的高浓缩铀，但他们在亚美尼亚的供应者称，还可以弄到更多。两名亚美尼亚人计划3月11日在格鲁吉亚首都将18克高浓缩铀作为样品交给买家。

核材料屡屡失窃的忧虑

这起案件是格鲁吉亚在七年内第三次拦截到的高浓缩铀。证据显示，这两名亚美尼亚籍走私者手中的高浓缩铀，以及此前格鲁吉亚情报部门查获的另两起核走私事件中的核物质，均来自俄罗斯新西伯利亚的一座核燃料工厂。新西伯利亚市坐落在西伯利亚的腹地，这里虽然偏远，却是俄罗斯主要的核活动区之一，国际社会一直担心核原料会从这里落入恐怖分子之手。反恐专家担心，如果恐怖分子获得高浓缩铀，就有可能组装成简易核爆装置，并造成大规模伤害。

2.4 格鲁吉亚核材料黑市走私案

2012年4月，格鲁吉亚警方破获一起核材料黑市走私案，抓获三名犯罪嫌疑人，缴获装有铯-137和锶-90的数个容器。防止核扩散专家称，这些物质足以制造一枚"脏弹"①。

案情经过

2012年4月，在格鲁吉亚靠近土耳其的边境小镇巴图米，三名男子因放射性材料交易被警方抓获。其中一人是格鲁吉亚商人，他自称可提供铯，这是一种可用来制造"脏弹"的核反应堆副产品。

案件与前苏联遗留的腐败有关

这起走私案再次引起了西方国家关于前苏联遗留的核原料保管问题的担忧。前

---

① "脏弹"与传统的核武器不同，爆炸过程非常简单。将爆炸物用球状或粉末状的钴-60、铯-137或锶-90等放射性物质包裹起来，就制成了所谓的"脏弹"。有专家认为，在一座大城市中心引爆一颗"脏弹"所造成的经济破坏力，相当于"9·11"恐怖袭击的后果。

苏联解体后，留下了大量核原料。据俄罗斯一个环境组织透露，超过1.6万吨核废料被存放在数十个核设施内，从这些核废料中可以提炼出高浓缩铀和钚，可用来制造原子弹，这些核废料甚至可直接用于制造"脏弹"。前苏联期间的一些核科学家因为待遇微薄，在前苏联解体后，可能用核废料提炼高浓缩核原料，高价卖给恐怖组织。

据统计，自前苏联解体至2010年，共发生了21起核武等级材料失窃或者盗窃未遂事件。由于这些核原料均出自俄罗斯，因此自"9·11"以来，美国等西方国家一直向俄罗斯政府施压，要求其采取更严密措施，保证核设施的安全。①

2005年，美国成立了一个旨在打击跨国核走私的特别行动队，并向格鲁吉亚派出15名调查人员。在该组织的协助下，七年来已有数十人涉案被捕。

格鲁吉亚的核黑市，除了地理位置因素外，也与前苏联时期遗留下来的腐败有关。在破获的一起核走私案中，两名被捕的格鲁吉亚男子被发现藏有大量的武器、TNT炸药和致命数量的铯-137。这两人中，一人曾是前苏联后勤部队的军官。他对警方直言不讳地说，在前苏联解体前的20世纪90年代初，他依靠从军队仓库中偷盗物资建立起自己的"第二个事业"。他公开说："我是一名后勤军官，副业就是尽可能多地偷盗任何东西。"

2.5 中国贫化铀"走私"案

事件经过

2006年8月，做跨国废品收购生意的中国新疆维吾尔自治区阿克苏人刘某某、王某华在吉尔吉斯的比什凯克市一家废品收购站收购废钢铁时，发现一块奇特的金属固体，外形呈椭圆形，金色并略带其他色彩，奇怪的是一发生碰撞就会火花四溅，真可谓"金光四射"，废品店老板也不知其是何物。刘某某、王某华仔细打量后断定此物肯定是个宝，以2000美元的价格购得该物，运回中国。②

"宝物"重达274千克，比较醒目。便由王某华负责找车将宝物藏入收购的废钢材中，当宝物运至吐尔尕特口岸附近时，由刘某某、王某军在国内租一辆微型汽车，抄小路绕过吐尔尕特海关，逃避海关监管将此物运回。

之后，刘某某、王某华、王某军多方联系买主，均因宝物身份不明，价钱难以确定，无法出售。

2007年年初，三人决定请人鉴定宝物。刘某某想从宝物上取一小块做样品，没想到切割一小块样品竟然用了三四天，光锯条就断了几十根！刘某某、王某华、王某军因此更加相信这是宝物的魅力。王

---

① 单桂志. 格鲁吉亚破获核材料走私案. 华商报，2012-12-11.
② 3名男子误把核废料当宝物运回国. 亚心网，2008-09-08.

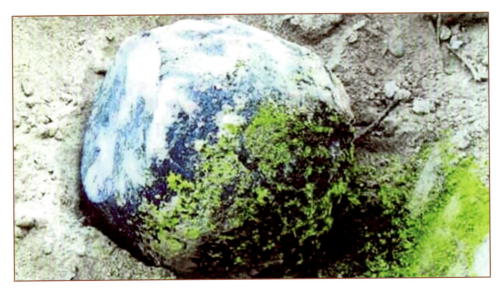

图 117 核废料"宝物"（中国新疆维吾尔自治区阿克苏温宿县人民检察院提供）

某军亲自将样品送到北京清华大学。为防止样品在路上丢失或被盗，王某军将这个不明身份的宝物样品用胶带粘在身上，日夜不离身，不敢有丝毫懈怠。

2007 年 9 月，"宝物"被鉴定为贫化铀，具有辐射性，属国家禁止流通、使用的核废料。清华大学立即向有关部门报案，温宿县公安局将三名犯罪嫌疑人抓获，并查明了案件事实。刘某某三人也因涉嫌走私核材料罪被公安机关刑事拘留。

原来，他们煞费苦心运回的不是什么宝物，而是一堆核废料，这是中国首例贫化铀走私回国案件。

案件处置

案件经过立案侦查最后起诉到了阿克苏温宿县检察院。2008 年 8 月 19 日，刘某某等三人接到阿克苏地区温宿县人民检察院不批准逮捕决定通知书。

2008 年 9 月 6 日，亚心网记者采访了阿克苏温宿县检察院的办案检察官。检察官告诉亚心网记者，将贫化铀走私回国，在中国尚属首例，对该案的定性颇有争议。中国刑法规定了走私核材料罪和走私固体废物罪，但是这两罪的主观方面必须是故意，必须明知是核材料或固体废物，而本案三名犯罪嫌疑人显然不知情。并且该物质经权威部门鉴定为贫化铀，具有辐射性，但不是核材料，三人的行为显然不能定性为走私核材料罪和走私固体废物罪。温宿县人民检察院在温宿县公安局提请逮捕后，依法做出了不批准逮捕的决定。

刘某某、王某华、王某军三人虽然不构成犯罪，但是，他们的行为却给社会带来了不小的危害，给国家处理该物体带来了难题。因为贫化铀虽然不是核材料，但是具有放射性，是有害物质。

3 投毒杀人犯

3.1 法国女巫凯瑟琳·佛伊辛

凯瑟琳·佛伊辛（Catherine Voisin，约1640—1680），是一个不光彩的法国女巫①，她以手相术和面相术进行敛财，帮人助产、流产并提供爱粉和毒药。因犯有用毒谋杀、毒杀婴儿罪，于1680年2月22日被判处死刑。

佛伊辛其人

凯瑟琳·佛伊辛生于1640年，外号"香格里拉佛伊辛"（La Voisin）。娘家姓凯瑟琳·戴莎伊丝（Catherine Deshayes）。她嫁给巴黎一个珠宝商莫佛伊辛（Monvoisin）后，改名凯瑟琳·莫佛伊辛（Catherine Monvoisin）。从那时起她开始练习手相术和面相术，她通过阅读书报学习生理学和现代医疗技术方法，进而算命、行医、助产并进行人工流产。同时，还提供采购爱粉和毒药，以此营利。

在法国路易十四统治时期，凯瑟琳·佛伊辛的整个职业生涯是从事超自然的职业，是当时熟悉毒药的知名人士之一，因此，被指控为臭名昭著的巫婆。

1680年2月22日，凯瑟琳·佛伊辛在法国巴黎被执行死刑。

犯罪事实

根据指控，凯瑟琳·佛伊辛的主要罪行是：

佛伊辛作为助产士，在1680年前后进行了约2500例堕胎。

——佛伊辛做的毒物和迷魂酒生意，十分兴隆。她主要用的是天仙子、曼陀罗和芫菁的混合物。这些物品在当时毒物学的启蒙时期，人们已经知道它们都具有一定的毒性。

——佛伊辛作为一个算命"先生"十分理解客户的希望。几乎所有来算命的人一是想如何更加爱上他们所爱的人，二是想死去却寻找不到没有痛苦的自杀办法的人。根据指控，佛伊辛掌握各种神奇的做法，如蟾蜍的骨头或牙齿、西班牙苍蝇②、铁屑、人体血液和木乃伊，还有人类遗骸的灰尘，这些物品由她进行炮制并加入"爱粉"的成分之中。她先是告诉她的客户，这是神的旨意，卖给客户做"护身符"；然后，她建议她的客户购买她制作

---

① 女巫（Witch），指会使用魔法，运用魔杖的女性巫师，又称魔女。所有的女巫都有一只宠物，它们的职责就是检视女巫的行动和帮助女巫。

② 西班牙苍蝇（Spanish Fly），即西班牙芫菁（*Lytta Vesicatoria*），是芫菁科芫菁属甲虫，能分泌斑蝥素（Cantharidin）。外用作为刺激剂、发泡剂以及发赤剂。内服小剂量作为利尿剂、生殖系统兴奋剂。大剂量则有剧毒。

的"爱粉",让他们的梦想成真。

此外,佛伊辛在她居住在房子里还有一个焚烧炉,专门处置那些死婴,或者将尸体埋在花园里。

调查与审判

1677年以来几起毒杀案件都牵连到凯瑟琳·佛伊辛。根据指控,于1679年3月12日,凯瑟琳·佛伊辛被逮捕。接着她的女儿以及与她联系紧密的魔术师等有关成员相继被捕。

1679年4月,在法庭调查过程中凯瑟琳·佛伊辛供认被指控的所有罪行,并交代了她的职业生涯及其发展情况。

1679年12月27日,路易十四颁布一项命令,立即解散凯瑟琳·佛伊辛的整个巫术网络,无论涉及什么职级、性别或当事者的年龄如何,全部依法严查惩处。

1680年2月22日,凯瑟琳·佛伊辛被裁定为女巫,在巴黎格雷夫广场当众被烧死。

社会影响

1979年,布拉德·斯蒂格尔(Brad Stieger)著的小说《催眠师》(The Hypnotist)中将法国国王路易十四的统治时期称为"砷的时代",其中以凯瑟琳为原型,描述一个叫"香格里拉佛伊辛"的酒店通过联营公司与上流社会和社会底层客户之

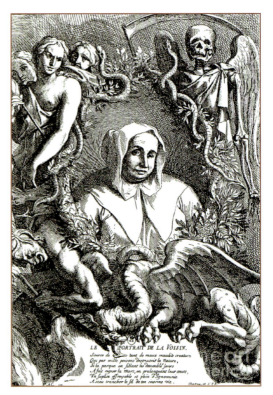

图118 凯瑟琳·佛伊辛的魔鬼肖像(17世纪)

间进行卑鄙的毒物交易活动,以及调查审判等重大情节。

1997年出品的一部《侯爵夫人》(Marquise)的影片中,反映了凯瑟琳·佛伊辛的一段往事。

2003年,作家安妮·萨默塞特(Anne Somerset)著《毒药的事件》(Affair of the Poisons)一书出版(圣马丁出版社,2003),讲述凯瑟琳·佛伊辛应用毒物进行谋杀罪行。

3.2 美国毒杀恶魔护士奥维尔·林恩·马约尔斯

美国的男性护士奥维尔·林恩·马约尔斯因被控"如恶魔般"地杀害所看护的六名患者，于1999年11月15日被判处360年监禁。①

案情发现

1995年，奥维尔·林恩·马约尔斯34岁，当时，弗米利恩县医院的一名护士主管发现，在重病护理护士马约尔斯当班期间，患者的死亡率比较高。这位主管将这一情况报告了院方。院方随即进行调查。结果发现，医院近期内死亡的147人中，有130人接受过马约尔斯的护理。经过两年的调查取证后，马约尔斯于1997年12月被捕。

法庭审判

检察官指控说，在美国印第安纳州弗米利恩县医院工作的马约尔斯，在1993年至1995年，通过给患者服用过量药物和注射致命药剂的手段，杀害了由他看护的六名患者。

尽管法官承认马约尔斯的杀人动机"仍是个谜"，但证据确凿，陪审团认定马约尔斯杀害六位患者的罪名成立。因此，陪审团在庭审后认定，马约尔斯杀害年龄在56岁到89岁间的四名女患者和两名男患者的罪名成立。负责此案的法官欧内斯特·耶尔顿随后宣布，对每一项谋杀罪判处马约尔斯60年监禁，六项谋杀罪共判马约尔斯360年监禁。依照印第安纳州的法律，这是法院所能做出的最严厉判决。

3.3 美国调制毒药杀人犯查尔斯·卡伦

2006年3月2日，美国新泽西州的萨默维尔法庭对至少杀害29名患者的"恶魔"护士查尔斯·卡伦进行了判决，判处他11次的终身监禁。②

法庭审判

2006年3月2日是法庭对卡伦系列杀人案进行宣判的一天，法庭上坐满了旁听者。卡伦曾声称在他16年的护理生涯期间，先后在10个养老院和医院用不易觉察的药物，至少杀害了40名患者。在法庭上，他承认自己在新泽西州杀害了22名患者，未遂谋杀另外3名患者。卡伦承认使用大剂量的致命药物杀害患者，通常是用治疗心脏病的药物地高辛（一种强心剂）来实施杀人阴谋。

---

① 王迎. 美国恶魔护士判刑360年. 中国青年报，1999-11-17.
② 16年杀死22患者——恶魔护士被判11次终身监禁. 新京报，2006-03-04.

在法庭上，家属怒斥，杀手无言。在激烈而喧哗的庭审期间，受害者家属首次与杀人魔王卡伦面对面相遇。受害者家属泣不成声，指责卡伦是"垃圾""畜生""恶魔""害虫"以及"地狱代理人"等。他们说，被告的恶行摧毁了他们亲属的生命，也击碎了他们对护理行业的信心。当受害者恸哭，朝他大喊时，卡伦默默地坐着，一言不发。

最后，最高法庭的法官保罗·阿姆斯特朗对卡伦系列杀害患者案做出了宣判，称他背叛了医疗行业救死扶伤的最基本的准则，杀人之多，手段之隐蔽，都是令人毛骨悚然的。法官最后判处卡伦11次终身监禁。

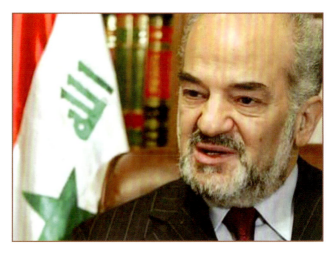

图119 查尔斯·卡伦在庭审会上一言不发（2006年3月2日）

交代罪行换取偷生

卡伦杀死22人，成为美国健康护理业中杀人最多的罪犯之一。不过，卡伦在被判11次的监禁后，仍将在宾夕法尼亚州因七起谋杀和三起未遂谋杀罪而受到审判。

据悉，法庭之所以没有判卡伦死刑，是审判前卡伦与检察官达成了认罪协议，卡伦将交代全部的杀害患者的事实，这些犯罪事实是很难用传统的方法侦破的。检察官同意了不对他处以死刑的要求。

3.4 玛丽安娜·裘尔克专门毒杀病残儿童

逮捕归案

在奥地利维也纳市郊一个僻静的街道，欢快的家宴正在热烈地进行。三对中年男女频频向母亲敬酒，并一再称赞母亲烹炒的菜肴美味可口。七八十岁的老太太虽然一头银发，却精神矍铄，满脸红光，时时发出朗朗的笑声。她一会儿亲吻这个孙子的脸，一会儿拉起那个孙女的手，给他们讲故事、猜谜语、唱歌，多次把巧克力塞进孩子们的口中，显得十分慈祥。正在兴头上，几个法警敲门而入。他们严肃地出示了拘传证，带走了老太太，因为她必须对自己在50多年前担任儿科医生时的所作所为负责。

主要罪行

进入纳粹战犯审理法院，这位名叫玛丽安娜·裘尔克的老太太与数十年不见的老上司和老搭档，今年88岁的海因利希·格罗斯医生不期而遇。

还在纳粹时期，两个人都是疯狂的纳

粹党员，致力于用医学手段消灭元首要求消灭的"没有生存价值的生命"，也就是把所有患有精神病的患者以及犹太人（包括儿童）统统杀死。安斯皮尔斯格伦德医院，这两位纳粹医生，伙同一个名叫安娜·卡岑卡的纳粹护士，给700多个被强制来此治疗的儿童注射、灌注、喂服了致命的毒剂，将他们全部杀死。裘尔克自己生了三个孩子，却不允许犹太儿童生存。至于曾给多少个儿童注射了死亡针，她已经记不清了。但她亲口供认，只记得一次她接待了四个犹太小姐弟，10分钟内就给他们每个人都打了毒针，一个也没有放过，并亲眼看到他们很快倒地而亡。以上场面决非杜撰的侦探小说，而是发生在奥地利的事实——这意味着又有两名潜藏很深的纳粹战犯被揭露出来了。

1946年，素来以庇护战犯著称的奥地利人民法庭传讯了安斯皮尔斯格伦德医院的全体医务人员。由于美军调查人员的介入，人民法庭不得不把明火执仗地宣扬和实施杀害重病儿童的院长恩斯特·伊陵判处死刑；对直接从事死亡注射的注射室护士安娜·卡岑卡判处8年监禁。至于裘尔克和格罗斯，他们平日总是遵循"治疗一个就干掉一个"原则，又从不当着第三者的面对病儿下手，而他俩当年又是亲密难分的"办公室夫妻"，谁也不会揭发对方。

这样，他们究竟害死了多少儿童，除了他们自己谁也不清楚，迟迟不好定案。于是，被判刑10年的裘尔克在坐牢两年后即被取保释放。格罗斯也被匆匆结案释放。

裘尔克出狱后深思良久，还干儿科医生吗？难度大了些。自己当年毕竟是戴着杀害病残儿童的罪名入狱的，患者的家长还能相信自己吗？就是自家的表妹，对自己也是将信将疑。三思后，她决定经商，开过食品杂货店，也开过鲜花礼品店。就凭这么一个顺理成章的决定，人民法庭竟确认裘尔克能够深刻悔罪，于是决定不再起诉她。从而，她怡然自得地度过了20世纪50年代、60年代、70年代、80年代和90年代。原以为今生不会再有人纠缠自己过去的老账了，不料在世纪之交还是被送上法庭，当然，就凭她那一头银发，法院就不一定会判刑，只需令她在世人面前显现出纳粹战犯的真面目也就足够了。

3.5 日本地铁毒气事件首犯麻原彰晃

麻原彰晃是奥姆真理教的创始人、教主，被指控涉嫌制造沙林毒气事件和杀害坂本堤律师一家等13起案件，总共造成27人死亡，5000多人中毒。

麻原彰晃其人

麻原彰晃（あさはらしょうこう，1955—　），原名松本智津夫，1955年3月2日出生于日本熊木县八代市的一个贫困家庭。在七兄弟中排行第四，他先天局部失明。从6岁到20岁，因视力极弱而进入县立盲人学校就读，并因家庭贫困一直领取学校奖学金。

1976年被控伤害罪。1977年他标榜自己曾在一个原始佛教教派中修行过三年，学过气学、推命、仙道、瑜伽，制造

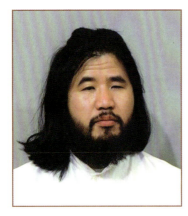

图120 奥姆真理教教主麻原彰晃

并出售一种名为"贵妃"的假药，后因受医者投诉，警方于1982年以违犯《药品管理法》为由，将其逮捕，并处以20万日元的罚款。1978年结婚，在千叶县船桥市开办针灸院。1980年加入日本新兴宗教"阿含宗"，在那里他"领悟"到创立新教派可以敛钱致富的奥秘。1982年因售未经许可的药物而遭罚款。

1984年，麻原彰晃在东京都开设了一个练习"瑜伽功"的道场。1985年秋，他花钱让一家杂志社为其刊登了一张颇具轰动效应的"飘浮神功图"照片。照片上，他双腿盘错，"飘浮"在半空中。于是在1985年他纠合十几名"阿含宗"信徒成立了一个名为"奥姆神仙会"的组织（奥姆真理教的前身），传授瑜伽功，并加入佛教、印度教和基督教的教义。

1986年，麻原彰晃因出版《超人能力秘密开发法》①而进一步出名。这些活动骗取了许多年轻人的信任，他们相信麻原彰晃有特异功能，故而对他顶礼膜拜。1987年，麻原彰晃去了一趟喜马拉雅山，自称在那里悟道。回国后以首个得道的日本人自居，俨然一个教主，并于1987年7月将"奥姆神仙会"改名为"奥姆真理教"，以宗教团体面目出现，这时他把自己的名字改为麻原彰晃②。

1989年8月，麻原彰晃在东京都取得奥姆真理教"宗教法人"资格，得到日本政府的承认，成为一个合法的宗教团体。到20世纪90年代，奥姆真理教教徒发展到上万人，在日本建立了29个分支机构，还在纽约、莫斯科等地建立了4个支部。参加的人员中有不少高级知识分子，如工程师、科技专家等。

1990年2月，以麻原彰晃为首的25名奥姆真理教"教徒"以"真理党"的名义一道参加众议院议员选举，耗资2亿日元，结果无一人当选。这次竞选失败是麻原彰晃及其教团走向极端的转折点。在《日出之国，灾难降临》一书中，麻原彰晃预言："第三次世界大战迟早要爆发。我可以用我的宗教生命打赌！"

1992年，麻原彰晃曾带领40名成员赴扎伊尔，希望获得埃博拉病毒作为大屠杀工具，但最后并未成功。

1995年，麻原彰晃因策划了1995年3月20日的东京地铁沙林毒气案而受到检察官的起诉。

2006年9月15日，日本最高法院判定麻原彰晃维持死刑，全案定谳不得上诉。

犯罪事实

制造松本市施放毒气事件

1994年6月，松本市有人施放毒气致使六人死亡，200多人被送进医院。事后警方调查发现，毒气是从市郊的两幢公寓里散发出来的，在其100米以内的所有生命无一逃生。这两幢公寓正是奥姆真理教徒的居住区。

---

① 也译为《身体腾空特异功能修持秘法》。
② 据说麻原的姓取自梵语"玛哈拉佳"，意为王中王，而"玛哈拉佳"的发音与日语"麻原者"的发音相同。

山梨县制造毒气事件

1994年7月9日,在山梨县奥姆真理教大楼出现神秘烟雾,警方发现一些可以制造"沙林"①的物质。

制造日本东京地铁沙林毒气事件

1995年3月20日早上8时20分东京筑地地铁车站的工作人员拨通了110报警台:站内出现了异常气味,已经有人倒下!紧接着,霞关、神谷町、惠比寿等14个车站相继发出同样警报。霞关站站长助理高桥一正提着从车厢内清理出的一塑料袋垃圾走到办公室便倒下了,再也没有苏醒过来。大批乘客相继从地铁站被抬出,出来的人都是大口喘气,有人口吐白沫,有人神志已经不清。各方投入了紧急救援,这时的东京,各种救援及救护车辆笛声不断,来往于各地铁出口和医院之间。这次事件共造成5500人中毒,其中12人死亡。事件发生后,日比谷线全部关闭。另有两条地铁线也被部分关闭。

法庭审判

日本奥姆真理教的创始人,因主谋策划东京地铁沙林毒气事件,造成12人死亡及5500多人受伤,麻原彰晃遭到逮捕,缠讼多年后于2004年2月开始进入判决程序。

2004年2月27日,东京地方法院对制造东京地铁沙林事件的奥姆真理教教祖麻原彰晃进行一审宣判。东京地方法院审判长小川正持宣布被告麻原彰晃(原名松本智津夫),现年48岁,涉嫌制造沙林毒气事件和杀害坂本堤律师一家等13起案件,总共造成27人死亡。为此,以杀人罪、杀人未遂罪、杀人预备罪、拘禁罪、非法制造武器罪等13项罪行的"首谋"罪名判处麻原彰晃(原名松本智津夫)死刑。

2004年6月29日,曾直接参与日本东京地铁毒气事件等三起杀人案件的奥姆真理教成员林泰男被东京地方法院判处死刑。林泰男现年42岁,12年前加入奥姆真理教。据日本检察机关查明,林泰男直接参与了1995年的东京地铁沙林毒气事件,此外还参加了其他两起由奥姆真理教制造的杀人案件。至此,已有14名涉案嫌疑人以杀人罪遭到起诉,其中3人被判死刑,4人被判无期徒刑。

2006年3月27日,东京高等法院驳回其上诉,死刑确定。

2006年3月30日,辩护团向东京高等法院提出程序异议,再遭驳回。

2006年9月15日,最高法院驳回特别抗告,判定麻原彰晃维持死刑,全案定谳不得上诉。

社会影响

现在奥姆真理教在整个世界成了过街老鼠,但有死灰复燃之势,日本国内信徒的人数已由最少时的几百人增加到了1700人。

日本最高法院2006年9月15日驳回了原奥姆真理教教主麻原彰晃辩护律师的上诉,维持东京地方法院对麻原的死刑判决。但由于日本司法程序复杂,奥姆真理教教主麻原彰晃虽然已经确定判处死刑,但他的辩护律师团可以要求复审或紧急上诉,以延缓死刑的执行。

---

① 沙林,学名为"甲氟磷酸异丙酯",是一种神经毒气,也是毒性最大的毒气之一。

4

战争施毒杀人犯

4.1 纳粹女战犯凯特·哈克巴特

凯特·哈克巴特（约1917—1945），是纳粹女战犯，一个启动毒气室开关的人。

贝恩堡医院

在第二次世界大战时期人们称贝恩堡[①]医院为纳粹的"贝恩堡灭绝营"，它距离拉芬斯布吕克集中营七八十千米，是一个隐蔽得非常巧妙的杀人魔窟。德国纳粹的党卫军接管了该医院四分之一的建筑物，集中在医院的东北角，然后用一堵高墙把它与医院的其他部分相隔离。

"贝恩堡灭绝营"承担着两项任务：一是杀害德国及其侵占国家的精神病患者以及东欧国家被送往德国的劳工中的重症患者；二是处死那些在拉芬斯布吕克集中营内被纳粹医生挑选出来的丧失了劳动能力的女囚[②]。

1942年，担任位于波兰东部的特列勃林卡灭绝营司令官的艾贝尔调任新组建的贝恩堡灭绝营的司令官。由于这里的工作环境与特列勃林卡大不相同，在消息阻塞的东部波兰，纳粹分子可以放开手脚，大规模地杀人。而在德国本土，许多居民特别是教会人士，对纳粹屠杀精神病患者和重症患者的行为非常反感，甚至进行过强烈抗议。因此，他们的屠杀行动必须进行得十分隐秘，为此需要披着医院和治疗机构的外衣来进行。这样，艾贝尔必须求助于一位既懂得"种族卫生"，又掌握医务技术的助手。他选择了凯特·哈克巴特。

哈克巴特具备两个优势，一是她是全医院中第一个加入纳粹党的护士，又是第一批接受T-4训练的护士[③]，在哈达马尔处决中心杀害过各种各样的患者；二是她年富力强，面貌姣好，能言善辩，具有很强的欺骗能力，足以对付各种场面。如此，一纸调令，哈克巴特随即由哈达马尔处决中心的一名T-4护士，晋升为"贝恩堡灭绝营"的护士长。从此，哈克巴特就成了这个医院——"贝恩堡灭绝营"实际上的第二把手，具有决定患者生与死的大权。

犯罪事实

在"贝恩堡灭绝营"成立之初，由于

[①] 贝恩堡，德国东部萨克森·安哈特州城市。在萨勒河畔，东南距哈雷40千米。该市以贝恩堡宫殿而出名。

[②] 当时，拉芬斯布吕克集中营内尚未设毒气室。

[③] T-4行动，是第二次世界大战时期执行希特勒下达的消灭掉"没有生存价值的生命"的精神病患者和重症患者的大规模屠杀的组织。具体执行该计划的护士被称为T-4护士组。在不到两年时间内，他们残害了至少有10万名重残患者，其中近万名儿童惨遭杀害。

人手较少，哈克巴特要承担大量的工作，到火车站去迎接患者，入院后对他们进行分类——决定他们的生死，把准备处死的患者带进伪装成浴室的毒气室，帮助他们脱掉衣服，关闭"浴室"，启动排放毒气的阀门，最后检查患者是否全部死亡。有时，来医院的患者太少，不值得启动毒气阀门或是毒气装置发生故障，哈克巴克也要亲自安排，使用在哈达马尔使用过的老办法——给患者注射毒剂、在灌肠或洗胃药剂中掺上毒药，在输液时做手脚，穿刺时加大力度，总之，使用各种方法将患者杀害。

后来，人手多了，接站用不着她管了，帮助脱衣也交给了一般护士；但是，开启毒气阀和注射毒剂这两项工作，她却无论如何不肯放手，她认为亲手干掉犹太人，不仅是一种"荣耀"，也是一种莫大的"享受"。最令哈克巴特得意的事情是，她亲手杀害了曾使纳粹当局长期恐慌不安的德国共产党内的女英雄奥尔佳·普列斯特斯①。

在短短两年左右的时间里，哈克巴特居然把二三百批"患者"带进了伪装成浴室的毒气室，又带着满脸惬意的表情，看着几分钟以前活生生的患者，一个个倒在地上，变成一具具尸体。加上被她本人或经她授意用医学手段杀害的患者，大概有五万人之多，这些被毒杀的人主要是来自欧洲各国的"重症患者"，主要是犹太人。

执行死刑

1945年12月的一天，在英国军队占领下的德国小镇贝恩堡郊外的一片空地上，全副武装的军人戒备森严。还在几百米之外，就设置了阻止行人通过的路障，并配置了多名警卫；胳膊上佩戴着特殊臂章的宪兵往来巡视，随时盘问或带走形迹可疑的人。这一天，在这里处决了两名纳粹战犯——凯特·哈克巴特和伊姆弗里德·艾贝尔②。

社会评价

一些新闻媒体评论说："世界上护士培训的创始人南丁格尔女士如果在天有灵，一定会对哈克巴特这样的不肖徒孙感到万分耻辱。"法网恢恢，哈克巴特这个万人切齿的女魔头，在1945年夏秋之交落入盟国调查人员的手中。由于罪行清楚，证据确凿，曾经轻判了相当多纳粹战犯的英军司法人员也无法对她进行庇护，只能依法从事，判处她死刑。

---

① 奥尔佳·普列斯特斯，19岁参加德国共产党，曾营救反动政府通缉的巴西共产党总书记普列斯特斯，并与之结成生死与共的终身伴侣。她曾化装成卖笑女郎进入盖世太保的核心机关，营救出被捕的四名德共党员。面对全国各地的通缉令，组织上安排她转移到巴西。但是巴西政权又把她引渡给纳粹德国。她被关进拉芬斯布吕克集中营之后，领导各国女囚继续同党卫军做斗争，保护了一批难友。1942年6月，被集中营当局视为重大威胁的奥尔佳，随着200名体弱多病的女囚，来到贝恩堡医院进行"治疗"。不幸在伪装成浴室的毒气室被毒死。

② 伊姆弗里德·艾贝尔，奥地利人，当时40多岁，也是参与用毒气谋杀的罪犯。

4.2 纳粹德国罪犯：约翰·德扬尤克

约翰·德扬尤克（John Demjanjuk, 1921—2012），是纳粹集中营警卫，被控参与用毒气谋杀了 27 900 名犹太人。

德扬尤克其人

约翰·德扬尤克于 1921 年出生在乌克兰，原是修车厂工人，1942—1945 年，纳粹号召 5000 名东欧年轻人组成青年兵团①，他参加了这个兵团并被派到集中营去执行残忍的屠杀任务，将一车车的犹太人送进毒气室。

战后，约翰·德扬尤克隐瞒自己的真实身份，在德国南伐利亚州开了一家修车厂。他从未因其纳粹身份遭遇任何阻碍，成家后，以难民身份于 1952 年全家移民美国。

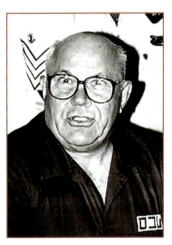

图 121　约翰·德扬尤克

从 1970 年起，德国纳粹罪犯调查中心向美国提出引渡罪犯约翰·德扬尤克的要求，最终他于 1986 年被引渡到以色列接受审判，并以战争罪和反人类罪被判死刑，但他逃脱了死刑。当时有五名犹太人受害者指认他是罪犯，但后来有三人承认在指认时搞错了人，由于这些受害者的错误，1993 年以色列最高法院以其真实身份不能确定为由，推翻了对他的定罪和死刑判决，他被无罪释放，回到了美国。但美国犹太团体还是没有饶过他，2002 年美国法庭以其参与纳粹屠杀的罪名剥夺了他的美国国籍，此后他一直处于被驱逐出境、无家可归的境地。

随后德国纳粹调查中心不断地收集被害人资料与约翰·德扬尤克执行屠杀的证据，终于在 2009 年 3 月，德国慕尼黑地方法院对德扬尤克发出逮捕令，并要求美国将其引渡到德国受审。他于 2009 年五月被引渡到德国。

2009 年 11 月 30 日，德国慕尼黑地方法院对约翰·德扬尤克一案进行重新审判。2011 年 5 月，慕尼黑法院判处德扬尤克 5 年监禁。

2012 年 3 月 17 日，德国警方证实，约翰·德扬尤克当天在德国南部巴伐利亚州小镇巴特法伊尔恩巴赫一家养老院去世，终年 91 岁。但与他相关案件的审理尚未正式完结。②

犯罪事实

在威森塔尔纳粹罪犯调查中心所列的

---

① 另有记载，第二次世界大战初期德扬尤克在前苏联红军服役，1942 年成为德军俘虏，后转投德军，成为集中营警卫。

② 前纳粹德国战犯慕尼黑受审. 欧洲时报网：法新社, 2009-11-27.

纳粹战犯名单中，约翰·德扬尤克排名第一，他被控自1943年3月至9月在现今波兰境内的纳粹特里布林卡集中营当警卫，参与用毒气杀害了27 900名主要来自荷兰的犹太人。他的工作是将被纳粹抓来的犹太人男女老幼推进毒气室。

最终审判

2009年11月30日上午，89岁的纳粹集中营警卫约翰·德扬尤克坐轮椅抵达德国慕尼黑地方法院接受审理，这是当今世界审理的最后纳粹大案之一[1]。出席庭审的有来自美国的托马斯·布拉特，他已满72岁，是索比布尔集中营少数幸存者之一，他的双亲和兄弟都被杀害，还有以色列追查纳粹罪行的机构——西蒙·维森塔尔中心的主任埃夫来姆·楚罗夫等。

德方证明德扬尤克犯罪的关键证据是，找到了他在集中营当看守、编号为1393的党卫军身份证。证据是检察院获得了一张纳粹党卫军黑衫队开立的一张德扬尤克的身份证，上面注明他在青年兵团受过集中营警卫的训练之后，被调到索比布尔集中营。另外，以色列法院和美国法院曾先后认定他曾经在索比布尔集中营担任警卫。

2011年5月，慕尼黑地方法院判处德扬尤克5年监禁，原因是他胁从杀害数万犹太人。法庭文件显示，德扬尤克于第二次世界大战期间在波兰境内的索比布尔纳粹集中营担任警卫时，参与用毒气谋杀了27 900名犹太人。

社会评论

2009年11月30日，德国慕尼黑地方法院对约翰·德扬尤克的重新审判引起了世人的关注。英国广播公司报道指出，德国法庭首次集中审理曾供职纳粹军中、等级较低的外籍人士而非身居要位的纳粹指挥官，可谓是"开辟新的司法天地"的做

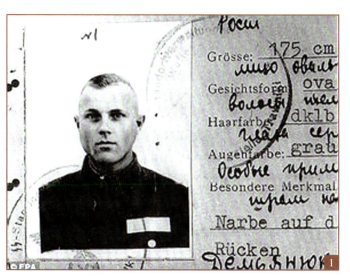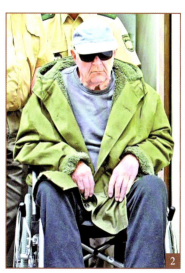

图122 约翰·德扬尤克（1. 党卫军身份证；2. 2009年11月，89岁的德扬尤克在德国慕尼黑地方法院坐在轮椅上受审）

---

[1] 被控谋杀27900名犹太人：89岁"纳粹战犯"昨受审. 北京青年报，2009-12-01.

法。据报道，2009 年 11 月 17 日，德国检察部门也曾向当地法院提起诉讼，控告现年已 90 岁的前纳粹党卫军士兵阿道夫·施托姆斯杀害 58 名犹太劳工。

此外，德扬尤克获判有罪具有开创性意义，原因是德国检方起诉德扬尤克的理由是他作为警卫参与谋杀，而没有提供他虐待或杀害任何人的直接证据。这一案件为审判一些没有具体罪行的纳粹战犯铺平了道路。

4.3 日军细菌战犯山田乙三

山田乙三（1881—1965），日本昭和时期晋升的陆军大将，第二次世界大战期间最后一任关东军司令、乙级战犯，因鼓励日本 731 部队和第 100 部队生产、试验和使用细菌战武器，于 1949 年 12 月 30 日被法庭判处禁闭在劳动感化营内，期限 25 年。

山田乙三其人

山田乙三生于 1881 年 11 月 6 日，日本长野县人。从小接受到武士道精神的教育和熏陶。曾就读于东京成城学校。1902 年毕业于陆军士官学校，翌年被授予骑兵少尉军衔，参加日俄战争，转战大连、沈阳等地，陆士教官。1912 年毕业于陆军大学校。先后任骑兵第三联队中队长，参谋本部部员，陆军骑兵学校教官，骑兵监部员，骑兵第 26 联队长，参谋本部通信课长，1930 年晋升陆军少将。其后任陆军骑兵学校教育部长，骑兵第四旅团长，陆军通信学校校长，参谋本部第三部长，参谋本部总务部长。1934 年晋升为中将。1935 年调任为陆军士官学校校长。1937 年日本发动全面侵华战争后，作为侵略军的指挥官再次来到中国，历任关东军第十二师团师团长、第三军司令官。1939 年调回日本担任教育总监，1944 年 7 月东条下台后，在满洲接替已就任参谋总长的梅津美治郎[①]担任关东军总司令。他上任后，竟违犯《国际法》，把希望寄托在细菌武器的研制和生产上。专门召开高级军官会议，讨论细菌武器的生产和使用问题；亲到 731 细菌部队视察，并给因贪污受贿而被解职的细菌战老手石井四郎委以重任；敦促加紧

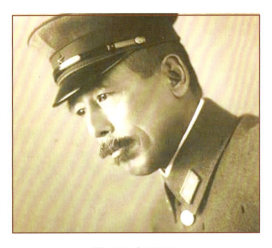

图 123　山田乙三

---

① 梅津美治郎（1882—1949），第二次世界大战日本甲级战犯，1939 年任关东军司令兼特命全权大使，1940 年升为陆军大将，1942 年关东军总司令，1944 年参谋总长。曾签署创立 "731" 细菌部队的密令。

细菌繁殖和细菌武器的生产。

1945年关东军被苏军粉碎后,他被苏军俘虏。1949年12月在伯力军事法庭受审。1956年被遣送回国。

1965年7月18日,山田乙三病死在日本。

法庭判决

1949年12月,前苏联滨海军区军事法庭对以山田乙三为首的12名日本战犯进行了细菌战军事审判。法庭由少将法官契尔特科夫任审判长,斯米尔诺夫任国家公诉人。审判从12月25日至30日历时5天,12名被告都当庭服罪。

起诉山田乙三等12名罪犯的罪行是:

第一,建立特种部队来准备和进行细菌战。

第二,在活人身上进行罪恶实验。

第三,在对华战争中使用细菌武器。

第四,加紧准备对苏的细菌战。

山田乙三在最后陈述中说:"我出生在一个军人家庭,从幼年起就是在军队中生长和服务的。我历来受到的都是听从长官命令和谨守军人职责的教育……我承认我自己在加强细菌战战斗准备方面所应负的责任……这些罪恶行为是根本无法辩白的……我了解我应负罪过责任的全部深重性。我了解我所犯罪恶的全部深重性,所以我并不去想法庭将来对我这种罪过判决的刑罚轻重如何的问题。"

1949年12月30日,审判长期尔特科夫少将严肃地宣布对山田乙三的判决书,伯力军事法庭已查明山田乙三的罪恶行径:山田乙三从1944年至日本投降时,任日本关东军总司令,曾领导其所辖第731部队和第100部队准备细菌战的罪恶活动,鼓励过这两支部队在进行各种使用细菌武器试验时,蛮横地杀害成千人命的行为。山田采取过措施,使第731部队和第100部队能对细菌战有充分准备,使其生产能力能充分保证日军使用细菌武器。因此,根据前苏联最高苏维埃主席团1943年4月19日法令第一条,判决他禁闭在劳动感化营内,期限25年。

服刑与释放

山田乙三在伯力第45特别收容所的农场里服刑半年后,根据中华人民共和国政府和前苏联政府达成的协议,山田乙三被包括在移交给中国的969名战犯内,于1950年8月1日押到绥芬河,交给中国政府。山田乙三被关进抚顺战犯管理所,在抚顺战犯管理所,山田乙三认罪态度良好,积极接受改造,1956年6月被中国政府特赦释放回国。

1965年7月18日,山田乙三病死于日本。

社会评价

1950年莫斯科外国文书籍出版局以中、俄、英等文字出版了《前日本陆军军人因准备和使用细菌武器被控案审判材料》,书中详细介绍了日本陆军准备和使用细菌武器的情况,具有很高的原始资料价值。

4.4 日军细菌战犯石井四郎

石井四郎（1892—1959），日本陆军中将（军医出身），医学博士，侵华日军731部队首脑。因作为731部队的创办者进行许多人体实验，开发了细菌武器而知名，是第二次世界大战战犯。

石井四郎其人

石井四郎，1892年6月25日生于日本千叶县山武郡千代田村加茂地方。石井四郎兄妹四人，他是次子，在家排行第四。1916年4月，石井四郎进入京都帝国大学医学部学习。1920年12月毕业后进入近卫步兵第三联队，作为见习士官，开始接受军训。1921年1月20日至4月9日，任近卫兵师团军教练，军医中尉，分配到近卫师团。1922年8月1日，任东京第一陆军医院医官。

1924年4月，他以代培学员的身份再入京都帝国大学研究生院，学习和研究细菌学、血清学、防疫学、病理学和预防医学，并在1924年8月20日晋升为陆军军医部大尉（日军称上尉为大尉）。1927年6月，石井四郎获得微生物学博士学位，被分配到京都卫戍病院任医官。1928年4月至1930年4月，赴欧洲、亚洲、非洲和美洲考察细菌

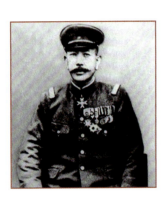

图124 石井四郎

战有关问题。此后，他在学术杂志上发表一系列论文，在医学界渐渐地有了名气。促使石井四郎下定决心从事罪恶的细菌战的，是他发现了二等军医（相当中尉）原田撰写的有关细菌战的报告书，引起他内心的强烈共鸣。无论是原田，还是石井四郎都十分清楚地知道，在1925年日内瓦召开的裁军大会上，化学战和生物战（细菌战）被定性为非法。可是细菌战所具有的杀人威力深深地吸引了石井四郎。1927年，石井四郎频繁往来于京都和东京之间，在参谋本部向各参谋游说细菌战的重要性。

1930年8月1日，他晋升为军医少佐，任东京陆军军医学校教官。1932年，在东京陆军军医学校组建防疫教研室。1933年，在中国东北背荫河建立细菌战部队，任部队长。1935年8月1日，晋升为军医中佐。1938年3月1日，晋升为军医大佐。1940年8月1日，任关东军防疫给水部部长，兼任陆军军医学校教官。曾亲自带队参加对宁波空投带菌跳蚤的鼠疫战。

1941年3月1日，晋升为军医少将，曾亲自参与对常德空投带菌跳蚤的鼠疫战。

1942年7月，石井四郎因犯贪污军费罪被撤职。1942年8月，调任位于山西的第一陆军军医部的部长。1944年夏，石井被调回日本，在陆军军医学校建立细菌研究总部，再次从事细菌战研究。1945年3月1日，重新调回哈尔滨731部队任部队长，晋升为中将，准备大生产，孤注一掷

进行最后一战。1945年8月9日，战败后，石井随731部队全体撤回日本。

1946年1月17日至2月25日，石井四郎接受了美国细菌战专家汤姆森的审讯。1947年，石井向美军要求，把731部队的情报资料数据全部提供给美国，作为交换条件，要求免除其全体人员的战犯罪。美国同意了他的请求，从此他们一直被美国包庇下来。

1959年10月9日，石井四郎患喉癌，死于东京国立第一医院，时年69岁。

战争罪行

发动细菌战的反人类言论

石井四郎认为：缺乏资源的日本要想取胜，只能依靠细菌战。他说："日本没有充分的五金矿藏制造武器所必需的原料，所以日本务必寻求新式武器，而细菌武器的第一特点是威力大，钢铁制造的炮弹只能杀伤其周围一定数量的人，细菌战剂具有传染性，可以从人再传染给人，从农村传播到城市，其杀伤力不仅远比炮弹范围广，死亡率非常高。第二个特点是使用少量经费即可制成，这对钢铁较少的日本尤为适合。"①

1930年4月石井四郎从欧美考察归来后，即开始了进行细菌战的准备。石井的理论是："军事医学不仅仅是治疗和预防，真正的军事医学的目的在于进攻。"经过多年的研究后，石井向参谋本部报告说："第731部队已研究好了用感染鼠疫的跳蚤作为细菌武器的方法，这方面所达到的成绩可以大规模地实际应用于战争目的。"

组建731部队

1932年8月31日，石井四郎和他从小长大的朋友增田知贞以及四名助手、五名雇员随行，到中国东北选择最大的城市哈尔滨实施细菌战计划。1933年8月，石井四郎命令日军在哈尔滨市南岗区宣化街与文庙街交叉口一带，撵走了当地的商店主、职员和居民，秘密设立了细菌研究所（石井部队），密称"加茂部队"②。与此同时，他选中了距哈尔滨市70千米以外的交通方便而且较为隐蔽的五常县背荫河，进行人体细菌实验。

1941年夏，为掩护日本的细菌战的罪恶活动，日本细菌部队启用"满洲第731部队"的番号。用铁制的弹壳装细菌或跳蚤，常会因爆炸时发生高温而杀死细菌或跳蚤；低空投放，飞机又易被击落。为了

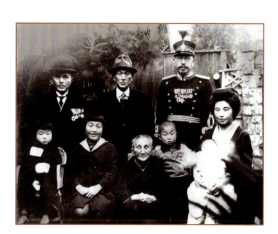

图125 回乡隐居的石井四郎未得善终（1945年3月，石井四郎〔后排右一〕全家在哈尔滨合影。后排戴礼帽二人，自左至右为石井四郎的哥哥石井三男和石井刚男，分别在731部队中担任动物班班长和特别班班长。据《新晚报》2010年12月5日，第28版）

---

① 来源：侵华日军第731部队网上罪证陈列馆。
② 细菌研究所（石井部队），密称"加茂部队"，取名"加茂"，是源自石井的家乡名称。

解决这一难题,1942年春天一个深夜,石井四郎召集731部队高级军官开会,当众宣布想出了用陶土制造弹壳的方法,这种陶土制的弹壳,被称之为"石井式瓷制细菌弹"。

石井四郎自称进行过20年的细菌战研究,有过不少"建树"。其中有:

第一,石井式滤水器;

第二,石井式细菌培养箱;

第三,石井式陶瓷细菌弹;

第四,石井王牌武器:带鼠疫菌的老鼠和带鼠疫菌的跳蚤弹;

第五,最残酷丧失人性的"人体试验和活杀观察"。他的"发明创造"有力地支持了侵华战争的发动并成为一支依靠力量;他的战争行为也对中国人民犯下了滔天罪行。

1942年9月,石井四郎到山西大肆布置细菌战,山西的日军曾多次使用细菌武器。1944年夏,石井四郎奉命离开山西回国。1945年3月,石井四郎奉命重返731细菌部队,再次被任命为部队长。石井四郎马上利用职权,把曾调查自己贪污案件的、曾任731部队总务部长的中留金藏中佐,调到太平洋战场,结果中留金藏中佐不到一个月就丧了命。

第二次世界大战结束期间,石井四郎率领兄弟及同村亲兵在中国等地用无辜平民而进行活人细菌感染、解剖实验,致使约3000余名中国人、朝鲜人、俄罗斯人、美国人、英国人惨死,犯下了滔天罪行。

731细菌部队的特设监狱可关押四五百人,据该部队的细菌部队长川岛清供认:"每年有600名左右的'特移处理'者被送到这里。"保守推测从1939年8月到1945年8月,超过3000人被当作"实验材料"遇害。而这个数字还不包括1939年8月以前的被害者,以及在安达、海拉尔等地被731细菌部队支队杀害者,以及在中国内地因投撒细菌而被害的人数,战败前后释放带菌动物所造成的人员死亡数。

参与细菌战争

1939年5月,日军与苏、蒙军发生冲突,石井四郎视为进行细菌战试验的最好机会,他制定了具体的实施方针政策。6月份石井四郎在海拉尔储备了2000多枚载有疽、伤寒、霍乱菌的炮弹,准备发射到苏军阵地。7月份,关东军司令官植田谦吉为挽回日军的败局,答应了石井四郎

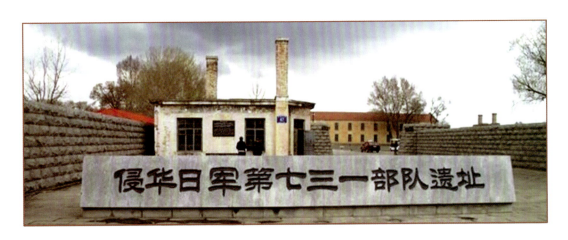

图126 731部队旧址

所求。石井四郎立即将731细菌部队当时仅有的400余名各种从事细菌战人员抽调一半,以"关东军防疫班"名义参战。将22.5千克沙门菌和伤寒菌投入哈拉哈河中。在七八月份,石井四郎又将早在6月份储存在海拉尔的细菌弹运至前线,发射到苏军的阵地上。1939年10月1日,731细菌部队作为卫生部队在日军军史上首次获得战功奖状。由第六军司令官荻州立兵中将亲自颁发。石井获个人功四级金鵄勋章。

1940年7月,石井细菌部队组织了第一批远征队,在石井四郎亲自带领下,在浙江宁波上空投撒伤寒、霍乱、鼠疫菌;10月4日在衢州、22日在宁波投撒细菌;11月和12月又在金华、上虞、汤溪等地投撒细菌。1941年春,石井细菌部队按照关东军司令部下达的命令,派出第二批远征队,由第二部队长太田澄大佐带领,开始时为60人,后增加到100余人,其中有30名细菌学专家。远征队在常德一带撒布染有鼠疫菌的跳蚤,引发该地区鼠疫流行,死于鼠疫的平民达400多人。4月21日又在新登县上空投下细菌,11月4日在常德市区投撒鼠疫菌,12月19日,日机在诸暨上空散布鼠疫菌。

逃脱审判

1945年日本投降之前,石井四郎扔下部属,抢先逃命回国,隐居在千叶老家。而731细菌部队奉照石井逃离前的杀人灭迹的指令,除炸毁"四方楼"以销毁罪证外,还杀害了所有供实验用的被关押的犯人。

1945年8月15日日本宣布投降。1946年1月石井四郎被捕入狱。根据《波茨坦公告》,中国、美国、前苏联和英国等11个国家组成远东国际军事法庭①,对侵华战争和太平洋战争负有战争责任的日本战犯进行了审判。此时,石井四郎派他的助手内藤良一陆军中佐与美军谈判,以提供人体实验和细菌研究资料为条件,换取了美国对731部队有关人员免除战争责任的承诺,逃脱了审判。而美国出于确立日本从属于其的政治需要,竟放任这些罪大恶极的战犯逍遥法外。

1946年3月22日,一个双手沾满中国、俄罗斯、朝鲜人民鲜血的战争罪犯石井四郎,被宣布释放。五天后,前苏联、

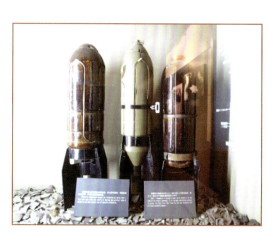

图127 石井四郎发明的细菌陶瓷炸弹

---

① 远东国际军事法庭设立于东京,又称东京国际军事法庭。第二次世界大战结束后,1946年1月19日,远东最高盟国统帅部根据同盟国授权,公布《远东国际军事法庭宪章》,宣布成立远东国际军事法庭,在东京审判日本战犯(又称东京审判)。远东国际军事法庭由中国、前苏联、美国、英国、法国、荷兰、加拿大、澳大利亚、新西兰、印度、菲律宾等11个国家代表组成。审判于1946年5月3日开始进行,1948年11月12日结束,历时两年半。判决书对日本帝国主义策划、准备和发动对中国和亚洲、太平洋战争的罪行进行了揭露,并宣判25名被告有罪。

法国、荷兰三国政府，先后就免罪释放石井四郎一事发表声明，措辞严厉地谴责了这一毫无原则是非的错误行为，要求驻日盟军最高司令部重新逮捕石井四郎。但仍未能继续审判，令世人极愤慨不解。①

之后，美军依照《旧金山条约》对日本的占领于1952年拉下帷幕。此后又过了四年，扣押在中国和前苏联的原731部队成员陆续被释放，回到了日本。

石井四郎回到日本后，居住在东京新宿区，靠经营旅店而默默无闻地活着。1959年10月9日，石井四郎因患喉癌病死。

社会评价

石井四郎虽然逃脱了国际审判，但逃脱不了历史的审判，中国人民和世界爱好和平的人民，早已将他永远地钉在了历史的耻辱柱上。

---

① 王秀华. 日本细菌战犯元凶石井四郎逃脱国际审判揭秘. 档案大观，2005-09-09.

第29卷

名人意外中毒事件

本卷主编 史志诚

卷首语

在人类历史上，许多名人意外中毒离世，一些卓越的科学家在工作岗位上中毒殉职，特别是有的帝王将相、文学艺术大师由于酗酒、吸烟或者嗜好某种成瘾物品而早逝，成为人世间的一大憾事。

本卷记述了一些意外中毒离世的名人，例如，古罗马作家塞孔都斯、美国探险家查尔斯·霍尔、法国作家埃米尔·左拉、澳大利亚制片人史蒂夫·艾尔文和格鲁吉亚总理日瓦尼亚。他们在工作与生活中不幸中毒离世，令人惋惜！卷中还记述了在工作岗位殉职的科学家，例如，瑞典化学家舍勒、美国毒理学家卡伦·维特汗和法国毒物学家卢辛，他们对科学事业精益求精、执着追求和忘我钻研的精神永远活在人们的心里！本卷对因酗酒、吸烟或者嗜好某种成瘾物品而早逝的名人也做了简要的记述，例如，中国古代著名诗人李白、法国作家巴尔扎克、英国国王埃德华七世、美国文学家福克纳和爱伦坡、前苏联瓦西里将军和英国女歌手艾米·怀恩豪斯。

记述名人名家的一些意外中毒事件，意在警示今天的人们：有必要了解一些基本的毒理学知识，建立良好的工作环境与实验室安全制度，远离成瘾物品，树立科学生活理念，以健康的身心去实现自己的追求和梦想！

1 意外中毒离世的名人

1.1 古罗马百科全书作家普林尼之死

盖乌斯·普林尼·塞孔都斯（Gaius Plinius Secundus，23 或 24—79），又称老普林尼（与其养子小普林尼相区别），出生于意大利北部的新科莫姆城（今科莫）的一个中等奴隶主家庭，属骑士阶层。少年时代，他到罗马求学。公元 47 年至 57 年，担任日耳曼行省任骑兵军官；公元 57 年至 69 年，游历日耳曼地区，返回罗马，潜心读书和著述；公元 69 年至 79 年，历任西班牙、高卢、北非等地财政督察官；公元 74 年，担任以卡佩尼亚的米塞姆港为基地的海军舰队的司令，负责清剿海盗。

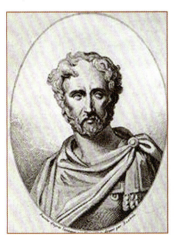

图 128　盖乌斯·普林尼·塞孔都斯

公元 79 年 8 月 24 日，意大利的维苏威火山爆发。普林尼为了了解火山爆发的情况，并且救援这一地区的灾民，乘船赶往火山活动地区，因火山喷出的含硫气体而中毒殉职。

普林尼是哲学家、历史学家、古代罗马的百科全书式的作家。他一生写了七部书，其中六部已经散失，仅存片断，只有 37 卷《自然史》①广为流传。《关于骑兵投掷长矛》讲述了如何使用作为骑兵武器的长矛，写于他在日耳曼任骑兵军官期间。《波姆波尼乌斯·塞孔都斯的生平》，计两卷。《在日耳曼的战争》，计 10 卷，叙述罗马人和日耳曼人之间的所有战争。《续阿乌菲迪乌斯·巴苏斯所著历史》计 31 卷。②

---

① 普林尼. 自然史. 陈焕文, 译. 北京：人民日报出版社，2009.
② 阿乌菲迪乌斯·巴苏斯，是罗马帝国初年的伊壁鸠鲁学说哲学家和历史学家，写了一部从凯撒之死到公元 54 年的罗马历史，普林尼从他停笔处接着往下写了续篇。

1.2 法国作家埃米尔·左拉之死

死于煤气中毒的左拉

1902年9月28日，左拉夫妇从梅塘回到巴黎，可是次日早晨，一向习惯8点钟起床的左拉却悄无声息，到了9点钟，仆人敲门，仍不见回应，人们着急了，一个木匠破门而入，发现左拉已经直挺挺地躺在床脚，左拉夫人还有一口气，却也昏迷不醒了。

左拉夫人被送去医院抢救，她后来回忆说：“我半夜醒了，头很痛，肚子也疼。我在走廊里走了走。我跌倒了，然后我回到房间。我呻吟，我丈夫说：'我也不舒服，不能照顾你。'他还说：'不要紧，狗也不好……我们可能吃坏了肚子。'我问要不要叫仆人。他不同意：'不要麻烦人了，没有用。明天会好的。'埃米尔站起来，试图去开窗，还说：'新鲜空气会减轻我们的痛苦的。'"就这样，因为壁炉的烟道不畅，煤球燃烧不充分，产生了大量煤气积聚在房中，导致左拉中毒而亡。

调查的结论：左拉于1902年9月29日因煤气中毒离世。

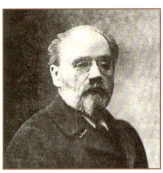

图129 法国作家：埃米尔·左拉

左拉去世之后的争议

埃米尔·左拉（Émile Zola，1840—1902），自然主义创始人。1840年4月12日生于巴黎，1872年成为职业作家，左拉是自然主义文学流派的领袖。19世纪后半期法国重要的批判现实主义作家，自然主义文学理论的主要倡导者，被视为19世纪批判现实主义文学遗产的组成部分。左拉用来叙述法兰西第二帝国时代一个家族的自然史和社会史的小说《卢贡·马卡尔家族》①，从1871年推出第一部《卢贡家的命运》，直到1893年最后一部《帕斯卡尔医生》为止，历时26年，其中包括20部长篇小说，登场人物达1000多人。内容涉及拿破仑第三上台到1870年普法战争法国在色当失败这段时期，法国社会生活的各个方面。他的这套家族史小说像巴尔扎克的《人间喜剧》一样成了法国文学史上少有的鸿篇巨制，其中《小酒店》（1877）、《娜娜》（1880）、《萌芽》（1885）、《金钱》（1891）等都是享誉世界的杰作，从而使左拉的影响远远超出了法国本土，并在不少国家里掀起了自然主义文学浪潮，为这一时期的法国小说赢得了世界性的荣誉。

左拉是一个"痛恨政治"的小说家，当他意识到出现了一桩司法错误，意识到

---

① 也译为《鲁贡·玛卡一家人的自然史和社会史》，左拉从28岁到54岁，勤奋写作了26年，终于写完了一部巨著。

正义受到了践踏，意识到真理正遭到遮蔽，他就放下了写小说的笔，拿起另一支笔写了一封给总统的公开信，以一介文人的身份揭发了一些处于高位的官员，哪怕是参谋部的高级军官！他爱公正更甚于爱秩序，而没有公正，则会出现更大的混乱；他爱真理更甚于爱"国家利益"，而在国家利益的幌子下掩盖着多少令人发指的悲剧啊。左拉不愧为法国第一批知识分子中的一员。

正因为如此，一些反对他的人借着左拉之死混淆视听。左拉死亡的消息不胫而走，触动了一些媒体的不洁神经，纷纷发出幸灾乐祸的消息，《祖国报》掩饰不住内心的快意："左拉死了……窒息！"巴黎新闻社甚至发布了这样的消息："一场家庭悲剧导致左拉自杀。"《新闻报》发表了夏尔·莫拉的一篇文章，在文章中他心怀叵测地说："左拉很坏，但是更愚蠢，他需要心理治疗。"《民族之声报》《全球报》《法兰西新闻报》《高卢人报》《祖国报》等，不断地重复着自杀的说法。《强硬报》甚至说："德莱福斯派的骗子们想象出冒烟的烟道，但是他们无论如何也不肯承认，《我控诉！》[①]的作者的自杀是由于与他们过多地接触而感到厌倦了。"

正因为左拉是法国批判现实主义作家，因此，尽管已经明确左拉因煤气中毒在巴黎的寓所与世长辞，但其死因一直受到后人的揣测，有人说是自杀，有人则认为是其政敌谋杀的结果。

在纪念左拉逝世100周年的时候，有三部著作涉及左拉之死，其中一部专门探讨左拉的死因的是《被谋杀的左拉》，作者让·博代尔是一位记者。1953年博代尔在《解放报》工作的时候，就对左拉是否被谋害进行了调查，因为一个叫彼埃尔·哈甘的人向报社披露了一条"头条新闻"：一个叫亨利·布隆福斯[②]的人承认他杀死了左拉，采用的方法是堵住壁炉的烟道，使煤球燃烧后排烟不畅，产生煤气。哈甘确信：左拉是一起政治罪行的牺牲品。[③]

1978年5月12日，《巴黎日报》在第一版大字标题刊登："巴黎日报控诉：这就是谋害左拉的凶手！"凶手的名字是让·博代尔提供的，这时距哈甘去世已经八年了。但是，这样的消息似乎并不曾在媒体和批评界引起什么震动。

2000年9月，《历史》杂志刊登左拉研究权威亨利·米特朗的文章，提出在左拉之死的问题上有三种彼此相互对立的观点：一是官方认为是死于事故，二是死于恶意，三是死于非故意的烟道堵塞。于是，博代尔重新进行调查，最终，他写成

---

① 1898年1月13日左拉在巴黎的日报《曙光》上发表《我控诉》，这篇小说使他遭遇了自己生涯中最大的一次挫折，甚至危及了他的生命。《曙光》的所有者埃尔奈·沃冈和乔治·克里蒙梭认为这篇极富争议性的小说不啻写给总统菲利斯·弗尔的一封公开信。在这篇文章中，左拉指责法国政府的反犹太政策，并认为其制造了著名的"德莱福斯案件"。2月7日，政府以诽谤罪为名将左拉告上法庭；2月23日，法庭宣判左拉有罪。左拉被迫逃往英国。左拉声称，自己和一位因莫须有的"间谍罪"而入狱的犹太船长德福弗斯的两起案件的判决结果都是误判。

② 布隆福斯，是一个砌炉子的工人，是一个极端的民族主义者、狂热的反犹太分子和反德莱福斯分子，哈甘与他是朋友，他经常挂在嘴边的一句话是："熏死这头猪！" 1928年4月，布隆福斯自知不久于人世，遂向彼埃尔·哈甘吐露了秘密，也算是一种忏悔吧。

③ 当时，哈甘要求在他去世前不要公布凶手的名字，他于1970年去世。

了这本书——《被谋杀的左拉》。博代尔的结论是："毫无疑问，有人谋杀了左拉。"凶手就是亨利·布隆福斯。这本书的序言出自亨利·米特朗的手笔，他说：如果左拉的死不是出于事故，而是出于某种人为的、政治的目的，那么，在后人的眼中，左拉为真理而死、为正义而死、为公平而死的民族英雄的形象就近乎完美了。至于布隆福斯，由于他没有留下任何文字的证词，他的口头的自白也是由别人转述的。所以，即使后人接受了他的忏悔，他也因使左拉之死成为一桩历史谜案而犯下了不可饶恕的罪孽。

社会的评价

左拉的创作和世界观充满矛盾：一方面对现存的制度进行毁灭性的批判，另一方面又对资本主义社会抱有不切合实际的幻想。左拉的自然主义理论：主张以科学实验方法写作，对人物进行生理学和解剖学的分析；作家在写作时应无动于衷地记录现实生活中的事实，不必掺杂主观感情。但在左拉身上，自然主义、现实主义两种倾向兼而有之。

1937年，美国华纳兄弟电影公司出品了威廉·迪亚特尔导演的《左拉传》（The Life Of Émile Zola），并获得第10届奥斯卡最佳影片奖。

最后的归宿

1902年10月5日，人们为左拉举行了隆重的葬礼，法国人民怀着悲痛的心情悼念左拉，作家法朗士发表了悲壮的悼词，数千名敬慕者护送左拉的灵柩到蒙马特公墓。六年以后，即1908年6月6日，法兰西共和国政府以左拉生前对法国文学的卓越贡献，为他补行国葬，并将左拉的骨灰移至先贤祠（伟人祠），这是历史对他的最高奖赏。

1.3 制片人史蒂夫·艾尔文之死

艾尔文的"诀别之旅"

2006年9月4日，当地时间上午11点，澳大利亚纪录片制作人史蒂夫·艾尔文（Steve Irwin）在昆士兰州道格拉斯港附近的大堡礁水下拍摄《最危险海洋生物》纪录片时，不幸被一条鳐鱼①尾部尖锐的毒刺刺中胸部，中毒身亡，年仅44岁。当时，艾尔文正在慢慢靠近这种尾部带刺的鳐鱼，接着游到它上方。不料鳐鱼翘起尾巴，用上面的尖刺猛扎艾尔文胸部，艾尔文的心脏当即被戳穿。这次拍摄的危险程度远不及他往日空手擒巨蟒、单人缚鳄鱼，却成了他的"诀别之旅"。

9月20日，约5000名澳大利亚民众聚集在澳东北部昆士兰州的"澳大利亚动物园"，以歌声和眼泪悼念被鳐鱼刺死的"鳄鱼猎人"史蒂夫·艾尔文。悼念仪式

---

① 鳐鱼（刺鳐，俗称魔鬼鱼），身体扁平，略呈方形或椭圆形，长长的尾巴呈鞭状，带有尖锐的毒刺。一旦受到惊吓或被踩踏，尾部会伸展出25厘米长的锯齿状刺，用以防身。

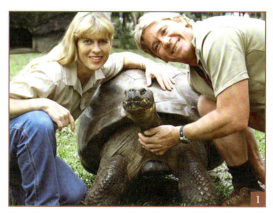
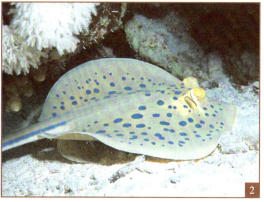

图130 史蒂夫·艾尔文（1."鳄鱼猎人"艾尔文和他的妻子；2.刺伤艾尔文的有毒鳐鱼）

长约1小时，在澳大利亚、美国及亚洲部分地区现场直播，估计全球有3亿观众收看。悼念仪式的主题是"他改变了我们的世界"。澳大利亚歌手约翰·威廉森带领参加仪式的民众唱起艾尔文生前最喜爱的一些歌曲。艾尔文遗孀特丽和他们的两个孩子身穿艾尔文生前标志性的服装——卡其布短裤和衬衫出席了悼念仪式。

艾尔文的死牵动了很多人的心。澳大利亚总理约翰·霍华德对艾尔文英年早逝感到震惊和悲痛。英国自然保护主义者戴维·贝拉米对艾尔文的死非常痛心。他说："艾尔文把科学和商业表演融合在一起，没有人能做出他那样的成就。"有的观众说"这真是一个噩耗！当我看到他在纪录片里，穿着短裤和短袖，征服那些鳄鱼，玩弄那些毒蛇的时候，那种佩服，实在不是言语能形容的。很可惜，从来没有被蛇和鳄鱼伤害的他，竟然在海里被鱼刺中了。"

社会评价

史蒂夫·艾尔文1962年2月22日生于澳大利亚墨尔本，幼年随父母移居昆士兰州。艾尔文的父母在位于比亚瓦的爬行动物馆的动物园工作。父亲是一名水管工，非常喜欢爬行动物。母亲是一名产科护士，怀有拯救野生动物的热情。他自幼热爱野生动物，九岁时曾徒手捕到一条鳄鱼。1991年，他接管了父亲留下的爬行动物园并将其更名为"澳大利亚动物园"。1992年，艾尔文摄制了他的第一集《鳄鱼猎人日记》在澳大利亚首播。该片通过"探索"频道在全球播出后，艾尔文一举成名。到艾尔文去世时为止，《鳄鱼猎人日记》系列电视节目已播出46集，全球观众总数达两亿人。

史蒂夫·艾尔文是澳大利亚著名的动物保护主义者，参与了对濒临灭绝物种的保护。他把科学和商业表演融合在一起，素有"鳄鱼猎人"之称，他因在"探索"频道的节目而闻名世界。在许多人眼中，史蒂夫·艾尔文是一位英雄，一位纪录片制作人，一位活跃在野生动物世界的摄影记者，一位传奇式的人物。他的勇敢无畏、渊博知识、无可阻挡的热情以及对动物无与伦比的爱心，早已深深印在了全世界艾尔文迷的心中，令他成为最受观众认同和欢迎的名人之一。

1.4 格鲁吉亚总理日瓦尼亚之死

祖拉布·日瓦尼亚（1963—2005），生于1963年12月9日，1985年毕业于第比利斯一所国立大学的生物系。1988年进入政界，先后任格鲁吉亚"绿色"运动中央委员会主席、欧洲绿党联盟主席。1995年和1999年间，日瓦尼亚是格鲁吉亚议会议员和议长。2003年11月任格鲁吉亚国务部长。2004年2月被总统萨卡什维利提名为总理，同月议会批准了该提名。

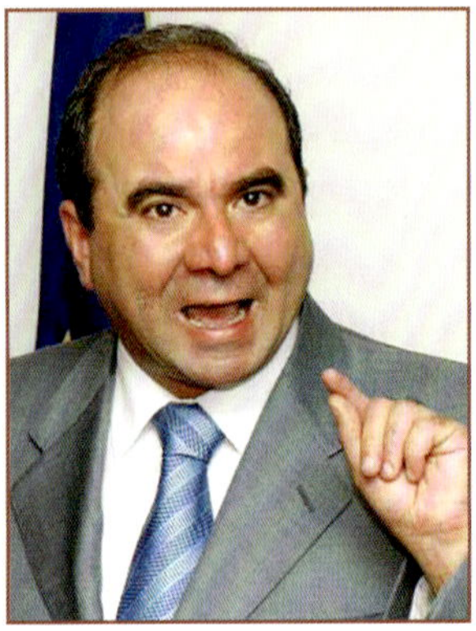

日瓦尼亚是格鲁吉亚政坛的温和派人物，善于调解各种矛盾，不仅受到萨卡什维利总统的器重，而且也是各政治力量都能接受的人物。日瓦尼亚上任后一直致力于推动经济改革，倡导中央政府和谋求独立的南奥塞梯自治州及阿布哈兹自治共和国进行谈判。他的突然去世将对格鲁吉亚政府造成不容低估的影响。

2005年2月3日，格鲁吉亚总理日瓦尼亚在位于首都第比利斯一个朋友的公寓中因天然气泄漏中毒死亡。他的朋友尤苏普夫是格鲁吉亚的克维莫—卡尔特里地区的副长官，也一同遇难。格鲁吉亚煤气公司调查发现房间内有新安装的伊朗制造的煤气取暖炉，并充满了高浓度的一氧化碳。由于当地没有中央暖气系统，在过去的四年里，有80人因煤气中毒而死亡。

2月3日，格鲁吉亚内政部长在该国电视直播节目中宣布："格鲁吉亚总理祖拉布·日瓦尼亚的死因认定为煤气中毒，是一起意外事件，可以排除谋杀。"

图131 格鲁吉亚总理：日瓦尼亚

1.5 美国著名流行歌星杰克逊之死

迈克尔·杰克逊（Michael Jackson，1958—2009），1958年8月29日生于美国印第安纳州加里市，美国流行歌星、词曲创作人、舞蹈家、表演家、慈善家、音乐家、人道主义者、和平主义者、慈善机构创办人。

杰克逊在1964年作为杰克逊五人组的成员和他的兄弟一起在职业音乐舞台上初次登台，1968年乐队与当地的一家唱片公司合作出版了第一张唱片"Big Boy"。1971年12月，发行了个人首支单曲"Got To Be There"，标志着其个人独唱生涯的开始。1982年12月，杰克逊音乐生涯最畅销的专辑"Thriller"发行。1987年9月，杰克逊展开个人首次全球巡演。通过舞台和视频的表演，杰克逊普及了一些机械舞和太空步等的舞蹈技术。

杰克逊一生中两次入选摇滚名人堂，获得了13个格莱美奖和26个全美音乐奖。2000年吉尼斯世界纪录大全里认证他资助过39个慈善机构。

2009年6月25日，他因为急性丙泊酚和苯二氮平类药物中毒导致心脏骤停逝世。

2010年，迈克尔·杰克逊被授予格莱美终生成就奖。

迈克尔·杰克逊死因调查

根据警方的起诉书，杰克逊的私人医生康拉德·莫里注意到杰克逊有异丙酚（一种强力麻醉剂）上瘾的倾向，这种麻醉剂通常是在手头操作的一种特殊医疗设备中使用。他告诉警方他试着想要戒掉杰克逊的异丙酚上瘾，已经连续两个晚上没有给他这种药物。6月25日凌晨1点半左右，他给了杰克逊10毫克的安定片。抗焦虑药并没有立即生效，约半小时后，医生放了2毫克的劳拉西泮在盐水中进行注射，这是另一种跟安定片有同种功效的药物。

当杰克逊依然保持清醒时，莫里在凌晨3点加了2毫克剂量的另一种镇静剂咪达唑仑，然后在凌晨5点又加了2毫克的劳拉西泮。到了早上7点半，杰克逊依然不能入睡，烦躁地躺在上。杰克逊重

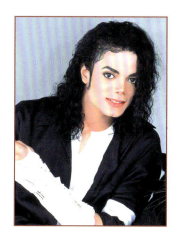

图132 迈克尔·杰克逊

新要求使用异丙酚。大约在上午10点40分，莫里满足了杰克逊的要求，注入了25毫克的异丙酚在点滴中。莫里跟这位平静的歌手继续待了十分钟之后，离开去了卫生间。不到两分钟，莫里回来了，但是却发现杰克逊没了呼吸。

莫里承认曾为杰克逊实施注射，目的是为帮助饱受失眠症折磨的杰克逊入睡。莫里否认自己有任何过失，并坚持说自己在发现杰克逊停止呼吸后采取了正确的急救措施。他的律师也强调莫里非常配合警方的调查。

法庭审判

杰克逊2009年去世后，其家族成员就走上了漫长的诉讼道路。一是起诉杰克逊私人医生莫里，二是起诉杰克逊生前签署的最后一家经纪公司AEG。

2011年11月7日，历时六周的审判之后于洛杉矶时间下午13时公布最终审判结果，洛杉矶当地法院大法官迈克尔·帕斯托尔判定杰克逊的私人医生康拉德·莫里对于杰克逊的死亡负有责任，他的"过失杀人罪"罪名成立。

检察官大卫·瓦尔加伦认定杰克逊的私人医生康拉德·莫里在2009年的6月25日向杰克逊注射了强力的异丙酚，并且鲁莽地抛弃了昏迷中的杰克逊，从而对于迈克尔·杰克逊的死亡负有不可推卸的责任。

而来自休斯敦的心脏病医生则辩护说，杰克逊之前已经对药物产生依赖，并且杰克逊在莫里医师离开卧室时自我注射了致命剂量的异丙酚，而他的死属于自杀行为。

在本案审判的最后阶段，莫里放弃了为自己辩护的机会。在此前他已经向警方

承认自己向杰克逊体内注射过异丙酚,并且在杰克逊去世当天早晨给他服用了其他处方药物。

莫里于2011年11月7日被洛杉矶高等法院判过失杀人罪,入狱4年。

2013年,杰克逊83岁的母亲凯瑟琳代表杰克逊的三名子女,又与演艺经纪公司AEG公司在洛杉矶法院对簿公堂,杰克逊家族认为AEG公司对于杰克逊的私人医生莫里的雇用存在疏忽,并向其索赔10亿美元。

2013年10月2日,洛杉矶法院判决,在杰克逊家族起诉其经纪公司AEG公司的一案中,杰克逊家族败诉,AEG娱乐公司胜诉。对于这个结果,杰克逊家族和歌迷们称"不能接受"。

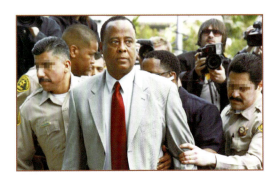

图133 杰克逊的私人医生莫里在洛杉矶出庭
(美联社)

2 在工作岗位殉职的科学家

2.1 化学家舍勒

卡尔·威尔海姆·舍勒（Karl Wilhelm Scheele，1742—1786），是瑞典化学家。他最大的贡献是发现了氧气和氯气。然而，多年的哮喘病和化学实验中的中毒，使舍勒陷入健康困境。他于 1786 年逝世，年仅 44 岁。

生平简介

舍勒于 1742 年 12 月 19 日出生在波美拉尼亚的首都施特拉尔松德（Stralsund）（后来属于瑞典统治，在瑞典南部）。14 岁开始在哥德堡当了八年的药剂师。1765 年转到马尔默（Malmo）居住，又当了五年的药剂师，他从那里又转移到斯德哥尔摩和乌普萨拉（Upsala）的药房短期工作过，他的大量实验研究也是在那里的药房进行的。1775 年，他离开乌普萨拉到西部的马拉湖（Lake Malar）工作。

1774 年至 1775 年，舍勒出版了《关于黑色氧化锰的调查报告》和《关于苯甲酸与砷酸备忘录》。舍勒经常处于穷困之中，但他依然抓住一切有利条件，废寝忘食，在实验室里他度过了许多个不眠之夜，用自己的健康换来了累累硕果。

1775 年 2 月 4 日，舍勒当选为瑞典科学院院士。然而，限于当时的条件，大量的实验工作是用简陋的仪器在寒冷的实验室中进行的。由于无法知晓一些化合物的毒性，他制备和研究毒物，如氯气、氟化氢、氰化氢等都是在无任何防护措施的情况下进行的。再加上经常熬夜，不仅使他的哮喘病常常发作，而且其他疾病，如心脏病、痛风病等也一起来折磨他。

1780 年后，多年的哮喘病和化学实验中的中毒，使刚过 40 岁的舍勒陷入健康困境。这一切使得他常常卧床几天，再工作几天，健康状况每况愈下。不久他的病情又恶化了。他在口述的遗言中写道："追求尊贵的学问是我一生的最终目的。"

1786 年，这位当年药房的小学徒、后来成为瑞典人民儿子的伟大的学者，闭上了眼睛，年仅 44 岁。

主要贡献

舍勒在短暂的一生中，对化学著作里的重要实验进行重复实验，在他大量的实验研究中发现了许多新物质。仅 1770 至 1775 年的五年内，舍勒就发现了氧、氮、氯、锰等四种元素，特别是氧气的发现和对空气成分的测定，是化学史上的一个重

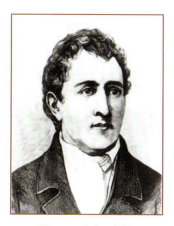

图 134 卡尔·舍勒

大发现，为后来化学学科的发展做出了重大贡献。

1773年，他分别用两种方法制得氧气：一种是将硝酸钾、硝酸镁、硝酸汞等硝酸盐加热，另一种是用黑锰矿和浓硫酸共热。他还把氧气取名为"火空气"，并用实验证明它占空气体积的1/5，舍勒还用燃烧硫黄粉除去空气中的氧气而得到氮气，并称之为"浊气"，测得它占空气体积的4/5。

舍勒还制备了磷酸、钼酸、锡酸、氟化氢、磷化氢、亚砷酸铜、氰化氢等数十种无机化合物。发现和提纯了酒石酸、乙醛、乙醚、甘油、乳酸、苹果酸、没食子酸、焦性没食子酸等100多种有机化合物。

社会影响

舍勒是一位为研究化学元素和毒物而英年早逝的化学家。舍勒的名字像耀眼的明星，在科学的天空中永远闪闪发光。舍勒的生命是短暂的，但他所取得的成果却相当多，他一生发现的新物质就有30多种，这在当时是绝无仅有的。在舍勒一生的发现中，最为突出的贡献是发现氧气和氯气。

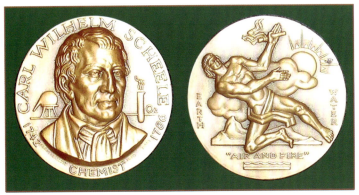

图135 舍勒纪念章

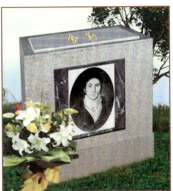

图136 舍勒的墓碑

2.2 美国毒理学家卡伦·维特汗

卡伦·维特汗（1948—1997），出生于1948年10月16日，是美国新罕布什尔州达特茅斯学院的毒理学家、化学系教授。专于有毒金属渗入细胞膜如何导致癌症的研究。1996年8月14日，她像往常一样做着例行的毒性实验，当她将二甲基汞倒入试管时，一小滴液体不慎溅到了左手上。当时她不以为然，因为她戴着乳胶手套。但二甲基汞有着足够的挥发性，能够

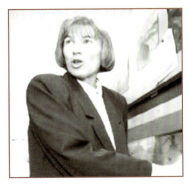

图137 美国毒理学家：卡伦·维特汗

渗透乳胶手套。然而她不知道的是，这最后要了她的命。五个月后她开始步履踉跄，身体不时撞上了门，说话也含混不清，呈现严重的汞中毒状态。她的博士后学生、现在也是化学教授的黛安娜·斯特恩斯回忆说："她的身体一直扭来扭去，她的丈夫看到她的眼泪从她的脸颊滚落。我问她是不是很痛苦？医生说看来她的大脑甚至不能认知痛苦。"致命的汞像白蚁一样一点一点蛀蚀她的脑细胞，她逐渐失去了意识和痛感。1997 年 1 月，她入院三周后，陷入昏迷，一直持续到 1997 年 6 月 8 日病逝，年仅 49 岁[1]。

卡伦·维特汗的意外死亡震惊的不仅是达特茅斯学院整个化学系，也暴露了监管机构的缺失。为了增强实验室的安全与职业保护，后来相关部门进一步改进了工作服，采用新型材料制成防护手套。

2.3 法国毒物学家卢辛

卢辛（F. Z. Roussin，1827—1894），1894 年任巴黎军医学校化学、毒物学教授。以氮素色素为首发现许多药物和色素，对 800 多名中毒患者进行鉴定，著有《有关中毒的法医学》。由于研究室照明用的煤气泄漏，不幸窒息死亡[2]。

---

[1] 毒是双刃剑. 华夏人文地理，2005-07-06.
[2] 郑鸿祥，等. 医学的光荣和阴影——从邮票看医学史. 北京：中国医药科技出版社，2000：245.

3

酗酒吸烟成瘾早逝的名人

3.1 中国古代著名诗人李白之死

中国古代著名诗人李白之死,历史上众说纷纭。总体上,可概括为三种:其一是病死,其二是醉死,其三是溺死。然而,三种死因都与醉酒有关。

第一种死因,说当李光弼东镇临淮时,李白不顾61岁的高龄,闻讯前往请缨杀敌,希望在垂暮之年,为挽救国家危亡尽力。但是,因病中途返回,次年病死于当涂县令李阳冰处。

第二种死因,见《旧唐书》,说李白"以饮酒过度,醉死于宣城"。这种说法有一定依据。李白一生,嗜酒成性出名,有"醉仙"之称。诗人的《将进酒》有"烹羊宰牛且为乐,会须一饮三百杯"。《叙赠江阳宰陆调》有"大笑同一醉,取乐平生年"。《赠刘都史》有"高谈满四座,一日倾千觞"。《月下独酌四首》之三有"醉后失天地,兀然就孤枕,不知有吾身,此乐最为甚"。这样,不少人自然将李白的死因与醉酒致命联系起来,晚唐诗人皮日休曾作《七爱诗·李翰林》云:"竟遭腐胁疾,醉魄归八极。"这就是说,李白是因醉酒致疾最终病亡的。据此,郭沫若先生还由"腐胁疾"得到启发,从医学角度进行研究推测,认为李白61岁决计从军,可惜行至金陵发病,半途而归。此为"腐胁疾"之初期,应该是脓胸症。一年后,李白在当涂养病,脓胸症慢性化,向胸壁穿孔,因"腐胁疾",最终死于当涂。可以说,这种观点认为,李白即使是病死的,也是由酒醉引起的。

第三种死因,则多见民间传说。说李白在当涂的江上饮酒,是误入水中捉月而溺死的。然而,三种死因都与醉酒有关。

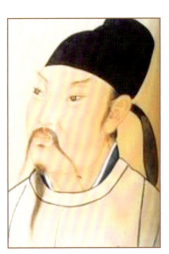

图138 中国古代诗人:李白

3.2 法国作家巴尔扎克死于咖啡中毒

1850年8月18日,法国伟大的批判现实主义作家、欧洲批判现实主义文学的奠基人和杰出代表巴尔扎克与世长辞,时年51岁。巴尔扎克为保证写作时清醒,

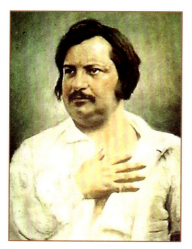

图 139 法国作家：巴尔扎克

嗜浓咖啡如命，慢性咖啡中毒成为他的死因。

依赖咖啡的作家

奥诺雷·德·巴尔扎克（Honoré de Balzac，1799—1850），于1799年5月20日出生在法国中部的图尔城。15岁随父母迁居巴黎。17岁入法科学校就读，课余曾先后在律师事务所和公证人事务所当差，同时旁听巴黎大学的文学讲座，获文学学士衔。20岁开始从事文学创作，以笔名发表过许多不成功的剧本和小说。为维持生计，1825年至1828年先后从事出版业和印刷业，皆告失败，负债累累。经过探索和磨炼，巴尔扎克走上了现实主义文学创作道路。1829年出版的长篇小说《最后一个舒昂党人》，初步奠定了在文学界的地位。1831年发表的长篇小说《驴皮记》为他赢得声誉，成为法国最负盛名的作家之一。从1829—1849年，巴尔扎克为《人间喜剧》写出了91部作品，包括长篇、中篇、短篇小说和随笔等，分为《风俗研究》《哲学研究》和《分析研究》三个部分。长篇小说《欧也妮·葛朗台》（1833）、《高老头》（1834）、《幻灭》（1837—1843）、《农民》（1845）、《贝姨》（1846）等。

法国作家巴尔扎克的一生嗜咖啡如命。他每晚要喝上50杯的咖啡，而巴尔扎克的生命也是仅有51岁。这正应验了英国诗人艾略特写过的诗句：用咖啡匙量度生命。

巴尔扎克不仅在文学史上是饮咖啡数量最高的纪录者，而且他的写作速度也是奇快的。从1829年起，20年内，巴尔扎克出版了97部作品，平均每年要写四至五部作品。巴尔扎克每天的工作时间是14至16个小时，甚至有时连续写作36小时，他的《赛查·皮罗多盛衰记》是25小时没有睡觉写成的。《乡村医生》是巴尔扎克用72小时一气呵成的。而巴尔扎克的那部长达几十万字的名著《高老头》竟然也是在三天之内完成的。如此强度惊人的体力消耗和脑力劳动自然是需要一定强烈的刺激。巴尔扎克既不抽烟也不喝酒，他唯一能依赖的就是用浓浓的咖啡来刺激脑神经以激发自己的灵感。巴尔扎克在喝咖啡的时候既不加牛奶也不放砂糖。他曾给自己留下了很得意的预言："我将死于3万杯咖啡。"不料一语成谶。后来，巴尔扎克患上了慢性咖啡中毒。咖啡最终成为结束巴尔扎克生命的杀手之一。

社会评论

巴尔扎克去世后，巴黎震惊，法国震惊，举世震惊。1850年8月20日，当巴尔扎克的遗体在拉雪兹神甫公墓下葬时，作为巴尔扎克的老朋友，法国浪漫主义文学运动的领袖雨果冒雨发表了悼念演讲。

恩格斯指出：通过"《人间喜剧》，巴尔扎克提供了一部法国'社会'，特别是巴黎'上流社会'的卓越的现实主义历史。他的作品'是对上流社会必然崩溃的一曲无尽的挽歌','他看到了他心爱的贵族们灭亡的必然性'。"

3.3 死于吸烟的英国国王爱德华七世

1910年5月6日晚上,大不列颠国王、印度皇帝爱德华七世在白金汉宫突然死于肺炎。他统治英国九年时间。

爱德华七世(Edward Ⅶ),全名阿尔伯特·爱德华(Albert Edward),生于1841年11月9日,英国国王(1901—1910)。他是维多利亚女王和阿尔伯特亲王的第二个孩子及长子,出生当年即被封为威尔士亲王,曾在牛津与剑桥大学就读,一直到60岁登基,是作为威尔士亲王时间最长的国王。

60岁即位的国王爱德华七世,从他当王太子时起就吸烟。他在促使吸烟成风,并使之成为社会公认的习惯这一点上,扮演了一个极为重要的角色。这位国王,堪称全欧洲"吸烟先驱者",晚饭后立即吸烟已经成了他的习惯。撰写该国王传记的作者菲力普·马格纳斯说:"国王从当王太子时起就固定在早饭前吸一支细雪茄、两支纸烟。可是早饭后,却平均每天要吸12支粗雪茄和20支纸烟。"结果,爱德华七世到40岁时就患了严重的支气管炎。御医们劝他减少吸烟量,但他把医生的话当耳边风,根本不去理会。到了60岁,他就觉得呼吸有些困难了。在巴尔莫勒尔堡的围场上狩猎时,他不能亲自逐鹿于原野,只好端着枪等着随从把猎物撵到他的跟前来。

1910年5月6日中午,爱德华七世在白金汉宫接见了财政顾问欧年斯特·卡斯尔。当时,他吸了一支粗雪茄。之后,他回到寝室,刚用过午餐就昏倒在敞开的窗子前。连续发作的支气管炎使他的呼吸越发困难。由于长年吸烟,他患有无法医治的肺病,御医们束手无策。为了减轻他的痛苦,只好给他注射止痛的吗啡。这天夜里,他便离开了人世,终年68岁。

伊丽莎白女王之前的三代英国国王都是烟瘾很大的人。再加上后来的乔治六世,在英国,抽烟过量的有四位国王。虽未公布过英国国王的医疗档案,但令人震惊的是这四位国王的死都与吸烟有很大关系,这其中最为明显的就是爱德华七世。[1]

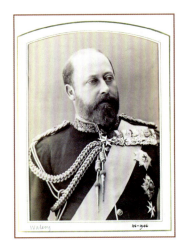

图140 爱德华七世

---

[1] 爱德华七世之死. 中国历史故事网, 2013-11-28.

3.4 美国文学家爱伦坡和福克纳之死

多纳森夫妇著的《他们是怎么去的》[①]一书中，描述了文学大师爱伦坡和福克纳文学大师的死与酗酒有关。

艾德加·爱伦坡酗酒死于脑水肿

美国的诗人批评家和恐怖小说作者艾德加·爱伦坡写的短篇小说《莫古路的谋杀案》成为现代侦探小说的基石。爱伦坡酗酒十分严重，并患有躁郁病，由于沉迷于酒精，不止一次地因此丢掉了工作。他曾写道："我变得疯狂了。在断断续续的绝对无意识状态中，我喝酒，天知道有多频繁，或多严重。"他曾经向两位有固定收入的寡妇求婚，但却表现出一种犹疑，这说明他对婚姻关系隐藏着恐惧的心理。

1849年7月，爱伦坡前往南部进行巡回演讲，在到达费城时，他的心情处于一种恐惧和想自杀的沮丧状态中，他想象自己在火车上偷听到敌人低语说要谋杀他。9月27日一早他出发前往巴尔提摩，手上握着马拉卡手杖，精神似乎很正常。船预定在28日到达，但爱伦坡以后的几天是怎么度过的，却成了一个谜。他很可能是到了费城，做了一次社交性拜访，然后搭错火车或者到了巴尔提摩，或者他可能去狂欢了五天。最终，他的衣服已经被一件破旧羊驼呢西装所取代；他已经丢掉了背心和领带，但仍然抓着马拉卡手杖，因此他显然没有被抢。第二天清晨，爱伦坡置身于华盛顿学院医院2楼的一间房间中，部分恢复了意识，但无法说明他的冒险经过。

爱伦坡于1849年10月7日早晨5点去世，死因是酗酒引起的脑水肿。

威廉·福克纳酗酒骨折离世

美国小说家威廉·福克纳沉迷于杯中之物。他喜欢饮酒和打猎，几次从马上跌落。1935年，福克纳在一次酗酒之后住进莱特疗养院。1959年的一次锁骨骨折，为他带来了小小的不便。

1962年6月，他的最后一部小说《掠夺者》出版，6月17日清晨，他在住家——位于密西西比州牛津的"罗旺橡树"附近骑马，结果人从马背上摔落，背部旧伤又发作，二度光顾莱特疗养院，终因冠状动脉栓塞于1962年7月凌晨1点30分逝世。

[①] 多纳森夫妇（Norman and Betty Donaldson）著的《他们是怎么去的》（*How Did They Die?*）（St. Martin's Press, 1980）陈苍多译为中文版，台北：新雨出版社，2000年出版。

3.5 美国小说家菲茨杰拉德酗酒早逝

菲茨杰拉德（Francis Scott Fitzgerald, 1896—1940），美国小说家。1896年9月24日生于明尼苏达州圣保罗市。父亲是家具商。他年轻时试写过剧本。读完高中后考入普林斯顿大学。在校时曾自组剧团，并为校内文学刊物写稿。后因身体欠佳，中途辍学。1917年入伍，终日忙于军训，未曾出国打仗。退伍后坚持业余写作。1920年出版了长篇小说《人间天堂》，从此出了名，小说出版后他与泽尔达结婚。婚后携妻寄居巴黎，结识了安德逊、海明威等多位美国作家。1925年《了不起的盖茨比》（*The Great Gatsby*）问世，小说通过完美的艺术形式描写了20世纪20年代贩酒暴发户盖茨比所追求的"美国梦"的幻灭，揭示了美国社会的悲剧，奠定了他在现代美国文学史上的地位，成了"爵士时代"的代言人和"迷惘的一代"的代表作家之一。

菲茨杰拉德成名后继续勤奋笔耕，但婚后妻子讲究排场，后来又精神失常，挥霍无度，给他带来极大痛苦。他经济上入不敷出，一度去好莱坞写剧本挣钱维持生计。1936年不幸染上肺病，妻子又一病不起，使他几乎无法创作，精神濒于崩溃，终日酗酒。1940年12月21日突发心脏病，死于洛杉矶，年仅44岁。

他的重要作品还有《人间天堂》，描写一群20世纪20年代美国青年放荡不羁的生活。小说准确地抓住了时代的脉搏，被称为开启了美国的"爵士时代"。《夜色温柔》是他发表于1934年的最后一部长篇小说，描写的是一个出身寒微但才华出众的青年，对富有梦幻色彩的理想的追求以及最终如何遭到失败、变得颓废消沉的故事。其内容包含了强烈的怀旧情绪、悔恨心理、失落的希望、破灭的幻想、人格的分裂。《夜色温柔》是一部带有很强的自传性的小说，探索了一种酷似作者所经历的感情与精神的崩溃过程。

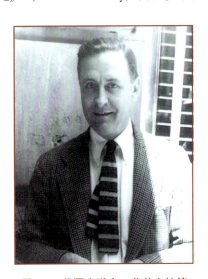

图141 美国小说家：菲茨杰拉德

3.6 前苏联瓦西里将军酗酒之死

斯大林第二个妻子娜杰日达·谢尔盖耶夫娜·阿利卢耶娃留下两个孩子：儿子瓦西里和六岁的女儿斯韦特兰娜。瓦西里在前苏联卫国战争中是一名勇敢的飞行员。1947年被任命为莫斯科军区空军司令员，因严重酗酒，于1952年夏，斯大林亲自签署了对他的撤职令。1953年4月被捕，被判8年徒刑，关押在弗拉基米尔监狱。1960年提前释放，被允许继续住在莫斯科，并还给他住房、将军肩章、党证和勋章，但因其继续酗酒又被关进监狱。

1961年出狱时健康状况恶化，赫鲁晓夫把他送到更远的喀山，但其行动完全自由，一名女护士是他的最后伴侣。1962年3月瓦西里因酗酒死亡，年仅40岁。

3.7 英国女歌手艾米·怀恩豪斯之死

2011年7月23日下午，艾米·怀恩豪斯在其伦敦寓所突然去世，年仅27岁。知情人士表示长期过量使用毒品和酗酒可能是导致她死亡的原因。

艾米·怀恩豪斯（Amy Winehouse，1983—2011），生于1983年9月14日，英国灵魂、爵士和节奏布鲁斯歌手。在2007年度的全英音乐奖中被评为"英国最佳女歌手"，2008年获得五项格莱美奖。

她吸食毒品是因为她有各种不健康的嗜好。从2007年开始，艾米·怀恩豪斯疯狂大胆地公开吸毒，特别是她因为当街吸大麻、携带大麻、吸毒入院、酗酒及自残行为等困扰新闻而屡屡上报，连在格莱美获奖也因为处于戒毒疗程中而不能到现场领奖。

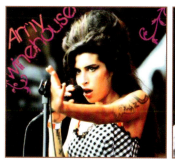
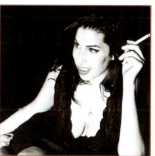

图142 英国女歌手：艾米·怀恩豪斯

第30卷

历史中毒悬案

本卷主编 史志诚

卷首语

历史上许多帝王、政治家、军事家、科学家和历史名人英年早逝、突然猝死或者发生在重大事件之后的死亡，往往引发人们的关注，甚至引发政治局势的动荡。对于历史名人死因的种种猜测，众说纷纭，以致后世议论不一，成为历史悬案。

历史上的毒杀、下毒的生死悬案之所以是悬案，一是未能找到引起死者中毒的毒物；二是即使查明了毒物之存在，却难以确定犯罪嫌疑人和凶手；三是即使有了某些毒杀的证据，又会有所反复，致使许多历史的悬案成为未来历史学家、生物化学家、法医学家和毒理学家继续研究和进一步做出准确鉴定的毒杀疑案！

本卷在众多的历史悬案中收录了一部分有关毒杀或者中毒的疑案。一是帝王之死，有古马其顿帝国国王亚历山大大帝、中国唐太宗李世民、元太祖成吉思汗、清代皇帝雍正、清代光绪帝、英王乔治三世、法国皇帝拿破仑、朝鲜李熙皇帝和土耳其总统厄扎尔。二是思想家与政治家之死，有中国古代法家韩非、民族英雄郑成功和智利外交官聂鲁达。三是科学家与探险家之死，有中国发明家蔡伦、英国科学家牛顿、英国探险家约翰·富兰克林和美国探险队长查尔斯·霍尔。四是文学家及艺术家之死，有中国书法家王羲之、德国作曲家贝多芬、英国小说家简·奥斯汀和荷兰画家凡·高。五是历史人物之死，有中国西汉轪侯夫人辛追和意大利大公弗朗切斯科·美第奇。这些名人之死都与某种毒杀，或者不良生活习惯引起的中毒有关。随着现代科学技术的发展，新的检验技术的应用，以及历史档案的逐步公开，后来的科学家、法医学家和毒理学家为了揭开死亡之谜，应用现代科学技术，甚至采取开棺验尸的方法查明真相。其中一部分疑案基本澄清了死因，但也有一些名人的死因至今未明，还有待进一步考察和破解。

1 帝王之死

1.1 古马其顿亚历山大大帝之死

亚历山大大帝

亚历山大（Alexander，前356—前323），别名亚历山大大帝（Alexander the Great），公元前356年7月20日生于古马其顿（Macedon）王国首都佩拉城。古马其顿帝国国王，亚历山大帝国皇帝，欧洲历史上最伟大的四大军事统帅[①]之首，世界古代史上著名的军事家和政治家。

亚历山大天资聪明，从幼年起他就酷爱诗歌，尤其是荷马史诗，并且表现出在音乐和马术上的天赋。12岁起，师从古希腊著名学者亚里士多德，学习哲学、逻辑学、伦理学、政治学、几何学等，接受了亚里士多德的系统化教育。其军事才能很可能得力于他父亲腓力二世的亲授。18岁随父出征，20岁继承王位，就发动隆隆战车，以其雄才大略，先后统一希腊全境，进而横扫中亚，荡平波斯帝国，大军开到印度河流域，不费一兵一卒而占领埃及全境，建立了亚历山大帝国，从而在世界四大文明古国占据其三。征服全境约500万平方千米，西起古希腊、马其顿，东到印度恒河流域，南临尼罗河第一瀑布，北至药杀水。亚历山大大帝在32岁时就完成了征服世界的梦想，他的远征客观上使得古希腊文明得到传播。

但是，他却于公元前323年6月10日去世，年仅33岁。

死因之谜

据说在巴比伦（位于现在的伊拉克）尼布甲尼撒二世的王宫参加一场通宵酒会时，亚历山大突然病倒。他抱怨说肝脏突然间好像被利剑刺穿一样疼痛，不得不卧床休息。在随后的12天，他又出现高烧以及关节剧痛症状。随着病情恶化，亚历山大陷入昏迷，最后于公元前323年6月10日或11日死亡，也就是在他33岁生日来临前不久。

亚历山大大帝33岁突然离世，成了千古之谜，各种传言到处流传。据历史学家推测，亚历山大的死由酗酒、伤寒、疟疾、急性胰腺炎、西尼罗热或者中毒所致。

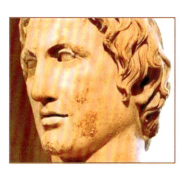

图143 亚历山大大帝

[①] 四大军事统帅指亚历山大大帝、汉尼拔、凯撒大帝和拿破仑。

第一，中毒说。亚历山大去世五年后，出现一些信息，他的母亲奥林匹亚丝命人将安提帕特之子（斟酒官）和艾欧拉斯（Iolas）等多人处死，并将其骨灰撒入风中，因推断是他下的毒。

另有一些对亚历山大死亡情形进行分析的专家认为，他可能死于卡奇霉素中毒，这是一种由细菌产生的危险化合物。斯坦福大学研究论文合著者、美国瑞辉研究院毒物学家安托瓦内特·海耶斯说："卡奇霉素有剧毒，是土壤细菌产生的数百种代谢物之一。它能够在石灰石上生长，而希腊又有很多石灰石。"

2004年10月4日，英国《独立报》报道，通俗历史作家格雷勒姆·菲利普斯最新的研究认为：亚历山大是被他的妻子罗克珊用马钱科植物的毒药毒死的。他的妻子之所以谋杀是因为亚历山大娶了别的女人，或因为他与同性恋情人过于招摇，导致罗克珊的报复。加利福尼亚大学的几位毒理学家告诉菲利普斯，亚历山大生前得病的症状表现与士的宁中毒的表现一致，而士的宁是马钱科植物含有的一种致命毒素。①

据英国《每日电讯报》报道，美国斯坦福大学的科学家研究发现，亚历山大大帝可能死于冥河水中毒。美国研究人员发现，亚历山大大帝在公元前323年死前出现的各种症状与冥河②水中的一种剧毒细菌所能产生的影响之间存在惊人联系。根据他们的推测，这位征服了希腊与印度间巨大版图的马其顿国王死于希腊的冥河水中毒。③

历史学家指出，冥河在古代的剧毒名声支持了这种假设，但这仍不能证明亚历山大就是死于冥河水中毒。

第二，激光照射说。亚历山大大帝的死引起世人的瞩目。许多人收集资料，调查分析，认为他的真正死因是：长期受激光的照射。他们认为，两千多年前，亚历山大占领波斯的一座城市后，城中的贵族向他贡献了一顶王冠。王冠上镶嵌着一颗特别大的，发出紫色幽光的红宝石。亚历山大戴着它，到处炫耀自己的威严和权力。科学家发现，红宝石在太阳光的照射下会发出一种特殊的自然激光。由于亚历山大长期戴着这顶镶嵌红宝石的金王冠，所以成了自然激光的牺牲品。

《亚历山大大帝：一个生命的传奇》作者理查德·斯通曼说："我个人认为亚历山大可能死于自然原因，或者是伤寒，或者是过量服用治疗其疾病的藜芦，但其他可能性也不能被排除。"

---

① 亚历山大死于妒杀？. 参考消息，2004-10-13.
② 传说冥河是通向地狱的入口，这条河的原型据信真实存在，就是现在发源于伯罗奔尼撒半岛山脉的黑水河。古希腊人认为，黑水河河水有剧毒，除了由马蹄或者骡蹄制造的船只外，任何船只都会被河水溶解。
③ 秋凌. 亚历山大或死于冥河水中毒. 陕西科技报，2010-08-17.

1.2 中国唐太宗李世民之死

唐太宗李世民

唐太宗李世民（598—649），598年1月28日①生于武功的别馆（今陕西省武功县），唐高祖李渊和窦皇后的次子，唐朝第二位皇帝。

李世民少年从军，曾去雁门关营救隋炀帝。唐朝建立后，李世民官居尚书令、右武侯大将军，受封为秦国公，后晋封为秦王，先后率部平定了薛仁杲、刘武周、窦建德、王世充等军阀，在唐朝的建立与统一过程中立下赫赫战功。

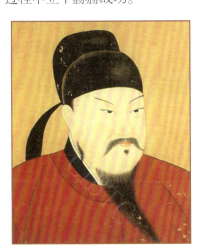

图144 唐太宗李世民

武德九年（626），李世民发动"玄武门之变"②，杀死自己的兄长太子李建成、四弟齐王李元吉及二人诸子，被立为太子。唐高祖李渊不久被迫退位，李世民即位，年号贞观。

李世民为帝之后，积极听取群臣的意见，以文治天下，并开疆拓土，虚心纳谏，在国内厉行节约，并使百姓能够休养生息，终于使得社会出现了国泰民安的局面，开创了中国历史上著名的"贞观之治"，为后来唐朝100多年的盛世奠定了重要基础。

649年7月10日，唐太宗李世民因病驾崩于含风殿，享年52岁，在位23年，庙号太宗，葬于昭陵。

李世民爱好文学与书法，有墨宝传世，著有《帝范》《贞观政要》等。

李世民早亡之谜

根据史料，李世民之死是因为他得了痢疾。但是，当时他年仅50出头，假若痢疾严重的话，为什么还离开长安，来到终南山别墅？而且，在此之前，也没有留下他病重的记录。因此，对于他的死，人们感到很突然，于是议论纷纷。

---

① 一说生于599年1月23日。
② "玄武门之变"是唐高祖武德九年六月初四（626年7月2日）由当时的天策上将、唐高祖李渊的次子秦王李世民在唐王朝的首都长安城（今陕西省西安市）大内皇宫的北宫门——玄武门附近发动的一次流血政变。唐高祖即位以后，封李建成为太子，李世民为秦王，李元吉为齐王。三个人当中，数李世民功劳最大。李建成的战功不如李世民，只是因为他是高祖的大儿子，才取得太子的地位。太子建成自己知道威信比不上李世民，心中妒忌，就和弟弟齐王李元吉联合，一起排挤李世民。经过长期的斗争，李世民逐步占了上风，控制了局面，最终李世民杀死了自己的长兄皇太子李建成和四弟齐王李元吉，被立为新任皇太子，并继承皇帝位，是为唐太宗，年号贞观。

服食丹药中毒说

另有史家经考证，认为李世民的真正死因是服食丹药所致。太宗"服胡僧药，遂致暴疾不救"，此说也有一些间接的史料为证，何况唐承魏晋之风，服食丹药很流行，诸多唐帝均有此好。李世民服丹当非异事①。虽然李世民早年曾屡次嘲笑过去那些执迷不悟地寻求长生和灵丹妙药的帝王们，但他为极力减轻病痛，也找来一个印度巫师那罗迩娑婆寐治疗。那罗迩娑婆寐（姓那罗迩）是贞观二十二年（648），使臣王玄策在出使途中意外灭掉了中天竺国（在今印度中部），俘虏的一个方士，他自称"有长生之术"，能炼制令人长生不老的金石仙丹，而且还"自言寿二百岁"。人们分析认为，正是这个外国方士将唐太宗推入了死亡的深渊。

毒箭射伤说

据现代学者考证，李世民之所以早亡，与他在645年发动的那场征高丽的战役②有关。据高丽历史记载，辽东战争③期间，唐太宗被靺鞨人的毒箭射中，数年后发作而死。当时游牧的靺鞨④人是作为高丽人的帮手参战的。李世民在战后表现得反常，也的确很像有中箭后的后遗症。史料曾很隐讳地指出，太宗此后脾气变得烦躁，患上了一种精力耗竭的衰弱症，以致很多日常工作不得不由太子代劳。人们由此推断，"痢疾"只是外在表象，致命的是靺鞨人射进李世民身体的那种不知名毒物。这种不知名的毒物夺去了李世民英年的生命。

1.3 中国元太祖成吉思汗之死

元太祖成吉思汗

元太祖即成吉思汗，孛儿只斤氏，名铁木真，也称为孛儿只斤·铁木真，1162年出生于蒙古乞颜部贵族世家，蒙古族。父也速该有拔都（勇士）称号。时漠北高原有百余部落，互相攻战。铁木真降生时，适逢其父在作战中俘获塔塔儿部首

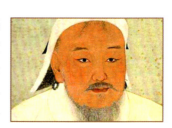

图145 成吉思汗

---

① 梦雨碟. 李世民之死. 民情观察，2008-03-10.
② 高丽之战役，即唐太宗征高丽（高丽，又称高丽王朝、王氏高丽，是朝鲜半岛古代王朝之一）的战争。
③ 隋唐对辽东的战争，是隋唐时期中国第二次实现大统一，结束东汉末年以来300多年的分裂局面。贞观十九年（645），唐太宗亲征辽东，取得重大胜利。太宗指挥诸军进攻安市城（今海城市东南的英城子山城）时，靺鞨兵15万援救安市，太宗大破高丽援军。此战高丽兵死2万多，残兵3.6万人投降。高丽野战部队被一扫而空。
④ 靺鞨（音 mò hé），中国古代民族名，自古生息繁衍在东北地区，是满族的先祖。先世可追溯到商周时的肃慎和战国时的"挹娄"。北魏称"勿吉"，唐时写作靺鞨。在唐代，靺鞨的一支黑水靺鞨演化成女真族，女真族是满族的直系祖先。靺鞨分布在松花江、牡丹江流域及黑龙江中下游，东至日本海。

领铁木真兀格，为纪念是役武功，故取此名。当时的蒙古社会处在群雄林立，互相攻伐，争夺统治全蒙古权力的混战时期。铁木真9岁时，其父被塔塔尔部毒害。

成吉思汗是中华历史上的杰出政治家、军事家。公元1206年，被推举为蒙古帝国大汗（后被尊为元朝开国皇帝），统一蒙古各部落，汗号"成吉思汗"。在位期间，多次发动战争，征服地域西达黑海海滨，东括几乎整个东亚，建立了世界历史上著名的横跨欧亚两洲的大帝国之一。

1226年，他率军10万歼灭西夏军主力(次年西夏灭亡)后，成吉思汗正欲集中全力攻金，于1227年8月25日在六盘山下清水县（今属甘肃）去世，年66岁。临终遗嘱：利用宋金世仇，借道宋境，联宋灭金。其子窝阔台和拖雷遵此遗策，于窝阔台汗六年（1234）灭亡金朝。

成吉思汗去世后，由于蒙古族盛行"密葬"，所以真正的成吉思汗陵究竟在何处始终是个谜。现今的成吉思汗陵乃是一座衣冠冢，它经过多次迁移，直到1954年才由湟中县的塔尔寺迁回故地——中国内蒙古自治区伊金霍洛旗。

成吉思汗死因之谜

关于成吉思汗的死因，大概有四种说法，多与西夏有关。

雷击说

一说蒙古人迷信"上天以雷电警告不孝者"，成吉思汗因惹母亲生气导致母亲去世，有不孝之嫌，所以特别害怕雷电。1227年夏，成吉思汗误入雷区，被雷电击中致死。

另有一说，出使蒙古的罗马教廷使节约翰·普兰诺·加宾尼在其文章中透露，成吉思汗是可能是被雷电击中身亡。加宾尼当时到达蒙古国时，发现夏天的雷电伤人事故频发，"在那里却有凶猛的雷击和闪电，致使很多人死亡。"加宾尼为葡萄牙人，出使中国的时间是公元1245至1247年，距成吉思汗死亡只有18年，比马可·波罗早30年，可见他的记叙并非空穴来风。

坠马说

《元朝秘史》（卷十四）记载，"成吉思汗既住过冬，欲征唐兀①。重新整点军马，至狗儿年②秋，去征唐兀，以夫人也遂从行。冬间，于阿儿不合地面围猎，成吉思汗骑一匹红沙马，为野马所惊，成吉思汗坠马跌伤，就于搠斡儿合惕地面下营。次日，也遂夫人对大王并众官人说：'皇帝今夜好生发热，您可商量'。"这里记载了一个史实，即成吉思汗于1226年秋天，带着夫人也遂去征讨西夏国。冬季时，在一个叫阿儿不合的地方打猎。不想他骑的红沙马却被一匹野马惊着了，导致没有防备的成吉思汗坠落马下受伤，当夜就发起了高烧。

为什么一次坠马伤重成这样？据说是因为他流血太多。当时，随从的将领建议他回去养伤，等好了再来攻打。但成吉思汗一生要强，心想如果这样回去会让西夏人笑话。表示宁死不退兵，遂挺进贺兰山，将阿沙敢不灭了。但此后，成吉思汗的伤

---

① "唐兀"，是当年蒙古人对西夏人的叫法。
② "狗儿年"，是宋理宗宝庆二年（1226）。

病一直未好，反而加重，到1227年农历七月十二（阳历8月25日）就病死了。如果当时成吉思汗回去了，这病根子也就不会落下了。

美女刺杀与下毒说

被刺（下毒）说与被俘西夏王妃古尔伯勒津郭斡哈屯有关。蒙古民间传说，成吉思汗的军队进攻西夏的过程中，兵士俘虏到了很漂亮的西夏王妃古尔伯勒津郭斡哈屯，进献给成吉思汗。就在陪寝首夜，这位西夏王妃刺了（下毒）放松警惕的成吉思汗。被刺一说，也源于成书于清朝康熙元年（1662）的《蒙古源流》[①]，故有很高的可信度。

中箭毒说

这种说法源于《马可·波罗游记》。马可·波罗是13世纪意大利商人，于1275年到达中国。其时正是元世祖忽必烈当政时间，他与元朝有过17年的交往。马可·波罗在游记中记叙的成吉思汗的死因，认为成吉思汗死于箭伤。1227年年初，成吉思汗在带兵进攻西夏围攻太津（吉州，古要塞）时，膝部不幸中了西夏兵士射来的毒箭。结果可想而知，毒箭攻心，伤势益重，自此一病不起。[②]

世人评说

成吉思汗是古今中外著名的历史人物，同时又是最有争议的人物。700多年来，各国的政治家、军事家和名人学者从不同角度研究和探讨这位伟大人物。

马克思曾说："成吉思汗戎马倥偬，征战终生，统一了蒙古，为中国统一而战，祖孙三代鏖战六七十年，其后征服民族多至720部。"

孙中山先生说："亚洲早期最强大的民族之中元朝蒙古人居首位。""元朝时期几乎整个欧洲都被元朝所占领，远比中国最强盛的时期更强大了。"

毛泽东将成吉思汗亲切地称为"一代天骄"，将他与中国历史上著名的帝王秦皇、汉武、唐宗、宋祖相提并论。

印度开国总理尼赫鲁在《怎样对待世界历史》一书中说："蒙古人在战场上取得如此伟大的胜利，这并不靠兵马之众多，而靠的是严谨的纪律、制度和可行的组织。也可以说，那些辉煌的成就来自成吉思汗的指挥艺术。"

1.4 中国清代皇帝雍正之死

爱新觉罗·胤禛

雍正是满族人，1678年12月13日出生于北京紫禁城永和宫，是清朝第五位皇帝，入关后的第三位皇帝，清圣祖康熙皇帝第四子，母为孝恭仁皇后，即德妃乌

[①] 1766年蒙古喀尔喀部亲王成衮扎布将《蒙古源流》的手抄本进献乾隆皇帝。乾隆令人将其译为满、汉两种文本，并题书名《钦定蒙古源流》，收入《四库全书》。

[②] 史料记载，《圣武亲征录》说，成吉思汗受箭伤有三次：1202年阔奕坛之战、1212年攻西京之战、1226年攻西夏时膝部中箭。估计最后一次箭伤对其身体影响较大。

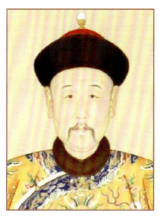

图146 中国清代皇帝：雍正

雅氏。1722年康熙病死后，他于1723年继位，年号雍正，在位13年。雍正在位时期，平定了罗卜藏丹津叛乱，设置军机处加强皇权，实行"改土归流""火耗归公"，颁布禁烟诏令等一系列铁腕改革政策，对康乾盛世的持续具有关键性作用。

雍正著有《御选语录》《大义觉迷录》等，诗词有《仲秋有怀》《寒夜有怀》《雍邸集》《春日泛舟》和《友人书屋》等。

1735年10月8日，雍正逝世，终年58岁，葬于河北泰陵（今河北省易县西）。

雍正死因众说纷纭

据《清世宗实录》和《张廷玉年谱》记载："雍正十三年八月二十日，胤禛偶感违和，仍照常听政，并召见臣工。二十一日，病情加重，照常理政。大学士张廷玉每日进见，未尝间断。皇四子宝亲王弘历、皇五子和亲王弘昼等，御榻之侧，朝夕侍奉。二十二日，病情恶化，太医抢救。二十三日子时，进药无效，龙驭上宾。"前后三天，可以算急症。皇帝突然死亡，官书却不载原因。于是，对雍正皇帝的死因，朝野众说纷纭。

历史上关于雍正死因有五种说法，即被吕四娘谋刺死说、被宫女缢死说、被曹雪芹和竺香玉合谋毒死说、患病而死说和服丹药中毒而死说。一些史学家认为前三种说法实属子虚乌有，无史料可证，绝不可信。认为患病而死说，在情理之中。而服丹药中毒而死说因有史书记述，故也不能排除。

雍正被吕四娘谋刺之说

正史中并没有关于吕四娘的记载。即使确有吕四娘这么个人，皇宫是等级严密、戒备森严的地方，是绝不可能让携带短兵器的人混入深宫并靠近雍正皇帝的。学者认为，吕留良之案，吕氏一门，男女老幼，俱已严禁，不能逃逸。就连吕留良父子坟墓，都加以监视，吕氏女不可能逃脱。所以，吕四娘行刺雍正说，实属子虚乌有，绝不可信。

雍正被宫女缢死之说

学者认为，这一说法完全是明世宗嘉靖皇帝被宫女勒缢故事的翻版。所以，宫女勒死雍正之说，实属移花接木，张冠李戴。

雍正被曹雪芹竺香玉合谋毒死之说

据传《红楼梦》的作者曹雪芹，有个恋人叫竺香玉，是林黛玉的化身。竺香玉后来被雍正霸占成为皇后。曹雪芹想念恋人，就找了一个差事混入宫中，与竺香玉合谋，用丹药将雍正毒死。这是编造的故事，纯属无稽之谈。根据《清史稿》记载，在雍正皇帝生前，宫中没有姓竺的妃子。显然，此观点亦不可信。

雍正皇帝患病之说

一些学者认为雍正皇帝是中风而死的。郑天挺著《清史简述》中提到雍正是中风而死，但郑天挺没有详述得出这一结论的依据。另一种说法认为雍正皇帝是因生活糜烂而死的。当时朝鲜一本《承政院日记》书里记载雍正皇帝的生活作风极为糜烂，说他沉迷女色，病入膏肓。"自腰以下，不能运动者久矣"。这句话的意思就是说雍正皇帝不能行动已经很长时间了。

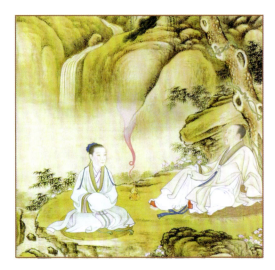

图 147　雍正皇帝道装像（资料图，局部）

雍正服丹药中毒之说

雍正皇帝是中国古代史上最后一位宠信道士迷恋丹药的皇帝。早在当皇子时，他就对炼丹产生了浓厚的兴趣。那时炼丹的主要目的是做给他父皇看，说明自己不谋求皇位，只一心炼丹。他还因此写过一首题为《烧丹》的诗："铅砂和药物，松柏绕云坛。炉运阴阳火，功兼内外丹。"而当他成了雍正皇帝后，炼丹爱好更加浓烈。与其他皇帝一样，雍正也幻想着长生不老，并开始服用丹药。

雍正最初服用的是由道士炼制的一种叫"既济丹"的丹药，服用之后他感觉非常轻松。实际上道士在这个丹药里加入了通常的铅砂、硫黄、水银等天然矿物材料外，还加了春药。这是炼丹人故意加的，目的是要让皇帝服了长生不老药之后，不光有延年益寿的意思，更要有神清气爽的感觉。雍正皇帝感觉到了。所以他觉得这个药不错，还赏赐药给他的三位宠臣——田文镜、鄂尔泰和浙江总督李卫。

雍正皇帝在雍正七年（1729）得了一场大病。大臣说，"皇上下颏偶有些微疙瘩"，是什么病，说不清楚。雍正皇帝曾向心腹密臣发出谕旨，要他们推荐医生和道士："可留心访问，有内外科好医生与深达修养性命之人，或道士，或讲道之儒士、俗家……一面奏闻，一面着人优待送至京城，朕有用处。"雍正皇帝对道士、丹药感兴趣，特为紫阳道人重建道院。雍正皇帝还曾延请道士张太虚、王定乾等，到圆明园炼丹，以求吞服灵丹妙药，长生不老。

从雍正皇帝召请道士炼丹，向内外大臣赏丹以及他自己说吃丹等情况看，雍正皇帝服丹致死的可能性的确很大。他常年服食丹药，有毒成分在体内长期积累，最终发作导致暴亡，这是极有可能的。[①]

据《活计档》记载，就在雍正死前的12天，有100千克黑铅运入圆明园。黑铅是炼丹常用原料，更是一种有毒金属，过量服食可使人死亡。研究这个问题的史学专家认为，这不是巧合，而是有着因果关系的丹药中毒事件。

此外，从事后乾隆皇帝对炼丹道士的处理也可以看出一些破绽。就在雍正皇帝死后的第二天，刚刚即位的乾隆皇帝便下令驱逐炼丹道士张太虚、王定乾。如果不是他们惹下什么弥天大祸，乾隆皇帝何至于在这时对两个小小的道士大动肝火，并专门发布一道上谕。乾隆皇帝在这道谕旨中特别强调，雍正皇帝喜好"炉火修炼"确有其事，但只是作为"游戏"，并没有食用丹药。如果真的没吃丹药又何必辩解，这不正是此地无银三百两的诏

---

① 雍正之死真相：长期服用丹药中毒而亡？. 文汇读书周报，2012-05-21.

告吗？

由此可见，雍正皇帝平时不注意节制生活，放荡过度，再加上常年服用丹药，造成慢性中毒，导致死亡。

总之，时至今日，关于雍正皇帝之死仍然是一桩悬案。

1.5 中国清代光绪帝之死

光绪之死众说纷纭

清德宗光绪帝1871年生，曾于亲政的较短时间内试图改革，任用康有为变法维新，最终不敌守旧派及其后台慈禧太后，被软禁瀛台，整整过了10年的幽禁生活，长期忧闷，无处发泄。

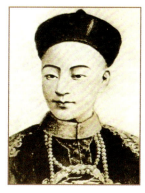

图148 中国清代皇帝：光绪

1908年11月14日傍晚，光绪皇帝驾崩。第二天下午，慈禧太后也断了气。37岁的光绪死在74岁的慈禧前面，而且仅隔一天，引起许多猜测。

有人认为光绪皇帝死于下毒，下毒者有慈禧、李莲英、袁世凯等多种说法。

科学测试：光绪死于砷中毒

清末光绪皇帝的死因之谜终于在其百年祭日到来之前有了科学结论。2008年11月2日上午，中国国家清史工程编纂委员会在北京举行"清光绪皇帝死因报告会"，一份采用现代刑侦和高科技手段检测的万字报告显示，光绪是死于砷（砒霜）中毒。①

在这份《光绪死因报告》上署名的还有清西陵文物管理处、中国原子能研究院反应堆工程研究设计所、北京市公安局法医鉴定中心，他们按照规范的法医检验要求和方法，先后提取了光绪的两小缕头发、遗骨及衣物样品测试。结果显示，光绪头发中含有高浓度的砷，且各截段含量差异很大，第一缕头发的砷高峰值出现在第10段（2404微克/克），第二缕头发的砷高峰值出现在第26段（362.7微克/克）和第45段（202.1微克/克）。

在测试的同时，专家进行了对比分析，并通过遍查资料，整理了光绪死亡前10天的情况，并结合现代法医有关砒霜中毒的论述，探讨了光绪砒霜中毒的类型，以及中毒时间的下限和上限。

对比测试结果表明：当代人头发砷含量仅为0.14~0.59微克/克，而光绪帝头发中的最高砷含量2404微克/克，是与他同被埋在一起的隆裕皇后头发砷含量（9.20微克/克）的261倍；是同年代成年人清代草料官头发砷含量（18.2微克/克）的132倍。表明光绪帝头发中的最高砷含量确实属于异常现象。

光绪帝头发中的最高砷含量2404

---

① 蒙慧. 光绪死因查明确是砒霜中毒，下毒者究竟是谁. 金羊网-羊城晚报，2008-11-02.

微克/克，是其棺椁内物品最高砷含量（帷幔碎屑29.0微克/克）的83倍；是墓内外环境样品最高砷含量（棺椁盖上土24.8微克/克）的97倍，表明光绪帝头发中的高含量砷元素非棺椁内物品及墓内外环境所造成。

光绪帝头发中的最高砷含量2404微克/克，是当代慢性砷中毒患者头发最高砷含量（36.43微克/克）的66倍，而且砷含量分布曲线与后者也截然不同，表明光绪帝头发中高含量的砷元素非慢性砷中毒形成。

从光绪帝头发的异常高砷含量截段位置看，其既不在发根处、也不在发梢处，依据头发生长规律和砷中毒机制，光绪帝头发上的高含量砷不应是正常摄入代谢形成。

此外，现存文献记载，光绪在宫中和瀛台被囚禁期间曾服用过中药，其中的雄黄、雌黄、朱砂等会导致砷、汞毒物使用过量。在理论上讲，这种原因也可能引起光绪慢性中毒，直至病变死亡。不过在慢性中毒死亡的情况下，中毒者头发发根的含毒量会高于发中部和发梢，而光绪的情况与之相反，这也证明了光绪并不是死于长期服用中药的慢性中毒。

综上所述，造成光绪帝头发上高含量砷元素异常现象的成因只能来自其自身尸体的沾染。由此可得出结论，光绪是死于砷（砒霜）中毒。

下毒者是谁？

对于被人毒死的说法，下毒者又有多种说法。有人认为，慈禧不愿意光绪在自己死后重新掌权，派人毒死了光绪。有人说，戊戌变法时袁世凯出卖光绪，怕慈禧死后遭光绪报复，于是贿赂太监下毒。还有说是太监李莲英下的毒，因为他得悉光绪日记中说慈禧死后将诛杀袁世凯和自己。

但究竟是谁对光绪下了毒呢？现在仍未有确切的说法。

1.6 英王乔治三世之死

英王乔治三世

英王乔治三世（George Ⅲ，1738—1820），全名乔治·威廉·腓特烈，是英国及爱尔兰的国王，汉诺威选帝侯（后为国王），英国汉诺威王朝的第三任君主。

乔治·威廉·腓特烈生于1738年6月4日，乔治二世的孙子，1760年即位，直到1820年1月29日去世，终年82岁。

在他的统治初期，大不列颠在七年战争中击败法国，并使大不列颠压倒欧洲各国，成功支配了北美洲及印度地区。不过，随着大不列颠在美国独立战争的战败，乔治三世在美洲失去了大量殖民地，这些殖民地的独立最终促成美国立

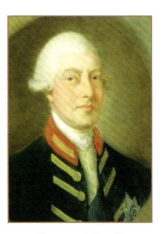

图149 乔治三世

国。此后,乔治三世参与了一连串的反法战争,反抗拿破仑及革命后的法国,这些战争最后以拿破仑在 1815 年被击败而宣告结束。因此,在他当政期间,经过与大革命后的法国和拿破仑的战争,使英国跃居首屈一指的世界强国,成为世界工厂。

乔治三世是个心地善良的人,家居生活俭朴,对家人要求很严格,与儿子们的关系不好。虽然最后 10 年他没有执政,但他仍是英国历史上在位时间最长的国王之一。

乔治三世死于砷中毒?

乔治三世晚年的统治饱受精神问题困扰,其精神病最初仅反复出现,但后来却演变成永久性的精神失常,饱受失明和妄想症的折磨,极为凄凉。

1810 年,他最心爱的小女儿阿米莉公主去世。1811 年,乔治三世最后一次病发后,议会通过决议,由乔治三世的儿子威尔士亲王,亦即后任国王乔治四世,在国王被疾病折磨导致精神错乱而难以执政期间,于 1787 年至 1788 年及 1811 年 2 月 5 日至 1820 年 1 月 20 日两度作为摄政王代理国务。

乔治三世的病情曾令当时的医学界大惑不解,但现今学者一般相信他所患的是卟啉病(Porphyria)。卟啉病是血液病的一种,能够通过服用毒药砒霜而引发。根据 2004 年的研究,发现乔治三世留存后世的头发样本中,存有高含量的砒霜。因此,认为乔治三世在 1820 年疑似死于砷中毒。

1820 年乔治三世驾崩后,威尔士亲王继位,成为乔治四世。

1.7 法国皇帝拿破仑之死

拿破仑·波拿巴其人

拿破仑·波拿巴(Napoléon Bonaparte,1769—1821),是法国政治家和军事家,是法国 19 世纪初叱咤风云、法兰西第一帝国和百日王朝名声显赫的一个皇帝,1812 年对俄战争失败,1814 年被放逐。1815 年,拿破仑逃离爱尔巴岛回到了巴黎,率军在滑铁卢跟威林顿指挥的联合军作战。在滑铁卢战役中,拿破仑被打败,向英军投降,再次被捕,于 1815 年被流放于英属南大西洋小岛——圣赫勒拿岛(St. Helena)。

1821 年 5 月 5 日 17 时 49 分,长眠于圣赫勒拿岛,年仅 52 岁。

拿破仑死因之争

关于拿破仑的死因一直争论不休。当年的尸体解剖和临床症状结论是,拿破仑死于胃癌并发症。170 多年过去了,他的死亡原因,一直是个谜。有人说,他是得了胃癌死去的,因为他的父亲死于胃癌,有家族遗传因素。也有人怀疑,是英国人

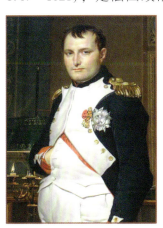

图 150 拿破仑

用小量砒霜使他慢性中毒而死的。然而，近 40 年来，随着在拿破仑遗留的头发中发现大量的砷（砒霜），有专家对拿破仑死于胃癌提出质疑，认为法国这位显赫一时的皇帝死于砷（砒霜）中毒。

拿破仑死于胃癌说

拿破仑死后，当年医生的尸体解剖和临床症状认为他死于胃癌并发症。当时做尸体解剖的是拿破仑的私人医生弗兰斯西科·安东马奇，一同在场观看的还有五位英国医生。

瑞士巴塞尔大学与苏黎世大学医学史研究所合作，通过对拿破仑不同时期 12 条裤子腰围尺寸进行研究后认为，拿破仑死于胃癌。

2002 年 10 月，应法国《科学与生活》杂志之邀，法国三位权威人士利用同步加速器射线对拿破仑遗留下来的一些头发进行了细致分析，希望能借此为拿破仑之死下个结论。这三位人士分别是巴黎警察局毒物学实验室负责人里科代尔、法国奥赛电磁辐射使用实验室专家舍瓦利耶，以及巴黎原子能委员会凝聚态、原子、分子研究所专家梅耶尔。该杂志在 10 月 28 日出版的 11 月号上刊载了有关拿破仑死因之争的详细资料及三位权威人士的研究情况。据介绍，杂志社提供的拿破仑的头发共 19 绺，有的是在拿破仑死后从其尸体上取下来的，也有的是拿破仑在世时保留下来的。三位专家对每绺头发都进行了上百次的测量，对每根头发的测量间距精确到 0.5 毫米。结果显示：无论是在 1821 年拿破仑死后取下的头发里，还是在 1805 年和 1814 年拿破仑在世时保留下来的头发里，砒霜的含量都超出正常值 5 到 33 倍。专家们由此认为，拿破仑不是死于砒霜中毒，因为这些头发的取留时间相距 16 年，而在长达 16 年的时间里，这些头发中的砒霜含量几乎一致，并均匀分布在整根头发上，这表明头发上的砒霜不是拿破仑摄食到体内的，它们来自外部环境。对此，专家们推测可能是来自使用木材取暖、放置老鼠药、摆弄含砒霜的子弹等，而最可能的是来自某种防腐剂，因为在 19 世纪时，法国非常流行用砒霜保存头发。结果认为：拿破仑死于胃癌，而非有关专家推测的砒霜中毒。[1]

2007 年 1 月 17 日，《生活科学》报道，美国科学家认为拿破仑死于胃癌晚期，而非此前广为传说的砒霜中毒，这使得持续 186 年的拿破仑死亡之谜更为复杂。负责此项研究的美国得克萨斯西南大学教授罗伯特·格恩塔（Robert Genta）及其同事对拿破仑的胃部有两处溃疡（一处在胃内部，另一处则刺穿了胃壁，直达肝脏）的描述同 50 例良性溃疡和 50 例胃癌的照片进行了比较，结果发现拿破仑的溃疡属于癌症并发症。格恩塔说："从他胃部入口至出口有一大块溃疡，至少有 10 厘米长。仅仅创口大小就表明那是癌症造成的。"胃肠出血是导致拿破仑死亡的直接原因。

拿破仑砷中毒说

20 世纪 60 年代，一位名叫斯滕·富尔舒沃德的瑞典牙医曾读到拿破仑的第一仆人路易·马尔尚的回忆录。从回忆录中了解到，拿破仑在被流放期间经常忍受慢性疼痛，他当时就怀疑拿破仑是因慢性中毒

---

[1] 卢苏燕. 破解拿破仑死亡之谜：死于胃癌并非砒霜中毒. 人民网，2002-10-28.

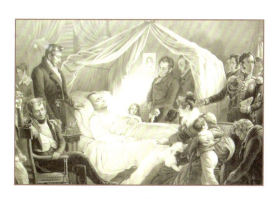

图 151 拿破仑之死

而死。接着,美国联邦调查局和法国巴斯特大学以拿破仑的头发进行检验分析,发现含有大量的砒霜(砷),进一步支持了拿破仑被下毒的说法。拿破仑的继承人保留下来这位君主的一些头发,专家找到这些头发,并将其中的几根送到英国哈威尔的核化验室进行化验。结果表明,拿破仑头发中的砷含量很高,超过正常人的20倍甚至30倍,只有长时间的慢性砷中毒才会达到如此高的指标。因为砷是一种有毒的化学元素,而它的化合物三氧化二砷就是剧烈的毒药砒霜。

法国国际拿破仑协会著名毒物学家帕斯卡尔·金茨研究认为,拿破仑的死因是慢性砷中毒,不是癌症或其他疾病。金茨进行的化验结果表明,1821年去世的拿破仑的头发中砷含量高得反常,而且可以确定,这是一种矿物砷,即当时著名的"老鼠药"。为进行毒理学研究,金茨得到了五绺拿破仑的头发,使用了各种各样的检验方法,最终确定,死者头发中砷含量是自然死亡人头发中砷含量的10倍。而且,拿破仑头发的外层、内层内都含有砷成分,内层中的砷含量特别高。这一发现否定了拿破仑头发内含有砷是因为他使用了当时加了砷的特殊养发护发成分的说法。金茨的研究证明,毒素是经毛细血管进入人体的。这一研究令人信服地证明,51岁的拿破仑的死因是中毒,而不是其他。

拿破仑死后140年,头发样品到了英国格拉斯哥(Glasgow)大学的法医研究所。在那里,用核反应堆的中子对头发进行了长达24小时的轰击。激活了的头发(刺激以放出放射性射线)含有10.38毫克/千克的砷,而正常头发的含量仅为0.5~1.3毫克/千克,即高10倍。砷在9厘米长的头发中的分布情况,也是化验的对象。在对结果进行分析后,人们最后认为,可以肯定地说,拿破仑从1816年到死亡之日经常间隔性地摄入砷,而且测出的毒浓度的周期性,与流传下来的"病历"记录一致。

但砷从哪里来的?于是又回到拿破仑流放到圣赫勒拿岛上的住所问题上。这座住宅称为"长木公寓",是木制的建筑物。建筑物的墙上贴的是当时十分普遍的廉价矿物颜料绘制的玫瑰花饰的裱糊墙纸。经过一番寻找,终于在一个偶然的机会,得到当时拿破仑卧室糊墙纸的残片,并对其进行分析,测试的结果表明,糊墙纸的玫瑰花饰主要包含有砷和铜两种元素,而且计算出玫瑰花饰的含砷量,每平方米约为15克,含量相当高。据调查了解,拿破仑当时居住的环境十分潮湿,由于水气的作用,糊墙纸上的玫瑰花饰中的砷毒就会以微粒和气体形态散布到空气中,可以通过呼吸道或胃肠道侵入人体,拿破仑长期生活在这种含砷的囚室中,患慢性砷中毒的可能性就存在了。

在此期间,又有人对化验拿破仑头发所用的分析法提出怀疑。对毒理学家来说,"砷与拿破仑"的关系还要继续研究下去。

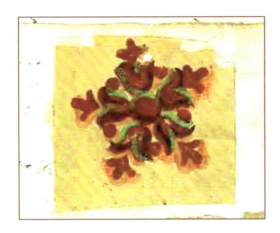

图 152 致命的裱糊墙纸（从圣赫勒拿岛拿破仑寓所无意中保存下来的小片墙纸，使科学家和历史学家重新判断拿破仑的死因）

历史的疑云仍存

时至今日，拿破仑的死因仍是众说纷纭，英国医生的验尸报告显示他是死于严重胃溃疡。20 世纪 80 年代英国格拉斯哥大学生物化学系检验拿破仑遗体发现，他应死于砷中毒。但是，这个结论未能被历史学家接受，而且也没有被当时曾服务于圣赫勒拿岛上的医生们的后代所接受，因为他们的前辈没有留下拿破仑吃砒霜的证据。后来科学家从当年贵族爱用的壁纸上发现含有砷的矿物，猜测是因为环境潮湿而使砷挥发于空气中。

此外，还有种种说法。有的认为是波旁王朝为阻止拿破仑重返法国，买通侍从人员在拿破仑专饮橡木桶葡萄酒里放砒霜；有的说负责囚禁监管的英国人员失察，导致拿破仑被暗杀。

1.8 朝鲜李熙皇帝之死

李熙皇帝

朝鲜高宗李熙（1852—1919），字圣临，初名载晃，字明夫，号诚轩，朝鲜王朝第二十六位国王，大韩帝国开国皇帝。1852 年 7 月 25 日生于贞善坊私第（兴宣大院君第）。

1863 年，因朝鲜哲宗无子而逝，奉翼宗神贞王后赵氏之命，李熙入承翼宗大统，封翼成君，12 月 13 日即位。高宗在位期间先后由生父兴宣大院君、妻子闵氏等执掌大权，自己并无实权。此时朝鲜正在受到列强的威胁，岌岌可危。国内则因政见不同，分为事大党和开化党两派，互相争权。

1897 年，高宗宣布朝鲜脱离清朝的朝贡体系，建立大韩帝国，改元光武，因此他又被称为"光武帝"。高宗试图进行改革，且多次试图摆脱日本的控制，但都失败了。最终在 1907 年因为海牙密使事件而被日本侵略者逼迫退位，成为太上皇，

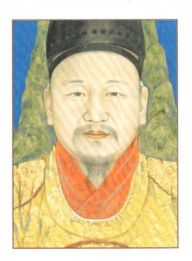

图 153 朝鲜高宗：李熙

软禁于庆云宫（后改名德寿宫）内。

1910 年，日本吞并大韩帝国，高宗被封为"德寿宫李太王"。

1919 年 1 月 21 日，凌晨 3 时，高宗在德寿宫突然逝世，终年 67 岁。

3 月 1 日，在为去世的高宗举行国葬的时候，韩国国民借悼念这位一生经历坎坷的国王的机会，在各地聚集游行，要求韩国独立。是为"三一运动"，也是朝鲜近代独立斗争的一个重要转折点。

历史悬案

对于国王的死，朝鲜民众议论纷纷，从王宫中传出的消息说李熙是被毒死的。说日本人指使朝奸韩相鹤把毒药放到高宗食用的醋中，李熙吃过此醋后不久便毒性发作，在痛苦中挣扎，直至凌晨 3 点死去。死后两眼赤色，全身有红斑且有腐烂，不像病亡。而日本殖民当局为了掩人耳目，便发出公告，说李熙国王因脑出血而突然去世，但没有公布详细的病情报告。

由于朝鲜的老百姓一直把李熙国王看成是国家的代表、臣民崇拜的偶像。此事便引起了朝鲜群众的愤慨，全国各地很多男女老少都披麻戴孝来到首都吊丧，整整七天七夜，吊唁的人络绎不绝。朝鲜国民准备把李熙国王的国葬变成一次反日民族大起义。

1919 年 3 月 1 日举行国葬的时候，朝鲜国民借悼念这位一生经历坎坷的国王的机会，在各地聚集游行，要求独立。广大群众唱着《祖国光复》歌，纷纷涌进汉城塔洞公园，当大会宣读完《独立宣言》后，会场上立刻沸腾起来，人们挥舞着国旗，散发着《宣言书》，振臂高呼："朝鲜独立万岁！"接着，人群又拥向停放李熙国王灵柩的德寿宫前，不断高喊："朝鲜是朝鲜人的朝鲜！""日本人和日本军队滚出去！"祭灵之后，游行队伍分成东西两路在都城的八个区内进行声势浩大的游行示威。虽然日本军队挥舞着刀棍向赤手空拳的群众扑去，但游行队伍还是浩浩荡荡地向日本侵略者冲去。这股反日斗争的烽火迅速燃遍了朝鲜全国。

李熙国王的暴死成了朝鲜"三一人民独立运动"的导火线，也是朝鲜近代独立斗争的一个重要转折点。但是，李熙皇帝究竟是病死的还是毒死的，至今仍是一大悬案。①

1.9 土耳其总统厄扎尔之死

图尔古特·厄扎尔

图尔古特·厄扎尔（Turgut Özal），1927 年 10 月 13 日生于土耳其马拉亚省，土耳其政治家，1950 年毕业于伊斯坦布尔技术大学，在美国攻读电机工程。曾任安卡拉中东技术大学讲师、总理府技术顾问等职。1967 年 2 月任国家计划组织顾问、欧共体

---

① 李春元. 千古之谜——世界文化史 500 疑案. 郑州：中州古籍出版社，1996.

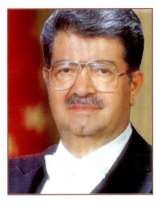

图 154 土耳其前总统：图尔古特·厄扎尔

协调局委员和地区合作发展组织主席。1971年至1973年以经济学家身份任世界银行特别项目顾问。1979年12月任总理狄米瑞尔的经济顾问和国家计划组织副主席。1980年军事政变后被政变领袖任命为内阁成员，9月任副总理兼外交部长，负责经济事务。1982年7月辞去副总理职务。1983年5月组建祖国党，并任主席。同年12月任政府总理。1987年11月祖国党在大选中获胜，连任总理职务。1989年11月当选为土耳其第八任总统（1989—1993），这一职位传统上被认为是超出党派关系的，他随即开始扩大总统的作用。领导土耳其参加海湾战争。

厄扎尔最大的政绩是民营化大量土耳其的国有企业，并在民营化的过程中产生了许多新的中产阶级，这些中产阶级多半是安纳托利亚半岛上的传统伊斯兰教徒，因此也有人批评他劫掠传统以伊斯坦布尔为根据地的资产阶级的利益在安纳托利亚半岛培养他的支持者。前苏联解体后，厄扎尔试图加强土耳其跟中亚突厥语系国家的联系，并朝建立一个类似欧盟的突厥共同体的目标规划。

1993年4月17日，厄扎尔在总统任内死于首都安卡拉一家医院，终年65岁。当时医院公布的死因为心力衰竭。但他的妻子一直声称丈夫死于中毒。他的家人一直认定他死于毒杀。一些传言说，有人可能在柠檬水中下毒，而厄扎尔死亡时的血液样本遭到不正当处理。

开棺验尸

厄扎尔去世19年后，2012年6月13日，土耳其公布由总统阿卜杜拉·居尔直接主管的国家审计委员会撰写的报告。报告说，一些土耳其议员和厄扎尔的家人先前质疑，厄扎尔并非死于心力衰竭，可能遭人下毒杀害。针对这一说法，委员会展开调查，但未能获得令人满意的结果。为此，报告建议，可采用验尸或采集头发样本等技术手段进一步取证。与此同时，检方允许毒理学检测。

2012年10月土耳其检察机构决定开棺验尸，以确定厄扎尔是否死于毒杀。于是，2012年10月初，相关部门对厄扎尔的尸体进行了开棺验尸。

厄扎尔死于毒杀？

2012年11月2日，俄新网报道，法医表示，土耳其前总统图尔古特·厄扎尔死于毒杀。在厄扎尔的遗体样本中发现了大量烈性毒药士的宁。毒药可能被加入厄扎尔的食物和饮料中，导致其中毒身亡。[1]

2012年11月24日，土耳其《时代报》援引法医理事会的报告报道，前总统图尔古特·厄扎尔的尸检报告显示，他体内有四种毒素。一些病理学家在厄扎尔遗体内发现十倍于正常水平的杀虫剂滴滴

---

[1] 法医称土耳其前总统厄扎尔死于毒杀 发现烈性毒药. 中国新闻网，2012-11-02.

涕、重金属镉以及放射物质钋和镅。病理学家推断，这些毒素混合在一起，足以杀死厄扎尔。钋和镅会让他虚弱，而从食物和水中摄取的滴滴涕则加速了他的死亡。①

然而，验尸结果已被送往法医鉴定司，经其批准后将移交检察院。图尔古特·厄扎尔的死因疑云仍未解开。

---

① 土耳其前总统尸检显示其体内现4种毒素. 新华网，2012-11-26.

2

思想家与政治家之死

2.1 中国古代法家韩非之死

中国古代法家思想代表：韩非

韩非（约前280—前233），战国末期韩国周赧王①三十五年（前280）生于新郑（今河南省新郑市），汉族。韩非为战国七雄韩国公子（即国君之子），师从荀子，是中国古代著名的哲学家、思想家、政论家和散文家，法家思想的集大成者。

韩非积极倡导君主专制主义理论，目的是为专制君主提供富国强兵的霸道思想。他主张君主集权，提出重赏罚，重农战，反对儒、墨"法先王"（效法古代君王对国家的管理），主张变法改革，以法治国。后世尊称"韩子"或"韩非子"，中国古代著名法家思想的代表人物。

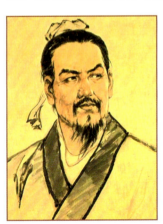

图 155 韩非

韩非原为韩国贵族，作为客居秦国的法家代表人物，备受秦始皇——嬴政赏识，最终因李斯等人嫉妒他的才华，谗毁下狱（毒死），卒于秦王嬴政十四年（前233）。

韩非著有《韩非子》《孤愤》《说难》等。《韩非子》是韩非主要著作的辑录，共有文章55篇，10余万字。里面的文章，风格严峻峭拔，干脆犀利，在先秦诸子散文中独树一帜，呈现韩非极为重视唯物主义与效益（功利）主义的思想。《韩非子》一书也是间接补遗史书对中国先秦时期史料不足的参考重要来源之一，著作中许多当代民间传说和寓言故事也成为成语典故的出处。

韩非死因之争

公元前323年，韩非死于秦国。有关他的死因，从西汉起就有不同的说法，至今学术界仍无定论。

据《史记·老子韩非列传》②记载：韩

---

① 战国时期（前475—前221）实力最强的七个诸侯国分别为秦、齐、楚、燕、韩、赵、魏，这七个国家被史学家称作"战国七雄"。周赧（音 nǎn）王五十九年（前256），西周公降秦，尽献其邑三十六城、民三万，秦尽收其献，归其君于西周国。前256年，周赧王崩，宣告东周覆灭。

② 《史记·老子韩非列传》是迄今为止韩非子之死的母本说法和主流说法，原文："李斯、姚贾害之，毁之曰：'韩非，韩之诸公子也。今王欲并诸侯，非终为韩不为秦，此人之情也。今王不用，久留而归之，此自遗患也。不如以过法杀之。'秦王以为然，下吏治非。李斯使人遗非药，使自杀。"

非出身于韩国贵族世家，曾与后来在秦国飞黄腾达的李斯同为荀况的学生。他有些口吃，不善讲话，但很会写文章，连李斯也自认不如他。韩非曾上书韩王实行变法。但他的建议未被采纳，只得退而著书立说，以阐明其思想。他的著作传到秦国，秦王读后大为钦佩，说："寡人得见此人，与之游，死不恨矣！"李斯告诉秦王，这是他同学韩非所著，于是秦王下令攻韩国，韩王派韩非出使秦国。秦王得到韩非后很高兴，但还没有任用他，秦国大臣李斯和姚贾就在秦王面前说韩非坏话，韩非因而被关进监狱。不久在狱中服毒自杀，而送给他毒药的就是李斯。此外《史记·秦始皇本纪》也记载，"韩非使秦，秦用李斯谋，留非，非死云阳"。按司马迁的意思，韩非是死于李斯的嫉妒陷害。

但是，在西汉刘向编写的《战国策》中，却有另一种说法。《秦策第五·四国为一特以攻秦》中讲：楚、燕等国想联合起来对付秦国，秦王命大臣商议，姚贾自愿出使四国，姚贾的出使制止了四国的联合行动，回秦后得到重赏。韩非对此颇为不满，就到秦王面前说姚贾的坏话。一开始攻击姚贾用秦国财宝贿赂四国君王，是"以王之权、国之宜，外自交于诸侯"；接着又揭姚贾的老底，说他是"世监门子，梁之大盗，赵之逐臣"，认为重赏这种人是不利于"厉群臣"的。秦王召姚贾质问，姚贾对答如流。说以财宝贿赂四君是为秦利益考虑，如果是"自交"，他又何必回秦国；对自己的出身他也毫不隐讳，并列举姜太公、管仲、百里奚等名人为例，说明一个人的出身低贱和名声不好并不碍于效忠"明主"。他劝秦王不要听信谗言，于是秦王信任姚贾而杀了韩非，从这里看，韩非似又是咎由自取，妒忌别人而终害自己。

以上这两种说法的相同处，是韩非之死，跟姚贾有关，也跟秦王有关。不同处是，司马迁笔下的韩非，是个无辜受害者，而《战国策》里的韩非，则是引火上身，咎由自取的。但这两种说法，都有让人无法释疑的地方。

目前，学术界对韩非的死因，认同《史记》的居多，但也有不同看法的，大致可归纳为下列几种意见：

一种意见认为：韩非之死固然与李斯、姚贾有关，但关键因素则在于秦王的多疑。《史记》和《战国策》的记载实际不矛盾，前者讲政治原因，后者谈个人原因，决定者则是秦王。秦王为人"少思而虎狼心"，他为韩非学说所倾倒，并不能消除他对韩非的不信任。他需要的是能实现他统治野心的工具，不能充当这种工具的人，不论学问多好，也没有存在的价值。因禁韩非出自他的本意，杀其人而用其学说，正符合这个统治者的性格。

另一种意见则以为：韩非的死因与当时秦韩两国政治斗争有关，并非李斯的嫉妒陷害。战国后期，势力强盛，秦欲扩张，韩首当其冲，对此"韩王患之，与韩非谋弱秦"。韩国的"弱秦"计划，开始是派水工郑国到秦游说。抓住秦王好大喜功这一点，以兴修水利来消耗秦之国力，但此事不久即败露，且修建的"郑国渠"不仅没有"弱秦"，反而使秦更趋富强。在不得已的情况下，韩非亲自出马使秦以"存韩"，企图把秦军引向赵国并破坏姚贾的出使，李斯作为秦臣与韩非展开斗争，谈不上什么嫉妒。如果李斯是嫉妒，他又何必在秦王面前举荐韩非，而且韩非死后，李斯还是多次提及"韩非子言"。因而，嫉妒之说是《史记》的作者司马迁的个人偏见所致。

更有人认为：人们总把韩非视为爱国者，为"存韩"而死，实际上并不然。韩非和李斯都是战国时代的纵横游说之士，换言之就是政客。韩非到秦国去是与李斯争权夺利，要说嫉妒之心两人皆有，两人钩心斗角的结局则是李胜韩败罢了。韩非是被李斯陷害，秦始皇下令毒死的，事后秦始皇非常后悔，因此以后秦朝多采用韩非子法家思想治国。

但是，韩非之死的争议今日仍将继续。

2.2 中国民族英雄郑成功之死

民族英雄郑成功

郑成功（1624—1662），本名森，又名福松，字明俨、大木。生于天启四年（1624）8月26日，福建泉州南安人，汉族，明末清初军事家，抗清名将，民族英雄。其父郑芝龙，其母名田川氏①。因蒙隆武帝赐明朝国姓"朱"，赐名成功，并封忠孝伯，世称"郑赐姓""郑国姓""国姓爷"，又因蒙永历帝封延平王，称"郑延平"。

顺治元年（1644），南明永历皇帝册封郑芝龙为南安伯，福建总镇，负责福建全省的抗清军务。1645年，郑芝龙、郑鸿逵兄弟在福州奉明唐王朱聿键为帝，年号隆武，郑芝龙被册封为南安侯，负责南明所有军事事务。当清军攻入江南进军福建之时，郑芝龙降清、田川氏在乱军中自尽，隆武政权也随之灭亡。郑成功得知父亲要降清，曾苦苦劝阻。眼见父亲执迷不悟，郑成功气愤之下单独跑到南澳岛，招募了几千人马，在中国东南沿海抗清，成为南明后期主要军事力量之一，一度由海路突袭、包围清江宁府（原明朝南京），但终遭清军击退，只能凭借海战优势固守泉州府的海岛厦门、金门。郑成功回到厦门后，开始筹划攻占台湾，以此作为反清复明的根据地。恰在此时，在荷兰军队里当过翻译的何廷斌赶到厦门求见郑成功，劝郑成功收复台湾。何廷斌还送给郑成功一张绘有荷兰侵略军军事力量布置的台湾地图。

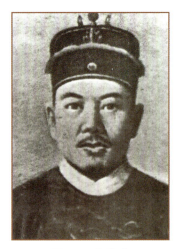

图 156 郑成功

1661年3月，郑成功派他儿子郑经带领一部分军队留守厦门，亲自率2.5万名将士，分乘几百艘战船，浩浩荡荡从金门出发，越过台湾海峡，直取台湾。1662年年初，郑成功击败荷兰东印度公司在台湾大员（今台湾台南市境内）的驻军，将荷

---

① 郑芝龙早年旅居日本平户时，与当地女子田川氏结婚，生下郑成功。郑成功7岁时从日本返回中国，开始接受儒家教育。

兰侵略者赶出了台湾，收复台湾，开启郑氏在台湾的统治。

就在郑成功收复台湾不久，却突然于康熙元年（1662）6月23日在南明东都承天府去世，年仅38岁。①

郑成功著有《延平王集》。他去世后，台湾民间在台南延平等地陆续建立郡王祠和庙宇祭祀这位抗清名将，民族英雄。

郑成功猝死之谜

郑成功的猝死，有不同的说法，以致他的死因成谜。

死于感冒风寒说

郑成功的猝死，有这样的说法：郑成功在收复台湾的同时，也接到凶信，说他父亲被家奴伊大器告发，伊大器称郑芝龙和郑成功之间不时有书信往来，图谋不轨。清廷震怒，将郑芝龙全家处死。郑成功听到消息后，捶胸顿足，望北恸哭道："你要是听我的劝告，怎么会招来杀身之祸？"不久郑成功又得知，叛将黄梧在自己家乡挖了郑氏祖坟，郑成功更是捶胸拍案，整天哀伤恸哭。他咬牙切齿地发誓说："人活着结下怨恨，与死者有什么关系呢？要是有一天我领兵打回去，我不一寸寸地将你碎尸，我就枉作人间大丈夫了。"②

公元1662年4月，南明兵部司务林英削发为僧，从云南逃到台湾见郑成功，向郑成功哭诉道："皇上（永历帝）听信奸相马吉祥、逆戚李国泰之话，避居缅甸。现在吴三桂攻缅，缅王已将皇上献给吴三桂，听说已经被吴三桂杀害了。"郑成功听罢，更是痛哭不已。

谁知一波未平，一波又起。郑成功的部下唐显悦告发郑成功的儿子郑经与乳母通奸，郑成功顿时气塞胸膛，立刻派人到厦门，欲斩郑经与其所生婴儿及乳母陈氏，但留守厦门的众将不执行命令。郑成功天天登高眺望澎湖方向有船来否，因而患上风寒，到了第八天，突然发狂地喊叫道："吾有何面目见先帝于地下也？"既而用两手抓面而逝。所以，《台湾通志》上说郑成功是死于感冒风寒。③

中毒说

根据郑成功临终前的异常表现和当时郑氏集团内部斗争的背景，有人认为郑成功是被人投毒杀死的④。其依据是：

——郑成功死前的情状与中毒后毒性发作的症状极为相似。与郑成功同时代的人记述了郑成功之死。清代李光地的《榕村语录续集》（傅氏藏园，清光绪二十年，1894）载："马信荐一医生以为中暑，投以凉剂，是晚而殂。"夏琳《闽海纪要》（林大志校注，福建人民出版社，2008）说，郑成功临终前将药投之于地，然后"顿足抚膺，大呼而殂"。林时对《荷闸丛谈》⑤道："（成功）骤发癫狂，咬尽手指死"，郑成功大概察觉出有人谋害自己，但为时已晚。

——清政府确有谋害郑成功的安排。

---

① 文裁缝. 历史密码Ⅲ：千古之谜终结解读. 北京：新世界出版社，2009.
② 郑成功的愿望在14年后实现，郑经攻陷漳州时，也挖了黄梧的坟鞭尸，替父亲雪了恨。
③ 文裁缝. 郑成功暴亡之谜：被儿子通奸气死还是中毒死？. 凤凰网历史，2011-03-10.
④ 郑成功猝死有玄机：假若中毒而死投毒者是谁？. 人民网-文史频道，2011-03-09.
⑤ 《荷闸丛谈》即《荷牐丛谈》，牐（音zhá），古同"闸"，旧时城门的悬门，泛指以门控制通道的设施。

清代江日升《台湾外纪》[①]记述说，当时清政府派一高级军官，携带一枝孔雀胆混入郑军，用重金买通专为郑成功做饭的厨师，让他趁郑成功与部下开会时毒死郑成功和他的将领。这个厨师虽贪财，但害怕事情暴露，权衡再三，不敢下手，于是把这件事交给了他弟弟办理。他弟弟到了真正下毒时，"每欲下药，则浑身寒战"，恐怖之余，便把这件事告诉了他们的父亲。其父"闻言大惊"，怒斥他们两人说："谋害主人，是不忠；答应了别人而不去做，是没有诚信。宁可没有诚信，也不能不忠心。诛灭九族的事情怎么能做呢？赶紧去自首也许还可能免罪。"于是带他们到郑成功住处自首。郑成功非但没有处罚他们，而且还对他们施以重赏，十分自信地说道："我是天生的，怎么能被凡人毒害？"此后，郑成功加强了保卫措施。这样，即使有人"欲施毒，奈何不得近其（指郑成功）身也"。但这并不能排除郑成功被毒死的可能。

——郑成功的部将马信的神秘死去仿佛也证明了郑成功有可能被毒死。马信是清降将，后来成为郑成功的亲信，郑成功去世当天，是由他推荐的医师开的处方，夜里郑成功死去，他本人也突然无病而卒。照李光地在《榕村语录续集》中的说法，马信在郑成功去世的第二天就死去。而江日升《台湾外纪》中记载，其死期距郑成功去世仅仅五天。因此马信可能直接参与谋害郑成功的活动，但后来又被人杀害以灭口。

假若郑成功是被人毒死，那么作案者是谁呢？当然，清政府有重大的嫌疑，同时，还有人认为是郑成功兄弟辈的郑泰[②]、郑鸣骏、郑袭等人。郑成功死后，郑经先是忙于对付郑泰的叛乱，后又追讨郑泰存于日本的巨款，他本人又因犯奸险些被郑成功杀死，因此郑成功的死因在当时没有被深究。如此看来，一代民族英雄的死因需要更多的史料发现才能证实。

2.3 智利外交官聂鲁达之死

诗人、外交家聂鲁达

巴勃罗·聂鲁达（Pablo Neruda，1904—1973），1904年7月12日生于智利帕拉尔城，智利当代著名诗人、外交家。聂鲁达的一生有两个主题，一个是政治，另一个是爱情诗歌写作。

聂鲁达于1928年进入外交界任驻外

---

① 江日升撰《台湾外记》又名《台湾外志》（刘文泰等校点，齐鲁书社，2004），主要记述郑成功、郑经父子收复和开发台湾的经过，以及清政府与郑氏之间的军事斗争及和谈史实，说明台湾是中国领土神圣不可分割的一部分，具有很高的史料价值。

② 郑泰早在郑成功率军攻打台湾时就与郑成功有矛盾。郑成功去世后，郑泰等人伪造郑成功的遗命讨伐郑经，并抬出有野心但无才干的郑袭来承兄续统。最后，他们的阴谋被郑经挫败，郑泰入狱而死，郑鸣骏等率部众携亲眷投降清朝。据此分析，策划谋害郑成功的有可能就是郑泰等人。

领事、大使等职①。由于外交职务,聂鲁达最初没有介入西班牙内战,但在西班牙著名诗人洛尔伽被枪杀、马德里被轰炸导致无数儿童鲜血横流后,他不顾一切,坚定地站到了西班牙人民一边。1945年是聂鲁达被选为国会议员,并获得了智利的国家文学奖金,同年7月8日他加入了智利共产党。然而一年以后,智利政局发生急剧变化,魏地拉总统倒向了反动阵营。1948年2月5日,政府对聂鲁达发出了通缉令,他被迫转入地下。尽管颠沛流离,他却在动荡的日子里完成了他最重要的诗集《漫歌集》。

聂鲁达从小酷爱诗歌写作。13岁开始发表诗作,1923年发表第一部诗集《黄昏》,1924年发表成名作《二十首情诗和一支绝望的歌》,自此登上智利诗坛。他的诗歌既继承西班牙民族诗歌的传统,又接受了波德莱尔等法国现代派诗歌的影响;既吸收了智利民族诗歌特点,又从惠特曼的创作中找到了自己最倾心的形式。他早期的爱情诗集《二十首情诗和一首绝望的歌》被认为是他最著名的作品之一。1971年10月21日,瑞典文学院宣布授予聂鲁达诺贝尔文学奖,"因为他的诗歌具有自然力般的作用,复苏了一个大陆的命运和梦想"。他著有《二十首情诗和一支绝望的歌》《诗歌总集》等。

1973年9月23日,聂鲁达逝世。聂鲁达的遗体与他的第三个妻子马蒂尔德·乌鲁蒂亚(1985年去世)的遗体一起,安葬在他生前于海滨城市内格拉岛的住所的花园里。后来它变成一个真正的陵墓,对游人开放。

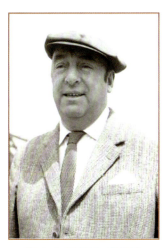

图157 巴勃罗·聂鲁达

聂鲁达死亡之谜

聂鲁达死于1973年,在他死前12天,智利前总统萨尔瓦多·阿连德在军事政变中身亡,奥古斯托·皮诺切特从此攫取国家大权。长期以来,人们对聂鲁达死于前列腺癌引发的心脏病存有怀疑。但是聂鲁达的司机马努埃尔·阿拉亚以及许多智利人认为他死于皮诺切特政权特工的毒杀。

据报道,当时的官方说法称,聂鲁达1973年9月23日在圣地亚哥圣马丽亚诊所死于前列腺癌,他的家属接受了这种说法。但是聂鲁达当时的司机马努埃尔·阿拉亚坚称诗人聂鲁达是阿连德政府的支持者,他是在一名医生为他注射毒针以后被暗杀的。

近40年后,阿拉亚指责聂鲁达的妻子玛蒂尔德·乌鲁蒂亚掩盖了真相。阿拉亚从26岁开始为聂鲁达服务,他和诗人一样出身贫寒。他说:"1973年9月23日下午4点,聂鲁达被注射了一剂毒针,随即在5小时后死亡。""聂鲁达去世后,

---

① 1928年聂鲁达作为外交官赴缅甸上任时途经中国,给宋庆龄颁发列宁国际和平奖。此行中,他还见到了茅盾、丁玲、艾青等文学界名流,进行了友好的交流。他在访问中国时得知,自己的中文译名中的"聂"字是由三只耳朵(繁体"聶")组成,他指出:"我有三只耳朵,第三只耳朵专门用来倾听大海的声音。"聂鲁达一生中曾经三次到过中国,对中国和中国文化很有兴趣。

乌鲁蒂亚先是去了委内瑞拉，但在6个月后回到智利，并在政府的资助下住进豪华酒店。我曾多次劝她公开聂鲁达死于毒杀的真情。"他认为，乌鲁蒂亚之所以不愿意公开真情是因为她担心自己的财产甚至生命安全。

一位律师曾表示，在聂鲁达去世的当天，报纸上关于他的死亡证明的报道显然是假的，人们对如此奇特的事件存在的矛盾有怀疑，要回答这种疑问除了验尸没有别的办法。

2011年，智利共产党要求司法机构挖出智利共产党党员聂鲁达的遗骨，以便查清他是死于癌症还是被注射致命的毒针而死亡。[1]

根据智利共产党和作家埃杜阿尔多·孔特雷拉斯向马里奥·卡罗萨法官提出的挖骨验尸的要求，卡罗萨法官从2011年5月开始对此事进行公开调查。

2013年4月8日，法务人员在聂鲁达的家乡黑岛墓地成功对聂鲁达开棺，以便就他的死因得出结论。尸体发掘过程持续了一个小时，尽管此前专家担心当地土壤的高盐度和湿度会破坏棺木，但法务人员表示棺材的状态良好。据悉，聂鲁达的遗骸将被送往首都接受检验，但检验过程可能在国外进行，有欧美的数家实验室表示愿意承担验尸工作。[2]

解开聂鲁达死亡之谜，仍待时日。

社会影响

巴勃罗·聂鲁达不仅是诗人，而且是智利资深外交官，一生与政治密不可分。1971年，他因"诗歌复苏了一个大陆的命运和梦想"获得诺贝尔文学奖。

---

[1] 智利将为诺奖得主聂鲁达开棺验尸疑遭特工毒杀. 观察者网，2013-03-16.
[2] 智利成功对诗人聂鲁达开棺将解其死因之谜. 环球网，2013-04-09.

3

科学家与探险家之死

3.1 中国发明家蔡伦之死

改造造纸术的一生

蔡伦（61—121）[1]，字敬仲，汉族，东汉桂阳郡（今湖南耒阳市）人。中国古代四大发明中造纸术的改造者。作为一名古代宦官，他曾在昂贵的丝绸和竹板上书写过。曾任尚书坊，主持朝廷用的各种器物的制造。公元105年，他改造了造纸术，用树皮、破布、麻头、渔网和竹子压制成纸，呈送给汉和帝，受到奖励，官封龙亭侯，后人戏称他"蔡侯纸"。造纸术的发明彻底改写了后世中国乃至世界的历史，也使蔡伦屹立于古今中外的杰出人物之列。

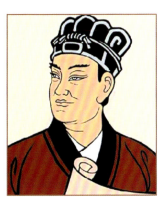

图158 蔡伦画像

蔡伦之死

蔡伦是中国四大发明——造纸术的发明者或改进者，蔡伦的名字可谓家喻户晓，妇孺皆知，可是却很少有人了解他的人生轨迹，而他的最后归宿则更不为人所知。

蔡伦是宦官出身，成名以后，卷入宫廷斗争，和帝死后，在掌权的窦太后的授意下，参与诬陷年幼汉安帝的祖母。待窦太后驾崩，汉安帝亲政后，要他到廷尉那里去自首。蔡伦为了避免受辱，于是洗浴全身，换上整洁的衣冠，服毒自尽。[2]

少时入宫

父母都希望自己的孩子聪明漂亮，活泼可爱，此乃人之常情，但在东汉初期的汉章帝时代，如果谁家的孩子相貌出众，天资聪慧，父母在欣慰满足之余，却有着深深的隐忧，因为当朝天子热爱艺术，是个唯美主义者，喜欢派人到全国各地挑选秀外慧中的少年入宫为领袖"服务"，就是当太监。出生于湖南耒阳农民家庭的蔡伦便因此不幸被选中了。

公元75年，10多岁的蔡伦离开生他养他的父母，被带到了几千里之外的京城洛阳，进了宫，开始了做太监的生活。

卷入宫廷斗争

小蔡伦从进宫的那天起，就决心要做一个出人头地的大太监。在这个"远大"

---

[1] 也有记载蔡伦生于公元63年，湖南郴州人。
[2] 忆江南. 蔡伦之死. 课外阅读，2010（1）.

理想的指导下,他一面细心"服务",一面刻苦学习,第二年,就当上了小黄门。不久,蔡伦就被提升为主管公文传达的黄门侍郎,有了接触帝后妃嫔、王公大臣的机会。由于蔡伦和后妃们见面交往多了,就不由自主地介入了她们之间的明争暗斗。

当时,汉章帝的窦皇后膝下无子,一看见有了皇子的妃嫔,就妒火中烧,暗地里则想方设法要将她们整死。此时,蔡伦竟然成了她的帮凶。窦皇后先指使蔡伦诬陷太子刘庆的母亲宋贵人"挟邪媚道"(意为借助歪门邪道迷惑皇上),逼她自杀,并将太子废为清河王;接着她又安排人写匿名信陷害皇子刘肇的母亲梁贵人,并强行将尚在襁褓之中的刘肇带走,当成自己的儿子,并让皇帝立其为太子。对于蔡伦来说,宋贵人之死,既为他带来了意想不到的高官厚禄,也早早给他挖好了埋身的墓坑。

公元88年,汉章帝驾崩,10岁的刘肇继位,成为汉和帝,由以前的窦皇后,后来的窦太后垂帘听政。窦太后一掌权,蔡伦便被提拔为中常侍,随时陪在小皇帝身边,参与国家大事,俸禄两千石。东汉后来的灭亡和太监乱政有着极大的关系,而蔡伦正是后汉宦官干政的始作俑者。

10年之后,蔡伦的靠山窦太后薨逝,但他马上投靠了新主子——和帝的皇后邓绥。邓皇后是个才女,喜欢吟诗作赋、舞文弄墨,同时她又是一个喜欢节约、不尚奢华的人,所以她非常需要一种比帛纸省钱,质地又好的纸张来写字画画。蔡伦到这时才发现自己的才能真正有了用武之地,于是,他自告奋勇兼任主管御用器物制作的尚方令,怀着为主子鞠躬尽瘁死而后已的精神,专心改进造纸技术。他总结西汉以来的造纸经验,利用树皮、破布、麻头、渔网等原料精心制造出优质纸张,受到皇帝、皇后的特别嘉奖和通报表扬,造纸术也因此在东汉全境得以推广。

另案引发服毒自尽

公元105年,就在蔡伦成功改进造纸术这一年,汉和帝英年早逝,留下了孤儿寡母执掌大汉江山,邓皇后升格成为邓太后。两年之后,邓太后抱在怀里的小皇帝离她而去。邓太后失去了唯一的儿子,只得从皇族中挑选一个孩子来做皇帝,最终,13岁的皇侄刘祜成功当选,成为汉安帝。

刘祜当选皇帝使蔡伦忐忑不安,因为刘祜是清河王刘庆的儿子,刘庆是被废的皇太子,而他的被废和他母亲宋贵人的被害正是蔡伦和窦皇后二人的合谋。就在此时,邓太后撒手而去,汉安帝亲政,蔡伦的好日子终于到头了。已经长大成人的汉安帝即将对他展开一场彻底的"反攻"。蔡伦是个要面子的人,觉得与其坐以待毙,受辱而死,还不如自行了断,一了百了,于是他选择了后一条路。

公元121年,为造纸术的发展做出了重大贡献的杰出科学家蔡伦在京都洛阳服毒自尽。

社会影响

蔡伦的自杀不大为人所知,但其所创造的造纸术的影响力却是世界性的。今天的中国为纪念蔡伦有两个蔡伦墓,一个在他的封地陕西洋县龙亭镇,另一个在他的故乡湖南。世界上有许多国家都发行过纪念蔡伦的邮票。

3.2 英国科学家牛顿之死

科学家牛顿

艾萨克·牛顿（Isaac Newton），1642年12月25日（格里历1643年1月4日）①生于英格兰林肯郡格兰瑟姆附近伍尔索普村的伍尔索普（Woolsthorpe）庄园。牛顿出生前3个月，他的父亲去世。牛顿1661年入英国剑桥大学三一学院，1665年获文学学士学位。随后两年在家乡躲避瘟疫。这两年里，他制定了一生大多数重要科学创造的蓝图。1667年回剑桥后当选为三一学院院委，次年获硕士学位。1669年任卢卡斯教授直到1701年。1696年任皇家造币厂监督，并移居伦敦。1703年任英国皇家学会会长。1706年受女王安娜封爵。晚年潜心于自然哲学与神学的研究。

牛顿是英国伟大的物理学家、化学家、数学家、天文学家、自然哲学家，百科全书式的"全才"。著有《自然哲学的数学原理》《光学》《二项式定理》和《微积分》。

艾萨克·牛顿爵士晚年醉心于炼金术和神学。他在1687年7月5日发表的不朽著作《自然哲学的数学原理》里用数学方法阐明了宇宙中最基本的法则——万有引力定律和三大运动定律。这四条定律构成了一个统一的体系，被认为是"人类智慧史上最伟大的一个成就"，由此奠定了之后三个世纪中物理界的科学观点，并成为现代工程学的基础。

1727年3月20日在伦敦病逝，被埋葬在威斯敏斯特教堂。他的墓碑上镌刻着：让人们欢呼这样一位多么伟大的人类荣耀曾经在世界上存在。

牛顿死因之谜

牛顿死后，一些人对他的死因产生了各种猜测。有的说牛顿从1692年起，就患有失眠、健忘、消化不良以及忧郁症等病症。有的说他是因为写作《自然哲学之数学原理》一书，积劳成疾。有的说他是因为母亲病逝过度伤感。还有人说他是因为一次实验室失火，烧毁了他的手稿，使

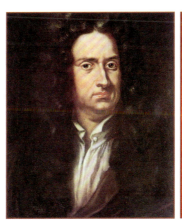 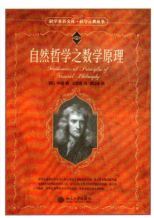

图159 牛顿和他的著作《自然哲学之数学原理》

---

① 在牛顿出生之时，英格兰并没有采用教皇的最新历法，因此他的生日被记载为1642年的圣诞节。

他受了莫大的刺激和精神的创伤，等等。

但是，1979年，英国普敦大学的斯帕戈和奥尔德马斯顿科学研究中心的庞兹合作，从牛顿侄女所保留下来的两绺作为纪念的头发中，各取两根进行化验，查出其中含有高浓度的铅、锑、汞、砷等有毒物质。科学家们又查阅了牛顿的实验记录本，发现其中有108处记载着牛顿用口尝化学药品的味道。牛顿对实验中使用的这些有毒物质从不满足于眼观、鼻嗅、手摸，而是用嘴去品尝化学药品的味道，或者闻其气味。另外，在牛顿实验室中，常常用敞口容器装着铅、砷、锑、汞之类化合物进行加热。这样，有毒物质便从口、鼻不断进入牛顿体内，牛顿的死与上述三种金属中毒有关。

此外，科学家还分析了牛顿为什么研究化学物质，这与他痴迷于炼金术有关。17世纪，炼金术和化学掺杂在一起，化学还没有从炼金术中分离出来，一个人要想研究化学而不接触炼金术是不可能的。牛顿对于化学充满了求知欲，所以他像研究数学物理那样去研究化学，而可以供他参考自学的书也只有炼金术著作，所以他不得不选择炼金术。其实试图把化学从炼金术中分离出来的就是牛顿，他曾经写过一本名叫《化学》的书，这本书后来在那次大火中被烧毁了，所以他对化学的贡献我们一无所知。留下的只是他学习过程中的一些手稿和实验记录，一些没有经过分离的炼金术资料。炼金术的一些技术和工具或多或少地激发了牛顿的灵感，有助于他在化学领域中的探索和发现。

根据以上事例，科学家们认为牛顿死于化学物质慢性中毒。因为牛顿一生在无数次的科学实验中，经常与铅、汞、锑等多种重金属打交道，往往还要亲自"品尝"，久而久之引发了慢性中毒。于是，人们终于从牛顿的头发检验结果和实验记录中查明了254年前他的死因是化学物质中毒。

社会评价

科学的历史表明，科学巨人同样可能走向歧途。尽管他们的人格或个性也可能存在着这样或那样的缺陷，但是他们对世界文明的贡献是第一位的，而这些有利于社会进步的探索永远不会被贬低或者忘却。

3.3 英国探险家约翰·富兰克林之死

北极探险家约翰·富兰克林

约翰·富兰克林（John Franklin，1786—1847），英国船长，著名的北极探险家。生于1786年4月16日。1818年他随一支皇家海军探险队首次出征北极。1819年至1822年，他先后率领两支陆地远征队前往加拿大北极地区勘测海岸线并绘制地图。他带领20人在加拿大西北地区沿科珀曼河进行陆上探险，结果有11人中途丧生，当中大多数死于饥饿，其余生还者曾被迫进食地衣维生，甚至试图吃掉皮靴充饥。返回英国后，富兰克林在1823年结婚，妻子1825年死于肺结核。1828年富兰克林获封爵士，同年再婚，1836年获任命为塔斯马尼亚总督，1843

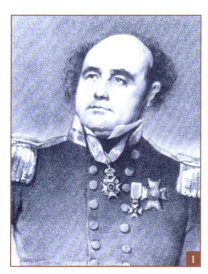 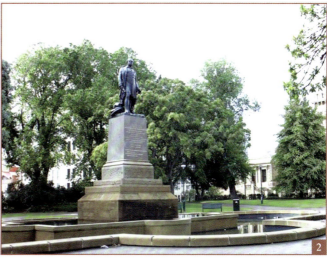

图160 约翰·富兰克林（1. 约翰·富兰克林；2. 在塔斯马尼亚首府霍巴特市中心的富兰克林雕像）

年离任。

1845年约翰·富兰克林率129名船员组成的探险队去加拿大北极地区考察。航海日记显示：富兰克林于1847年6月死在探险的路上。之后，他率领的船员全部失踪，无一生还。

探险队出征北极

1845年5月19日，59岁的约翰·富兰克林爵士率两艘船共129名船员组成的探险队出发了，他们沿泰晤士河顺流而下，出征北极。富兰克林发誓调查美洲的北部海岸和完成打通西北航线的任务。

探险船队首先驶向格陵兰岛，然后沿加拿大北海岸西行。富兰克林的两艘探险船是"埃列巴士号"和"特罗尔号"，这两艘船不仅装备有当时最先进的蒸汽机螺旋桨推进器，在需要时还可以将这种螺旋桨缩进船体之内以便于清理冰块，而且还装备了前所未有的可以供暖的热水管系统。此外，还装有厚厚的橡木横梁以抵挡浮冰的冲撞和挤压，人们认为，这种新式的探险船完全可以冲破西北航线上的冰障。按照富兰克林的计划，当探险队驶经巴芬湾时，船会在冰层中被冻住，熬过冬季，待夏季解冻时，远征队再继续向西行驶，直到下一个冰冻期降临为止。船上储备的食物及物资足够用三年，包括：61987千克面粉，16749升饮料，909升为治病用的酒，4287千克巧克力，1069千克茶叶，大约8000桶罐头，装有15100千克肉，11628升汤，546千克牛肉干和4037千克蔬菜。他们预定于1848年抵达太平洋。

失踪与救援

1845年7月下旬，有些捕鲸者在加拿大北极海域看到了富兰克林的船队。自那以后，便再也没有他们的任何消息，船队消失得无影无踪。到1848年年末，英国方面确信富兰克林的队伍已经失踪，搜救者们一直没有找到任何可信的证据。

1854年，在北极居民因纽特人（即爱斯基摩人）中间流传的消息传到了英国，消息说：有一群来路不明的白人正在北极的海岸边奄奄一息。哈得逊公司的约翰·雷博士把这个消息及遇难者的一些遗物带回了英国——其中有富兰克林本人的一枚勋章，这些东西便成为证明富兰克林探险队遭难的最初线索。

从1848年后的十几年里，共有40多个救援队进入北极地区，其中有6支队伍从陆上进入北极，34支队伍从水路进入北极地区的各个岛屿之间，展开大面积搜索。这些救援队伍大部分都是由政府派出的，但也有少数是个人资助的。其中最感人的是富兰克林的妻子的不懈努力，她坚信自己的丈夫还活着，所以不惜一切代价，先后派出4艘船到不同的地方去搜索。起先，人们还抱着一丝希望，但几年之后，事情已变得很清楚，任何救援活动都已毫无意义，此后的努力只不过是为了搜索富兰克林探险队全军覆没的证据罢了。

海军远征队的发现

1859年，利波尔德·麦克林托克船长在距布西亚半岛不远的威廉国王岛上发现了一条当年探险船上使用的救生艇，艇中装有死人骨骸。而且，在救生艇附近，麦克林托克发现破碎的尸骨散落在四周。

麦克林托克注意到一件不寻常的事情：这群走投无路的水手拖着小艇逃难时，在艇中塞进了半吨多重的奇怪货物：茶叶和巧克力、银制刀、叉和匙、瓷器餐具、衣物、工具、猎枪和弹药，偏偏没有探险船上储存的饼干或其他配给食品。都是些不能吃的东西——除非把人体也算进去！而因纽特人传播的消息中恰恰提到了吃同伴尸体的事。

一支由利奥波德·麦克林托克所率领的海军远征队，在深入加拿大北极圈的一个岛——威廉王岛费利克斯角后发现了几具骸骨和部分航海日记。原来富兰克林死于1847年6月。富兰克林的两艘船在1845年9月陷在了冰里。由于无法在翌年夏季脱身，他们只得在船上再熬过一个冬季。

把搜集到的所有证据拼凑起来后，人们可以清楚地看出，富兰克林探险队悲剧的过程大约是这样的：1845年7月以后，探险工作进展得似乎很顺利。他们曾发现了大片无冰的水域，往北航行达北纬77°。但因任务是往西，所以便停止了前进而掉头往西，沿途考察了陆地沿岸，并在比奇岛建起了越冬基地，度过了第一个冬天，其间有三个人死去，尸体就埋在加拿大北极圈以北约644千米处的比奇岛上。

疑案破解

100多年过去了，人们对于富兰克林探险队的覆没仍然觉得迷惑不解。因为，129名身强力壮的男子，携带着足够生活三年以上食物和物资，却一去不复返，无一生还。于是，科学家开始解决这个历史悬案了。

20世纪80年代初，加拿大阿尔伯塔大学的人类学家、法医比埃蒂博士把富兰克林悲剧看成灾难，希望到威廉王岛上搜集可能的遗物和骨骸进行研究，以便对他们的死亡原因做出判断和分析。1981年6月，比埃蒂和其他考古学家一起追踪当年的考察线路，结果在威廉王岛南岸海滨找到了31块骨骼，这些骨骼散布在一个石头窝棚遗址的四周。经过仔细研究和分析表明，这些骨头属于同一个人，且为22~25岁之间的青年男子。从保存得比较完好的那些骨头的凸凹不平的表面可以断定，在死前的几个月里，他确实受到坏血病的折磨。而更加严酷的事实是，在一根腿骨上他们发现了三条相互平行的刀痕，再加上骨头部分残缺不全，显然是被人为地肢解过的，于是只能得出这样的结论，即当时有人曾以同伴为食。

早在1854年,根据当地因纽特人提供的情况,人们就得出了这样的结论,即饥饿的水手们曾经以人肉充饥,以延长他们生存的时间。后来,他们深入因纽特人中间,了解到了更加详细的情况。据到过现场的当地居民说,他们看到在一些靴子里盛着煮熟了的人肉。地上的一些骨头被锯子锯开了,有些头盖骨被敲开了,尸体上的肉都被小心地剥了下去。但是,人们并不相信,或者说没有勇气相信这样的事实。

比埃蒂决定对尸体的骨骼组织进行分析,1982年,第一个微量元素分析结果出来了,令人惊讶地发现在那位不知名的水手的骨骼中,铅元素的含量高达228毫克/千克,而在同一地点搜集到的两名因纽特人的骨骼中,铅元素含量却只有22毫克/千克和36毫克/千克。结果表明遇险水手骨骼中的铅含量是正常标准的10倍。这立刻引起比埃蒂的高度重视。但只凭一个化验结果很难说明问题。于是,比埃蒂决定开棺验尸。

原来,富兰克林探险队进入北极不到半年,就有三个年轻力壮的船员很快死去。他们的尸体就埋在第一次越冬的那个小岛上。1984年和1986年,比埃蒂科学调查小组两次来到这个小岛对三个坟墓开棺验尸。当打开死于1846年1月1日当时只有20岁的托令顿的棺材盖时,人们一个个惊得目瞪口呆。虽然时光流逝了100多年,但因冰封雪盖的缘故,他就像是刚刚死去不久似的。只见他睁着双眼,张开大嘴作呼吸状。其他两个人中有25岁的哈奈尔,死于1846年4月3日,其状况也一样。这三人本都身强力壮。但在出发之后不到八个月的时间里就病入膏肓,一命呜呼,到底是什么原因造成的呢?

待全部化验结果出来之后,富兰克林探险队的死因又有了新的解释,即他们很可能是由于严重的铅中毒所致。在托令顿的头发里,铅的含量高达423毫克/千克~657毫克/千克,其他两位的铅含量稍低,分别为138毫克/千克~313毫克/千克和145毫克/千克~280毫克/千克之间,但同样是相当高的。严重的铅中毒不仅损坏人的健康,使人的体能下降,而且还能破坏人的神经中枢,使人的性情狂乱,行为失去控制。在这种情况之下,探险队后来的悲惨结局就可想而知了。

那么,是什么原因引起如此严重的铅中毒的呢?据比埃蒂分析,铅的主要来源是罐头食物。听装罐头是1811年才在美国取得专利,作为一种新技术为皇家海军所用。而那时的密封罐头所用的焊料主要是铅和锡的合金,其中铅的含量更是高达90%以上。这种焊料还有一个缺点,所焊的缝隙常常会留下许多空隙,因而导致食物腐蚀变质。由此便引起了两个严重后果,一是导致食用者铅中毒,二是有相当大一部分罐装食品会因很快变质而无法食用。对富兰克林探险队来说,这两个后果都是致命的。这很可能就是富兰克林探险队全军覆没的最根本的原因。

铅极易渗透到食物中,在比奇岛上发现的罐头就显示出铅渗漏的迹象以及腐败变质的含铅食物。铅使人体中毒并使身体虚弱,进而损害大脑的功能和思维能力,而对于死里求生的人来说,这些都是必不可少的,于是,人会感觉疲乏、恍惚和麻木不仁,并导致偏执或多疑症,使人的性情狂乱,行为失去控制。接下去就是坏血病、铅中毒,北极的严寒与磨难合力将整个探险队推向了绝境。

1845 年由约翰·富兰克林爵士率领的一支寻找西北航道的探险队的遭遇之谜，人们花了整整 140 年的时间，终于在 1986 年才将其破解。

北极探险队的一次悲剧

15 世纪后期，欧洲探险家想从西北或东北的航行中，找出前往亚洲的航路。当时，正值西班牙和葡萄牙的鼎盛时期，欧洲国家从美洲国家及印度、中国的贸易中获得了巨大的利益。英国起步晚了一点，但总想奋起直追，由于已有的航道被西班牙和葡萄牙两国所霸占，所以摆在英国面前第一个难题就是寻找通往东方的航线。当时，人们知道挪威北部并没有结冰，于是，探险家们开始为寻找西北航线而进行北极探险，并为此奋斗了几个世纪之久。

1845 年，英国政府决定设立两项巨奖：2 万英镑奖励第一个打通西北航线的人；5000 英镑奖励第一艘到达北纬 89 度的船只。正是这两项巨奖导致了北极探险史上最大的一次悲剧。

1890 年，英国政府正式颁布法律，为了防止铅中毒，禁止在食品罐头的内部采用焊锡。但对富兰克林来说，这项法律颁布得却实在是太晚了。

3.4 美国探险队队长查尔斯·弗朗西斯·霍尔①之死

1871 年，美国北极探险队长查尔斯·弗朗西斯·霍尔在格陵兰神秘死亡。一个世纪后的 1968 年，当科学家进行验尸证明是砷中毒而死，人们对霍尔的死因又感到迷惑不解。

事件经过

1871 年，尤利西兹·格兰特为了考察北极圈，专门成立了一个探险队。7 月 3 日，美国国会提供了 5 万美元和 387 吨的蒸汽拖船北极星号，在查尔斯·弗朗西斯·霍尔指挥下，从康涅狄格州的新伦敦出发了。虽然霍尔具有多年北极航行的经验，但是探险队从一开始起航，航线就偏右。途中霍尔和最主要的科学家埃米尔·贝塞尔斯医生发生了多次冲突。这位医生是名 24 岁的高傲的年轻人，这次他作为团队的内科医生参加探险。

两个月后，北极星号到达格陵兰岛的西海岸。霍尔决定抛锚，去他自己命名的上帝港的入海口

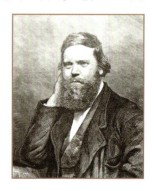

图 161 查尔斯·弗朗西斯·霍尔

---

① 查尔斯·弗朗西斯·霍尔（Charles Francis Hall，1821—1871），美国北极探险家。1821 年生于美国佛蒙特州，1849 年，婚后到达俄亥俄州，从事制作印章、雕刻的工作，也发表一些文章。1857 年前后，霍尔对北极感兴趣，花了数年的时间研究以前的探险家约翰·富兰克林爵士北极探险报告。1860 年至 1863 年，他在一位船长带领下完成第一次北极远征。返回纽约后，出版了探险纪事《北极研究与生活》一书。1863 年，他策划了第二次远征，寻求更多关于富兰克林的线索，1871 年 11 月 8 日在格陵兰探险中不明原因死亡。

找淡水。但贝塞尔斯和助手西德尼·布丁格顿却不同意，因为他们两人打算继续向南，去寻找更安全的水。

10月24日下午，霍尔结束找水回到了船上。要了一杯热咖啡，刚喝了半杯，他就痛苦地弯下了腰，并且呕吐不止。他抱怨说这杯咖啡有些甜，就把咖啡推到了一边。医生说他中了风。当天晚上，助理领航员乔治·泰桑在他的航海日志里写道：船长霍尔病了，症状奇异，这场病是在他喝下一杯咖啡后立即发作的。随后几天，霍尔看起来稍有恢复。后来，疾病再次发作，他遭受了更大的痛苦。乔治·泰桑记述道："尽管埃米尔·贝塞尔斯医生不断地给他吃药，他的病情不见一丝好转。埃米尔·贝塞尔斯医生不在时，重病中的船长就会稍微恢复。11月3日，霍尔病情严重恶化。他的嘴唇周围生了许多的疮。他发疯似的喊着自己中毒了，并痛骂埃米尔·贝塞尔斯医生。后来的调查显示，贝塞尔斯曾给霍尔注射过一种液体，说是治病的奎宁。

在霍尔稍微清醒的时候，有人看到过他有一本私人日记（这个日记本是放在一个木箱里的，这些箱子因为后来在船遇险下沉时，为了减轻船的重量，而被人扔出船外）。一个偶然的机会，霍尔曾经问布丁格顿："他（指贝塞尔斯）是怎样害我的？"后来，霍尔拒绝吃贝塞尔斯给他开的任何药。他认为这些药里有毒。布丁格顿找到贝塞尔斯，要求先尝一下药，以此来消除船长的恐惧，但贝塞尔斯拒绝了。

1871年11月7日晚上，霍尔陷入了最后的昏迷。第二天早晨，他就死亡了。全体船员都对贝塞尔斯和他助手布丁格顿表示怀疑，他们陷入了困境。三天后，用美国国旗包裹的霍尔的尸体被放入了棺材，遗体就葬在了上帝港。

霍尔死后，北极星号便遇到了危险。整个船体被冰围困，慢慢地被挤压成碎片。30名船员只好陆路前行。在这之后的18个月，他们忍受了极度的饥饿和困境。直到1873年4月30日，他们才获救，这是探险史上最英雄的一次探险。那个夏天，他们把事件经过讲述给华盛顿的调查人员，调查人员的报告说霍尔属于正常死亡，死因是中风。

世纪验尸

近一个世纪里，人们对霍尔死因一直很感兴趣。1968年8月，达特茅斯大学的教授昌·鲁米斯和伦诺克斯地区的病理学家福兰克林·帕多克一起飞往上帝港，决定解开这个秘密。埋葬霍尔的地方有一块橡木和黄铜制成的碑。几分钟的挖掘后，终于发现了棺材。揭开棺木盖，发现尸体保存得非常好，从腰际以下覆盖着一层薄薄的冰，脸部除了塌陷的眼窝和皱缩的鼻尖外，其他部分保存完整，红褐色的胡子和头发已经失去了往日的颜色，尽管潮湿改变了他的躯干，手足已经变成尸蜡状，但内部器官完好。帕多克仔细收集了大脑、心脏，以及头发、指甲及坟墓旁边的泥土样本，这些样本首先被送到了公共安全实验室，然后又被送往多伦多的法庭科学技术中心，在那里进行了中子活化分析。

多伦多实验室的主任帕金斯博士，在死者的指甲里发现了大量的正在变化的砷，指甲的尖端含有24.6毫克/千克的砷，指甲的根部是76.7毫克/千克的砷。帕金斯博士假设指甲正常的生长率是0.7毫米/天，他推断在霍尔生命的最后两个星期里摄入了大量的砷。因为坟墓附近的泥土中含有

22.0毫克/千克高浓度的砷。因而必须排除砷从泥土侵入人体的可能，才能断定霍尔身体内的砷是投毒者所为。然而帕金斯说："如果砷是从泥土中侵入尸体，这种转移无法解释头发、指甲根部砷的高含量。"每一个检材在用中子照射之前都清洗过，所以砷从泥土中转移的可能性可以排除。然而，这个案件即使不在头发和指甲里发现砷，就单单考虑霍尔当时的病情，帕金斯认为砷中毒是容易诊断的。他说，结果是肯定，霍尔在生命的最后两个星期里，摄入了大剂量的砷。

结论

1968年，法庭科学家最后回答了这个旷日持久的难题——霍尔船长死于砷中毒！

案件意义

近一个世纪里，北极的探险家查尔斯·霍尔神秘的死亡，使刑事犯罪专家和水手们都感到迷惑不解。一个有趣的反常的地方是，霍尔抱怨咖啡是甜的。几个世纪以来，投毒者都比较偏爱砷，因为砷无味。然而根据格利森、戈斯陵、霍奇等人撰写的《商业产品临床毒物学》书上的观点，砷并非一定是无色无味的。他们引用了一些案例，证明人们在吸收砷时，感觉到砷有一种甜的金属味。在一个特殊案例中，他们引用了砷中毒过程中的症状：呕吐、妄想、昏迷、皮肤出疹——和霍尔表现出的症状十分相似。那么凶手是谁？很显然埃米尔·贝塞尔斯的嫌疑最大，因为他厌恶霍尔，难道这就是谋杀的根源？因为时间久远，这是需要研究的另外一个问题。

4

文学艺术家之死

4.1 中国书法家王羲之之死

书法家王羲之

王羲之（303—361），字逸少，号澹斋，汉族，原籍琅琊临沂（今属山东），后迁居山阴（今浙江绍兴），晚年隐居会稽下辖剡县金庭。

王羲之是中国东晋书法家，353 年 4 月 22 日，王羲之书写《兰亭集序》，他的书法作品深受人们喜爱，被誉为"书圣"。历任秘书郎、宁远将军、江州刺史。后为会稽内史，领右将军，人称"王右军""王会稽"。其子王献之书法亦佳，世人合称为"二王"。东晋升平五年（361）卒，葬于金庭瀑布山（又称紫藤山），其五世孙衡舍宅为金庭观，遗址犹存。

王羲之死因揭秘

书圣王羲之去世时仅 58 岁，因此，人们分析当时的时代背景，认为与服石有关。[①]

在魏晋时代，在司马氏的专制统治下，知识分子的精神很苦闷，其中不少人先是服石，之后又寄情山水，总之是尽量逃离现实，寻求解脱。王羲之也不例外，他也服石。在当时，"五石散"被认为是长生之药，然而，它不但没有保健作用，反而会使身体受到伤害。王羲之同样没有从服石中受益，反而影响了健康。

所谓"五石散"，鲁迅的评价是："是一种毒药，是何晏吃开头的。汉时，大家还不敢吃，何晏或者将药方略加改变，便吃开头了。五石散的基本，大概是五样药：石钟乳、石硫黄、白石英、紫石英、赤石脂；另外怕还配点别样的药。"[②] 沈括在《梦溪笔谈》里也对"五石散"的"养生"功效表示怀疑。此外，孙思邈认为："五石散是大猛急毒，宁可吃有大毒的野葛，也不要吃五石散。遇到这样的药方，就应该马上烧掉，勿使它成为人类的祸害。"而王羲之却喜服五石散，大凡此类东西，他是来者不拒，"得

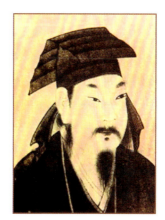

图 162 王羲之（画像）

---

① 陈梦梦. 王羲之究竟死于何疾？绍兴县报，2011-02-20.
② 鲁迅. 魏晋风度及文章与药及酒之关系//而已集. 北京：人民文学出版社，1927.

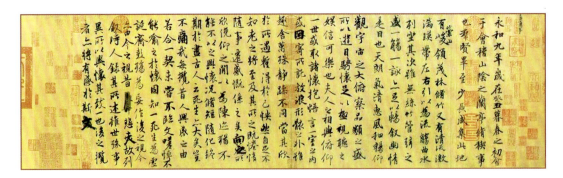

图 163 王羲之的名作《兰亭集序》

足下旃罽胡桃药二种，知足下至，戎盐乃要也，是服食所须"①。

后来，他的病情一天天加重。从他写给亲戚、友人的书信中也可看出来，他很为自己病情的加剧而不安，如：

"吾顷无一日佳，衰老之弊日至，夏不得有所啖，而犹有劳务，甚劣劣。"（《衰老帖》）

"吾疾故尔沉滞，忧悴解日。"（《近得书帖》）

"吾昨暮复大吐，小啖物便尔。"（《极寒帖》）

"吾食至少，幼劣劣。"（《寒切帖》）

"仆脚中不堪沉阴，重痛不可言，不知何以治之，忧深，力不一一，王羲之顿首。"（《旦反省》）

"仆自秋便不佳，今故不善差。顷还少啖脯，又时啖面，亦不以为佳。亦自劳弊，散系转久，此亦难以求泰。"（《转佳帖》）"得书知问，肿不差，乏气。"（《肿不差帖》）

"胸中淡闷，干呕转剧，食不可强，疾高难下治，乃甚忧之。"（《昨还帖》）

"吾夜来腹痛，不堪见卿，甚恨。"（《夜来腹痛帖》）

"吾故苦心痛，不得食经日，甚为虚顿。"（《十一月四日帖》）

"吾故不欲食，比来以为事，恐不可久。"（《适欲遣书帖》）……

这些信件，与其说都是极好的书法②，不如说是王羲之的"自述病历"。可以看出王羲之有服石史，其表现为燥热、干呕、吃一点东西就呕吐，食欲大减，又胸中淡闷，干呕加剧，水肿不消，伴有痛风症状，夜晚腹痛，体征衰弱，颇显苍老。根据王羲之的这些自述症状，无疑是药石中毒，并引发消化系统病变，最终导致死亡。

---

① 见《淳化阁帖》。《淳化阁帖》是中国最早的一部汇集各家书法墨迹的法帖。法帖，就是将古代著名书法家的墨迹经双钩描摹后，刻在石板或木板上，再拓印装订成帖。《淳化阁帖》共10卷，收录了中国先秦至隋唐一千多年的书法墨迹，包括帝王、臣子和著名书法家等103人的420篇作品，被后世誉为中国法帖之冠和"丛帖始祖"。

② 这些信件是王羲之在随意挥笔中写的，更能看出书法家的功底，因此，被后人称为"法书"，宋太宗将其收入丛帖《淳化阁帖》。

4.2 德国作曲家贝多芬之死

作曲家贝多芬

音乐家路德维格·范·贝多芬（Ludwig van Beethoven），1770年12月16日生于德国波恩市，1827年3月26日逝世，享年57岁。少年时期，酗酒的父亲强逼他长时间地练习键盘乐器，望子成为莫扎特式的神童。贝多芬11岁辍学，13岁任宫廷乐队习管键琴手，14岁任宫廷第二管风琴师，18岁任歌剧乐队的中提琴演奏员。1803年完成的《第三交响曲》（《英雄交响曲》）标志着他在创作上进入一个新的成熟时期。贝多芬最杰出的作品，是在他之后处于耳聋状态中的30年生涯中创作的，如杰出的《第九交响曲》（《合唱交响曲》）等作品。

贝多芬死于铅中毒？

尽管他生前曾受多种疾病的困扰，包括耳聋，20岁时就开始腹痛，此后病情不断加重，曾为此多次就医，但他的死因一直是人们关注的一个话题。

在贝多芬去世后的那段日子，他的朋友和敬慕者纷至沓来，为的只是最后再看一眼这位音乐家的遗容，有人更是偷偷剪下他的头发作为纪念。后来，对这些头发进行的化学分析却使科学家相信，正是医疗过程导致的铅中毒，加速了贝多芬的死亡。

1827年3月，即贝多芬去世前的四个月，他出现了严重的腹胀，怀疑是肝硬化。为了排出腹腔积液，贝多芬的主治医生安德烈·沃鲁奇进行了腹腔穿刺。手术后敷上药膏。

2005年，法医学家认为贝多芬同时伴有严重的铅中毒症状。奥地利维也纳医科大学法医学家克里斯坦·瑞特利用光谱仪对贝多芬的两缕头发进行了分析，并根据分析结果写成贝多芬临终前四个月的体内化学物质变化日志。音乐家去世前共接受了4次腹腔穿刺，每次排出的积液从7.7升到14升不等。而贝多芬头发中的铅含量在每次腹腔穿刺后都会达到峰值。这一关联意味着医生使用的治疗方法加剧了铅中毒，而瑞特相信，用铅盐清理伤口很可能是造成悲剧的罪魁祸首。瑞特推测，大量的铅使贝多芬的肝硬化进一步恶化，最终加剧了他的死亡。这项研究的英文译文发表在《贝多芬杂志》上。

美国伊利诺伊州沃伦维尔市健康研究所及Pfeiffer治疗中心的研究主管威廉·沃尔什（William Walsh）表示："实际上，

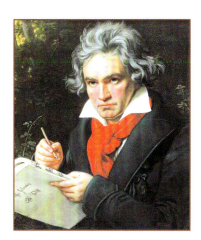

图164 贝多芬

正是医生一手造成的铅中毒杀死了贝多芬。"沃尔什领导了之前对贝多芬头发进行的化学分析工作，30年来，他一直从事头发的法医学分析研究。

与沃尔什的研究相比，瑞特得出的贝多芬最后时刻的铅含量要低一些。对于这一结果，沃尔什说，参与这两项研究的科学家将一起合作，希望最终能够得出一致的铅含量。他说："利用头发做分析存在一定的局限。当你手中仅有少量的样本时，会有很多数据显示化学分析是完全靠不住的。"

贝多芬长年重病。过去曾有研究认定贝多芬是死于铅中毒，科学家在贝多芬的头发中验出达到中毒含量的铅，两年前又在贝多芬的遗骨碎片中有相同发现，强化了贝多芬死于铅中毒的推论。医生为了减轻贝多芬腹水痛苦，在他腹部刺孔引流，再以含铅药膏涂抹伤口防止感染。当时医界已知道铅中毒问题。但瑞特认为，沃鲁奇使用的药膏若用于健康人身上，其中的铅含量尚不足以致死。

然而，美国科研人员最新研究发现，贝多芬并非死于此前普遍认为的铅中毒。2010年6月3日，美国健康新闻网报道，纽约市西奈山医学院和州立圣何塞大学贝多芬研究中心的研究人员，利用X线荧光分析法对贝多芬的两块头盖骨碎片进行检测后发现，每克骨矿物质的铅含量为12微克。研究人员说，这一铅含量并不足以导致贝多芬出现肾衰竭而死亡。遗骨中的铅含量低于当时的正常标准。对生活在那个时期的贝多芬的同龄人来说，每克骨矿物质的正常铅含量为21微克。参与这项研究的安德鲁·托德认为，成年人体内95%的铅都集中积聚在骨头里，即便人死亡多年后，骨头里的铅仍然存在，因此通过对遗骨的分析可以准确地了解遗骨主人生前体内的铅含量。托德说，头发中铅含量超标不能证明这些铅已在贝多芬体内积存多年，它只能说明贝多芬在去世前数月铅中毒。有研究显示，这与贝多芬当时接受的手术治疗有关。在18世纪和19世纪，铅或汞等重金属曾被运用于一些医疗之中。[1]

时至今日，贝多芬铅中毒之谜仍未解开。更新的分析甚至认为，贝多芬竟死于医生"下毒"！因为在贝多芬生命最后几个月，他每次在接受医生的治疗后，体内的铅浓度都出现升高的迹象。沃鲁奇在不经意的情况下使用了含铅的药膏。贝多芬本来已经身受严重的铅中毒之苦，再用含铅药物治疗，只能加速他的死亡，似为"下毒"[2]。不过克里斯坦·瑞特认为，尽管贝多芬的死归咎于沃鲁奇医生的治疗，但不能责怪沃鲁奇医生。

---

[1] 高原. 美研究认为贝多芬并非死于铅中毒. 新华网，2010-06-06.
[2] 音乐大师贝多芬竟死于医生"下毒"? 解放网-新闻晚报，2008-09-28.

4.3 英国小说家简·奥斯汀之死

英年早逝的小说家简·奥斯汀

简·奥斯汀（Jane Austen），1775年12月16日生于英国汉普郡的斯蒂文顿小镇。兄弟姐妹八人。父亲在当地担任了40多年的教区长，是一个学问渊博的牧师，母亲出身于比较富有的家庭，也具有一定的文化修养。因此，奥斯汀虽然没有进过正规学校，但是家庭的优良条件和读书环境，给了她自学的条件，培养了她写作的兴趣。她在十三四岁就开始写东西，显示了她在语言表达方面的才能。1800年父亲退休，全家迁居巴思，奥斯汀并不喜欢这个地方，据说她曾遭遇了忧郁症的折磨。在这里，奥斯汀拒绝了一位将继承大笔财产的青年的求婚。住了四年左右，父亲去世，于是奥斯汀和母亲、姐姐又搬到南安普敦，1809年再搬到查顿（Chawton）。1816年年初她得了重病，身体日益衰弱，

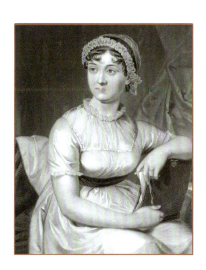

图165 简·奥斯汀

1817年5月被送到温彻斯特接受治疗，可是医治无效，不幸于1817年7月18日死在她姐姐的怀抱里，年仅41岁。她终生未婚，安葬在温彻斯特大教堂。

简·奥斯汀是英国著名女小说家，她的作品主要关注乡绅家庭女性的婚姻和生活，以女性特有的细致入微的观察力和活泼风趣的文字真实地描绘了她周围世界的小天地。奥斯汀21岁时写成她的第一部小说，题名《最初的印象》，她与出版商联系出版，没有结果。就在这一年，她又开始写《埃莉诺与玛丽安》，以后她又写《诺桑觉寺》，于1799年写完。十几年后，《最初的印象》经过改写，更名为《傲慢与偏见》，《埃莉诺与玛丽安》经过改写，更名为《理智与情感》，分别得到出版。以上这三部是奥斯汀前期作品，写于她的故乡斯蒂文顿。她的后期作品同样也是三部：《曼斯菲尔德庄园》《爱玛》和《劝导》，都是作者迁居查顿以后所作。

后期作品中前两部先后出版，只有1816年完成的《劝导》，因为作者对原来的结局不满意，要重写，没有出版。她病逝以后，哥哥亨利·奥斯汀负责出版了《诺桑觉寺》和《劝导》，并且第一次用了简·奥斯汀这个真名。

揭开死亡之谜：砷中毒

简·奥斯汀死后近200年间，她41岁的英年早逝被归咎于很多原因，从癌症到艾迪森氏病，说法不一。2009年，一个从事撰写犯罪小说的作家林赛·阿什福德

(Lindsay Ashford)多年研究奥斯汀的信件和遗物,基于对奥斯汀信件的追踪阅读,认为不排除谋杀的可能性,从而揭开了奥斯汀的死亡之谜:砷(砒霜)中毒。①

2009年,阿什福德搬进奥斯汀的查顿庄园,在奥斯汀兄长爱德华故居——查顿庄园的图书馆开始新犯罪小说的写作。她立刻投入到奥斯汀信件中。一天早上,阿什福德读到奥斯汀去世前几个月写的信。奥斯汀在信中写道:"我现在好多了,面色也好了些,之前真的相当糟糕,面色苍白中泛黑,还有不该出现的颜色。"阿什福德在研究现代法医技术和毒药之后,认为奥斯汀的病症与砷中毒前期症状完全吻合。砷中毒会引起皮肤褐色或黑色点状色素斑,其他区域则变成白色。

2009年9月,阿什福德拜访了北美简·奥斯汀协会前主席,就奥斯汀死因交换了看法。对方告诉她,曾经对奥斯汀一缕头发做过砷检验,呈阳性反应。这缕头发1948年购自一次拍卖会,曾在附近博物馆展出,之后一直被妥善保存。阿什福德据此推测,奥斯汀很可能服用了含有砷的药物,因为在那个年代,医生常用含砷药物治疗风湿病、梅毒等病症。

阿什福德认为,奥斯汀在信中所描述的症状与慢性砷中毒吻合,和迄今为止对她的死亡提出的其他猜测,不论是埃迪森氏病还是霍奇金氏病、自身免疫性疾病红斑狼疮都不同。砷在当时以福勒氏溶液(亚砷酸钾溶液)的形式被广泛使用,该溶液被作为一种医治百病的药剂——从风湿病到梅毒——奥斯汀在信中曾抱怨过此事。

基于奥斯汀的症状和砷普遍使用的事实,很可能奥斯汀在被医生诊断为其他疾病时,正深受砷中毒之苦。于是,阿什福德在她的新小说《奥斯汀小姐的神秘死亡》中探究了奥斯汀被谋杀的可能性。阿什福德说:"我不认为谋杀是毫无可能的。""在研究她的家庭背景时,发现有许多未被透露的事情,其中可能隐藏着谋杀动机。19世纪初很多人把砷当作杀人工具,直到马什试验于1836年的诞生后,对遗体做砷分析才使得那些下毒者难以逍遥法外。"

然而,对于谋杀论,剑桥版《简·奥斯汀》的编辑珍妮特·托德(Janet Todd)教授认为难以置信。她说:"我非常怀疑她被人故意下毒这一说法。我认为这不太可能。但不排除她因为风湿病服用砷的可能性。""她的英年早逝的确古怪,但是除非开棺验尸,否则没人能知道她的死因。"虽然阿什福德希望挖掘奥斯汀的骨骼做现代法医分析,但她也知道这是不可能的。

社会影响

从18世纪末到19世纪初,庸俗无聊的"感伤小说"和"哥特小说"充斥英国文坛。而奥斯汀的小说破旧立新,一反常规地展现了当时尚未受到资本主义工业革

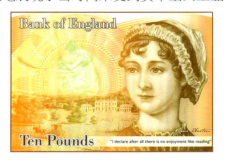

图166 印在10英镑纸币上的简·奥斯汀

---

① 简·奥斯汀死因有新说. 新华网, 2011-11-16.

命冲击的英国乡村中产阶级的日常生活和田园风光。奥斯汀的小说出现在 19 世纪初，一扫风行一时的假浪漫主义潮流，继承和发展了英国 18 世纪优秀的现实主义传统，为 19 世纪现实主义小说的高潮做了准备。虽然其作品反映的广度和深度有限，但对改变当时小说创作中的庸俗风气起了好的作用，在英国小说的发展史上有承上启下的意义，被誉为地位"可与莎士比亚平起平坐"的作家。

不仅如此，简·奥斯汀打破了男性小说家独霸文坛的局面，就连当时还是摄政王的乔治四世都痴迷于她的作品。

从 1995 年开始，新一轮的全球性"奥斯汀狂热"的触发点是 1995 年 BBC 拍摄的六集电视连续剧《傲慢与偏见》，其高水平的编剧、精准的角色选择以及详尽的历史细节，一下子在英国造成轰动，引发一系列的改编。一两年内，相继出现了李安导演的电影《理智与情感》、两个版本的《爱玛》、电影《劝导》等等。简·奥斯汀的小说一部接一部地被重拍，她本人的经历也几次被改编成电影电视。

2013 年是英国女作家简·奥斯汀的名著《傲慢与偏见》出版 200 周年，继英国皇家邮政专门发行邮票纪念之后，英国中央银行宣布，简·奥斯汀的头像将被印制在新版 10 英镑纸币上，以此向这位誉满全球的女作家致敬。

4.4 荷兰画家凡·高之死

凡·高生平

文森特·威廉·凡·高（Vincent Willem van Gogh，1853—1890），荷兰后印象派画家。出生于新教牧师家庭。凡·高的作品，有《星夜》《向日葵》与《有乌鸦的麦田》等，跻身全球最著名、广为人知与珍贵的艺术作品的行列。因此，他是后印象主义的先驱，并深深地影响了 20 世纪的艺术，尤其是野兽派与表现主义。

凡·高因患精神疾病，曾割掉自己的耳朵。1890 年，凡·高与当地人相处愉快，病情也似有好转，但就在 1890 年 7 月 27 日下午，他外出作画时在法国瓦兹河开枪自杀，29 日黎明死去。当时他只有 37 岁。

自杀之谜

关于凡·高自杀的原因始终存在争论。有人认为，凡·高的自杀并不只是由于精神问题，《有乌鸦的麦田》等作品绝对是画家在极其清醒的状态下画的，但这些画所暗示的凡·高的死亡却是很明显的。当

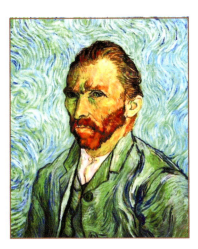

图 167 文森特·威廉·凡·高（自画像）

时，凡·高像往常一样，拿着油画写生工具从旅馆走出来，但是在他的手里握着一把骗别人用来赶走乌鸦的手枪。一位农夫刚好走过麦田小道，听到凡·高嘴里嘟囔着："没办法了，没办法了……"凡·高走进麦穗儿摇摆的麦田深处，将枪弹打入腹部……第二天早上，在他的弟弟提奥的看守中，画家凡·高安静地离开了人世。

凡·高死后，他的衣服的口袋里有一封写给提奥的信："亲爱的弟弟，谢谢你寄来的贴心的信和50法郎。想写的事情本来很多，可是我想没有用了。听说你的家人平安，我就放心了。生活顺利，比什么都好……你过去的许多幅画一直是与我交流的伙伴……说到我的事业，我为它豁出了我的生命，因为它，我的理智已近乎崩溃……但你不是我所知的那类商人，我想你依然站在人性的一边，既然如此，你还指望什么呢？"1891年1月25日，提奥在凡·高死后六个月也病逝了。1914年，提奥的遗体被葬在奥维尔凡·高墓之旁。在教堂四周的麦田里，可以看见凡·高兄弟两人的坟墓，默默并排在大墙左侧。这两个不起眼的小墓碑，被加塞医生栽种的常春藤包围着。

但人们在凡·高晚年的书信和有关记录中，发现苦艾酒是凡·高艺术和生活中不可缺少的饮料。凡·高白天在阿尔卡萨的乡间写生，金黄的烈日让这头寂寞的"兽"干渴难耐，便在星夜里一头扎入"绿色缪斯"（苦艾酒）的怀抱。而苦艾酒正是引起凡·高精神病的元凶。

苦艾酒配方复杂，肉豆蔻是其重要成分之一。肉豆蔻原产摩罗加群岛，是闻名于世的香料。几百年前，中世纪的人们把肉豆蔻视为珍宝，人们从肉豆蔻油中分离出有活性成分的肉豆蔻醚、榄香素和异榄香素。肉豆蔻醚有致幻作用，也会让人产生快感。摄取过量的肉豆蔻会出现明显的中毒症状，比如时间和空间定向错误，超越实际，视听幻觉和浮动、飞行、手足离体等其他幻觉。此外，苦艾酒中还有苦艾脑成分，也与肉豆蔻一样有致幻作用。这便吸引了一代大师凡·高在致幻后用绚丽的黄色系组合绘成《向日葵》。在他短暂的一生中，苦艾酒给予了他想象的空间，指引着他的创作，同时也使他沉溺于迷幻、痴情于妄想。由此想象，苦艾脑和肉豆蔻的慢性毒害作用，使得凡·高在亦梦亦醒亦实亦虚的状况下开枪自杀。

凡·高之死

长期以来医学研究人员认为凡·高患有癫痫病、精神分裂症、狂躁抑郁症。一位日本耳科专家断定凡·高患有梅尼埃尔氏病，这种病会出现眩晕、耳鸣的症状。一位生物化学家分析认为凡·高患有苦艾酒中毒症，这是一种饮用苦艾酒导致的病态。[1]

---

[1] 艺术灵感与痴呆症. 参考消息，1999-01-02.

5

历史人物之死

5.1 中国西汉轪侯[①]夫人辛追之死

公害致死第一人

中国西汉轪侯夫人辛追在中国历史上是一位名不见经传的女性,她的墓葬与保存完好的古尸,经考古学家和环境科学工作者们依据考古资料和辛追殉葬品的分析,认为她是世界上被证明患有公害病的第一人。[②]

1972 年至 1974 年年初,中国的考古学家在湖南省长沙市距市中心仅四千米的马王堆,先后发掘出距今 2100 多年的三座西汉古墓。在保存最为完好的一座古墓中,不仅发现了珍贵文物,而且还有一具毛发尚存、皮肤白皙且尚有弹性的女尸。

经过考古界严谨的考据,证明墓中主人是汉初长沙国丞相、轪侯利苍的妻子辛追,死时 50 余岁。专家们运用现代骨骼学等高科技手段,复原了辛追生前年轻时的模样:一位长得极为俊俏、开朗而又稳重的湖南妹子,其复原后的造型蜡像连同古尸一起保存、陈列在湖南省博物馆。

根据迄今保存尚好的珍贵随葬品分析,辛追生前过着封建贵族极为豪华奢侈的生活。辛追的墓椁,最外一层的木椁大如一间近 30 平方米的房间,均是用径围极大的樟木厚板制成,四周整块的椁板高逾 3 米、厚度近 40 厘米,足以证明西汉时期的楚地(今湖南、湖北)生长着不少的径宽 3 米多、树围逾 10 米的古樟,生态环境极为优越。然而,令考古专家疑惑不解的是,他们对辛追的尸体进行解剖分析之后,除发现这位贵妇人患有冠心病、动脉粥样硬化、胆石症、肠道寄生虫、血吸虫病等多种疾病之外,她的双肺留有广泛性炭末沉着,全身还显示出慢性铅、汞蓄积而造成的病理改变!

揭开千古之谜

在 2000 多年前,一位长年居住在丞相官邸的王侯夫人,居然患上现代环境医学称之为"公害病"或慢性污染中毒的怪病,人们不得其解。直至 20 世纪 80 年代中期,环境科学工作者们依据考古资料和辛追殉葬品的分析,才终于揭开了这个千古之谜。

专家们认为,西汉古尸肺部的广泛性炭末沉着,是一种典型的碳污染即煤烟型污染所致。秦汉时期的楚地,冬季潮冷,而房舍殿堂的建筑格式基本上延续到近代,无论是豪府民宅,都有"堂屋"(相

---

① 轪(音 dài),西汉长沙王丞相利苍,后被刘邦分封为第一代轪侯。"轪"便是利苍食邑,位于河南省。
② 邓延陆. 公害致死第一人. 中国环境报,2007-04-13.

当于客厅），人们常在堂屋内的炭火盆中燃烧木炭以驱湿取暖，而南方的炭火盆没有烟囱等排烟装置，冬季又门窗紧闭，取暖时炭火熊熊却也是青烟袅袅，未燃尽的木炭微颗粒弥漫于室内，构成了古代居室环境内的煤烟型碳污染。轪侯夫人生前过着养尊处优的骄奢生活，冬季长期置身于这种恶劣的室内环境中，未燃尽的木炭粉尘随着袅袅青烟吸入肺部并沉着附着在双肺，天长日久自然而然地会出现广泛性炭末沉着的受害症状。

在辛追随葬的众多物品中，化妆品、梳篦、铜镜等梳妆用品颇多。入葬前，她的头发已稀疏而不得不佩戴秀丽乌润的假发髻和头饰，表明这位贵妇人生前是很注重打扮的。从轪侯夫人墓中发掘出来的古代粉黛化妆品，以铅粉、丹朱为主，而铅粉是氢氧化铅和碳酸铅的混合物，丹朱中的朱砂即硫化汞。轪侯夫人生前厚施粉黛，却万万未曾料想到化妆品中的铅、汞等有毒物质会浸润进入体内，导致慢性重金属中毒。

此外，辛追生前患有冠心病等病症，而古代宫廷医师常用类似"朱砂养心丸"之类的药物伺服，或大量服用以朱砂为主炼制的所谓"仙丹"，以达到养心宁神、延年益寿的功效，久服含有朱砂的"仙丹"，则会造成慢性汞中毒。

社会影响

中国西汉轪侯夫人辛追的墓葬与保存完好的古尸使得这位王侯夫人成为轰动世界的奇迹，不仅为考古学家、历史学家们研究中国两千多年前的西汉初期的政治、军事、经济、文化、宗教信仰、科技等提供了丰富的佐证，而且也为环境科学研究提供了极为难得的珍贵资料。

5.2 意大利大公弗朗切斯科·德·美第奇之死

1587年，意大利佛罗伦萨著名贵族托斯卡纳大公弗朗切斯科·德·美第奇和他的第二任夫人比安卡·卡沛罗突然去世。400年后，法学和毒物学家发表研究报告，认为他们死于砷中毒。

弗朗切斯科·德·美第奇之死

弗朗切斯科·德·美第奇（1541—1587）生于1541年3月25日。是意大利佛罗伦萨著名贵族托斯卡纳大公，从1574年开始统治托斯卡纳。

作为统治者、国王、艺术鉴赏家、金融家的美第奇家族是佛罗伦萨13至17世纪拥有强大势力的家族。在这个家族里产生了三位教皇、佛罗伦萨众多的统治者，并且成为法国皇族的最新成员，还将势力扩张到了意大利甚至整个欧洲。该家族最著名的成员包括洛伦佐·德·美第奇，他赞助了米开朗琪罗、著名画家达·芬奇和波提切利。美第奇家族还有两位杰出的女性凯瑟琳和玛莉，玛莉是弗朗切斯科的女儿，她于1600年成为法国国王亨利四世的王后，在法国历史上产生了重大影响。

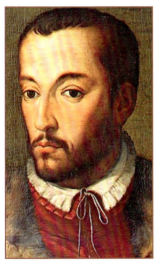

图168 弗朗切斯科·德·美第奇

1587年10月17日①，弗朗切斯科·德·美第奇在患病卧床后的第11天死去，年仅46岁，而就在几个小时前他的第二位妻子卡沛罗也死了。当时，人们认为他们死于疟疾。但在他们死去不久，就有谣传他们死于中毒，症状与砒霜中毒相吻合，但没有科学的依据。

法学和毒物学家的判断

400年后，佛罗伦萨大学的法学和毒物学专家在《英国医学期刊》上发表的最新研究表示他们发现了弗朗切斯科·德·美第奇及其妻子死于砒霜中毒的证据。历史学教授利皮（Donatella Lippi）和其他三位科学家一起，对位于美第奇礼拜堂中弗朗切斯科的墓穴里的残留的大腿骨碎片和带着皮肤组织的胡须进行了研究，还对弗朗切斯科别墅附近教堂的一个洞里面的广口陶瓷容器内的器官残余物进行了DNA测试。测试显示，陶瓷容器内的肝脏样本中有砒霜。这些器官属于弗朗切斯科，而另外一些器官残余物则显示属于女性。②

研究人员认为，从一开始，他的兄弟卡迪尼奥·德·美第奇的行为就让人怀疑，他掌管了弗朗切斯科的病情，撰写病情公告，还尽可能地减少梵蒂冈对病情的注意。在弗朗切斯科死后，卡迪尼奥立刻进行了验尸，这种步骤是不常见的，很明显他是为了保护自己将来免遭控告。最重要的是弗朗切斯科的症状，当时诊断出来的症状是恶心、剧烈呕吐、直冒冷汗、胃部像烧灼一样的痛，而这些正是砒霜中毒的典型症状，并不是疟疾的症状。

最后的判断认为：弗朗切斯科·德·美第奇和卡沛罗并非死于疟疾而是被人投毒身亡，杀害他们夫妇的不是别人正是他的兄弟卡迪尼奥·德·美第奇，目的就是为了争夺权势。

---

① 另有记载是1587年10月19日。
② 卡麦拉. 侦破400年前的谋杀案，为名利杀死贵族亲兄弟. 网易探索，2007-01-05.